Warum die Medizin die Philosophie braucht

Warum die Medizin die Philosophie braucht

Beat Gerber

Programmbereich Medizin

Beat Gerber

Warum die Medizin die Philosophie braucht

Für ein umfassendes Verständnis von Krankheit und Gesundheit

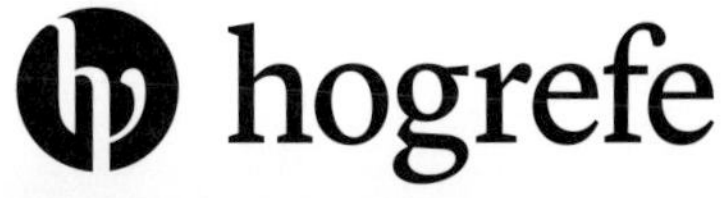

hogrefe

Dr. Beat Gerber
Brechbühlerstrasse 15
3006 Bern
beat.gerber@hispeed.ch

Bibliografische Information der Deutschen Nationalbibliothek
Die Deutsche Nationalbibliothek verzeichnet diese Publikation in der Deutschen Nationalbibliografie; detaillierte bibliografische Daten sind im Internet über http://www.dnb.de abrufbar.

Anregungen und Zuschriften bitte an:
Hogrefe AG
Lektorat Medizin
z.Hd.: Susanne Ristea
Länggass-Strasse 76
3012 Bern
Schweiz
Tel. +41 31 300 45 00
info@hogrefe.ch
www.hogrefe.ch

Lektorat: Susanne Ristea
Bearbeitung: Antje Merz-Schönpflug, Eitelborn
Herstellung: René Tschirren
Umschlagabbildung: @ Getty Images / LordRunner
Umschlag: Claude Borer, Riehen
Satz: Claudia Wild, Konstanz
Druck und buchbinderische Verarbeitung: AZ Druck und Datentechnik GmbH, Kempten
Printed in Germany

1. Auflage 2020

(E-Book-ISBN_PDF 978-3-456-96023-4)
(E-Book-ISBN_EPUB 978-3-456-76023-0)
ISBN 978-3-456-86023-7
http://doi.org/10.1024/86023-000

Für meine Enkelkinder
Livia, Anna, Emilie und Valentin

Inhalt

Dank

Das vorliegende Buch zeigt auf, dass unsere klassische Medizin noch erfolgreicher sein wird, wenn sie sich nicht nur auf die modernste Technik einlässt, sondern ebenso auf die Auseinandersetzung mit den philosophischen Fragen rund um ihre Aufgaben und Ziele. Verschiedenste Themen im Kontext der Medizin werden hier zur Sprache gebracht, vermeintlich Klares wird hinterfragt und philosophisch reflektiert, gestützt durch Expertenwissen und ergänzt durch persönliche Einschätzungen. Dahinter steht meine Begeisterung für medizinisch-philosophische Fragen, die sich immer wieder neu im Rahmen meiner Tätigkeit als Arzt im Praxisalltag ergeben haben. Mein Zugang zu dieser Thematik ist demnach ein zweifacher: meine Kenntnisse und Erfahrungen als praktizierender Arzt in eigener Praxis und meine intensive Beschäftigung mit der Philosophie während und nach meinem Master-Nachdiplomstudium „Philosophie und Medizin“ an der Universität Luzern.

Erkenntlichkeit und Dank ergeben sich aus diesen einleitenden Feststellungen und richten sich an all jene, die mich dazu ermutigt und mir dies ermöglicht haben:

Zuerst ist mein Praxiskollege Gabriel Schott zu erwähnen. Ihm bin ich ganz besonders zu Dank verpflichtet. Mein Philosophie-Studium, welches ich berufsbegleitend erst gegen Ende meiner praktischen Tätigkeit als Arzt absolvierte, erforderte von mir immer wieder kürzere Abwesenheiten in unserer Praxis. Er hat während dieser Zeit in unserer Gemeinschaftspraxis die Festung gehalten, dies immer mit Verständnis für meine Interessen und mit grossem Engagement für unsere gemeinsame Praxis.

Mein Dank geht zudem an Herrn Prof. em. Dr. Enno Rudolph (ehemaliger wissenschaftlicher Gesamtleiter) und Frau Prof. Dr. Christiane Schildknecht (Wissenschaftliche Gesamtleiterin). Ihnen beiden sind die erfolgreiche Ein- und Durchführung des CAS- und des Master-Studiengangs „Philosophie und Medizin“ an der Universität Luzern zu verdanken. Ohne dieses Angebot wäre dieses Buch nicht zustande gekommen. Speziell erwähnt sei hier Frau Dr. Magdalena Hoffmann, die für die praktische Umsetzung dieses Studiengangs zuständig ist und bei der Betreuung meiner Masterarbeit stets grosses Interesse für die von mir gewählte Thematik (Situatives Nicht(s)tun in der Medizin) zeigte. Mein Dank richtet sich aber auch an meine Kollegen und Kolleginnen aus der Zeit des Studiums in Luzern, die enorm viel zu all den spannenden und gewinnbringenden medizin-philosophischen Diskussionen (und Disputen!) beitrugen. Ebenso danke ich den Mitgliedern des Forums Medizin und Philosophie, an dessen Sitzungen und Anlässen seit vielen Jahren regelmässig verschiedenste Themen erörtert und debattiert werden. Sie alle haben mich inspiriert, dieses Buch zu schreiben.

Ein ganz spezieller Dank geht an Heinz Hubacher (Theologe) und Thomas Schweizer

(Arzt). Sie haben mein erstes Manuskript kritisch gegengelesen und konnten mir auf Grund ihrer profunden Kenntnisse in Philosophie wertvolle fachspezifische Anregungen geben. Ganz besonders danke ich meiner Frau Gerrendina Gerber-Visser. Sie hat sich für mein Projekt seit jeher interessiert und mein Manuskript ebenfalls gegengelesen und kommentiert. Als ehemalige Redakteurin konnte sie mich zudem bei der formalen Ausarbeitung unterstützen. Bei dieser Gelegenheit möchte ich mich ebenfalls bei Prof. Dr. Wolfgang Rother (Philosophisches Seminar, Universität Zürich) herzlich bedanken. Auch er hat mich zu dieser Publikation motiviert und mich bei der Verlagssuche mit viel Umsicht beraten.

Schliesslich danke ich dem *Hogrefe Verlag* für die Bereitschaft, die diesem Buch zugrunde liegende Idee der Rückführung der Philosophie in die Medizin mitzutragen. Insbesondere ist hier die Lektorin Frau Susanne Ristea (Programmleiterin für Medizin, Psychiatrie und Gesundheitswesen) zu erwähnen, die von Anbeginn grosses Interesse für mein Manuskript zeigte und mein Vorhaben in jeder Art und Weise unterstützte. Ihr bin ich zu ganz besonderem Dank verpflichtet! Für die sehr sorgfältige und umsichtige redaktionelle Arbeit möchte ich mich zudem bei Frau Dr. Antje Merz - Schönpflug ganz herzlich bedanken.

Meine liebe Frau Gerrendina und unsere drei erwachsenen Kinder Nicole, Claudia und Christoph mit ihren Partnern und Partnerin haben für meine Arbeit grosses Verständnis gehabt - danke Euch allen!

Mir hat es sehr viel Freude gemacht, dieses Buch zu schreiben. Ich hoffe, der Leser hat ebenso viel Freude bei der Lektüre, wie ich bei der Arbeit.

Beat Gerber

Mehr als ein Vorwort – ein Vorsatz

Auch wenn viele der hier angesprochenen Themen in Form von Mutmassungen und Fragen zur Debatte stehen, besteht nie die Vorstellung, zu diesen jeweils die zutreffenden und verbindlichen Antworten zu kennen. Im Gegenteil: Es ist die Philosophie, die uns wachsam halten soll, der Versuchung der Gewissheit nicht zu erliegen. Die Erkenntnis, von der hier die Rede ist und nach der wir suchen, verpflichtet uns dazu, Gewissheiten nicht als Beweise von Wahrheiten zu verkennen. Denn die Vorstellung und Weltsicht, die wir haben, ist nicht *die* Vorstellung und *die* Weltsicht, sie sind bloss *eine* von vielen, die wir mit andern hervorbringen. Dabei sei Weltsicht auch verstanden als Weitsicht und Vorstellung ganz besonders auch als eigene, subjektive Einschätzung. Unverzichtbar dabei ist eine vertiefte Reflexion und die Bereitschaft, nicht grundsätzlich auf dem zu beharren, was für uns als gewiss erscheint. Für jede Art von philosophischem Denken sind zudem Neugier und Begeisterungsfähigkeit erforderlich, und besonders auch das Bestreben, sich für anderes und andere zu öffnen. Nur so entledigen wir uns der Gefahr der eigenen Verkennung, der Illusion vermeintlicher Sicherheit und der kognitiven Verkümmerung infolge isolationistischen und reduktionistischen Denkens und Handelns.

Bei der Lektüre dieses Buches soll eben dies getan werden:

- Hinterfragen und geduldiges Reflektieren des bis anhin Gedachten und Gelebten, aber auch des hier Geschriebenen und Gemeinten.
- Loslassen tradierter Vorstellungen und Gewissheiten betreffend all der hier zur Sprache kommenden Themen.
- Sich Neuem und Anderem mutig anvertrauen, in gespannter Erwartung und mit der dazu notwendigen (selbst)kritischen Einstellung.
- Immer wissend, dass die hier zur Diskussion stehenden Beiträge nie vollständig und abschliessend sein können, ja, dass auch Wichtiges und Wesentliches fehlen wird.

Jede philosophische Auseinandersetzung mit den sich im Rahmen einer Krankheit oder eines Unfalls stellenden Herausforderungen, aber auch jede Reflexion über grundsätzliche Fragen zur Medizin erfordern die hier aufgeführten Kompetenzen. Nur so kann es gelingen, aus der Summe des Angedachten den Zugang für das Wesentliche und dabei Entscheidende zu schaffen. Und nur so wird es jedem Einzelnen im Rahmen seiner individuellen Auseinandersetzung mit der Krankheit und deren Folgen einen persönlichen Nutzen bringen. Genau deshalb, weil auf eine komplexe Frage oft keine simple und konklusive Antwort folgt, braucht es diese Kompetenzen. Nur so kann es gelingen, zu verstehen, dass auch das Ausbleiben einer solchen Antwort ein brauchbares Ergebnis sein kann und oft wertvolle Schlussfolgerungen zulässt.

Wegweisend für den Aufbau dieses Buches war demnach auch die sehr breite Fächerung der Themen. Aus den verschiedensten Perspektiven sollen wesentliche Themenbereiche, komplexe Probleme und kritische Punkte philosophisch betrachtet, ergründet und hinterfragt werden. Dabei entstehen unterschiedlichste Zugänge und Auffassungen, die differenzierte Erkenntnisse zu den jeweiligen Gebieten erst ermöglichen. Aber auch solche Erkenntnisse implizieren immer deren Relativierung, im Wissen, dass Gewissheit stets relativ ist. Jede philosophische Auseinandersetzung, unabhängig vom jeweiligen Themenbereich, verlangt kritisches Hinterfragen von Gewissheiten, vertieftes reflektieren über Bekanntes und Unbekanntes und Offenheit für Anderes und Neues.

*Den **Vorsatz** zu fassen, sich diese Kompetenzen im Laufe der Lektüre möglichst zu verschaffen, das ist das **Credo dieses Vorworts**.*

Mit diesem Buch soll in erster Linie versucht werden, dem Leser, ob gesund oder krank, den Prozess der *philosophischen Auseinandersetzung mit existentiellen Themen*, die sich aus der Konfrontation mit einer Krankheit ergeben, zu erleichtern. Zudem soll dieses Buch ein Plädoyer dafür sein, auch im Krankheitsfall weiter zu leben, solange die Krankheit dies noch zulässt. Krank sein hat seine *körperlichen* und *mentalen* Aspekte – über die ersteren wird üblicherweise sehr viel geschrieben und gesprochen, über die letzteren hingegen deutlich weniger. Demnach geht es in erster Linie um diese mentalen, philosophischen Aspekte des Krankseins und auch darum, aufzuzeigen, dass diese für den Erkrankten mindestens so lebens- und leidensbestimmend sind, wie die körperlich-medizinischen Aspekte. Hier sind nun aber weder simple Antworten auf komplexe Fragen zu erwarten, noch werden einfache Lösungen für Probleme geboten.

Im Weiteren werden die Notwendigkeit und Dringlichkeit aufgezeigt, uns auf den Weg zu machen zu einer Medizin, die den Namen einer *Medizin für den Menschen* verdient. Dieser Weg kann jedoch nicht von uns Ärzten und Ärztinnen allein vorgezeichnet werden, denn die Richtung dorthin zu bestimmen und rechtzeitig die wesentlichen Wegmarken festzulegen ist eine Aufgabe, die sich uns allen stellt. Das Ziel dieses Buches ist denn auch, ein Krankheits- und Medizinverständnis zu wecken und zu fördern, welches dem Menschen in seinem Menschsein gerecht wird. Es ist weder als Lebenshilfe noch als weiterer medizinischer Ratgeber im üblichen Sinn zu verstehen. Hier sind weder Rezepte für ein gesundes Leben noch Garantien für eine erfolgreiche Krankheitsbewältigung zu erwarten, hingegen aber konstruktive Gedanken über das krank sein selbst, instruktive Hinweise betreffend Umgang mit Krankheit und zudem eine kritische Sicht auf gewisse Entwicklungen, die unsere heutige Medizin zunehmend bestimmen und prägen.

Das Buch ist aufgeteilt in drei Teile. In einem *ersten Teil* geht es um die *Exposition* verschiedener Themenbereiche. Ausgehend vom Status quo unserer modernen Medizin werden einige der aktuellen Probleme und der sich aufdrängenden Fragen im Kontext von Gesundheit, Krankheit und Medizin vorgestellt. Sehr rasch wird der Bezug der Medizin zur Philosophie hergestellt – mein Hauptanliegen in diesem Buch! Die Medizin braucht die Philosophie dringend und auch die Patienten und Patientinnen, die Ärzte und Ärztinnen brauchen sie. Im *zweiten Teil* wird das *Krankheitserleben* thematisiert. Hier geht es um den Kranken in seiner Krankheit. Erleben ist immer stark subjektiv geprägt und etwas ganz Persönliches – das gilt insbesondere auch für das Erleben von Krankheit und Medizin. In diesem zweiten Teil werden zudem Kenntnisse über verschiedene Modelle der Krankheitsentstehung und über unterschiedliche Weisen der Auseinandersetzung des Erkrankten mit seiner Krankheit vermittelt, und es geht auch um Affektivität und Unsicherheit gegenüber psychischen und körperlichen Leiden. Und letztlich um unsere Vergänglichkeit, ums Sterben und den Tod. Im *dritten und letzten Teil* wird über das *Medizinverständnis* gesprochen. Die Medizin ist im Wandel – entfremdet sie sich vom Menschen? Wie ist diese Entwicklung zu interpretieren? Was wollen wir überhaupt, was könnte man verbessern und wie müsste dies geschehen? Hier werden nicht nur Fragen gestellt, sondern konkrete Vorschläge zur Verbesserung unserer modernen Medizin gemacht. Wir sind auf der Suche nach der *genuinen* Medizin, nach einer Medizin, die eine Medizin für den Menschen ist.

Die insgesamt neunzehn Kapitel dieses Buches werden eingeleitet durch *Einführende Bemerkungen*. Übersichtsmässig und stichwortartig wird hier über die in diesem Kapitel zu erwartenden Themen informiert. Im zweiten und dritten Teil des Buches sind zudem unter dem Titel *Die Stimme der Philosophen* je zwei philosophische Texte untergebracht (insgesamt vier), die in direktem Zusammenhang mit der jeweiligen Thematik stehen und mit Absicht sehr nahe am Originaltext vorgestellt werden. Das Ziel ist, die Sprache, Gedanken und Argumente von ausgewählten Philosophen zu Themen der Medizin hier *möglichst unverfälscht und authentisch* wiederzugeben. Sie sollen die Art und Weise des Denkens und Argumentierens der Philosophen exemplarisch aufzeigen.

Das Medizinverständnis, welches diesem Buch zugrunde liegt – und welches explizit meinem eigenen entspricht – basiert erstens auf der Einsicht, dass weder der ausschliesslich naturwissenschaftliche noch der bloss geisteswissenschaftliche Zugang der Medizin dem kranken Menschen gerecht werden kann. Und zweitens entspricht es meiner Überzeugung, dass der immer grösser werdende Prioritätsanspruch (und Machtanspruch) der Naturwissenschaften gegenüber den Geisteswissenschaften einer dem Menschen angemessenen Definition einer modernen Medizin nicht mehr standhalten kann. Weder der schon beinahe legendäre Satz des berühmten Arztes *Bernhard Naunyn* (1839–1925) „Die Medizin wird Naturwissenschaft sein oder sie wird nicht sein“, noch seine absolute Gegenposition, werden dem Menschen, insbesondere dem Menschen in seiner Krankheit, gerecht.[1]

Zu diesem Schluss kommt jeder Arzt, der einerseits bei seinen Patienten die oft spektakulären Erfolge unserer naturwissenschaftlichen Medizin aus nächster Nähe miterlebt. Der andererseits aber immer wieder feststellt, wie stark auch nichtbiologische, also anthropologische und kulturelle Faktoren, das Erleben und Bewältigen einer Krankheit mitbestimmen, und der auch immer wieder registriert, wie aber in unserer modernen Medizin diese Aspekte oft viel zu wenig mit einbezogen werden. Eine wirklich erfolgreiche Medizin, eine Medizin, die *für den Menschen* gedacht ist, wird ihre Ressourcen und Methoden immer aus beiden Quellen beziehen müssen. Denn nur so kann es ihr gelingen, den Menschen als *Ganzes* zu erfassen und zu behandeln und nicht bloss den Körper allein oder den Geist allein. Es ist diese Erkenntnis, die letztlich dazu führt, Gesundheit und Krankheit aus vielen, teilweise ganz unterschiedlichen Perspektiven zu beschreiben und zu beurteilen.

Vieles in diesem Buch basiert auf Publikationen, Texten und Erkenntnissen aus naturwissenschaftlichen und geisteswissenschaftlichen Themenbereichen. Die Autoren sind in erster Linie Philosophen, Geisteswissenschaftler, Soziologen, Theologen, selbstverständlich aber auch Mediziner und Naturwissenschaftler. Nur wenige dieser Texte stammen aus früheren Zeiten, sind dann aber in Bezug auf ihren Inhalt und ihre Aussagen in keiner Weise überholt. Die meisten der Texte dagegen sind hoch aktuell, beziehen sich auf die gegenwärtige Forschung und entsprechen dem derzeitigen Wissensstand. Eine Auswahl davon soll hier in kompri-

1 *Bernhard Naunyn* positivistische Einschätzung der Medizin wird noch heute in den gängigen Disputen über das Wesen der Medizin als Paradigma für eine naturwissenschaftliche Medizin regelmässig zitiert. Die *Gegenposition* dazu ist ein Medizinverständnis einer geisteswissenschaftlichen Medizin, entsprechend der Philosophie des subjektiven Idealismus, nach welchem es nur Bewusstseinsprozesse gibt.

mierter Form und verständlicher Sprache dem Leser zugänglich gemacht werden. Ich habe mich darum bemüht, die Gedanken der Autoren mit Zitaten aus der Original- und Sekundärliteratur zu ergänzen und deren Gedanken möglichst präzise, umfassend und verständlich wiederzugeben.

In diesem Buch kommen Autoren zu Wort, die in ihren Spezialgebieten nicht bloss viel Wissen und Wesentliches darüber publiziert haben. Es sind immer auch Autoren, die wissen, dass auch sie selbst nicht immer wissen, wie die Dinge *wirklich* sind.[2] Auch sie sind auf der Suche nach dem, was der Mensch ist und was er braucht, wenn er sich beispielsweise mit einer schweren Krankheit oder unfallbedingten Behinderung auseinandersetzen muss. Auch sind diese Autoren klug genug, jedes Wissen als ein nur vorläufiges Wissen zu betrachten. Dies zu beachten ist wichtig und für jeden relevant – ob gesund oder krank. Die im Folgenden vorgestellten und diskutierten Themen sind vor diesem Hintergrund zu verstehen.

Abgesehen von ausgewählten Zitierungen finden sich hier weder philosophische Originaltexte noch hochkomplexe, fachspezifische Abhandlungen. Auch wenn mindestens teilweise die Abfolge der Kapitel in diesem Buch auf einer gewissen Logik beruht, ist es nicht zwingend, sie genau in dieser vorgegebenen Richtung zu lesen. Viel wichtiger scheint mir dagegen, dass der Leser sich auf bestimmte Themen (Kapitel) einlässt und genügend Zeit und Raum vorsieht, um sich mit den jeweiligen Inhalten zu befassen. Sinn und Ziel der Auswahl und Bereitstellung dieser geistes- und naturwissenschaftlichen Texte liegt aber auch darin, sich mit der Krankheit *als conditio humana*, als einer Grundbedingung der menschlichen Existenz vertieft und umfassend auseinanderzusetzen. Dabei wird es wohl kaum gelingen, die hier präsentierten Textinhalte, Denk- und Betrachtungsweisen der zitierten Autoren stets in die Aktualität der eigenen Lebenswelt einzubringen, denn dazu sind die individuellen Sachverhalte zu unterschiedlich und die eigene Lebenspraxis oft einzigartig.

Dass bei Krankheit und Leiden der Glaube und die Religion für viele eine grosse Hilfe sein kann, ist unbestritten. Diese in diesem Buch ausführlich zum Inhalt zu machen, ist meiner Meinung nach kaum angebracht. Wenn es um philosophische Gedanken über Krankheit und über unsere heutige Medizin geht, darf und soll Religion bloss Kontext sein, nicht aber Bestandteil der philosophischen Argumentation selbst. Antworten und Problemlösungen im Glauben zu finden, ist dem Gläubigen vorenthalten. Zudem erfordert mein Respekt gegenüber diesen Themen Zurückhaltung, um nicht den Fehler zu begehen, über Dinge zu sprechen, die mir selbst nur bedingt vertraut sind. Weiterführende Informationen und taugliche Antworten auf Fragen in Zusammenhang mit Gesundheit und Krankheit demgegenüber in der Philosophie und den Geisteswissenschaften zu suchen und gegebenenfalls auch zu finden, das bleibt indes jedem offen, unabhängig davon, ob er religiös ist oder nicht.

2 Wenn es um das Philosophieren rund um die existentiellen Lebensfragen geht, ist die Relativierung von Wahrheit und Erkenntnis zwingend, ansonsten die Gefahr besteht, in Dogmen zu verfallen.

Die Platane des Hippokrates – eine Metapher

Die Platane: Auf dem Platanenplatz, der *Platia Platanou,* in der Hauptstadt Kos auf der gleichnamigen griechischen Insel steht heute noch eine sehr alte Orientalische Platane *(Platanus orientalis).* Aufgrund des fortgeschrittenen alters- und krankheitsbedingten Zerfalls ist ihr Stamm vollständig ausgehöhlt, der Splintholzgürtel nunmehr schmal und brüchig. Ihre noch immer laubtragenden Äste werden seit mehr als 150 Jahren mit Eisenstangen und von marmornen Säulen eines hellenistischen Altars gestützt. Die Platane trägt den Namen des Arztes *Hippokrates von Kos,* welcher der Legende nach diese vor mehr als 2400 Jahren gepflanzt haben soll. Im Schatten dieser Platane pflegte Hippokrates zu ruhen und seinen Schülern seine für die damalige Zeit revolutionären medizinischen Lehren weiterzugeben. Ob es sich tatsächlich noch um die ursprüngliche Platane handelt oder ob der heutige Baum nicht eher ein maximal 500 Jahre alter Spross jener ersten, angeblich von Hippokrates persönlich gepflanzten Platane ist, darüber streiten sich die Fachleute. Der Durchmesser des Stammes an der Basis sei mehr als 4,5 m, der Kronendurchmesser um die 18 m. Aus dem alten Wurzelwerk schießen zwei neue Triebe. Sie werden der Platane des Hippokrates noch viele Jahre Leben geben.

Diese Orientalische Platane soll hier als *Metapher für die Medizin* stehen, ihr Alter als Symbol für die lange Geschichte der Medizin und die alters- und krankheitsbedingte Aushöhlung des mächtigen Stammes und dessen Zerfall als Sinnbild für die sichtbaren Veränderungen mancher, inzwischen längst überholter Gesundheitslehren. Die Baumkrone ist immer noch stattlich und weist auf die große Bedeutung der Medizin auch in der heutigen Zeit hin, der Splintholzgürtel aber ist bedenklich dünn und schwach. Kernholz ist kaum noch auszumachen, ein Hinweis darauf, dass längst überholte Inhalte, die die alte Medizin prägten, sich im Laufe der Geschichte ausgedünnt haben und weitgehend verschwunden sind. Noch ist ihr Laub zwar grün, aber ihre schweren Äste müssen kräftig gestützt werden. Sie lebt also noch, die alte Medizin, aber sie ist schwach und hält sich nur mühselig auf den Beinen. Doch zwei neue, kräftige Sprösslinge schießen aus ihrer Wurzel und wachsen der Sonne entgegen. Doch davon später ...

Hippokrates: Der Arzt und Philosoph (460 v. Chr. bis 370 v. Chr.) lebte während langer Zeit auf der Insel Kos, später dann in Larisa, Thessalien. Er darf wohl als der berühmteste Arzt der Antike bezeichnet werden. Jeglicher Magie und Tempelmedizin abschwörend, praktizierte und lehrte Hippokrates bereits sehr frühzeitig eine wissenschaftliche Medizin. Vehement trat er jeglicher Art von Scharlatanerie entgegen, insbesondere unsinnigen Rezepten wie absurden Diät- und Bekleidungsvorschriften oder den irrwitzigen Warnungen vor gewissen, angeblich die Gesundheit gefährdenden Körperhaltungen, wie beispielsweise das Kreuzen der Beine im Sitzen.

Nach Hippokrates benannt ist nicht nur die Platane von Kos, sondern noch vieles mehr. So beispielsweise das *Corpus Hippocraticum,* eine Textsammlung von mehr als 60 Schriften, die während einer Dauer von 600 Jahren geschrieben und gesammelt wurden. Ob überhaupt eine dieser Schriften aus der Feder von Hippokrates stammt, ist auch heute noch Gegenstand von Spekulationen namhafter Medizinhistoriker. Wesentlicher ist hingegen die Tatsache, dass es sich bei diesen Schriften ausschließlich um Texte handelt, welche von einer Medizin sprechen, die auf einer exakten Naturbetrachtung fundiert und ihre Schlüsse und Empfehlungen auf der Basis der Vernunft zu formulieren versucht. Ebenfalls nach Hippokrates benannt ist die sogenannte *Facies hippocratica,* der charakteristische Gesichtsausdruck der Schwerstkranken und Sterbenden. Hippokrates machte dabei auf verschiedene Anzeichen am schwerkranken Menschen aufmerksam, die einen nahen Tod vermuten lassen. Sie lassen sich an typischen Veränderungen an Augen, Lippen, Ohren und der Gesichtshaut in unterschiedlicher Ausprägung erkennen.

Hippokratischer Eid: Jedem bekannt ist auch der nach ihm benannte Hippokratische Eid, welcher in der westlich geprägten Medizin als wichtigste ethische Grundlage des ärztlichen Handelns betrachtet wird. Er thematisiert die moralische Verpflichtung des Arztes zum Gebot des *nihil nocere,* dem Patienten in keiner Weise Schaden zuzufügen, sowie das Tötungsverbot, die Ehrfurcht vor dem Leben und dessen Schutz, die Wahrung des Arztgeheimnisses, die Sorgfaltspflicht des Arztes und die Einsicht in dessen Grenzen, die Vorbildfunktion des Arztes und die Bedeutung der persönlichen Beziehung des Arztes zu seinem eigenen Lehrmeister. Auch wenn dieser Eid nur aus der damaligen Zeit heraus richtig zu verstehen ist und einige Passagen den heutigen Anforderungen nicht mehr ganz entsprechen, so hat das Kernstück der Aussage des Hippokratischen Eids weiterhin seine Gültigkeit: Der Mensch ist als unauflösbare Einheit von Leib, Geist und Seele – als Ganzheit in seiner Existenz – wahrzunehmen, ärztlich zu behandeln und zu betreuen. Die Person des Erkrankten ist in allen ihren Dimensionen zu erfassen und die Würde jedes Einzelnen zu schützen. Der heutigen Zeit bereits besser angepasst ist das *Genfer Gelöbnis des Weltärztebundes* mit der Deklaration von Genf, erstmals formuliert 1948, seither dreimal revidiert, letztmals 1994 in Stockholm, Schweden. Diese Deklaration ist kein Eid mehr, nun aber ein Gelöbnis, und soll versuchen, möglichst umfassend das abzubilden, was wir heute unter dem Berufsethos eines guten Arztes verstehen möchten.

Die Platane als Metapher für die Medizin: Zurück zur *Platane des Hippokrates und ihrer Legende* und damit zurück auch zur Metapher von der alten Platane auf Kos als bildhafte Darstellung der Medizin. Bei beiden, bei der Platane und der Medizin, ist eine Altersbestimmung schon gar nicht mehr möglich, so alt sind sie. Dass aber bis weit ins Geäst der alten Orientalischen Platane noch immer Leben vorhanden ist, zeigt sich jeweils im Frühjahr, wenn frische Knospen keimen und Blätter sprießen und sie wieder neu zum Blühen kommt. Auch in der Medizin schlagen kräftige Keime aus und zahllose neue Triebe beginnen zu wachsen, Ausdruck der Entstehung junger und neuartiger Fachrichtungen innerhalb der Medizin. Sie weisen hin auf die enorme und wachsende Bedeutung der Medizin in unserer modernen Gesellschaft. So wie der Orientalischen Platane in Kos ihr hohes Alter durch die Aushöhlung ihres zwar immer noch beachtlichen Stammes anzusehen ist, so ist es auch bei der modernen Medizin: Man spürt es zwar mehr, als man es sieht – es sind die Folgen des Schwundes gewisser genuiner Wertvorstellungen in der heutigen Medizin. Unsere moderne, streng naturwissenschaftliche Medizin ist zweifellos eine höchst erfolgreiche Medizin, insbesondere was die technischen Machbarkeiten anbelangt. Wir alle schätzen sie und wollen keinesfalls auf sie verzichten. Doch lässt sie bedauerlicherweise zunehmend Wertvorstellungen und Qualitäten vermissen, welche zwingend einer Medizin implizit sein müssen, will sie sich weiterhin als eine *Medizin für den Menschen* verstehen. Für Hippokrates war es selbstverständlich, dass in der Medizin die Vernunft allein nicht genügt, es braucht ebenso die Menschlichkeit.

Doch bei der alten Platane des Hippokrates von Kos wachsen zwei neue, kräftige Sprösslinge, sie schießen aus ihrem Wurzelwerk und wachsen der Sonne entgegen. Diese frischen Triebe sind nicht Gegenstand einer Legende, sondern sie sind real. Sind sie Ausdruck davon, dass von dieser alten Platane in Kos wieder neues Leben ausgeht, und führen uns bildhaft vor, dass das ursprüngliche Verständnis von Hippokrates Heilkunst heute doch noch weiterlebt? Sind hier Zeichen neuer Kraft und neuen Lebens einer genuinen Medizin festzustellen, von welcher wir befürchten, uns beinahe schon losgesagt zu haben?

Noch ist die Metapher nicht voll ausgeschöpft. Unter dem Schatten der alten Platane auf Kos lehrte Hippokrates den Studenten seine neue Medizin. Doch dies tat nicht nur Hippokrates, denn seither haben viele Ärzte und auch Philosophen es ihm gleichgetan und tun dies heute noch. Wenn auch nicht unter dieser Platane, so doch im Schatten der von Hippokrates begründeten, auf Menschlichkeit und Vernunft basierenden Medizin. Mit diesem Schatten ist nicht der Schatten gemeint, welcher entsteht, wenn man selbst im Lichte steht und den anderen bloß im Dunkeln des eigenen Schattens stehen lässt. Gemeint ist vielmehr jener, in welchem erträgliche Bedingungen herrschen, ein Ort, an dem der Mensch es auch aushält, Mensch zu sein. Aber auch ein Schatten, der dem Windschatten gleich, den anderen vor Gegenwind schützt und diesem die Arbeit erleichtert. Dieser Schatten gibt zudem die einzuschlagende Richtung vor, namentlich den Kurs auf eine *naturwissenschaftliche und zugleich menschliche Medizin,* in welcher Krankheit viel mehr ist als bloß eine biologische Störung. Denn der Krankheit des Menschen sind immer auch anthropologische und kulturelle Werte implizit. Ohne diese Werte würde der Begriff unserer Krankheit nicht annähernd erfasst und der Kranke selbst weder wirklich verstanden noch angemessen behandelt.

Teil I – Exposition

„Wer sich weigert, die philosophischen Voraussetzungen seines alltäglichen oder wissenschaftlichen Tuns zu befragen, entkommt ihnen keineswegs, sondern verfällt ihnen bloß kritiklos.“

Urban Wiesing

Einleitung

In diesem Buch geht es um dreierlei. Es geht um die *Medizin,* die wir uns wünschen, um den *Patienten und die Patientin,* denen diese Medizin zukommen soll, und um den *Arzt und die Ärztin,* deren Aufgabe es ist, dem Patienten und der Patientin eine sinnvolle und sich am Patientenwohl orientierende Medizin anzubieten. Eine solche ist aber nur zu schaffen und wird nur dann erfolgreich sein, wenn alle – Patient, Arzt[3] und Gesellschaft – gewillt sind, gewisse Bereiche in der heutigen Medizin kritisch zu überdenken und neu zu gestalten.

Alles hat seine Geschichte, so auch dieses Buch

Die Motivation, dieses Buch mit dem Titel „Warum die Medizin die Philosophie braucht" zu schreiben, ergibt sich aus meiner langjährigen beruflichen Tätigkeit als praktizierender Arzt in meiner eigenen Hausarztpraxis. Die unzähligen Gespräche, Abklärungen und Behandlungen, die vielen Beobachtungen, Erfahrungen und die sich daraus ergebenden Fragen rund um die Medizin haben bei mir einen nachhaltigen Eindruck hinterlassen. Er führte dazu, mich mit unserer modernen Medizin auf einer philosophischen Ebene weiter zu befassen. Im Rahmen meines Nachdiplomstudiums in *Philosophie und Medizin* an der Universität Luzern hörte ich Dozenten aus verschiedensten Fachrichtungen, mehrheitlich aus den Geisteswissenschaften (Philosophie), den Naturwissenschaften und der Medizin und lernte dabei viele ebenso motivierte und kritische Arztkollegen kennen. Hier ging es im Wesentlichen darum, sich die philosophischen Grundlagen zu verschaffen und die heutige Medizin aus einer Metaebene kritisch zu betrachten und zu hinterfragen. Im Rahmen dieser Auseinandersetzung stellte ich fest, dass zu vielen medizin-philosophischen Themen sehr viel Substanzielles und Relevantes vorhanden ist, dass aber diese Texte kaum je Eingang in den Alltagsdiskurs der ärztlichen Praxis oder in die heutige Medizin gefunden haben. Zumal diese Texte mit Sicherheit noch viel weniger Bestandteil der Lektüre eines Durchschnittslesers sind, dies obgleich jeder Mensch mit diesen Themen (früher oder später) unmittelbar konfrontiert wird.

Anders gesagt: Es gibt sehr viele und gute Beiträge zu den Themen *Patient, Arzt* und *moderne Medizin,* und es werden ausgezeichnete Texte zu zentralen Fragen im Kontext von Gesundheit und Krankheit geschrieben. Diese Publikationen sind aber oft schwer zugänglich (als Teil einer umfangreichen Spezialliteratur), in-

3 Im Interesse der leichteren Lesbarkeit des Textes wird auf die gleichzeitige Verwendung männlicher und weiblicher Formen von Personen/Personengruppen verzichtet. Die in der Regel verwendete männliche Bezeichnung gilt gleichwohl für alle den genannten Gruppen angehörende Personen.

haltlich schwierig (komplexe Thematik) und sprachlich schwer verständlich (Fachsprache). Sie sind deshalb nur einem kleinen, stark spezialisierten Publikum vertraut, dies obgleich die zur Debatte stehenden Themen und diskutierten Fragen grundsätzlich sehr viele interessieren würden. So habe ich mir vorgenommen, aus der Fülle dieses Angebots an Gedanken, Überlegungen, Feststellungen und Erkenntnissen eine Auswahl zu treffen und diese in der vorliegenden Form dem interessierten Leser zugänglich zu machen.

Es geht in diesem Buch um den Patienten, den Arzt und die Medizin, geschrieben aus der Perspektive eines naturwissenschaftlich denkenden Arztes, der sich der Suche nach dem Ganzen in der Medizin verpflichtet hat. Als ausschließlich klassisch ausgebildeter und praktizierender Arzt fühle ich mich von meiner Ausbildung her klar der Schulmedizin verbunden. Meine ärztliche Tätigkeit basiert demnach einzig auf der *klassischen Schulmedizin*. Mit Überzeugung bediene ich mich in meinem Praxisalltag all der grandiosen technischen Möglichkeiten, die uns heute zur Abklärung und Behandlung von Krankheiten zur Verfügung stehen, um auf diese Weise zügig zu einer korrekten Diagnose zu kommen und eine wirksame Therapie einzuleiten. Alternative Medizin biete ich in meiner Praxis grundsätzlich keine an. Erstens, weil ich eine solche nie gelernt habe, und zweitens, weil ich im Umfeld meiner beruflichen Tätigkeit immer wieder mit alternativer Medizin konfrontiert wurde und dabei zu oft Ernüchterung und Desillusionierung von Patienten miterlebt habe. Dabei ist mir aber auch klar geworden, dass sich infolge unserer einseitig naturwissenschaftlichen und stark technisierten Medizin alternative Behandlungsmethoden einer zunehmenden Nachfrage erfreuen und entsprechend in sehr großem Stil angeboten werden. Wenn nun gelegentlich kritische Äußerungen über uns Ärzte, über das medizinische Fachpersonal und über unsere moderne Medizin zu hören sind, soll es in keiner Weise darum gehen, uns und unsere moderne Medizin grundsätzlich anzuzweifeln oder gar zu disqualifizieren. Es soll vielmehr darum gehen, gewisse Schwächen aufzuzeigen und daran zu erinnern, dass *das, was bereits gut ist, noch weiter zu verbessern ist*.

Von welcher Medizin sprechen wir?

Naturwissenschaftliche Medizin: Die Medizin, von der hier die Rede ist, ist die *klassische, westlich geprägte Schulmedizin*. Bestimmt wird sie durch ihr naturwissenschaftliches Paradigma und ihre Technisierung. Diese Medizin, die wir auch als moderne Medizin bezeichnen, ist überaus erfolgreich und zählt wohl zu einer der wichtigsten kulturellen Errungenschaften der letzten 100 Jahre. Dass wir ihr unendlich viel zu verdanken haben, bleibt unbestritten. In diesem Buch geht es demnach auch in keiner Weise darum, die Qualität und den Wert unserer modernen Medizin grundsätzlich infrage zu stellen – ganz im Gegenteil. Es geht um die Feststellung, dass diese moderne Medizin zwar sehr erfolgreich ist, dass sie sich im Wesentlichen aber naturwissenschaftlich orientiert und im Begriff ist, sich dabei von den geistigen Aspekten des Krankseins weitgehend loszusagen. Diese Entwicklung wird nicht nur enorme gesellschaftspolitische Probleme zur Folge haben, sondern es wird eine Medizin entstehen, die kaum mehr den ursprünglichen Vorstellungen und Ansprüchen unserer genuinen Medizin entsprechen kann.

Medizin für den Menschen: Eine Medizin, die sich ausschließlich als eine naturwissenschaftliche versteht und deren Mittel einzig technische sind, ist eine einseitige und stark reduktionistische Medizin. Die geistigen, anthropologischen und kulturellen Werte, welche das Menschsein ebenso ausmachen wie die rein biologischen, naturwissenschaftlichen Aspekte, werden in dieser modernen Medizin zuwenig oder überhaupt nicht beachtet. Die Medizin muss dem ganzen Menschen dienen, ihn in seiner Ganzheit erfassen. Das bedingt aber, dass sowohl der Arzt als auch der Patient für dieses Ganze in der Medizin einstehen. Diese Medizin muss eine Medizin für den Menschen sein und nicht bloß eine Medizin für dessen Biologie.

Die Ambivalenz der modernen Medizin: Diese einseitig naturwissenschaftliche Medizin, die sich hier abzeichnet und die in dieser Art aktuell bereits praktiziert wird, hinterlässt bei vielen Menschen einen zwiespältigen und widersprüchlichen Eindruck – sie löst zunehmend Zweifel und Kritik aus. Zwar besteht grundsätzlich ein großes Vertrauen in unsere moderne Medizin. Ihre (vermeintlich) grenzenlosen Möglichkeiten werden sehr geschätzt und von ihnen wird entsprechend rege Gebrauch gemacht. Andererseits aber wird dieser modernen Medizin zunehmend mit Skepsis oder gar Ablehnung begegnet. Aufgrund ihres überwiegend technisch-naturwissenschaftlichen Zugangs zum Erkrankten und infolge ihrer von Hightech geprägten Methodik entfremdet sie sich immer mehr vom Menschen selbst. Statt in der Medizin ausschließlich Subjekt zu bleiben, wird der Patient zunehmend zum Objekt – jedenfalls wird dies von vielen so empfunden und oft kritisiert. Wir, das heißt die Gesellschaft, Gesunde und Kranke, werden nicht darum herumkommen, uns dieser Ambivalenz der modernen Medizin zu stellen und eine Medizin zu schaffen, die uns Menschen in *jeder* Hinsicht entspricht. Die weichen, subjektiven, kaum messbaren und gelegentlich schwierig zu interpretierenden Wahrnehmungen des Patienten müssen all den harten, objektivierbaren und messbaren Parametern der modernen Medizin in ihrer Wertung und faktischen Anerkennung gleichgestellt werden. Dass eine erfolgreiche Medizin auf die letzteren dringend angewiesen ist, steht hier außer Diskussion. Dass aber die ersteren im Zuge des heutigen medizinischen Alltags zu oft hintangestellt werden, wird vonseiten des Patienten zunehmend moniert.

Zudem wird in unserer modernen Medizin und im heutigen Gesundheitswesen mitunter eine bedrohliche *Aktivität* festgestellt. Ausdruck davon sind bisweilen ein Zuviel an Medizin, eine sich selbst hochschraubende Spirale von diagnostischem und therapeutischem Aktivismus. Nur durch kritisches und verantwortungsvolles Hinterfragen all unserer medizinischen Entscheide und nur durch eine Zähmung unseres grenzenlosen Tatendrangs wird es möglich sein, eine Medizin zu gestalten, die den Namen einer menschlichen Medizin, einer *Medizin für den Menschen,* weiterhin verdient.

Über den Patienten und seinen Arzt

Der Patient ist Subjekt in der Medizin, daran ist kaum ernsthaft zu zweifeln. Er hat seine Rechte, die sogenannten Patientenrechte, aber auch seine Pflichten. Über die Rechte wird später noch ausführlich berichtet, hier soll es erstmals um seine Pflichten gehen. Dazu gehören die Mitwirkungspflicht, die Mitverantwortlichkeit und die Schadensminderungspflicht. Mit letzterer ist gemeint, dass der Patient verpflichtet ist, alles Zumutbare zu unternehmen, damit der Schaden gemindert oder gar verhindert wird. Zudem hat der Patient seinen eigenen Beitrag zur Genesung zu leisten – dies im Rahmen seiner Möglichkeiten – denn tut er das nicht, wird es für den behandelnden Arzt schwierig. Dazu hat der Patient eigene Ressourcen, auf die er zurückgreifen kann. Tut er auch das nicht, wird es für beide schwierig, für den Arzt und den Patienten. Der Patient muss wissen, dass unsere moderne Medizin nur dann erfolgreich sein kann, wenn er selbst im Krankheits- und Heilungsprozess aktiv mit dabei ist. In sämtlichen Themen, die hier behandelt werden, geht es in erster Linie um den Patienten selbst. Natürlich hat auch der Arzt seine Pflichten und er muss alles tun, um dem Patienten in seiner Krankheit beizustehen, und natürlich muss auch die Medizin, die dem Patienten zukommt, eine gelingende Medizin sein. Aber ohne konstruktives Dazutun des Patienten kann keine Medizin erfolgreich sein. Viele der hier behandelten Themen nehmen Bezug auf die unterschiedlichste Art und Weise, wie der von einer Krankheit Betroffene direkt ins Krankheitsgeschehen eingebunden und ständig, sowohl aktiv als auch passiv, in den Heilungsprozess involviert ist.

Hilfreiche Kenntnisse: Beide, der Patient und der Arzt, spielen ihre eigene Rolle innerhalb der Medizin. Von diesen Rollen wird am Ende des Buches nochmals die Rede sein. Dort wird auch die Rede davon sein, was allenfalls den Patienten zum *kompetenten Patienten* und den Arzt zum *kompetenten Arzt* macht. Es wird sich zeigen, dass es für uns alle, insbesondere aber für den von einer Krankheit Betroffenen, wichtig ist, gewisse Dinge rund ums Kranksein schlicht und einfach zu *wissen:* So ist es beispielsweise sehr hilfreich, wenn wir wissen, dass bereits bei der Definition der Begriffe Gesundheit und Krankheit Schwierigkeiten auftreten können – dies nicht nur bei Leihen, auch bei Fachleuten. Was ist noch gesund und wann ist es bereits krank? Und es wird nicht einfacher, wenn wir über Patientenwohl und Lebensqualität sprechen. Was für den einen existenziell wichtig ist, kann für den anderen unerträglich sein. Zentral ist zudem ein ausreichendes Wissen über das Wesen des Heilungsprozesses (der Salutogenese) und über die Kompetenz der physischen und psychischen Widerstandsfähigkeit des Erkrankten selbst (der Resilienz) sowie ausreichende Kenntnis über die Möglichkeit des Patienten, auf seine eigenen Ressourcen zurückzugreifen. Achtsamkeit und Gelassenheit könnten den Schlüssel sein zum leichteren Ertragen von Leid, aber auch die Kenntnisse über die Aspekte der Unsicherheit und der Kontingenz im Leben, insbesondere in Hinblick auf Krankheit und Unfall. Wer sich Gedanken über die eigene Vergänglichkeit macht, dem wird manches verständlicher und klarer, was andernfalls aber Angst und Furcht bedeuten kann. Und wer letztlich realisiert, dass in gewissen medizinischen Situationen das Unterlassen von Abklärungen und Behandlungen gewinnbringend sein kann, da auf diese Weise unnötige Vereinnahmungen durch die Medizin verhindert werden und dafür Freiraum bleibt für Wesentlicheres, der kann besser auf überflüssiges Handeln, auf sinnlosen Aktivismus in der Medizin verzichten.

Die Rolle des Arztes: Auch wenn hier sehr viel über den Arzt und die Medizin gesprochen wird, dann geschieht das immer in Bezug auf den Patienten. Das meint aber nicht, dass der Arzt als Objekt in der Medizin zu betrachten sei. Denn als Objekt wird bekanntlich das *Entgegengeworfene,* das passiv in der Wahrnehmung Gegebene bezeichnet, ganz im Gegensatz zum Subjekt, das nach griechischem Verständnis das *Zugrundeliegende* meint. Innerhalb der Beziehung zwischen Patienten und Arzt gilt, dass die Rolle des Zugrundeliegenden für den Patienten wohl weitgehend zutrifft, die Rolle des Entgegengeworfenen für den Arzt dagegen kaum angemessen erscheint. Seine Rolle ist die eines Professionellen, der sich aufgrund seiner Profession und seiner Kompetenzen grundsätzlich dem Wohl des Patienten verpflichtet und damit dem Bild des passiv Entgegengeworfenen in keiner Weise entspricht. Vielmehr ist auch der Arzt ein Zugrundeliegender, der jedoch in einer ganz speziellen Beziehung zum Patienten als dem ursprünglich und vorrangig Zugrundeliegenden steht. Beide haben einen *relationalen Bezug* zueinander: Der Patient ist einerseits abhängig vom Arzt, weil er von ihm medizinische Hilfe erwartet. Andererseits weiß der Arzt, dass er dem Patienten gegenüber verpflichtet ist und dass seine medizinische Hilfeleistung ohne das Dazutun des Patienten wohl kaum erfolgreich sein kann.

Den Patienten als Ganzes sehen: Der Arzt hat dafür zu sorgen, dass die Medizin, die dem Patienten zukommt, für diesen eine nützliche und sinnvolle Medizin ist. Dass das im Praxisalltag nicht immer einfach ist, ist allen bekannt: Den Ärzten aufgrund ihrer alltäglichen An- und Überforderungen, den Patienten aufgrund ihrer alltäglichen Erfahrungen. Ungeachtet dieser Schwierigkeiten haben wir alle eine Medizin anzustreben, die den *Patienten als Ganzes* im Auge behält. Der medizinische Alltag präsentiert ständig neue Situationen, mit denen in ganz unterschiedlicher Weise umzugehen möglich ist. Die Ärzte und das medizinische Fachpersonal könnten und müssten oft deutlich näher am Patienten entscheiden, handeln und behandeln, als sie dies häufig tun. Und sie müssten sich viel mehr um gewisse Fragen kümmern, auf die Antworten zu finden sie in ihren üblichen Fort- und Weiterbildungen nie gelernt haben. Es sind Fragen, die in der Regel auch keine einfachen Antworten zulassen. Und es sind Fragen wie beispielsweise, die nicht bloß die Ärzte etwas angehen, sondern uns alle. Fragen, wie die nach Sinn und Grenzen von alldem was wir medizinisch tun. Und es geht um Themen wie menschliche Verletzlichkeit, menschliche Vergänglichkeit und Tod, um Mitleid und Empathie, um Hoffnung, Trost und Trauer. Sehr oft sind es auch Fragen, die sich im Krankheitsfall ganz anders stellen als bei Gesundheit, und sie werden entsprechend auch anders gedacht, beurteilt und beantwortet. Es sind letztlich existenzielle Fragen, die hier zum Thema gemacht werden, immer im Wissen, dass Antworten darauf schwierig sind und nie absolut sein werden.

1 Ausgangslage

Wünsche an die Medizin: Gemäß einer in der Schweiz vor mehreren Jahren durchgeführten Bevölkerungsbefragung im Auftrag der *SAMW* (Schweizerische Akademie der Medizinischen Wissenschaften) wünschen sich die Befragten neben Mitsprache bei wesentlichen medizinischen Entscheidungen vor allem mehr Menschlichkeit in der Medizin und Einbezug von Alternativen zur Schulmedizin [138]. Zudem ist eine überwiegende Mehrheit der Befragten der Meinung, die Beratung über die zur Diskussion stehenden Behandlungsmethoden und die damit verbundenen Risiken sei Aufgabe des Arztes. Zu den wichtigsten Forderungen an die Ärzteschaft gehören laut den Antworten

- Fachkompetenz,
- Interesse haben am Menschen und
- Zeit haben für den Menschen.

Aus dieser Umfrage ging ebenfalls hervor, dass die Menschen keinesfalls auf die hochtechnisierte Spitzenmedizin und auf die jeweils aussichtsreichste Behandlungsmethode verzichten möchte, auch nicht in Anbetracht des enormen technischen und ökonomischen Aufwands.

Dass wir Menschen, ob krank oder gesund, oft auch ein ambivalentes Verhältnis zur Technik in der Medizin haben, ist bekannt und wird auch immer wieder von uns Ärzten und Pflegenden festgestellt. Es besteht die Befürchtung, dass medizinische Hilfe zunehmend jede denkbare Technik rechtfertigt und dabei die Gefahr besteht, dass sie letztlich zum Selbstzweck wird. Und dass die schier unbegrenzten Möglichkeiten des *cure* in prekärem Ausmaß auf Kosten der Kriterien der *care* gehen könnten[4] – und damit zulasten von Empathie und Vertrauen zwischen dem Patienten und seinem behandelnden Arzt.

Medikalisierung: Wenn von einer Tendenz zur Medikalisierung des Alltags die Rede ist, so wird damit gemeint, dass heute immer mehr Menschen aufgrund von Störungen ihrer Befindlichkeit oder gewisser Auffälligkeiten in ihrem Verhalten als Kranke gelten. Sie leiden demnach an etwas, für das nun der Arzt bzw. die Medizin zuständig sind. Diese Entwicklung zu immer mehr Krankheiten und Kranken, die hier weder als gut oder richtig noch als schlecht oder falsch zu werten ist, erweitert Präsenz und Einflussbereich der Medizin in der heutigen Gesellschaft. Die Grenze zwischen normal und gestört wird verschoben, was zum Beispiel in der Psychiatrie bereits sichtbar versicherungstechnische und juristische Konsequenzen hat. „Heute ist das Reich der Gesunden dabei, vom Reich der Kranken absorbiert zu werden, und dies in hohem Tempo“, zitiert *Iona Heath* in einem Artikel in The New York Review of Books ihre Kollegin *Susan Sontag* [236]. Diese stellt fest, dass durch

4 Im medizinischen Kontext wird unter *cure* allgemein behandeln und heilen verstanden, unter *care* dagegen umsorgen und pflegen.

eine Instrumentalisierung der Krankheit und durch die Angst vor Krankheiten zum Zweck von Gewinnschöpfung in den letzten 50 Jahren eine massive Kommerzialisierung des Gesundheitswesens stattgefunden hat. Für Iona Heath gilt, dass „immer mehr Menschen in immer jüngeren Jahren in das Reich der Krankheiten gedrängt werden [...] Die Motivation für diesen Zustrom ist eine toxische Kombination aus guten Absichten, Wunschdenken und Eigennutz" [107]. Trotz oder wegen der höheren Lebenserwartung nimmt heute die Anzahl der Kranken zu: bedingt durch Zivilisationskrankheiten, psychische Leiden, Medikalisierung und auch infolge besserer Diagnostik (Feststellung von Krankheiten bereits lange Zeit vor deren möglichem Ausbruch). Auch führen die sehr oft erfolgreichen Erfahrungen von gelingendem Handeln und Machbarkeit in der Medizin zu einem steten Drang nach weiterer medizinischer Tätigkeit, dem Patient und Arzt oft hilflos ausgesetzt sind. Sie finden sich dabei nicht selten in einer Situation, in der anzukommen oder gar zu enden sie beide sich ursprünglich weder vorgestellt noch gewünscht haben.

Gesundheit als „Markt": Die Thematik von Gesundheit und Krankheit ist allgegenwärtig, sei dies im privaten oder im beruflichen Alltag. Der Markt für die Heilung von Krankheiten und für die Leistungserhaltung wird ergänzt durch den Markt für Verbesserung von Leistung, Schönheit, Gedächtnis und Lebensverlängerung (Anti-Aging). Zu dem gängigen heilungsorientierten gesellt sich ein neuer, kaum reglementierter Markt: Lifestyle, Wellness, Functional Food, Steine gegen elektromagnetische Strahlen und noch sehr vieles mehr, ganz im Sinne der Konsumenten, aber besonders auch der Anbieter. Gesundheit ist längst zum umkämpften Markt mit starkem Wachstum und der gesunde Mensch zum zahlungswilligen Kunden geworden. Unzählige Untersuchungen zeigen, dass in allen Wohlstandsgesellschaften der Stellenwert der Gesundheit steigt. Es hat sich ein neues Gesundheitsbewusstsein entwickelt. Der technologische Fortschritt bietet neue Wachstumschancen, der Anbieter ist erfreut und der Konsument ebenso. Die Symbiose von Biologie und Informationstechnologie birgt ein enormes Potenzial: Neuroprothesen, künstliche Sinnesorgane, künstliche Netzhaut, Steuerung von Maschinen durch Nervenimpulse oder direkter Zugriff unseres Gehirns auf externe Informationsspeicher, um hier nur einige zu erwähnen.

1.1 Ein gewisses Unbehagen

Die moderne Medizin, so erfolgreich sie auch immer sein mag, läuft Gefahr, an ihren schier grenzenlosen Möglichkeiten und an ihrer Vertechnisierung zu scheitern. Sie ist im Begriff, sich vom Menschen zu entfremden, weg von ihrem genuinen Selbstverständnis hin zu einer durch Technik und Markt bestimmten naturwissenschaftlichen Disziplin. Auch in Kenntnis der nie bestrittenen Erfolgsgeschichte der Medizin und im Bewusstsein, dass auch jeder von diesem Fortschritt profitieren will, wird diese riskante Entwicklung der modernen Medizin mit Sorge registriert und es macht sich zunehmend ein gewisses Unbehagen breit.

Handeln und Unterlassen: Dass innerhalb der Medizin und dem Gesundheitswesen unterschiedlichste, teilweise divergierende Kräfte wirken und nur schwer kontrollierbare Automatismen zu erkennen sind, ist bekannt. Beide führen in vielen Fällen zu einem aktiven Verhalten und treiben in der Regel zum Handeln an. Für uns Menschen ist es das Tun, das Handeln, das uns stark gemacht und uns hat überleben lassen – und nicht das Unterlassen. Das Handeln hat uns zu dem gemacht, was wir haben und was wir sind. Dass jedoch das Unterlassen in vielen Situationen klar die bessere Option ist, hat jeder bereits mehrfach im Nachhinein erfahren. Handeln ist gut, und im richtigen Moment nicht zu handeln, ist ebenso gut. Das Erkennen des Trends zu ständigem Handeln (zum Tun), die realistische Einschätzung der zu erwartenden Auswirkungen der innerhalb der Medizin wirkenden und treibenden Kräfte, aber auch das Wissen um das Existieren bisweilen gefährlicher Automatismen sind Bedingung und Voraussetzung dafür, die Entwicklungen innerhalb der modernen Medizin und innerhalb des Gesundheitswesens noch besser zu verstehen.[5] Wer den Funktionsmechanismen in der Medizin und im Gesundheitswesen nicht schutzlos ausgeliefert sein will, der muss diese erkennen, deren Folgen einzuschätzen wissen und der muss auch bereit sein, selbst auf diese Mechanismen aktiv Einfluss zu nehmen.

Machbares und Wünschbares: Das Unbehagen gegenüber dieser Entwicklung wird generiert durch die Befürchtung, dass das exponentiell wachsende Potenzial an technischen Möglichkeiten in gewissen Situationen oder unter gewissen Bedingungen dem genuin Menschlichen abträglich werden könnte. Nebst Wertschätzung und großem Respekt vor all den medizinischen Spitzenleistungen kommen unüberhörbar kritische Stimmen zu Wort – ihnen allen gemeinsam ist die Sorge, dass medizinisch Machbares nicht immer auch menschlich Wünschbares ist. Es geht letztlich um die Erkenntnis, dass in gewissen Situationen *weniger mehr ist.*

1.2 Wer bestimmt die Ziele der Medizin?

Vor einigen Jahren äußerte sich der Sozialethiker *Johannes Fischer* in einem Artikel in der Schweizerischen Ärztezeitung unter dem Titel „Weshalb hat die Medizin Probleme – Über Normative Faktoren, Ziele und Zielkonflikte in der Medizin“ zum Thema der Zielkonflikte der Medizin [68]. In einer ersten These stellt er fest, „dass die normativen Kriterien, die für die Beurteilung von Entwicklungen innerhalb der Medizin vorausgesetzt werden müssen, nicht einfach gegeben sind, sondern zur Disposition stehen und in einem fortwährenden Verständigungsprozess stets aufs neue definiert werden müssen“. Und weiter: „Die Medizin hat nicht selbst die Bestimmungsmacht hinsichtlich dieser Kriterien.“ Anders gesagt: Sinn, Aufgabe und Ziel der Medizin werden weder durch die Medizin selbst bestimmt noch sind sie definitiv und unverfügbar. Wir haben nicht nur das Recht dazu, sondern ebenso die Pflicht, diese permanent zu überdenken, zu modifizieren und nötigenfalls den aktuellen Gegebenheiten anzupassen. Übereinstimmend mit dem *Hastings Center Report* [105] sucht Johannes Fischer die normativen Kriterien in den *Zielen* auf, denen die Medizin dient und zu dienen hat, und geht so von einem Verständnis der Medizin als einer praktischen Wissenschaft aus. Er stellt fest, dass die Ziele der Medizin sowohl kulturvariant (also von der jeweiligen Gesellschaft und Kultur vorgegeben) als auch kulturinvariant sind (Achtung der Menschenwürde, bedingungslos geltende Patientenrechte). Die Ziele werden demnach faktisch bestimmt durch unsere traditionellen Vorstellungen von Medizin, durch unser Menschenbild, durch eine Fülle von Ansprüchen unserer Gesellschaft und durch viele andere Faktoren mehr. Dazu gehören nicht nur wissenschaftliche Forschung und ökonomische Überlegungen, sondern vorrangig die Bedürfnisse und Interessen der Patienten – als Individuen und als Kollektiv. Das erlaubt die Möglichkeit von Ein- und Ausschluss bestimmter Verwendungsweisen medizinischen Wissens und medizinischer Möglichkeiten durch die Gesellschaft.

Sinn, Aufgaben und Ziele der Medizin sind demnach nicht verbindlich definiert, nicht in

5 Über die treibenden Kräfte, Automatismen und Abhängigkeiten in der Medizin und im Gesundheitswesen wird in Kap. 14 „Situatives Nicht(s)tun in der Medizin“ noch ausführlich gesprochen.

Stein gemeißelt, nicht endgültig und unumstößlich. Sie sind modifizier- und veränderbar. Zudem ist in einer aufgeklärten und demokratischen Gesellschaft davon auszugehen, dass diese ausführlich diskutiert und demokratisch ausgehandelt werden. Dass weder wir Ärzte und Ärztinnen noch das Gesundheitswesen selbst die Definitionsmacht über die Medizin haben, dies zu wissen ist im Kontext mit all dem, was hier nun folgen wird, absolut notwendig.

2 Medizin und Philosophie

Einführende Bemerkungen

Mit dem Kapitel *Medizin und Philosophie* sind wir bereits in mitten unserer Thematik.

- In Kap. 2.1 geht es um die Medizin und die Philosophie und um ihr *Verhältnis zueinander.* Es geht um die Frage, ob die Medizin als Heilkunde nur eine Naturwissenschaft sein kann oder ob sie nicht vielmehr durch Geisteswissenschaft ergänzt werden müsste, da sie nur so dem Menschen in seiner Krankheit umfassend gerecht werden kann. Was haben die Medizin und die Philosophie überhaupt miteinander zu tun und was haben sie für eine Beziehung zueinander?
- In Kap. 2.2 gehen wir der Frage nach, wer eigentlich den Sinn und die Aufgabe unserer Medizin bestimmt, oder anders gefragt: *Wer definiert die Medizin?*
- Anschließend (Kap. 2.3) folgen erste Überlegungen rund um die *Sinnfrage in der Medizin.* Diese Thematik wird später noch mehrmals und aus verschiedenen Perspektiven behandelt.
- Zum Schluss (Kap. 2.4) wird dafür argumentiert, dass die Philosophie wiederum in die Medizin rückgeführt werden muss. Stellt sich hier nicht die Frage nach der Notwendigkeit eines Philosophikums in der medizinischen Ausbildung? Brauchte es nicht eine obligatorische philosophische Grundausbildung während des Medizinstudiums und anschließend im Laufe der klinischen Tätigkeit eine praxisorientierte philosophische Weiterbildung?

2.1 Die Beziehung zwischen Medizin und Philosophie

„Die Medizin ist die Schwester der Philosophie."
Tertullian, De anima

Naturwissenschaftliche Medizin: Wer sich mit philosophischen Fragen im Kontext der Medizin beschäftigt, der stößt sehr rasch einmal auf die längst legendär gewordene Äußerung des Internisten *Bernhard Naunyn,* mit welcher dieser anlässlich eines Festvortrages den Kongress der Naturforscher in Aachen im Jahre 1900 eröffnete. Sie lautete wie folgt: „Die Medizin wird eine Naturwissenschaft sein, oder sie wird nicht sein!" Bernhard Naunyns These lautet demnach, dass die Medizin als Heilkunde nur eine naturwissenschaftliche Medizin sein kann, wenn sie ihren Auftrag erfüllen will. Das Verständnis des kranken Menschen, dessen Abklärung und Behandlung soll demnach ausschließlich nach rein naturwissenschaftlichen Kriterien erfolgen und auch die dazu erforderlichen Methoden sind streng naturwissenschaftliche.

Die Medizin ist in der Tat zur Naturwissenschaft geworden. Und als solche ist sie erfolgreich, sehr erfolgreich. Bernhard Naunyns These ist somit vom Grundsatz her richtig, aber ihre Behauptung ist meiner Meinung nach fragmentarisch und deshalb unvollständig. Namentlich fehlt in seiner These die Einsicht, dass für jede Naturwissenschaft, gerade wenn sie den Menschen zum Gegenstand hat, ein geisteswissenschaftlicher, insbesondere ein philosophischer Diskurs ihrer Möglichkeiten, ihrer Anwendungen und Methoden und letztlich ihrer Ergebnisse zwingend ist.

Und so stelle ich hier in Anlehnung an Bernhard Naunyns These eine neue These auf:

„Die naturwissenschaftliche Medizin muss immer auch eine philosophische sein, oder sie wird nicht sein. Denn die genuine Medizin ist eine naturwissenschaftliche und eine philosophische zugleich.“

Philosophische Medizin: Im Begriff der philosophischen Medizin klingt der Einbezug aller nicht biologischen Faktoren und geisteswissenschaftlichen Aspekte des Krankseins mit und diese müssen zwingend und gleichwertig in die Beurteilung und Handlungsentscheide mit einbezogen werden. Philosophisch auch deshalb, weil all diese Aspekte und Faktoren im Kontext eines kranken Menschen von der reinen Naturwissenschaft gleichsam gelöst und aus einer Metaebene heraus betrachtet werden müssen. Nur so wird es möglich sein, das Ganze einigermaßen zu verstehen und Sinn und Unsinn eines möglichen weiteren Handelns zu beurteilen. Anders gesagt: Naturwissenschaftlichkeit ist eine notwendige, aber nicht hinreichende Bedingung für die Medizin *für* den Menschen. Denn die zusätzliche und ebenso notwendige Bedingung ist die philosophische Hinterfragung des rein naturwissenschaftlichen Denkens und die umfassende Beurteilung allenfalls vorliegender Abklärungs- und Untersuchungsergebnisse mit all ihren Makeln, Tücken und Konsequenzen. Und ebenso die potenziell möglichen Auswirkungen all der zur Debatte stehenden medizinischen Interventionen auf den zu behandelnden Menschen und auf die Gesellschaft als Ganzes.

2.1.1 Medizin und Philosophie – eine Verwandtschaft?

Vielleicht schon, doch um welche Art von Verwandtschaftsbeziehung handelt es sich dann? Beide, die Medizin und die Philosophie, sind Wissenschaften, stehen in einem bemerkenswerten gegenseitigen Verhältnis zueinander und zeichnen sich durch auffallende Analogien aus. Ihr Kerngeschäft besteht darin, sich darum zu bemühen, wie der Mensch wohl am aussichtsreichsten aus seiner misslichen (Lebens-)Lage zu befreien ist: In der Medizin sind es Krankheit und Sterben, in der Philosophie sind es der Zweifel in Anbetracht existenzieller Lebensfragen und das Wissen um die unvermeidbare Vergänglichkeit des Menschen. Bei beiden Wissenschaften ist der Mensch denkendes Subjekt *und* Objekt des Denkens zugleich. Zudem scheint auch beiden Wissenschaften ihr Schicksal gemein, namentlich die Einsicht in die Aussichtslosigkeit (Aporie), jemals zu letzten Erkenntnissen zu gelangen. Beide, die Medizin und die Philosophie, sind in steter Bewegung in Richtung auf ein Ziel, dieses zu erreichen ihnen nie gelingen wird. Und beide, Ärzte und Philosophen, machen dieselbe Erfahrung: nämlich, dass immer dann, wenn sie meinen, sich diesem Ziel endlich zu nähern, sie sich kurze Zeit später erneut zurückgeworfen sehen und sich auf bloß halber Strecke wiederfinden. Ihre komparablen Eigenschaften und offenkundigen Gemeinsamkeiten, aber auch die zahllosen Analogien innerhalb der Medizin und Philosophie weisen auf ein gegenseitiges Verhältnis hin, welches mehr ist als bloß eine enge Beziehung – es ist eine Verwandtschaft.

Gegenseitige Komplementierung und Kompletierung: Auch wenn sich die Medizin als eine erklärende Naturwissenschaft und die Philosophie als verstehende Geisteswissenschaft versteht, sind sie Geschwister derselben Eltern: des *körperlich Menschlichen* und des *geistig Menschlichen.* Nur sie ergeben in ihrer gegenseitigen Komplementierung und Komplettierung den Menschen in seiner Ganzheit und in seiner Unität. Dass bei dieser Verwandtschaft von Medizin und Philosophie die Erstere auf Empirik und die Letztere auf Reflexion gründet, weist zudem auf ihre Eigen- und Besonderheiten hin, aber auch auf das gemeinsam vorhandene Potenzial zur wechselseitigen Erweiterung und Komplementierung. Wenn es die Philosophie ist, die ganz besonders dazu aufgerufen ist, sich den essenziellen Fragen betreffend Gesundheit, Krankheit und Medizin aus einer Metaebene anzunehmen, dann ist es bezeichnenderweise die Medizin, die dem philosophischen Denken die Notwendigkeit des unverzichtbaren Bezugs zum körperlich Lebendigen, zur Natur vor Augen hält. Zwischen Medizin und Philosophie besteht tatsächlich eine Verwandtschaft. Diese Gemeinsamkeiten und ihre Zusammengehörigkeit (be-)gründen und konstituieren zugleich das Selbstverständnis von Medizin und Philosophie. Denn ihr Gelingen ist nur in Ergänzung und Einklang mit dem anderen möglich und ihre Perfektion ist jeweils nur im Lichte des anderen denkbar. Was aber sind die Konsequenzen?

Wir müssen Dinge hinterfragen: Die heutige Medizin mit ihren primär naturwissenschaftlichen Normen bedarf einer Rückbesinnung auf ihr genuines Selbstverständnis und sie benötigt zwingend eine Erweiterung in Form des Einbezugs geisteswissenschaftlicher Normen. Es braucht dringend die äußerst attraktive und unser Denken und Handeln belebende Synthese zwischen der naturwissenschaftlich-technischen und der geisteswissenschaftlich-humanistischen Kultur. Nur die Philosophie kann der Medizin hier behilflich sein, denn offensichtlich ist nur die Philosophie dazu befähigt und auch bereit, den Dingen auf den Grund zu gehen. Sie tut dies, indem sie Fragen stellt und Antworten sucht. Sie stellt beispielsweise Fragen wie: Was sind die Ziele und worin liegt der Sinn der Medizin? Worin besteht ihre wissenschaftliche Methode? Ist die Medizin tatsächlich erfolgreich? Und wenn ja in welcher Beziehung? Was heißt überhaupt erfolgreich? Für wen ist sie erfolgreich?

Solche Fragen stellen wir Mediziner und Medizinerinnen uns nur selten, denn wir sind Praktiker und Macher, die möglichst effizient nach Lösungen suchen. Auch fehlt uns im Praxisalltag die nötige Zeit dazu, so klagen wir zumindest – dies angesichts des täglichen Arbeitspensums nicht ganz zu Unrecht. Wir ziehen es vor, bestimmte Ansichten einfach zu akzeptieren ohne diese weiter zu hinterfragen, denn unser Kerngeschäft ist in erster Linie die ärztliche Praxis und die Wissenschaft. Dies tun wir umso mehr, da wir der Meinung sind, dass die Antworten der Philosophie oft nur schwer verständlich und für den Praxisalltag nur selten hilfreich sind. Da den Philosophen die stetige Relativierung ihrer Erkenntnisse bekanntlich einer ihnen heiligen Pflicht gleichkommt, bleibt die Gültigkeit ihrer Antworten ohnehin nicht ewig. Und so fragen die Philosophen immer wieder weiter, denn sie behaupten, dass nur der Prozess des steten Weiterfragens den Menschen dem Selbst- und Weltverständnis nähern kann.

Die Philosophie ist unentbehrlich: Es sind die Bedenken und Zweifel der Ärzte an der Nützlichkeit der Philosophie, welche sie oft davon abhalten, sich vermehrt den existenziellen Fragen, die sich bei der Ausübung ihrer beruflichen Tätigkeit notwendigerweise stellen, zuzuwenden. Und zudem ist es ein gewisses Misstrauen der Philosophie gegenüber, eine kaum spürbare und doch vorhandene Skepsis oder gar Argwohn: Wir befürchten, den oft sehr komplexen und intellektuell anspruchsvollen Argumentationen der Philosophen mit unserer pragmatischen Wesensart kaum etwas Gescheites entgegenhalten zu können. Dass diese Befürchtung, mindestens prima facie, nicht ganz zu Unrecht besteht, mag wohl stimmen. Trotzdem ist es aber so, dass die Philosophie für die Medizin unentbehrlich ist. Die Philosophie müsste demnach gewillt sein, eine Sprache zu sprechen, die auch wir Mediziner verstehen, und die Mediziner ihrerseits müssten bereit sein, diese Sprache mindestens in ihren Grundlagen zu erlernen.

2.1.2 Die Medizin braucht die Philosophie

Offensichtlich haben sich die beiden Geschwister Medizin und Philosophie trotz ihrer nahen Verwandtschaft in den letzten Jahrhunderten auseinandergelebt oder gar auseinanderentwickelt. Das ist wohl am ehesten auf die zunehmende Ausrichtung auf jeweils bloß eine Dimension des Menschseins zurückzuführen: die Ausrichtung entweder auf die geistige oder auf die körperliche Dimension. In der *Philosophie* ist es in erster Linie die körperliche Dimension des Menschseins, die ausgeklammert wurde.[6] Was interessiert, ist in erster Linie die argumentative und spekulative Beweiskraft der Philosophie. In der *Medizin* dagegen ist es die geistige Dimension des Menschseins, die immer mehr außer Acht gelassen wurde. Was hier interessiert, ist die konzeptionelle, mechanistische Behandlung eines erkrankten Körpers. In beiden Wissenschaften sind die dadurch entstandenen Defizite zu einem Problem geworden, denn Reduktionismus in einem solchen Ausmaß bedeutet Informations- und Wissensverlust und geht immer auf Kosten des Ganzen. Und bei beiden ist das Ganze immer der Mensch.

Zwar haben beide Wissenschaften, die Medizin und die Philosophie, ein unterschiedliches Selbstverständnis. Auch wenn die Philosophie sich als eine implizit auf Reflexion gründende Disziplin versteht, darf es nicht sein, dass umgekehrt die Medizin sich bloß als eine ausschließlich auf Empirik fundierende, erklärende Naturwissenschaft verstehen darf. Da die Medizin dies allerdings in zunehmendem Maß tut und ihrer Pflicht zur selbstkritischen (Meta-)Reflexion nicht nachkommt, ist es eben die Philosophie, welche hier einspringen muss, um sich den essenziellen Fragen betreffend Gesundheit, Krankheit und Medizin anzunehmen und sich kritisch mit den hier zur Debatte stehenden Werten, Aufgaben und Zielen zu beschäftigen: „Wenn es um Werte wie *Autonomie, Lebensqualität, Gerechtigkeit etc.* – um das Ganze also – geht, bedarf es eines Rückgriffs auf begriffliche und argumentative Ressourcen der Philosophie; ethische Theorien klären diese Begriffe nicht nur, sondern schlagen – etwa im Fall von Wertekonflikten – auch Gewichtungen vor“ [204]. Die Philosophie kann der Medizin also genau dann beistehen, wenn es darum geht, ihr zu einem erweiterten Selbstverständnis im Sinne eines *Ganzen* zu verhelfen. Wenn nämlich die Medizin die Phänomene nicht nur, wie bisher, kausal *erklären,* sondern auch begründet *verstehen* will, ist sie auf das Orientierungswissen der Philosophie und deren Kenntnisse der Analyse von Begriffen (wie Gesundheit, Krankheit, Schmerz) und Bewusstsein angewiesen, meint die Philosophin *Christiane Schildknecht.* In *diesem* Sinn brauche die Medizin die Philosophie ganz besonders. Dass Letztere dabei über die notwendigen Kompetenzen, die geeigneten Mittel und die dazu erforderliche Vehemenz verfügt, ist zu erwarten – mindestens aber zu hoffen.

Die Perspektive aus der Metaebene: Die Medizin ist auf die Philosophie angewiesen, weil Begriffe wie *Krankheit, Schmerz, Leben* und *Tod,* aber auch *Wissenschaftlichkeit, Kausalität, Kontingenz* eine philosophische Auslegung erfahren sollten. Ärzte begegnen einer Lebenswelt in einer ganz speziellen Weise, weil es immer die Lebenswelt eines *kranken* Menschen ist. Und sie begegnen den Werten und Vorstellungen einer Gesellschaft in einer eigentümlichen Weise, weil sie immer unter dem Aspekt der Ausnah-

6 Mit der Thematisierung der *Leiblichkeit* in der Phänomenologie hat sich das allerdings geändert.

mesituation einer Krankheit zu betrachten und zu interpretieren sind. Vor allem die Kommunikation des Arztes mit dem Kranken erfordert entsprechende Kompetenzen.

Ärzte sehen sich in ihrer Sprechstunde regelmäßig mit zahlreichen handlungs- und wissenschaftstheoretischen Problemen konfrontiert. Um solchen Herausforderungen gewachsen zu sein, benötigt die praktische und theoretische Medizin eine Perspektive, die es erlaubt, das Krankheitsgeschehen auch aus einer Metaebene zu betrachten. Die Philosophie soll uns dabei helfen, denn „Wer sich weigert, die philosophischen Voraussetzungen seines alltäglichen oder wissenschaftlichen Tuns zu befragen, entkommt ihnen keineswegs, sondern verfällt ihnen bloß kritiklos", meint *Urban Wiesing* dazu [263].

2.1.3 Medizin und Philosophie – komplementäre Kompetenzen

Medizin und Philosophie zeichnen sich nicht nur durch Gemeinsamkeiten und Verwandtschaft aus, sondern sie unterscheiden sich auch. Beispielsweise in Bezug auf ihre spezifischen Stärken, auf die ihnen attestierten, oft komplementären Kompetenzen. In seiner Ansprache mit dem Titel „Medizin und Philosophie – ein neues Team?" anlässlich der Gründungsversammlung des *Forums für Medizin und Philosophie* hat der Philosoph *Enno Rudolph* ein denkwürdiges Manifest zu diesem Postulat verfasst [195]. Darin attestierte er den Mediziner und den Philosophen unterschiedliche, teilweise komplementäre Kompetenzen. Also Fähigkeiten, Vermögen und Stärken, welche Vorteile und Nutzen bringen, falls sie vorhanden sind, Nachteile und Schaden, falls sie fehlen. Im Folgenden werden diese für die Medizin und Philosophie jeweils spezifischen Kompetenzen gemäß Enno Rudolph vorgestellt. Für den Ausbau einer konstruktiven und verstärkten Zusammenarbeit zwischen Medizin und Philosophie ist es nützlich, diese Kompetenzen zu kennen.

Kompetenzen der Mediziner: Bei diesen handelt es sich um:

- Die Kompetenz des *steten Handlungsbezugs:* Die Medizin ist nie Selbstzweck, sondern sie steht stets im Dienst ihrer praktischen Anwendung. Als Praktiker definiert der Mediziner das Wissen weitgehend vom Handeln her. Wir Ärzte sind primär Praktiker! Dabei fungiert die Genesung des Patienten als Maßstab und Kriterium für die Erfolge der ärztlichen Kunst.
- Die Doppelkompetenz als *Natur- und Humanwissenschaftler:* Die Medizin befasst sich mit der Physik des menschlichen Lebens und mit der Anthropologie der menschlichen Existenz. Es braucht beide Zugänge zum Menschen in seiner Krankheit, den somatischen und den anthropologisch-humanistischen. Es gilt, dass der naturalistische Blick generalisiert, wogegen der humanistische Blick individualisiert, und dass beide in einer komplementären Beziehung zueinander stehen. Reduktionistisches Denken ist dringend zu vermeiden, da ein solches dem Naturalisten den Horizont einengt und dem Idealisten den Boden unter den Füßen entzieht.
- Die Kompetenz als *Mediator zwischen Wissenschaft und Praxis:* Der Mediziner positioniert sich beruflich zwischen Entdeckung und Erprobung, zwischen Forschung und Alltag, zwischen Angebot (Markt) und Nachfrage (Patient) – eine delikate Position. Der Mediziner ist Herr über die Eignungsentscheidung der Forschungsergebnisse, er ebnet gleichsam den Weg vom Reagenzglas zum Krankenbett, vom Versuchskaninchen zum Patienten. Seine Verantwortungskompetenz wird damit (über-)strapaziert. Das Expertenwissen ist ihm allzu oft unzugänglich, sodass sich oft seinem Blick entzieht, was unter seiner Aufsicht geschieht.

Kompetenzen der Philosophen: Nachfolgend werden die Kompetenzen der Philosophen und ihr Nutzen für die Medizin erläutert:

- Die Kompetenz der *Kritik als Methode* und der *Skepsis als (Berufs-)Ethos:* Die Philosophen sind methodische Kritiker, weil sie nichts nur glauben. So vermeiden sie Dogmen bei wenig geprüften experimentellen Einsichten. Habituelle Skepsis ist ihr (Berufs-)Ethos. Philosophen enthalten sich des Urteils und vermeiden Dogmen bei wenig geprüften experimentellen Einsichten.
  Bei den Medizinern dagegen besteht gelegentlich ein Mangel an Kritikbewusstsein, an Kritikkompetenz. Für die Mediziner wäre es nützlich, nach diesem Vorbild ihre diagnostischen und therapeutischen Methoden zu entdogmatisieren.
- Die Kompetenz zum *Diskurs über das Glück und über die Normen der Gesellschaft:* Die Philosophie kann Modelle für ein glückliches Leben aufzeigen und die Normen der Gesellschaft hinterfragen.
  Die Medizin geht davon aus, dass der Zweck der Gesundheit das Glück ist. Und sie übernimmt oft die Normen der sozialen Umwelt. Für die Medizin wäre es nützlich, ihre Vorstellungen von Glück und Normen nicht als allgemeingültig und verbindlich zu betrachten.
- Die Kompetenz des *politischen Engagements der Philosophie:* Die Philosophie beschäftigt sich mit dem gelingenden Leben, dessen Primärbedingungen Glück und Leben sind. Die Philosophie nimmt dazu Stellung und sie mahnt, wenn die Wirklichkeit unserer Lebenswelt von ihrem Ideal, beispielsweise dem Ideal „Gerechtigkeit“, abweicht.
  Die Medizin dagegen ist im Vergleich dazu eher politisch enthaltsam, oft opportunistisch, manchmal naiv und unbekümmert. Für die Mediziner wäre es nützlich und ratsam, Nutznießertum und Konformismus möglichst zu vermeiden.

Voneinander profitieren: Diese den Medizinern und Philosophen zugeschriebenen Kompetenzen sind sehr unterschiedlich. Aufgrund ihrer gegenseitigen Komplementarität wird jedoch rasch erkennbar, dass ein Zusammengehen von Medizin und Philosophie logisch und letztlich zwingend ist. Dabei ist es nicht so, dass nur die Medizin von der Philosophie profitiert, sondern auch umgekehrt, denn die Philosophie wird gleichsam von der Medizin gefordert. Man denke an die zahllosen Problem- und Konfliktfelder innerhalb der modernen Medizin, deren intellektuelle Aufarbeitung für die praktische Philosophie eine gewaltige Herausforderung bedeutet. Sie muss sich mit all den medizinethischen Problemen und Fragestellungen gründlich auseinandersetzen, die sich im Schlepptau der naturwissenschaftlichen Forschung ständig neu ergeben, um sich andernfalls nicht dem Vorwurf der Wert- und Nutzlosigkeit und des fehlenden Lebensbezugs auszusetzen. Die Philosophie wird gleichsam gefüttert mit medizinischen Themen, mit denen sie sich zu befassen hat und welche ihr gleichzeitig die Gelegenheit verschaffen, ihren hohen Stellenwert und ihr Verdienst für unsere Gesellschaft immer wieder neu zu bestätigen. Sie wäre fähig, durch fundierte Analysen und kritischen, aber zugleich konstruktiven Beistand der modernen Medizin den Rücken zu stärken und dieser zu erfolgreichem Gedeihen zu verhelfen – namentlich zu einer Medizin, die *für* den Menschen ist.

2.2 Wer definiert die Medizin?

Die Definitionsmacht über die Medizin: Dass es weder die Ärzte und Ärztinnen noch die Medizin selbst oder sogar die Ökonomie sind, welche die Definitionsmacht über die Medizin haben, darüber wurde bereits kurz gesprochen. Unbestreitbar ist ebenfalls, dass Definitionen immer stark vom Definierenden abhängen und dass diese deshalb oft zu ganz unterschiedlichen Ergebnissen führen. Aus diesem Grund ist es notwendig, dass die *Gesellschaft* sich darüber einig wird, *wer* eigentlich die Definitionsmacht über die Medizin besitzen soll. Zudem muss erkannt werden, dass die Zuweisung dieser Definitionsmacht an einen demokratisch legitimierten Besitzer wohl kaum immer und gänzlich den faktischen Besitzer dieser Definitionsmacht garantiert. Oder anders gesagt: Es gibt immer Interessenten, die diese Macht gerne für sich selbst beanspruchen würden und, auch im Falle einer demokratisch bestimmten Zuweisung, auf diese nicht freiwillig verzichten werden. Denn wer die Definitionsmacht über die Medizin hat, der wird seinen Einfluss direkt auf die Medizin selbst, aber indirekt auch auf die Gesellschaft, Politik und insbesondere auf die Ökonomie geltend machen. Hier geht es um mehr als Ethik und Menschenbild, es geht in erster Linie um gesellschaftliche, politische und monetäre Interessen. Dazu kommt, dass immer dann, wenn es um die Definition weicher Grundbegriffe wie beispielsweise Gesundheit, Krankheit oder Medizin geht, jede dieser Definitionen stets anfechtbar und damit unendlich schwierig wird. Für die Medizin gefährlich wird es insbesondere dann, wenn die Definitionsmacht von einem Besitzer ausgeübt wird, bei welchem nicht die genuine Idee der Medizin im Zentrum steht. Auch wenn es unterschiedliche Sichtweisen und Interessen gibt, wie die Medizin zu definieren ist, muss immer das Wohl des Patienten im Zentrum stehen.

Ökonomisierung der Medizin: In einem in der Schweizerischen Ärztezeitung erschienen Artikel unter dem Titel „Wer definiert die Medizin?" gehen *Enno Rudolph* und *Manuel Bachmann* auf diese Fragen ein und stellen fest, dass es heute in erster Linie die Ökonomie ist, welche ihren Einfluss auf das Selbstverständnis der Medizin geltend macht [193]. Die Ökonomisierung verlangt ein möglichst effizientes und produktives Gesundheitssystem, die medizinischen Leistungen müssen quantifizierbar und kontrollierbar gemacht werden und zudem muss das Ganze profitorientiert geführt werden. Wenn hier über gesund/krank, über geeignet/ungeeignet und nützlich/unnütz entschieden wird, dann werden die Entscheidungskriterien weitgehend von der Ökonomie vorgegeben. Entsprechend folgt auch der medizinische Fortschritt dem Diktat der Effizienz. „Selbstverständnis, Grundbegriffe und Grenzfragen der Medizin sind heute durch Forschungsdynamik, technologische Innovation und ethische Probleme chaotisch konfiguriert." Es sind zunehmend die rein quantitativen Benchmarks, die festgelegt werden und damit einseitige Qualitätsanforderungen vorgeben. Es ist das Messbare, das interessiert und auf das Nichtmessbare kann verzichtet werden, da es kaum bilanzwirksam ist.

Drei Grundfragen: Dazu stellen die Autoren drei Grundfragen und geben gleich selbst die Antwort darauf:

- Wie kann ökonomische Effizienz mit *ärztlicher Autonomie* und *sozialer Solidarität* korreliert werden? Das Maß an Effizienz muss so festgelegt werden, dass einerseits die Autonomie von Patient und Arzt und andererseits die Solidarität in der medizinischen Versorgung gewährleistet ist.
- Wie sind die Kategorien *Gesundheit/Krankheit* zu definieren? Die Relativität der Begriffe „gesund" und „krank" muss erkannt und respektiert werden. Auch müssen die sich daraus ergebenden Konsequenzen akzeptiert werden. So stellt sich in diesem Zusammenhang beispielsweise die Frage, wo die Therapie endet und wo die Optimierung des Menschen *(Human Enhancement)* beginnt. Auch diese Thematik bedarf einer philosophischen Reflexion.
- Wer entscheidet den *Grenzfall* in der Medizin und nach welchen Kriterien? Wer übernimmt wofür die Verantwortung? Falls es die Medizinethik ist, darf diese dabei nicht von den Fachwissenschaften vereinnahmt werden. Oder ist es die Gesellschaft?

Zum Schluss fragen sich Enno Rudolph und Manuel Bachmann, ob die Medizin nach einer neuen Anthropologie, nach einer Neudefinition des Menschen verlangt. Wenn eine naturalistische Anthropologie[7] und die jüngeren Forschungsresultate in der Neurophysiologie das Reden von Geist, Seele und Bewusstsein überflüssig machten, dann weise das auf einen medizinisch legitimierten Sieg des Naturalismus als Definitionsmacht in den Lebenswissenschaften hin. Vor diesem Hintergrund betonen die beiden Philosophen: „Es ist die Philosophie, die weder zulässt, den Menschen ausschließlich auf seine körperliche Materie zu reduzieren, noch die Akteure in der medizinischen Theorie und Praxis von der Verantwortung für das menschliche Individuum dispensiert." [193]

2.3 Einleitendes zur Sinnfrage in der Medizin

Wer die Medizin definiert, bestimmt auch deren Sinn. Denn worin der Sinn in der Medizin liegt, ist mindestens so umstritten, wie die Frage, was Gesundheit und was Krankheit ist. Wir werden dieser zweiten Frage noch ausführlich nachgehen. Vorerst geht es nun aber um die *Sinnfrage in der Medizin,* denn wer Medizin definieren will, müsste eigentlich wissen, was ihr Sinn sein sollte. Die Sinnfrage im Kontext mit Krankheit, Gesundheit und Medizin, aber auch das Thema Sinn und Bedeutsamkeit in der Medizin werden später in Kap. 3 „Gesundheit, Krankheit, Medizin und Medikalisierung" ausführlich behandelt.

Das Wohl des Patienten: An dieser Stelle soll auf einen besonderen Aspekt des Sinns in der Medizin eingegangen werden. Wir gehen von der Annahme aus, dass auch in Zukunft die Medizin das Wohl des Patienten als ihr oberstes Gebot anzustreben hat. In diesem Fall muss Zweck und Ziel der Medizin relational zum Wohl des Patienten stehen. Die Medizin hat sich nach dem Wohl des Patienten zu richten, soll sie eine sinnvolle Medizin sein. Aus sich selbst kann die Medizin jedoch nicht wissen, was das Wohl des Patienten ist.

Sinngebung in der Medizin: Der Arzt *Hansueli Schläpfer* ist der Kernfrage nach dem Sinn der Medizin nachgegangen [206]. Es ist der Sinn, der implizit nach dem *Warum* in der Medizin fragt und damit unwillkürlich die Indikation einer bestimmten Abklärung oder Behandlung in der Medizin für einen bestimmten Menschen, in einer bestimmten Situation, zu einer bestimmten Zeit und an einem bestimmten Ort meint und hinterfragt. Solches Meinen und Hinterfragen ist jedoch immer nur auf ein betroffenes Subjekt, auf ein Individuum, auf einen einzelnen Patienten bezogen und dementsprechend auch nur für den Einzelfall beurteilbar. Sinngebung zielt auf ein Individuum und auf eine Beziehung ab. Sie fragt nach dem *Für wen?* und ist damit grundsätzlich intentional auf etwas gerichtet. Und letztlich ist Sinngebung von Bedingungen abhängig (Situation, Zeit, Ort etc.). Dabei hat Sinn immer einen rationalen und irrationalen Anteil, da Sinnerfüllung oft auch jenseits des rationalen Denkens angesiedelt ist. Gemäß Hansueli Schläpfer ist Sinn demnach immer „Sinn von etwas für jemanden, der den Sinn gibt". Die Sinngebung ist als Deutung eine gestalterische Leistung des Subjekts von „etwas als etwas". Das Sinnstiftende muss außerhalb liegen und, um Sinn stiften zu können, selbst schon Sinn haben. Hier stoßen wir aber auf das Problem des unendlichen Regresses. Wo ist das Ende der Sinnkette? Es kann nur etwas sein, das in sich selbst Sinn hat (ein Mensch als Zweck seiner selbst, Schönheit, Liebe). Findet sich nichts solches, führt sie in die Absurdität. Das Absurde zeigt sich, wenn die Sinngebung scheitert. Auf die Dauer kann man nicht im Absurden leben,

7 Der Mensch ist hinreichend und abschließend als ein reines Naturwesen zu verstehen.

wir sind existenziell angewiesen auf Sinn. Dieser totale Sinnverlust hat die gleiche Struktur wie der Sinn selbst [206]. Daraus ergeben sich nach Hansueli Schläpfer zwei Aporien[8] der Medizin:

- Die Medizin bezieht ihren Sinn von den Patienten und ihrem Wohl (Sinn), also von Subjekten, kann sie aber nur (somatisch) behandeln, indem sie sie zu Objekten macht. Das Patientensubjekt kommt unter die Räder, es droht die Absurdität.
- Die Aufhebung der *Condition humaine* ist das Programm der Medizin. Hat sie Erfolg, hebt sie damit auch die Menschlichkeit des Menschen auf, welche ihr Sinn ist. Auch hier droht Absurdität.

Daraus folgt: „*Fazit:* Sinnvolle Medizin ist nur möglich, wenn es gelingt, der Subjektivität des Patienten Priorität vor seiner Objektivierung als Funktionssystem zu geben und die rasch wachsenden Möglichkeiten der Medizin auf ein menschliches Maß zu begrenzen." [206]

Wie umgehen mit der Sinnfrage? Es sieht tatsächlich so aus, als ob die Medizin, insbesondere die moderne Medizin, sich sehr schwer damit tut, wenn sie mit Sinnfragen konfrontiert wird. Das hängt stark damit zusammen, dass ihre naturwissenschaftliche Arbeitsweise wohl kaum eine Diskussion von Sinnfragen autorisiert. Es ist auch nicht ihre Aufgabe, „sich in Zeiten der Orientierungslosigkeit zum ‚Sinnstifter' menschlichen Lebens zu machen", meint dazu Enno Rudolph. „Der Arzt ist nicht der Priester der Zukunft, und er ersetzt auch nicht den inzwischen kulturell marginalen Priester der Vergangenheit. Die Medizin ist keine Religion, sie kompensiert nicht deren Schwäche und Defizite: Sie ist zuständig für eine optimale Gesundung im Krankheitsfall ..." [194]. Es würde zudem die Gefahr bestehen, dass weltanschauliche und naturwissenschaftliche Kriterien in unerlaubter Weise vermengt würden. Eine solche Vermischung würde dem Willkürhandeln Tür und Tor öffnen und „sie verwandelt die Medizin in eine ideologisch ‚legitimierte' obskure Praktik und den Arzt in einen unseriösen Medizinmann" [194]. Wenn die naturwissenschaftliche Arbeitsweise der Medizin kaum eine Diskussion über Sinnfragen autorisiert, wer dann? Ist es die Philosophie? Ist es der Mensch als Individuum oder die Gesellschaft, oder gar die Politik? Sind es die Gesunden und/oder die Kranken? Irgendjemand muss sich um die Sinnfragen in der Medizin kümmern! In jedem Fall aber hat sich die Medizin zu bemühen,dem Patienten genügend Raum und Zeit zu verschaffen, um sich mit den für ihn wesentlichen Fragen adäquat auseinandersetzen zu können. Und das kann die Medizin nur dann tun, wenn sie selbst die Existenz und die Dringlichkeit solcher Fragen zumindest anerkennt.

2.4 Über die Notwendigkeit eines Philosophikums in der Medizin

Wenn hier für die Notwendigkeit eines Philosophikums in der Medizin argumentiert wird, dann deshalb, weil die Philosophie schon immer impliziter Bestandteil der Medizin war, jedoch aus verschiedenen Gründen – hauptsächlich infolge der zunehmenden Spezialisierung in der Medizin – im Laufe der Jahrhunderte allmählich verloren ging. Demnach soll es hier um die Rückführung und nicht um die Einführung der Philosophie in die Medizin gehen. Wenn hier über die Notwendigkeit der Philosophie in der Medizin geschrieben wird, geht es demnach nicht darum, die Philosophie als einen der Medizin völlig fremden Teil auf Biegen und Brechen in diese hineinzuzwingen. Es geht vielmehr darum, daran zu erinnern, dass

8 Unter *Aporie* (Ratlosigkeit, Verlegenheit, Ausweglosigkeit) versteht man die Unmöglichkeit, in einer bestimmten Situation die richtige Entscheidung zu treffen oder eine passende Lösung zu finden. Aber auch die Unmöglichkeit, eine philosophische Frage zu lösen.

- die Philosophie schon immer dabei war,
- diese der Medizin abhandengekommen ist und
- auf diese keinesfalls zu verzichten ist.

Bereits vor Jahren plädierte *Peter Stulz* in einem Artikel des VSH-Bulletins für die Rückführung der Philosophie in die Medizin, namentlich für die Einführung (bzw. Rückführung) eines für alle Studenten obligatorischen Philosophikums in das Medizinstudium [243]. Er wies auf die Notwendigkeit eines Dialogs zwischen Medizin und Philosophie hin, da die heutige, extrem naturwissenschafts- und läsionszentrierte Medizin dem Menschen in seinem Kranksein nicht gerecht werde. Als *Hightech-Medizin* werde diese immer mehr zur *Low-touch-Medizin.* Auf seine Argumentation soll als nächstes ausführlich eingegangen werden. Sie ist überzeugend und dient als geeigneter Einstieg in die hier zur Diskussion stehende Thematik.

Wissenschaftstheoretische Gründe: Die Philosophie braucht es einmal aus wissenschaftstheoretischen Gründen, da der naturwissenschaftliche Erklärungsansatz des Phänomens Gesundheit und Krankheit nicht identisch ist mit der Wirklichkeit dieses Phänomens. Als Beispiel erwähnt Peter Stulz die Depression, bei welcher wir heute zwar wissen, dass sie auf eine neuronale Transmitterstörung zurückzuführen ist, dies uns deshalb aber noch lange nicht zu einem Verständnis für die Lebenswirklichkeit des Erkrankten verhilft. Entsprechend ist der aktuelle therapeutische Ansatz nicht ausreichend. Die tatsächlich gelebte, innere Lebenswelt kommt durch wissenschaftliche Erklärungen kaum zum Ausdruck. „Diese in der Medizin spürbare Spannung zwischen einem empirisch - mathematischen Zugang *(angewandte Naturwissenschaft)* und einem in der medizinischen Praxis implizit gegenwärtigen lebensweltlich - hermeneutischen Ansatz *(Heilkunst)*, gilt es immer bewusster zu machen, z. B. mittels ausgewählten Texten in einem Seminar ... Vorschläge zur einführenden Lektüre könnten Descartes, Platon oder Husserl sein ...“ [243].

Das Leib-Seele-Problem: Die Philosophie braucht es auch, um über das Leib-Seele-Problem nachzudenken und zu sprechen. Das naturwissenschaftliche Verständnis des Menschen ist ein ursprüngliches, bestehend aus zwei unabhängigen Existenzformen: die äußere, materielle Körperwelt und der innere, immaterielle menschliche Geist. Also die *res extensa* und die *res cogitans* (nach Descartes) oder der seelenlos gedachte Körper und die fleischlose Seele. Diese Interpretation der Gespaltenheit impliziert einen fatalen Erklärungsnotstand, namentlich die Ahnungslosigkeit bezüglich der gegenseitigen Beziehung zwischen den beiden Arten von Existenzformen. Hier gilt es, das Selbstverständnis des Menschen wieder ganzheitlicher zu interpretieren und von diesen zwei unabhängigen Existenzformen abzukommen. Eine solche ganzheitliche Auffassung des Menschen berücksichtigt das psychosomatische Leben und Erleben als Einheit.

Neue ethische Fragen: Die Philosophie braucht es, da wir vor grundsätzlich neuen ethischen Fragen stehen. Die *medizinische Forschung* bereitet uns Ergebnisse, lange bevor wir die sich daraus ergebenden Konsequenzen für das Individuum und die Gesellschaft überhaupt einschätzen können. Die Ethik ist doppelt gefordert: Viele Themen sind neu und die Zeit drängt. Es geht um Fragen wie die der *Machbarkeit des Lebens,* man denke an die rasante Entwicklung der Genomforschung und der Gentechnologie, oder um die der *Überwach-, Steuer- und Manipulierbarkeit* des Lebens. Und um die *Telematik im Gesundheitssystem,* wie die E-Health, beispielsweise die Telemedizin, mit welcher unter Überbrückung einer räumlichen und zeitlichen Distanz (asynchron) zwischen dem Patienten und seinem behandelnden Arzt mittels Telekommunikation medizinische Beratungen und Behandlungen durchgeführt werden können. Und es geht generell um den *Begriff des Lebens:* Was ist menschliches Leben, ab welchem Zeitpunkt beginnt es und wie steht es mit dessen Verfügbarkeit?

Und Peter Stulz stellt sich weitere Fragen:

Leiden und Tod: Wer macht sich Gedanken über den Sinn des Leidens und über die Geheimnisse des Todes? Lebt unsere Gesellschaft nicht in der Utopie, dass der Sinn (und wohl auch das Ziel) medizinischen Handelns die Herstellung eines Zustandes von Glück und Vollkommenheit sein müsse? Der Glaube an die grenzenlose Machbarkeit der Medizin und die Hoffnung, diese bringe dem Menschen die letzte Befreiung vom Leiden – beide müssen in der Gesellschaft dringend zum Gegenstand philosophischer Diskurse gemacht werden. Die Verdrängung der Vergänglichkeit des Menschen und der Ausschluss des Todes aus unseren Gedanken sind paradigmatisch für die Postmoderne: Das Ergebnis sind ein bürokratischer Umgang mit dem Tod, eine Ideen- und Seelenlosigkeit. Sichtbarer Ausdruck dieser Leere „ist beispielsweise der Grabstein als Träger eines Namens und der Daten, die den zweifachen Schnitt in der Zeit – Geburt und Tod – markieren. Die Existenz des Individuums ist damit offenkundig hinreichend bezeichnet.“ [243]

Chronischer Schmerz: Wer macht sich Gedanken über den chronischen Schmerz und dessen Phänomenologie? Das Erleiden von Schmerz ist eine *conditio humana.* Dabei wird er körperlich empfunden und seelisch erlitten. Schwieriger wird es, wenn es um die Sinnfrage des Schmerzes geht. Sicher hat er die Funktion einer Alarmglocke – doch auch der Schmerz soll seine Grenzen haben. Die Medizin hilft uns dabei, ihn auf ein erträgliches Maß zu reduzieren. Dass das sehr oft gelingt, ist wohl eine der wichtigsten Errungenschaften unserer modernen Medizin. Gleichzeitig verliert der Schmerz im heutigen *analgetischen Zeitalter* auch jeden Sinn. Dazu Hans Saner „Er ist als *Atavismus*[9], nur noch eine Entgleisung der Natur, die, so scheinen selbst die Ärzte zu glauben, eines Tages durch die Wissenschaft eliminiert werden kann.“ [199]. Trotzdem ist der Schmerz, wenn er therapieresistent ist, auch heute noch eine individuelle Grenzsituation. Die Philosophie, insbesondere die phänomenologische Perspektive, kann der heutigen Medizin genau in dieser Grenzsituation zu einem etwas anderen Interpretations- und Behandlungszugang verhelfen.

Ärztliches Selbstverständnis: Auch das ärztliche Selbstverständnis bedarf einer philosophischen Hinterfragung. „Das ärztliche Tun, d.h. das eigentliche Berufsethos, muss sich nach der ‚Wahrheit‘ definieren, Wahrheit als *‚adäquatio rei et intellectus‘*.[10] Dieses Bemühen um eine möglichst geringe Kluft zwischen ‚Sein und Schein‘“ erachtet Peter Stulz als die Kernkompetenz des ärztlichen Selbstverständnisses [243]. Ein philosophisches Gespräch über Wahrheit und Authentizität in der Medizin kann helfen, zum eigenen ärztlichen Selbstverständnis zu finden.

Gerechtigkeit und Rationierung: Diese Themen in der Medizin erfordern als Folge der allgegenwärtigen Leistungsexplosion und der uferlosen Kostenexplosion neben einer ökonomischen und politischen Betrachtung auch eine philosophische. Die Medizin wird zum Opfer ihrer selbst und die Finanzierung des Gesund-

9 Unter *Atavismus* versteht man ein entwicklungsgeschichtlich als überholt geltendes, unmittelbar wieder auftretendes körperliches oder seelisches Phänomen oder Gefühl. Hier: ein einem früheren, primitiven Menschheitsstadium entsprechendes Phänomen.

10 Wahrheit als *„adaequatio rei et intellectus“*: ontologisch-metaphysische Korrespondenztheorie: Wahrheitskriterium sind die Sachen in der Welt. Wahrheitsträger ist das Denken. Wahrheit ist die Übereinstimmung von erkennendem Verstand und Sache = Konformität zum Verständnis.

heitssystems wird zum kaum noch lösbaren Problem. Eine öffentliche Debatte über die gerechte Mittelverteilung in der Medizin ist notwendig. Die Gerechtigkeit hat viele Dimensionen: Von „jedem das Seine ..." bis „jedem das Gleiche ..." *(Egalitarismus)*. „Verteilungskriterien können auf Grund des Werts des Menschen (Kinder und Mütter vs. alte Menschen) sowie seines Einsatzes (z.B. für seine eigene Gesundheit) und seiner Leistung definiert werden." Auch beim Thema der Rationierung und Prioritätenfestlegung stellen sich zunehmend äußerst heikle Fragen.

Gesundheit, Krankheit und Heilen: Wie lassen sich Gesundheit und Krankheit letztlich definieren und was meint Heilen? Die Systemtheorie – das heutige Paradigma in sämtlichen Wissenschaften – beschreibt Gesundheit nicht mehr als normativen Idealzustand und Krankheit als Abweichung von der Norm, sondern als „selbstorganisierten Zustand, der im Falle von Störungen in den Grenzbereich von Instabilität rückt und dann kurzfristig ein irreguläres Verhalten zeigt oder nachhaltig und gravierend mit der Umwelt konfligiert und eine neue Ordnung nur in einem Unordnung stabilisierenden Verlauf findet." [91] Peter Stulz spricht hier die Thematik der Selbstregulation und Salutogenese an, über welche in Kap. 7.1und Kap. 7.2 noch ausführlich die Rede sein wird. Und Peter Stulz weiter: „Die molekulare Medizin der letzten Jahre reduziert den Krankheitsbegriff, der ursprünglich den ganzen Menschen erfasste, auf eine Kommunikationsstörung einzelner Zellen und Moleküle." [243]

Bereits Galen (129 bis ca. 200 n.Chr.) – ein großer Arzt in hippokratischer Tradition – schreibt in einem seiner Traktate: „Quod optimus medicus sit quoque philosophicus", dass der vorzügliche Arzt auch ein Philosoph sein muss. Die Philosophie liefert der Heilkunde den theoretischen Rahmen und das geistige Rüstzeug. „Wer sich weigert, die philosophischen Voraussetzungen seines (alltäglichen oder wissenschaftlichen) Tuns zu befragen, entkommt ihnen keineswegs, sondern verfällt ihnen kritiklos." [263]

Und zum Abschluss nochmals *Peter Stulz:* „Wie in jeder Zeit des Wandels rücken grundsätzliche Fragen nach den Charakteristika, nach den unverzichtbaren Grundlagen und Voraussetzungen dieser neuen Gesellschaft – und ihrer Medizin – in den Mittelpunkt. In Zeiten wissenschaftlicher und gesellschaftlicher Umbrüche ist eine Perspektive wertvoll, die den – letztlich kulturellen – Wandel in den Kontext der verschiedenen Wertsetzungen stellt. Durch ein Nachdenken [...] können diese unterschiedlichen Wertsetzungen verständlicher gemacht werden. Da die heutige Gesellschaft sich nicht mit dem Niveau ihrer technischen Perfektion identifizieren kann, ohne den Preis zunehmender Unmenschlichkeit zu zahlen – sehr deutlich etwa in der ‚Apparatemedizin' – ist eine geisteswissenschaftliche Kompetenz, ist vor allem die Philosophie auf der Höhe der wissenschaftlich-technischen Zivilisation so dringend erforderlich wie noch nie zuvor." [243] Und weiter: „In diesem Sinn scheint eine Rückbesinnung oder Renaissance, ja Intensivierung eines systematischen Dialogs zwischen Medizin und Philosophie nicht nur sinnvoll und wünschenswert, sondern dieser Dialog ist conditio sine qua non, um nicht die Orientierung zu verlieren." [243].

3 Gesundheit, Krankheit, Medizin und Medikalisierung

Einführende Bemerkungen

- Wer sich Gedanken über die Medizin macht, kommt nicht darum herum, sich Gedanken zu den beiden *Begriffen von Gesundheit und Krankheit* zu machen. Es geht vorerst darum, diese beiden Begriffe etwas genauer zu betrachten (Kap. 3.1). Es wird sich rasch zeigen, dass bereits beim Versuch einer weiterführenden Begriffsbestimmung von Gesundheit und Krankheit größere Schwierigkeiten auftreten, da die Vorstellungen von dem, was gesund und was krank ist bzw. was noch knapp gesund oder bereits schon krank ist, erfahrungsgemäß weit auseinandergehen.
- Anschließend (Kap. 3.2) geht es um die *Begriffsbestimmung von Medizin.* Auch hier ist eine solche unklar. Ich schlage deshalb vor, zur Präzisierung die Begriffe der *faktisch praktizierten Medizin* und der *Medizin für den Menschen* (als die patientenbezogene, optimale und anzustrebende Medizin) einzuführen und voneinander abzugrenzen.
- In Kap. 3.3 wird von der Sinnfrage im Kontext der Gesundheit, Krankheit und der Medizin die Rede sein. Im Zentrum des Interesses stehen hier die Fragen nach dem *Sinn der Krankheit,* namentlich die Fragen nach dem Sinn der Krankheit für den Patienten und für die Gesellschaft.
- Dass Sinn und Bedeutsamkeit in der Medizin ihre besondere Bedeutung haben wird in Kap. 3.4 gezeigt. Vorerst soll der Begriff der *Bedeutsamkeit* im Kontext der Medizin eingeführt und erklärt werden. Er ergänzt den Begriff des Sinns genau dort, wo dieser in Bezug auf Krankheit selbst nicht mehr Sinn gibt, und wo es um die Bedeutsamkeit einer Krankheit für den Betroffenen geht.
- Abschließend (Kap. 3.5) wird das *Phänomen der Medikalisierung* thematisiert. Unter diesem Begriff wird die Ausbreitung der Medizin in Bereiche verstanden, welche früher mit Medizin wenig oder gar nichts zu tun hatten. Medikalisierung ist aktuell von großer Bedeutung, da sie Ausdruck unserer Gesellschaft und Folge der Medizin als Wirtschaftsfaktor zugleich ist.

3.1 Über die Begriffe Gesundheit, Krankheit und Medizin

3.1.1 Was ist Gesundheit und was ist Krankheit?

Im Folgenden soll über Gesundheit und Krankheit nachgedacht werden, beides Begriffe, die von ihrem Inhalt und ihrer Bedeutung her nicht klar definiert sind. Es wird wohl auch nie gelingen, Eindeutigkeit und Unmissverständlichkeit in diese beiden Termini zu bringen, geschweige denn für Gesundheit und Krankheit eine langfristig, überall gültige und für alle verbindliche Begriffsbestimmung zu finden. Da ist einmal die Tatsache, dass beide Begriffe unmittelbar durch Sprache, Kultur und Geschichte bestimmt und entsprechend unterschiedlich interpretiert werden. Zudem implizieren die beiden Begriffe biologisch-naturwissenschaftliche und anthropologisch-geisteswissenschaftliche Aspekte, die wiederum individuell und gesellschaftlich sehr unterschiedlich wahrgenommen und gewertet werden.

Zahllose Betrachtungsweisen: Es kann hier nicht darum gehen, die verschiedensten Beschreibungen und unterschiedlichsten Interpretationen von Gesundheit und Krankheit im Laufe der Medizingeschichte aufzulisten. Es sei hier nur darauf hingewiesen, dass von der Antike bis in die heutige Zeit immer wieder mit disparaten Vorzeichen und ganz heterogenen Interessen von Neuem versucht wurde, sich diesen beiden Begriffen in irgendeiner Art und Weise zu nähern. So ist zu verstehen, dass nicht nur Ärzte und Apotheker, Naturwissenschaftler und Politiker, Philosophen und Theologen, Juristen und Soziologen sich bei diesen Begriffen schwertun, sondern dass auch innerhalb dieser Berufsgruppen jeweils abhängig von kulturellen, gesellschaftspolitischen oder historischen Vorgaben über diese Begrifflichkeiten ein wohl nie endender Diskurs geführt wird. Zudem stellt sich neben das delikate Ansinnen einer möglichst objektivierenden Begriffserfassung durch diese Berufsgruppen zusätzlich auch noch das jeweils passende Begriffsverständnis des Betroffenen selbst, aus dessen subjektiver Perspektive. Hier finden sich somit verschiedenste Betrachtungsweisen mit divergierendsten Verständnissen, sodass dementsprechend für die Begriffe Gesundheit und Krankheit unzählige und inhaltlich teilweise stark voneinander abweichende Bedeutungen und Inhalte existieren. All das erklärt, weshalb heute bei diesen beiden Begriffen weder in der natur- noch in der geisteswissenschaftlichen Literatur annähernd Klarheit und noch viel weniger Verbindlichkeit besteht.

Zunehmende Grenzverschiebung: Zusätzlich kompliziert wird das Ganze durch die Tatsache, dass im Laufe der letzten Zeit eine auffallende Destabilisierung der beiden Begriffe festzustellen ist. Der Übergang von gesund zu krank wird zu einer immer breiteren Grauzone, und die Grenze dazwischen, die ohnehin nie exakt zu ziehen war, wird zunehmend unschärfer oder löst sich gar auf. Dabei ist nicht bloß der fließende Übergang von gesund zu krank festzustellen, sondern die Grenzziehung zwischen gesund und krank zeigt sich mehr und mehr als dynamischer Prozess. Denn es findet eine auffallende Verschiebung der Demarkationslinie statt. Wer früher noch gesund war, ist heute bereits erkrankt, er weiß es nur noch nicht. Oder anders gesagt: Ein Gesunder ist einer, der noch ungenügend untersucht und abgeklärt wurde. Das Spektrum des Anormalen und Pathologischen wächst in der Art, wie das Spektrum des Normalen und Gesunden schrumpft. Diese Feststellung ist Ausdruck einer Ausweitung des Anormalen und Pathologischen, einer zunehmenden Medikalisierung, einer Expansion der Medizin. Es ist der Mensch selbst und damit die Gesellschaft, welche im Laufe der letzten 100 Jahre ihre Begrifflichkeit von Gesundheit hinterfragt und neu festgelegt hat. Sie sind es, welche sowohl freiwillig und gewollt als auch genötigt und ungewollt zum unaufhaltsamen Prozess der Medikalisierung beigetragen haben. Freiwillig und gewollt, weil die Einlösung des Versprechens der modernen Medizin auf mehr Gesundheit und weniger Krankheit eine immer exaktere Diagnostik erfordert, die aber nicht immer nur eindeutige und relevante Befunde liefert. Ungewollt und genötigt deshalb, weil dem Patienten oft weder die Notwendigkeit noch der Sinn vieler diagnostischer Interaktionen genauer bekannt und auch die Art und Weise der Durchführung der meisten Untersuchungen weitgehend fremd sind. Wenn es früher das Heil war, auf das sich die Hoffnungen auf ein langes und gutes Leben richteten, so ist es heute die Gesundheit, welcher eine gleichsam sakrale Rolle zugeschrieben wird. Der Bereich des Normalen wird immer enger. Alles was in irgendeiner Weise davon abweicht, ist pathologisch und muss korrigiert, also behandelt werden. Die Skepsis gegenüber dem Grenzbefund, der Grauzone, zeigt auch hier ihre Auswirkungen. Die Tendenz zur permanenten Identifizierung des Abnormalen ist mehr als heikel: Sie bedeutet eine Ausgrenzung des Andersartigen, eine Stigmatisierung des nicht Ganznormalen, eine Intoleranz gegenüber allem, was krank ist, und letztlich dem Kranken selbst. So essenziell eine exakte Diagnostik in der Medizin auch sein mag, sie darf nie dazu führen, dass durch die Interpretation ihrer (Grenz-) Befunde der faktisch Gesunde zum Kranken wird. Wenn durch die Grenzverschiebung in der Grauzone von gesund und krank sich grundsätzlich der Grenzfall als krank definieren lässt, bedeutet das eine Zunahme von Kranken allein durch die Definitionsmacht der Medizin selbst – und das kann nie im Sinn der genuinen Medizin sein.

Definition auf anthropologischer Grundlage: In seinem Buch „Was ist Gesundheit?" geht *Piet van Spijk* diesen Fragen eingehend nach, sichtet kritisch das vorhandene Material, entlarvt die Tücken des Definierens und entschließt sich letztlich für eine Gesundheitsdefinition auf anthropologischer Grundlage [252]. „Gesundheit heißt, ein sinnvolles Leben zu führen. Oder: Gesund zu sein bedeutet, ein sinnvolles Leben zu führen." [252] Hier muss das Wort „sinnvoll" hinsichtlich seines Gehalts erläutert werden, was Piet van Spijk auch tut: „Sinn meint die affektive Tönung, welche sich beim Menschen zeigt, wenn er in Kontakt mit seiner ganz spezifischen, insbesondere auch durch die menschliche Sprache gesetzten Grenze kommt und wenn er sich bemüht, diese Grenze zu übersteigen, zu transzendieren." Und weiter: „Gesundheit in Zusammenhang mit Sinn und Sinnfindung gebracht, ist eine anthropologische Kategorie." [252] Das entspricht nicht dem heute üblichen Verständnis von Gesundheit, da üblicherweise der Begriff Gesundheit auch in vielen anderen Zusammenhängen zur Anwendung kommt, so beispielsweise bei Tieren und Pflanzen, aber auch in der Volkswirtschaft. Diese neue Dimension bezieht typischerweise die Anwendung des Begriffs am Menschen mit ein und basiert deshalb auf einer anthropologischen Grundlage. Sie wird auch als „Große Gesundheit" bezeichnet.

3.1.2 Die Große und die Kleine Gesundheit – die Große und die Kleine Krankheit

Inspiriert durch *Friedrich Nietzsche,* welcher erstmals den Begriff der Großen Gesundheit geprägt hat, schlägt *Piet van Spijk* vor, sowohl von der Großen und Kleinen Gesundheit als auch von der Großen und Kleinen Krankheit zu sprechen [251]:

Große Gesundheit: So bezeichnet er einen Bereich, in welchem eine Person fähig ist, „in vollen Zügen zu leben, sodass sie immer wieder an ihre existenziellen Grenzen gelangt." Das Alltägliche wird immer wieder überschritten. Dabei kann sich das Gefühl von Sinnhaftigkeit einstellen.

Kleine Gesundheit: Sie ist gleichbedeutend mit der Abwesenheit von Krankheit. Dies beinhaltet auch Zustände von erhöhter Krankheitsgefährdung, Perspektivlosigkeit und das Gefühl von anhaltender Sinnlosigkeit.

Große Krankheit: Die Große Krankheit erleben die Betroffenen als existenzielle Krise, „die sie an ihre Abhängigkeit vom guten Willen, der Anteilnahme und Zuneigung anderer Menschen mahnt und sie in Kontakt mit dem Tod und mit der spirituellen Dimension des menschlichen Lebens bringt." Es kommt dabei zur Grenzerfahrung, die in vielen Menschen das Gefühl von Sinnhaftigkeit der eigenen Existenz wachrufen kann. Das Wachrufen des Gefühls von Sinnhaftigkeit teilt die Große Krankheit mit der Großen Gesundheit. „Es geschieht in diesem Moment ein scheinbar paradoxer Übergang von der existenziell bedrohlichen Großen Krankheit in die Große Gesundheit. Die Große Krankheit entspricht der von *Johannes Fischer* als *Krankheit mit Präsenzcharakter* bezeichneten Krankheit." [67]

Kleine Krankheit: Mit Kleiner Krankheit sind die vielen gesundheitlichen Probleme, die sogenannten banalen Krankheiten gemeint. Dabei handelt es sich um ein breites Spektrum von leichten Befindlichkeitsstörungen bis hin zu schwereren Krankheiten, welche die betreffende Person nicht als existenziell bedrohlich erlebt.

Das Gefühl von Sinnhaftigkeit: Die *Große Gesundheit* ist es demnach, welche es zu suchen gilt. Denn in ihr kann sich das Gefühl der Sinnhaftigkeit einstellen. Doch nicht nur in ihr, sondern auch in der *Großen Krankheit* kann sie wachgerufen werden, so Piet van Spijk. Als Beispiel erinnert er an Multiple-Sklerose-Patienten, „die gelernt haben, mit ihren Defiziten ein Leben zu gestalten, das sie als ein ganz und gar erfülltes und sinnvolles ansehen. Diese Patienten deklarieren sich als gesund, obwohl niemand ernsthaft bestreiten wird, dass die Multiple Sklerose als eine (schwere) Krankheit angesehen werden muss." [251] Das Gleiche kann grundsätzlich für alle an einer schweren Krankheit leidenden Patienten gelten, vorausgesetzt, die Betroffenen können trotz ihrer Krankheit das Gefühl der Sinnhaftigkeit in ihrem Leben weiterhin spüren. Die Große Gesundheit kann daher auch dem Schwerkranken zukommen, so paradox dies auch klingen mag. Es ist erst die Grenzerfahrung, die Sinn konstituiert. Und wo Sinn erscheint, kann auch eine schwere Krankheit in einem anderen Licht erscheinen.

Große Gesundheit heute: Wie eine Große Gesundheit heute aussieht und wie sie sich konkret auf die Medizin auswirken würde? Zu diesen Fragen hat sich der Arzt *Thomas Schweizer* in einem Artikel der Schweizerischen Ärztezeitung unter dem Titel „Die grosse Gesundheit" geäußert [220]. „Die große Gesundheit ist gemäß ihrem Wortschöpfer [Friedrich Nietzsche] eine, über die man nur dann verfüge, wenn man sich gestatte, auch krank zu sein." Und hier setzt auch van Spijk ein, wenn er der Delete-Taste, mit der wir jede Befindlichkeitsstörung auslöschen wollen (also der kleinen WHO-Gesundheit) ein sinnvolles Leben und eine sinnvolle Medizin entgegenhalten will. Und später ergänzt Thomas Schweizer: „Die große Gesundheit ist wie eine Frage, die auf uns wartet. Die meisten von uns beantworten sie erst, wenn sie müssen. Früher mussten sie früher. Die Antwort ist ein Prozess, dem jeder sich stellen muss. Am Ende steht das Einverständnis mit unserer Endlichkeit. Nicht das Theoretische. Das haben wir längst. Es ist der praktische Umgang mit dem Risikoreichen und Zerbrechlichen unseres Lebens und den entsprechenden Konsequenzen." [220]

3.1.3 Die Aspekte der Kontingenz und des Menschen als kulturelles Wesen

Ebenfalls auf einer anthropologischen Grundlage steht mein eigenes Verständnis von Gesundheit und Krankheit. So geht es bei meiner Gesundheitsdefinition explizit um die Gesundheit des *Menschen* mit all seinen anthropologischen und kulturellen Werten, um den Menschen als ein biologisches Wesen, das immer ein denkendes und fühlendes Wesen ist.

Und es geht bei dieser Gesundheitsdefinition auch um das Faktum der *Kontingenz,* des Zufalls, gesund zu sein bzw. von einer Krankheit verschont oder eben nicht verschont zu bleiben. Gesundheit und Krankheit sind dem Menschen kontingent, womit die Aspekte des Zufalls und/oder des Glücks zentral werden: Wer Gesundheit besitzt, der hat Glück, und wer krank ist, der hat weniger von diesem Glück oder gar keines. Demnach könnte Gesundheit und Krankheit auch folgendermaßen definiert werden:

Gesundheit: Die Gesundheit, die wir meinen und über die wir sprechen, ist die *Gesundheit des Menschen.* Sie ist mehr als eine bloß biologische Gesundheit, denn der Gesundheit des Menschen sind immer auch anthropologische und kulturelle Werte implizit. Ohne diese Werte würde der Begriff unserer Gesundheit nicht annähernd erfasst. Frei von körperlichen und seelischen Leiden ein sinnerfülltes Leben zu leben - das ist die Gesundheit des Menschen. Sie zu besitzen ist im Wesentlichen Zufall und Glück, sie aber irgendwann zu verlieren bedeutet Leben in Krankheit oder Tod.

Krankheit: Die Krankheit, die wir meinen und von der wir sprechen, ist die *Krankheit des Menschen.* Sie ist mehr als eine bloß biologische Krankheit, denn der Krankheit des Menschen sind immer auch anthropologische und kulturelle Werte implizit. Ohne diese Werte würde der Begriff unserer Krankheit nicht annähernd erfasst. Mit körperlichen und seelischen Leiden zu leben und in diesem Leben oft einen Sinn zu vermissen - das ist die Krankheit des Menschen. An ihr zu leiden ist im Wesentlichen Zufall und Unglück, sie aber irgendwann zu überwinden bedeutet Glück und Leben in Gesundheit.

Essenziell und zwingend für diese beiden Definitionen ist demnach die Integration von biologischen, kulturellen, anthropologischen und kontingenten Aspekten.

Der betroffene Mensch: In Ergänzung zu und in Verbindung mit den biologisch-naturwissenschaftlichen Faktoren von Gesundheit und Krankheit ist weder der gesunde noch der kranke Mensch jemals losgelöst von seinen anthropologischen und kulturellen Wurzeln, d.h. er ist immer eingebettet in einen individuellen und immer nur *ihn* betreffenden Zusammenhang. Dabei handelt es sich um *seine* Art und Weise Mensch zu sein, *seine* persönliche Geschichte, *sein* soziales Umfeld und *seine* direkte und indirekte Umgebung, aber auch um *seine* weitere Zukunft. Und es handelt sich um *seine* Art und Weise, gesund und/oder krank zu sein. Es geht um das Begreifen und Verstehen des Menschen in naturwissenschaftlicher *und* geisteswissenschaftlicher Hinsicht, welches uns verpflichtet, Gesundheit und Krankheit stets in Bezug auf den betroffenen *Menschen* zu verstehen.

Dass die in der heutigen Medizin anerkannten und beachteten Inhalte der Begriffe Gesundheit und Krankheit aktuell überwiegend biologisch-naturwissenschaftliche sind, zeigt der Praxisalltag unmittelbar und schonungslos auf. Einer Medizin, die diese Einseitigkeit ihrer Interessen weiterhin zulässt, wird es nie gelingen, dem Kranken als Menschen gerecht zu werden - sie wird nie eine Medizin *für* den Menschen sein.

3.1.4 Gesundheit zu besitzen ist im Wesentlichen Glück

Essenziell und unentbehrlich für die Gesundheits- und Krankheitsdefinition ist der Einbezug der Tatsache, dass *Glück* (bei Erhalt der Gesundheit) und *Unglück* (bei Verlust der Gesundheit) eine entscheidende Rolle spielen.[11]

- „Gesundheit zu besitzen ist im Wesentlichen Glück."
- „An Krankheit zu leiden ist im Wesentlichen Unglück."

Kontingenz: Vielleicht ist der Begriff *Zufall* beliebter, denn er ist exakter definiert (Glück ist ein mehrschichtiger Begriff), aber er ist biologisch-naturwissenschaftlich prima vista heikel und verfänglich (s. Exkurs). Es geht hier letztlich um die Kontingenz, über welche später in Kap. 11 „Unsicherheit, Kontingenz und Serendipität im Kontext von Krankheit" noch ausführlich zu reden sein wird. Bei Kontingenz geht es um Zufall im Kontext mit Ordnung und Chaos. Und darüber hinaus geht es um Grunderfahrungen, mit denen jeder Mensch konfrontiert wird – ob jung oder alt, ob gesund oder krank, ob religiös oder atheistisch. Man kann auch von Ordnungsbrüchen sprechen, die jeder Einzelne in ihrer negativen Form als Unverfügbarkeit, als persönliche Leiden, Krisen, Krankheiten, aber auch als Ungerechtigkeit, gesellschaftlicher Zwang oder Katastrophe erlebt.

Trotz des Faktums der Kontingenz ist unser biologisch-naturwissenschaftliches Denken von seinem Prinzip her ein klar kausales Denken. Gesundheit und Krankheit werden konstituiert durch physische, psychische, gesellschaftliche und umweltbedingte Faktoren, realisiert durch interne und externe Prozesse und all diese sind im Wesentlichen kausal. Und sie sind nur selten zufällig. Aber auch wenn sie in den allermeisten Fällen kausal sind, sind die zugrunde liegenden biologischen Prozesse – und das ist hier der Punkt – sehr oft weder erkennbar noch bekannt, und noch viel weniger voraussehbar. Sie sind für uns Betroffene mindestens vordergründig konsistent. Viele biologische Vorgänge sind deshalb häufig weder beeinflussbar noch vermeidbar, ihre Folgen sind aber plötzlich und unerwartet da – als Krankheit. Wie ein *Unglück* kann sie kommen, die Krankheit. Und oft kommt sie auch wie ein Unglück. Meistens ohne Selbstverschulden! Eben ein Unglück. Oder ist es *Schicksal?* Schicksal wäre eine unausweichliche Bestimmung durch eine höhere Macht, die ohne menschliches Zutun entscheidend auf das Leben eines Menschen (oder Tieres) einwirkt.[12] Und für einige ist es *Fügung,* eine Bestimmung durch eine höhere Gewalt.[13]

Exkurs

Zufall und Naturwisschenschaften

Zufall ist der Gegensatz von Notwendigkeit. Wenn der Übergang von einer Ausgangssituation in irgendeine von mehreren möglichen Endsituationen nicht voraussagbar ist und ohne erkennbare Ursache oder Absicht geschieht, dann liegt ein Zufall vor. Das Mögliche, das eintreten kann, aber nicht eintreten muss – also nicht notwendigerweise so sein muss. Das Ereignis ist damit nicht kausal erklärt. Weil aber im biologisch-naturwissenschaftlichen Verständnis mehrheitlich Ordnung und Kausalität das Geschehen beherrschen, ist der Begriff Zufall heikel und verfänglich. Doch diese Ordnung und Kausalität dominieren das Geschehen eben nur mehrheitlich und nicht immer.

---

11 Etymologisch: „Glück" (gelucke/lucke bzw. gelücke/lücke) bedeutet die „Art, wie etwas gut endet (ausgeht)". Ein günstiger Ausgang eines Ereignisses ohne eigenes Zutun.

12 Etymologisch: „Schicksal" stammt vom altniederländischen *schicksel* und bedeutet „Anordnung, Geschick".

13 Fügung ist eine Bestimmung, eine höhere Gewalt oder Vorsehung. Religionsgeschichtlich: Gegenidee

- ,*Gesundheit* zu besitzen ist im Wesentlichen *Glück*' soll heißen, dass ein wesentlicher Anteil der (Sockel-)Gesundheit eines Menschen angeboren, konstitutionell und/oder durch andere nicht erkennbare Faktoren bedingt ist. Für den Menschen ist die Gesundheit demnach mindestens vordergründig kontingent. Sie ist für ihn ein *bonum,* ein *summum bonum* ohne eigenes Dazutun.
- ,An *Krankheit* zu leiden ist im Wesentlichen *Unglück*' soll dagegen heißen, dass ein wesentlicher Anteil der Krankheiten eines Menschen angeboren, konstitutionell angelegt und für diesen kontingent ist und dass Krankheit somit als ein Leid, als ein plötzlich auftretendes Übel zu verstehen ist. Als ein *malum,* meistens ohne eigenes Dazutun.

Frage der Selbstverantwortlichkeit: Dass im Zusammenspiel von Erhalt von Gesundheit und Entwicklung einer Krankheit jeweils auch ein Anteil an selbst bestimmbaren und selbstverschuldeten Faktoren mit dabei ist, ist evident und in keiner Weise abzustreiten. Ebenso ist in diesem Zusammenhang die Bedeutung der Selbstverantwortlichkeit für die eigene Gesundheit nicht zu unterschätzen. Die Frage, inwieweit ein Individuum für seine Gesundheit und/oder Krankheit verantwortlich ist, kann in den allermeisten Fällen kaum beantwortet werden, führt aber regelmäßig zu Diskussionen mit kontradiktorischen Argumentationen. Sicher ist, dass jeder die Freiheit hat, sich so oder anders zu verhalten, es sei denn, man gehe von einer deterministischen Weltanschauung aus, nach welcher alle Ereignisse im Voraus festgelegt sind und es keinen freien Willen gibt. Doch auch ohne deterministische Denkrichtung ist unser Wille wohl nicht so frei, wie viele sich dies gerne wünschten. Das bedeutet, dass sich die Vorstellung von einer durchgehenden Kausalität innerhalb eines Krankheitsprozesses und die Möglichkeit zur rechtzeitigen Einflussnahme auf diesen als falsch erweisen. Somit wird sich auch die Frage der sich daraus ergebenden (Selbst) Verantwortlichkeit für Gesundheit und Krankheit als äusserst komplex erweisen.

Krankheit und Solidarität: Stimmen wir dem zu, dass die Faktoren Glück und Unglück für das Gesundheits- bzw. Krankheitsverständnis tatsächlich bestimmende Kriterien sind und binden diese Erkenntnis in unsere Gesundheitsdefinition mit ein, dann anerkennen wir das Faktum der Kontingenz und Unverfügbarkeit im Prozess der Krankheitsentstehung. Damit sehen wir uns nun aber mit dem *Aspekt des Solidaritätsgedankens* in der Medizin konfrontiert, namentlich mit der Vorstellung einer zwingenden Annahme von Solidarität zwischen Gesunden und Kranken. Dies, weil wir den Aspekt des Selbstverschuldens, welches für Solidarität am hinderlichsten ist, im Wesentlichen von uns weisen. Denn wenn das Auftreten einer Krankheit als ein Unglück anerkannt wird, das ungefragt und unverschuldet daherkommt, dann erwartet und fordert jeder die Solidarität des anderen. Wenn wir dagegen davon ausgehen, dass Krankheit immer auch Selbstverschulden zugrunde liegt, und wir deshalb eine kaum zu definierende, gegebenenfalls unbeschränkte Selbstverantwortlichkeit voraussetzen, dann wird der Solidaritätsgedanke sehr rasch und stark strapaziert. Das muss, meiner Meinung nach, mit allen Mitteln verhindert werden, umso mehr aktuell ohnehin eine Tendenz zum Schwinden der Solidarität innerhalb der Gesellschaft und besonders auch in der Medizin zu beobachten ist.

Dazu *Samia Hurst,* Bioethikerin in Genf: Es bestehe zunehmend die Tendenz, dass Menschen für ihr Leiden verantwortlich gemacht würden, dass Krankheit als persönliches Versagen angesehen werde. Zum Beispiel: „die Rau-

---

zur menschlichen Freiheit bzw. zum Zufall. Ein von höheren Mächten oder von Gott dem Menschen zugedachtes Geschick.

cherin ist ‚schuld' an ihrem Lungenkrebs, oder der Fettleibige an seinem Diabetes und Eltern haben Schuld am Erbleiden ihres Kindes, dessen Geburt sie nicht verhindert haben. Nun sollen die Betroffenen dafür bezahlen". Das ist falsch und unethisch. „Die Medizin ist keine moralische Instanz, ihre Logik ist eine andere als die der Strafe. Es ist sehr gefährlich, Gesundheitspolitik mit den Prinzipien der Strafe zu verknüpfen. Das müssen wir verhindern." [115]

3.2 Die faktisch praktizierte Medizin und die Medizin für den Menschen

Der Begriff Medizin: Ähnliche begriffliche Schwierigkeiten wie bei Gesundheit und Krankheit gibt es beim Begriff Medizin. Über das Was (ist Medizin), das Wie (gestaltet sich Medizin) und das Wozu (ist Medizin) wird viel gesprochen und sehr Unterschiedliches geschrieben. Das hängt damit zusammen, dass auch hier divergierende Vorstellungen betreffend Aufgabe, Ziel und Sinn der Medizin bestehen, immer abhängig von kulturellen Voraussetzungen, technischen Mitteln, fachlichen und finanziellen Ressourcen etc. Letztlich meint der Begriff der Medizin die Heilkunde als Wissenschaft und Lehre von der Vorbeugung, Erkennung und Behandlung von Krankheiten bei Menschen und Tieren. Unter dem Begriff subsumiert sind offensichtlich verschiedenste, die Krankheit betreffende Bereiche wie Abklärung, Behandlung und Pflege in verschiedenen Formen und mit unterschiedlichen Methoden, Absichten und Zielen. Diese sehr unpräzise Begrifflichkeit verwirrt und gibt oft Anlass zu Missverständnissen. Der Begriff Medizin als Oberbegriff ist im Alltag praktisch und notwendig, als differenziertes Sprachinstrument und klarer Bedeutungsträger im Rahmen einer etwas eingehenderen Diskussion dagegen ist er unklar, nebulös und deshalb nicht wirklich tauglich. Mit dieser begrifflichen Unzulänglichkeit müssen wir wohl leben, aber es ist wichtig, dass wir uns darüber im Klaren sind.

Differenzierung: Um die Krux der Begrifflichkeit von Medizin etwas zu entschärfen, müsste meiner Meinung nach mindestens differenziert werden zwischen der *„Medizin, die wir dem Patienten in der Praxis faktisch anbieten"* und der *„Medizin, die für den Patienten die optimale wäre"* – denn das ist erwiesenermaßen sehr oft nicht dasselbe. Wir Ärzte bieten in der Praxis zwar „unsere Medizin" an und praktizieren diese dann, aber sehr oft entspricht sie nicht wirklich dem, was für den Patienten gut und richtig ist. Dass dem leider so ist, zeigt der Praxisalltag immer wieder.

Die Medizin für den Menschen: Die Medizin, die der Patient *optimalerweise* braucht, wäre demnach die Medizin *für* den Menschen. Sie ist die in jedem Fall anzustrebende Medizin, da sie gleichsam der „Idealform" der Medizin für *diesen Menschen* in einer *bestimmten Situation* und zu einem *bestimmten Zeitpunkt* entspricht. Die Medizin *für* den Menschen ist diejenige Medizin, die dem Menschen das Notwendige, das Not-Wendende bringt. Wobei natürlich auch eine Medizin *für* den Menschen die Leiden und Grenzerfahrungen, die sich aus einer schweren Krankheit ergeben, dem Betroffenen nicht abnehmen kann. Sie ist diejenige Medizin, die sich *erfolgreich* darum bemüht, ihm zu einem sinnerfüllten Leben möglichst frei von körperlichen und seelischen Leiden zu verhelfen. Sie ist demnach die für diesen Patienten optimale und anzustrebende Medizin, denn sie ist exakt diejenige Medizin, die sich der Patient wünscht, die er wirklich braucht und die für ihn Sinn macht. Sie ist, und hier liegt der entscheidende Punkt, sehr oft *nicht* deckungsgleich mit derjenigen Medizin, die wir Ärzte uns in der Praxis üblicherweise vorstellen, anbieten und faktisch praktizieren. Denn die Medizin *für* den Menschen entspricht nicht immer und zwingend den Vorstellungen des Arztes und vielleicht auch nicht dem aktuellen medizinischen Standard, hingegen aber den individuellen Bedürfnissen und Vorstellungen des Patienten.

Die faktisch praktizierte Medizin: Die faktisch praktizierte Medizin dagegen ist unsere Alltagsmedizin mit ihren Stärken, Schwächen und Unstimmigkeiten für den Patienten. Sie ist abhängig von Ort, Zeitpunkt, den vorhandenen Möglichkeiten und den jeweils herrschenden (Lebens-) Bedingungen. Sie ist das Ergebnis unserer mehr oder weniger erfolgreichen ärztlichen Anstrengungen und der nur schwer vermeidbaren Mängel und Unzulänglichkeiten. Sie ist eben diejenige Medizin, die wir Ärzte und Ärztinnen tagtäglich praktizieren – manchmal besser, manchmal schlechter. Bei dieser faktisch praktizierten Medizin ist, so scheint mir, ein gewisses Optimierungspotenzial doch noch vorhanden ...!

Wir müssen also unterscheiden zwischen einerseits der *faktisch praktizierten Medizin* mit all ihren Stärken, Schwächen und Unstimmigkeiten für den Patienten und ihren diagnostischen und therapeutischen Algorithmen. Und andererseits der Medizin für den Patienten, die für den Patienten stimmig, optimal und gleichsam „ideal“ ist. Ich nenne sie deshalb die *Medizin für den Menschen:* Diese dem Patienten zukommen zu lassen, ist Aufgabe und Ziel unserer ärztlichen Tätigkeit. Doch wo liegen die Unterschiede dieser beiden Formen von Medizin? Sie unterscheiden sich im Wesentlichen in der Sinnfrage. Die Medizin *für* den Menschen ist immer eine Medizin, die für diesen Menschen *Sinn* macht. Wenn bei der faktisch praktizierten Medizin sich gelegentlich ein Sinn vermissen lässt, dann ist bei der Medizin *für* den Menschen der Sinn gegeben. Mit dem Begriff Medizin *für* den Menschen, wird die für einen bestimmten Patienten optimale und sinnvolle Medizin definiert, die immer anzustreben ist, auch wenn sie nicht immer realisierbar ist.

Eine Medizin für den Menschen anstreben: Aufgrund dieser begrifflichen Differenzierung zwischen der faktisch praktizierten Medizin und der Medizin *für* den Menschen gelingt es uns, mit einer einfachen Formulierungsvariante das Reale vom Optimalen zu unterscheiden und beide voneinander abzugrenzen. Und es gelingt uns, begrifflich genauer zu sein, denn wir wissen nun, von welcher Medizin wir sprechen. In diesem Buch „Warum die Medizin die Philosophie braucht“ geht es darum, aufzuzeigen, wie wir Ärzte oft in der faktisch praktizierten Medizin verfangen sind und wie weit weg wir gelegentlich von einer Medizin *für* den Menschen sind. Es geht darum, uns alle (Ärzte und Patienten) für eine noch bessere Medizin zu sensibilisieren und zu motivieren, namentlich für eine Medizin, die für uns als Menschen, als Personen, als Individuen, aber auch für uns alle als Teil der Gesellschaft wirklich die optimale ist. Wenn in Kap. 14 von *situativem Nicht(s)tun in der Medizin* die Rede sein wird, dann soll mit der situativen Unterlassung von diagnostischen oder therapeutischen Interventionen in erster Linie eine Medizin *für* den Menschen angestrebt werden. Im letzten Kapitel dieses Buchs (Kap. 19) wird auf die Thematik der Medizin *für* den Menschen nochmals ausführlich eingegangen.

3.3 Sinnfragen im Kontext von Krankheit und Medizin

Die moderne Medizin tut sich schwer, wenn sie sich mit Sinnfragen im Kontext von Krankheit und Medizin konfrontiert sieht und es besteht sehr oft eine große Ratlosigkeit. Dies hängt damit zusammen, dass die Medizin heute von Grund auf eine naturwissenschaftliche Medizin ist und dass Fragen der Sinngebung vorwiegend von den Geisteswissenschaften gestellt werden, beispielsweise von der Philosophie oder der Theologie. Zudem wird oft davon ausgegangen, dass sich Krankheit gleichzeitig auf zwei verschiedenen Ebenen abspielt, erstens auf der Ebene des Körpers und damit der Biologie und zweitens auf der Ebene des Geistes. So ist es einigermaßen verständlich, dass eine sich als Naturwissenschaft verstehende Medizin nicht unbedingt befähigt oder gewillt ist, sich auch mit den Sinnfragen von Krankheit und Medizin auseinanderzusetzen. Und wenn sie es trotzdem tut, dann gerät sie rasch in den Sog naturwissenschaftlicher Argumentationen und Erklärungen und holt auf diese Weise den Kranken als Mensch oft am falschen Ort ab. Im Folgenden geht es um Sinn und Sinnhaftigkeit im Kontext mit Krankheit und Medizin.

Es ist zweckmäßig, bei den Überlegungen zu den Fragen nach dem Sinn von Krankheit systematisch vorzugehen. So müssen folgende Sinnfragen unterschieden und voneinander abgegrenzt werden: Die Frage nach dem Sinn stellt sich

(1) als Sinnfrage der Krankheit selbst,
(2) als Sinnfrage für den an einer Krankheit leidenden Menschen sowie letztlich auch
(3) als Sinnfrage in Bezug auf die Gesellschaft, falls eines oder mehrere ihrer Mitglieder an einer Krankheit leiden.

3.3.1 Zur Frage 1: Vom Sinn der Krankheit selbst

Es geht um die etwas merkwürdig anmutende Frage, ob Krankheit selbst einen Zweck und damit auch einen Sinn hat. In der Philosophie wird unterschieden zwischen zwei Arten von Zweck:

- Die *causa efficiens,* also die Wirkursache. Gibt es eine Quelle, worin die Veränderung (hier die Krankheit) ihren Ursprung hat? Sicher, denn eine solche hat sie wohl meistens, da gewöhnlich die Krankheit durch irgendetwas ausgelöst wird – einmal von der Kontingenz, vom Zufall als Quelle abgesehen, doch davon später.
- Aber hat sie auch eine *causa finalis,* eine Zielursache, bei der die Ursache (hier die Krankheit) als geplanter Zweck gedeutet werden kann oder muss?

Mit der letzten Frage sind weitere Anschlussfragen verbunden: Hätte in einem solchen Fall Krankheit einen Selbstzweck? Oder hat Krankheit gar keinen Selbstzweck? Gibt es innerhalb eines normal funktionierenden biologischen Systems möglicherweise irgendetwas, aus dem heraus „Krankheit selbst" für dieses biologische System in irgendeiner Weise einen Zweck hat und damit auch sinnstiftend ist? Worin würde dieser Sinn aber bestehen? Vielleicht in der Selektion und Elimination des Schwachen mit dem Ziel, die Wahrscheinlichkeit des Fortbestehens des Starken zu verbessern? Ist womöglich Krankheit bloß eine von mehreren äquivalenten Existenzweisen von Lebendem und deshalb bei der Sinnfrage gleich zu behandeln wie Gesundheit? Stellt sich die Sinnfrage auch bei Gesundheit? Hat Gesundheit einen Sinn und Zweck? Eine *causa efficiens* und/oder eine *causa finalis?* Über Sinnfragen betreffend Gesundheit und Krankheit nachzudenken, ist vielleicht etwas merkwürdig, lohnt sich aber jedenfalls. Und nach befriedigenden Antworten zu suchen ist spannend, solche zu finden jedoch nicht ganz einfach.

Die Sicht der Evolutionsbiologie: Gemäß dem russisch-amerikanischen Genetiker *Theodosius Dobzhansky* „Nichts in der Biologie macht Sinn, außer im Lichte der Evolution"[14] liegt der Sinn einer Krankheit in Zusammenhang mit evolutionsbiologischen Prozessen (Darwinistische Medizin). So soll es unterschiedliche evolutionsorientierte Auslegungen für diverse umschriebene Schwächen (Schwachstellen) unseres Körpers geben: Fieber, Schmerzen, Angst sind als Abwehr- und Schutzmechanismen zu interpretieren, die Sichelzellanämie beispielsweise ist als Einkauf eines Vorteils (Schutz vor Malaria) um den Preis eines gleichzeitigen Nachteils zu se-

14 Dobzhansky, Theodosius: Die vielzitierte Überschrift aus seinem Artikel in *The American Biology Teacher* von 1973 lautet: „Nothing in biology makes sense except in the light of evolution" („Nichts in der Biologie ist sinnvoll, außer im Lichte der Evolution betrachtet").

hen. Und Infektionen mit Mikroorganismen sind bloß die gelegentlich gefährliche Folge von Konflikten mit anderen Organismen und somit ein alltäglicher Bestandteil unseres Lebens (wie beispielsweise auch ein Hundebiss). Zudem gibt es immer auch suboptimale Konstruktionsmerkmale, bedingt durch Beschränkungen und Zwänge in der natürlichen Auslese. So könnten gewisse Krankheiten zwar nicht das Problem selbst, sondern vielmehr Teil seiner Lösung sein. Ein Abwehr- und Schutzmechanismus, auf den der Körper im Bedarfsfall zurückgreift, oder beispielsweise das Angstgefühl, das (ursprünglich) vor gefährlichen Situationen schützen und zudem das Fluchtverhalten fördern soll. Dem entgegen ist wohl kaum abzustreiten, dass die meisten Krankheiten die Lebens- und Überlebensaussicht letztlich mindern. Aber, so argumentieren die Evolutionsbiologen, die natürliche Auslese sorge eben nicht für größtmögliche Gesundheit, sondern sie maximiere einzig den Fortpflanzungserfolg von Genen.

Der Weg zu existenziellen Fragen: Es geht hier jedoch nicht um die Maximierung des Fortpflanzungserfolgs, sondern um die Sinnfrage der Krankheit selbst. So stellt sich weiterhin die Frage nach dem Sinn der Krankheit – insbesondere nach der *causa finalis,* nach dem geplanten Zweck. Bei der aristotelischen Finalursache ist die Ursache eines Geschehens bekanntlich als geplanter Zweck zu verstehen, das heißt, es geht hier ausschließlich um den *teleologischen* Ansatz.

Wir stellen fest, dass auf diese Fragen weder physische noch metaphysische Antworten in Sicht sind, die mehr als bloße Mutmaßungen sind. Demgegenüber ist außer Zweifel, dass Krankheit, Leiden und Schmerz uns befähigen und gegebenenfalls dazu zwingen, Fragen nach Sinn und Wahrheit zu stellen: Existenzielle Fragen zum Welt- und zum Selbstverständnis, bei welchen wir uns rasch einmal aus der Oberflächlichkeit und Unverbindlichkeit des Alltags verabschieden. Liegt der Sinn von Krankheit womöglich darin? Damit sind wir bereits bei der dritten der eingangs gestellten Sinnfragen – vorerst aber zur zweiten Frage.

3.3.2 Zur Frage 2: Hat Krankheit einen Sinn für den an einer Krankheit leidenden Menschen?

Falls Krankheit Sinn für einen Menschen macht, dann ist diese Krankheit für diesen Menschen zu diesem Zeitpunkt und unter diesen Bedingungen sinnstiftend. Und falls Krankheit tatsächlich sinnstiftend wäre, *welchen* Sinn würde Krankheit dem kranken Menschen verleihen? Über solche und ähnliche Fragen haben bereits viele nachgedacht, Gesunde und Kranke, und zu dieser Thematik wurde auch vieles geschrieben. Hier ist daran zu erinnern, dass neben der Kirche auch die Medizin, insbesondere die Psychiatrie, sich mit dieser Thematik sehr ausführlich beschäftigt hat.

Die Sicht der Kirche: Die Kirche und/oder das menschliche Gewissen bieten den Kanon für Gut und Böse und wer gegen diesen verstößt, macht sich schuldig und/oder begeht eine Sünde. Im Alten Testament wird ein Zusammenhang zwischen Sünde und Krankheit evoziert, welche im Mittelalter dazu führte, dass Voraussetzung für jegliches ärztliche Handeln eine Beichte war. Wer sündigt, wird bestraft, womöglich mit einer schweren Krankheit. So gesehen kann Krankheit offensichtlich Sinn machen – eine Sinnstiftung jedoch, die in einer aufgeklärten Gesellschaft keine mehr sein kann.

Die Sicht der Psychiatrie: Die Psychiatrie dagegen sieht in ungelösten Konfliktsituationen beim Menschen eine Belastung der Psyche, in erster Linie als Folge von Konflikten zwischen dem Mögen, dem Können und dem Sollen. So ergibt sich beispielsweise die auf diese Weise erklärte neurotische Fehlentwicklung als Folge einer mangelnden Entscheidungsfähigkeit entweder für sein Triebverlangen oder für die Ansprüche des Lebens. Wenn der Mensch gegen seine innere Wahrheit lebt, so die Meinung der Psychiatrie, wird der Mensch krank. Oder anders gesagt: Psychische und somatische Erkrankungen haben sehr oft eine seelisch-psychische Genese. Diese Interaktion zwischen Psyche und Körper ist nicht abzustreiten, trotzdem ist die Entstehung vieler körperlicher und psychischer Erkrankungen wesentlich komplexer.

Die Suche nach der Zweckursache: Beide Erklärungsansätze, der der Kirche (altes Testament) und der der Psychiatrie, gehen zwar von einem kausalen Prozess der Krankheitsentstehung (Pathogenese) aus, gehen aber nicht auf die hier gestellte Sinnfrage ein. Was hier interessiert, ist bloß das *finale* Verständnis der Krankheitsentstehung, namentlich die Frage, zu welchem Zweck (*causa finalis,* Zweckursache) wird man krank und worin liegt der Sinn einer Krankheit (Frage 1).

In diesem Zusammenhang drängt sich folgende Überlegung auf: Wenn Krankheit für einen Menschen einen Sinn ergibt (oder ergeben kann), ist dann nicht eine erfolgreiche Behandlung dieser Krankheit gegebenenfalls problematisch? Nämlich genau dann, wenn für den kranken Menschen die Last der Krankheit kleiner ist als deren Sinn. Doch hier ergeben sich zwei weitere Anschlussfragen:

- Was, wenn Krankheit keinen Sinn ergibt?
- Und was heißt „die Last der Krankheit ist kleiner als deren Sinn“?

Wenn Krankheit keinen Sinn ergibt: In diesem Fall ist Krankheit nicht sinnstiftend. Also bloß eine Last. Das Tragen einer Last, insbesondere das Ertragen von Leid, ist bekanntlich eine *conditio humana,* eine Grundbedingung menschlichen Lebens. Und so geht es auch um die Überlegung, ob beim Tragen einer Last, beim Ertragen eines ungebetenen Leidens, sich die Sinnfrage überhaupt stellen lässt. Und ob Krankheit selbst nicht bloß als Spiel der Natur zu verstehen ist, welchem wir ausgeliefert sind und mehr oder weniger machtlos gegenüberstehen. Die Sinnfrage kann hier zwar gestellt werden, aber im Fall eines fehlenden Selbstzwecks und noch viel mehr dann, wenn Krankheit als mindestens vordergründig kontingentes Geschehen zu interpretieren ist, lässt sich eine Sinngebung implizit vermissen.

Hier rückt nun anstelle des Sinns der *Aspekt der Bedeutsamkeit* in den Vordergrund. Die Frage lautet dann nicht, was macht die Krankheit für den kranken Menschen für einen Sinn, sondern was hat die Krankheit für diesen Menschen für eine Bedeutsamkeit. Von dem Begriff der Bedeutsamkeit einer Krankheit für einen Menschen wird später noch ausführlich die Rede sein, da die Bedeutsamkeit in diesem Kontext als alternative Eigenschaft zum (fehlenden?) Sinn relevant wird. Bedeutsamkeit grenzt sich einerseits klar vom Begriff des Sinns ab, erfasst andererseits aber genau das, was eine Krankheit für einen Menschen *ausmacht.*

Wenn aber „die Last der Krankheit kleiner als deren Sinn“ ist: Dann wird es spannend und komplex zugleich. Denn dies bedeutet, dass der Sinn einer Krankheit für den Kranken größer als deren Last ist und die Krankheit aufgrund ihres Sinns, den sie für den kranken Menschen hat, für diesen folglich einen Mehrwert generiert. Einen Mehrwert, auf den der Patient wohl nicht verzichten will. Was dann? Müsste in einem solchen Fall nicht auf eine Behandlung verzichtet werden und die Medizin müsste sich hier zurückziehen? Dies mit der Begründung, dass in einem solchen Fall der Sinn dieser Krankheit für diesen Menschen wohl wichtiger ist als deren Last. Der Kranke kann sich beispielsweise über seine Krankheit definieren. Die Krankheit ist dann für ihn von Nutzen und sie kann ihm in irgendeiner Weise etwas bringen. Denkbar ist zudem, dass die Krankheit selbst als Strategie der Natur auftreten könnte, um damit dem Erkrankten zur Lösung eines anderen, möglicherweise größeren Problems zu verhelfen. Oft bietet die „somatische Medizin“ dann Heilung an, der Patient kann diese jedoch, bewusst oder unbewusst, gar nicht annehmen.

3.3.3
Zur Frage 3: Gibt (oder macht) der kranke Mensch in der Gesellschaft einen Sinn?

Hier geht es um den *Sinn der Krankheit für die Gesellschaft,* wenn eines oder mehrere ihrer Mitglieder an einer Krankheit leiden. Sind kranke Menschen für die Gesellschaft sinnstiftend? Kranke Menschen sind für die Gesellschaft gelegentlich eine Last, das zeigt der Alltag. Das Tragen einer Last, insbesondere auch das Ertragen eines leidenden Menschen, ist ebenso eine *conditio humana,* eine Grundbedingung menschlichen Lebens innerhalb einer Gesellschaft, eine conditio sine qua non gleichsam. Und so stellt sich, entsprechend den bereits für den einzelnen Menschen gemachten Überlegungen, auch hier die Frage, ob beim Ertragen eines leidenden Menschen innerhalb der Gesellschaft sich die Sinnfrage überhaupt stellen lässt. Und ob leidende Menschen nicht einfach zu einer Gesellschaft gehören, so wie eben auch Krankheiten zum Leben gehören. Wenn aber Krankheit nicht losgelöst von Mensch und Gesellschaft zu denken ist, würde sich dann nicht auch die Sinnfrage erübrigen? Es geht hier letztlich um den Gedanken, wo und wann unser Fragen nach dem Sinn von etwas jede Legitimation und jeden Zweck entbehrt und unsere Sinngebungskompetenz an ihre Grenzen stößt. Müsste deshalb nicht vielmehr die Frage nach der *Bedeutsamkeit* gestellt werden?

3.4
Die Bedeutsamkeit in der Medizin

Es zeigt sich, dass die Fragen nach dem Sinn der Krankheit für den Menschen und für die Gesellschaft vielschichtig und komplex sind. Es braucht zusätzlich den Aspekt der *Bedeutsamkeit*

> **Exkurs**
>
> **Bedeutung und Bedeutsamkeit**
> Warum *Bedeutsamkeit* und nicht Bedeutung? Mir scheint, dass der Begriff *Bedeutung* nicht geeignet ist, um ihn innerhalb der vorliegenden Thematik dem Begriff des Sinns gegenüberzustellen. Mit Bedeutung wird zu Unterschiedliches gemeint: Darunter versteht man einerseits den Sinn irgendeiner sprachlichen Äußerung oder eines Zeichens, also eine Zuordnung eines Begriffs zu dessen Sinn und Inhalt: Die Bedeutung von X ist Y. Man kann unter Bedeutung aber auch eine Interpretation von etwas verstehen. Zudem meint derselbe Begriff auch die Gewichtigkeit und die Tragweite von etwas. Letztere gehen tatsächlich in Richtung Bedeutsamkeit. Gemeint kann zudem auch Ansehen im Sinn von Anerkennung sein, was wiederum gar nichts mit Bedeutsamkeit zu tun hat. Der Begriff „Bedeutung“ ist in diesem Zusammenhang zu *unspezifisch*.

von etwas (der Krankheit) für jemanden (den Patienten) (s. Exkurs).

Subjektive Betroffenheit: Bedeutsamkeit drückt in unserem Kontext die wesentlichen Aspekte der *Gewichtung* und der *persönlichen Tragweite* einer Krankheit für den Erkrankten aus. Der Begriff weist auf die individuelle Betroffenheit und auf die Relevanz hin, die eine bestimmte Krankheit (und auch die dem Erkrankten zukommende Medizin) für mich als Betroffenen hat. Die Art und das Ausmaß der Betroffenheit dieser Krankheit und deren Relevanz für mich selbst konstituieren die Bedeutsamkeit dieser Krankheit für mich. Die Krankheit inklusive die mir zuteilwerdende Medizin sind für mich mehr oder weniger bedeutsam – das hat viel zu tun mit meinen persönlichen Werten, mit meiner subjektiven Gewichtung und mit meinem eigenen Krankheitserlebnis. So verstanden impliziert der Begriff der Bedeutsamkeit eine stark subjektive Perspektive: Was ist *für mich* bedeutsam? Bedeutsamkeit ist damit sowohl eine *Erfahrungsqualität (Qualia)*[15] als auch eine *Erfahrungsquantität (Intensität)* eines von einer Krankheit direkt Betroffenen. Bedeutsamkeit ist Ausdruck und Ergebnis von Erleben und Erfahren zugleich. Der Bedeutsamkeit haftet demnach eine gewisse Schicksalhaftigkeit und Unverfügbarkeit an, ein Ausgeliefertsein der Krankheit und der Medizin gegenüber. Was, wann und warum etwas für mich bedeutsam, also schmerzhaft und belastend ist, wird zwar von mir stark mitbestimmt, ist aber nur durch mich selbst kaum beeinflussbar. Es geschieht weitgehend mit mir, es ist einfach so, weil ich eben einfach der bin, der ich bin.

Sinn und Bedeutsamkeit: Beide Aspekte beziehen sich zwar auf das Verhältnis zwischen dem Patienten und dessen Krankheit sowie auf deren Interaktionen, aber sie meinen nicht dasselbe: Sinn ergibt sich, etwas „macht" Sinn oder eben nicht – und das hat auch zu tun mit Zwecksetzung, Nutzen, Handlungsziel. Zudem setzt Sinngebung eine bestimmte Einstellung zu etwas und eine *Sinn-Gebungsbereitschaft* voraus. Bedeutsamkeit dagegen hat mit persönlicher Gewichtung zu tun, mit subjektiver Wertung und Relevanz für mich als Betroffenen. Sie hat vielmehr mit einer Art *Annahmebereitschaft* zu tun.

Im Kontext der Krankheits- und Medizinerfahrung ausschließlich über den Sinn allein zu sprechen, ist demnach reduktionistisch, da die Bedeutsamkeit einer solchen Erfahrung nicht miterfasst wird. Der Aspekt der Bedeutsamkeit (von etwas für jemanden) muss gegenüber dem Aspekt des Sinns (von etwas für jemanden) aufgewertet werden. Denn letztlich spürt der Patient selbst seine Krankheit und er ist es auch, der die Bedeutung der Ergebnisse der diagnostischen und therapeutischen Interventionen zusammen mit dem behandelnden Arzt beurteilt – und er tut dies nicht nur über Sinn und Nutzen dieser Interventionen, sondern vor allem auch über all das, was in diesem Zusammenhang für ihn bedeutsam ist.

Diese begriffliche Differenzierung hat nun aber praktische Konsequenzen, denn nicht selten divergieren Sinn- und Bedeutsamkeitsvorstellung zwischen dem Behandelnden und dem Behandelten. Letztlich zählt für den Patienten, was für ihn das „Richtige" ist – und neben dem Objektivierbaren schließt dieses „Richtige" namentlich auch nichtobjektivierbare Qualia-Aspekte (Erfahrungsqualitäten) mit ein. Beiden, Sinn und Bedeutsamkeit, sind immer solche Qualia-Aspekte implizit. Zudem ist es unerlässlich, daran zu denken, dass auch wenn der Krankheit selbst eine Sinngebung fehlen sollte, diese Krankheit für den Erkrankten jedoch immer eine Bedeutsamkeit hat.

Beide Kriterien sind erforderlich: Nur durch Einbindung der beiden Kriterien Sinn *und* Bedeutsamkeit kann der kranke Mensch als Subjekt der Medizin angemessen verstanden werden und nur so wird es gelingen, der Individualität im Krankheits- und Medizin-Erleben jedes Einzelnen effektiv gerecht zu werden. Sinn und Bedeutsamkeit schließen sich nie aus, sie ergänzen sich vielmehr. Die Beachtung beider Kriterien in gegenseitiger Ergänzung und Komplettierung implizieren genau das, was gemeint ist, wenn von der Medizin *für* den Menschen und von dem *genuinen* ärztlichen Handeln die Rede ist.

3.5 Die Medikalisierung, Ausdruck und Konsequenz einer inexistenten Gesundheitsdefinition

Der Begriff Medikalisierung: Unter Medikalisierung wird ein übermäßiges Ausbreiten der Medizin in Einflussbereiche verstanden, die ursprünglich mit Medizin wenig oder gar nichts zu

15 Qualia: von *Qualis,* „wie beschaffen".

tun hatten. Gemeint damit ist die Feststellung, dass bei der aktuellen Entwicklung der Medizin sich diese in diversen gesundheitlichen, juristischen und gesellschaftlichen Gebieten zunehmend zuständig und verantwortlich sieht, in denen sie früher nicht involviert war.

In diese Bereiche gehören unterschiedlichste Formen von Befindlichkeitsstörungen und Verhaltensauffälligkeiten mit Beeinträchtigung der Leistungsfähigkeit oder mit sozialen Nachteilen: Schwangerschaft, Geburt, Alter und Tod. Aber auch die Bereiche gesundheitliche Vorbeugung und Gesundheits-Screening. Sport, Fitness und Ernährung. Oder die Thematik der Alkohol- und Suchtkrankheiten. Dazu gehört auch all das, was sich aus der Idee des biopsychosozialen Krankheitsverständnisses ergibt, namentlich die vermehrte Beachtung der gesellschaftlichen Belange rund um Gesundheit und Krankheit. Der Begriff der „Medikalisierung" ist primär jedoch rein deskriptiv zu verstehen und somit grundsätzlich wertneutral.

Die Expansion der Medizin: Ausdruck der Medikalisierung ist schon allein die Tatsache, dass das schweizerische Gesundheitswesen direkt oder indirekt Arbeitgeber für rund 500000 Menschen ist, dies bei einer Gesamtbevölkerung der Schweiz von etwas mehr als 8 Millionen. Besonders in unserer westlichen Wohlstandsgesellschaft hat die Medizin gewaltig an Anerkennung und Einfluss gewonnen und expandiert weiterhin mit großem Erfolg. Sie füllt dabei (Markt-)Lücken aus, die sich erst im Laufe der letzten Zeit und aus ganz unterschiedlichen Gründen ergeben haben. Mehrheitlich geschieht diese Medikalisierung mit bestimmten Absichten und im Konsens mit Individuum und Gesellschaft. Zum einen verschafft sie all denen Schutz, die sich irgendwo in dem sich ständig ausbreitenden Grenzbereich zwischen gesund und krank verorten. Im Zuge der Medikalisierung wird ihr gesundheitlicher Zustand neu als krank definiert, was Interesse und Anspruch auf Hilfe weckt und entsprechend medizinische, soziale und letztlich auch finanzielle Unterstützung legitimiert. Das gehört zu den wichtigen Errungenschaften eines Sozialstaates und ist notwendig und grundsätzlich sinnvoll. Zum anderen tut sich durch diese Medikalisierung aber ein enormes Feld aufseiten der Anbieter auf, die bereit und gewillt sind, all diese (Markt-)Lücken zu schließen. Und sie tun dies gelegentlich in einer Form und in einem Ausmaß, welche die Annahme zulassen, dass sich für sie das Ganze durchaus auch rechnet. Ohne die zweifellos positiven Aspekte dieser Entwicklung schmälern zu wollen, ist darauf hinzuweisen, dass diese augenfällige Ausweitung des Krankheitsbegriffs und diese gelegentlich überbordende Medikalisierung mindestens in gewissen Bereichen nicht unproblematisch sind [177]. Dies ist letztlich auch die Erklärung dafür, dass der Begriff der „Medikalisierung" ursprünglich als ein rein deskriptiver und wertfreier vorgestellt wurde und dass diesem nun plötzlich – aufgrund der oben erwähnten Entwicklung – beinahe normative und teils umstrittene Inhalte zugeschrieben werden.

Der Krankheitsbegriff: Mit dem Begriff Medikalisierung rückt wiederum der Krankheitsbegriff ins Zentrum des Interesses. Da die Grenze zwischen gesund und krank häufig unscharf ist, bietet sie Raum zur Interpretation. Und da faktisch die Medizin die Definitionsmacht über krank und gesund innehat – was wohl immer noch besser ist, als wenn die Politik, die Gesellschaft oder die Krankenkassen diese *allein* für sich beanspruchen würden –, ist sie nicht ganz unvoreingenommen. Diese Parteilichkeit führt erwartungsgemäß eher zu einer Expansion des Zuständigkeits- und Einflussbereichs als zu derer Reduktion und noch viel weniger zu einer Selbstzensur oder Selbstbegrenzung. Auch vor diesem Hintergrund muss das Phänomen der aktuellen Medikalisierung betrachtet werden.

Aspekte der Medikalisierung: Der Ethiker *Johannes Fischer* hat sich mit der Medikalisierung kritisch auseinandergesetzt und sich im Bulletin der Schweizerischen Akademie für Medizinische Wissenschaften ausführlich dazu geäußert [66]. Demgemäß sind die folgenden vier Aspekte zu bedenken:

- Es geht einmal um *Fragen der Gerechtigkeit.* Warum wird die eine gesundheitliche Beeinträchtigung schon, die andere aber nicht als Krankheit angeschaut? Das müsste die Allgemeinheit bestimmen, Partikularinteressen sind nicht zulässig.
- Dann müssen unsere *Vorstellungen von Gerechtigkeit* geklärt werden. Fischers Bemerkung dazu: Es gibt gute Gründe, überzogene und ausufernde Vorstellungen von „sozialer Gerechtigkeit" zurückzuweisen. Ein Anspruch auf Unterstützung durch die Solidargemeinschaft besteht nur im Fall von schweren gesundheitlichen Beeinträchtigungen mit Auswirkungen auf das Leben der Betroffenen. Er ortet hier eine der wichtigsten Triebfedern für die Medikalisierung (Anspruchsdenken).
- Auch die *Medikalisierung durch die Ärzte* spielt oft eine nicht zu unterschätzende Rolle. Die Ursache und Erklärung dafür liegt in der direkten Konfrontation des Arztes mit der Erlebnisperspektive des Patienten und dem daraus resultierenden Bedürfnis des Arztes, dem Patienten zu helfen. Hier herrscht zudem ein struktureller Konflikt zwischen Engagement des Arztes für den Patienten einerseits und Verpflichtung des Arztes gegenüber der Solidargemeinschaft andererseits.
- Und nicht zuletzt die *Medikalisierung durch die Patienten.* Die Einstufung einer gesundheitlichen Schädigung als Krankheit kann für die Betroffenen gegebenenfalls entlastend sein. Darüber hinaus ist aber auch bekannt, dass das Delegieren solcher Beeinträchtigungen an die Medizin der Selbstverantwortung und der Selbstsorge des Patienten nachhaltig abträglich sein kann. Die in dieser Weise entstehenden Abhängigkeiten werden eine mündige und selbstverantwortliche Lebensführung beeinträchtigen, was im Fall einer Bereitschaft, die geklagten Handicaps zu akzeptieren, viel weniger geschehen wird. Zudem kann sich auf diesem Weg eine Chronifizierung eines Leidens entwickeln oder gelegentlich gar beim Betroffenen eine depressive Verstimmung entstehen.

In jedem Fall geht es darum, das Phänomen der Medikalisierung, namentlich die überzogene Ausbreitung der Medizin in andere Gesellschaftsbereiche, zu beachten, kritisch zu analysieren und nötigenfalls einzudämmen. Ihre teilweise negativen Begleit- und Folgeerscheinungen sind evident, sodass die vielfältigen Ursachen und Gründe für die aktuelle Medikalisierung zwingend aufgesucht und erkannt werden müssen. Diese sind genau anzuschauen und zu hinterfragen und sie dürfen nicht einfach akzeptiert werden. Denn nicht alle Gründe sind wirklich gute Gründe dafür, dass sich die Medizin um jede kleinste Beeinträchtigung jedes Individuums kümmern soll. Die etwas schwammigen Empfehlungen der Schweizerischen Akademie der Medizinischen Wissenschaften (SAMW), „nicht möglichst alles zu machen", sondern „genug zu machen, aber nicht zu viel" [177], zielen zwar darauf ab, diesen Prozess der riskanten Expansion der Medizin im Rahmen des Möglichen zu begrenzen. Sie sind aber zu wenig konkret und kaum wirklich verpflichtend, um einer unerwünschten Medikalisierung wirksam entgegenzutreten. Dieser Feststellung muss jedoch angefügt werden, dass es tatsächlich nicht einfach ist, hier zu konkretisieren und dem Lauf der Entwicklung der Medizin angemessen entgegenzuwirken.

Der Trend zur „Norm": Die aktuelle Ausbreitung der Medizin hat noch andere Gründe. Neben der Ökonomisierung der Medizin und der Ausweitung der Medizin aufgrund diverser Umstände ist dieser nur schwer aufzuhaltende Trend gleichzeitig auch Ausdruck des heute weitverbreiteten Menschenbildes: ein in Sachen Gesundheit makelloser und gesundheitlich perfektionierter Mensch, der flächendeckend allen biologischen Normen entspricht. Was außerhalb der Normbereicheliegt, ist suspekt, muss kontrolliert und gegebenenfalls korrigiert werden. Immer mit dem hehren Ziel, Krankheiten zu vermeiden und das Leben in bester Gesundheit zu verlängern. Doch wer bestimmt, was noch gerade normal und was bereits nicht mehr normal ist? Ist es faktisch so, dass strengere Kriterien immer und automatisch auch ein besseres Resultat für den Menschen bewirken? Ist es nicht denkbar, dass der Preis, welcher für das Einhalten dieser Normen zu bezahlen ist, in keinem Verhältnis zum Nutzen steht, diese Normen zu erreichen und langfristig auch zu halten?

Natürlich ist die Medizin befugt, zu diesen Fragen Stellung zu nehmen, aber nicht nur sie – denn sie ist immer auch Partei. Die Definitionsmacht zu besitzen, was noch normal und was bereits abnormal ist, bedeutet auch die Macht zu besitzen, wie der Kuchen zu verteilen ist und welchen Anteil man für sich selbst zu beanspruchen gedenkt. Hier ist eine paritätische Machtverteilung notwendig, ansonsten besteht die große Gefahr, dass die Medizin allein das Sagen hat. Ihr Maßstab für normal und abnormal ergibt sich hauptsächlich aus Ergebnissen von Messbarem, von Studien und Statistiken und viel weniger aus Unmessbarem, wie subjektivem Erleben, Gefühlen oder Ängsten. Auch wenn die Argumente zur Grenzbestimmung zwischen normal und abnormal meist statistisch belegt und auf den ersten Blick nachvollziehbar sind, sie gründen immer nur auf einer von mehreren Ebenen, die bei dieser Grenzziehung zu beachten sind. So beispielsweise verkennt eine bloß biologisch-naturwissenschaftliche Sicht der Medizin die Tatsache, dass es neben dieser auch eine geistige, kulturelle, humanistische Sicht gibt, die noch ganz andere Dinge einbezieht, die für den kranken Menschen mindestens so wichtig sind. Besonders dann, wenn es darum geht, eben solche Grenzen zu ziehen. So würde diese humanistische Sichtweise beispielsweise mit einschließen, dass sich das Normale nur über das Abnormale verstehen und definieren lässt und dass menschliches Leben ohne das Abnormale nicht denkbar ist: kein Mensch ohne Krankheit, Defizite, Abnormitäten, Fehler und Versagen. Auch diese Einsichten sind zwingend notwendig, um das Phänomen der Medikalisierung in ihrer Komplexität besser zu verstehen.

Normalität und Anomalie: Wir müssen die Begriffe *normal* und *abnormal* im Kontext der Biologie genau betrachten. Menschen und Tiere sind nie ohne irgendwelche Gendefekte, somit nie ganz normal oder gar perfekt. Und zudem lässt sich im epigenetischen Bereich Normalität und Anomalie kaum definieren. Und sollte man dies trotzdem wagen, besteht ein enormes Risiko, hier komplett falsch zu gehen. Leben enthält immer auch Anomalie, Unvollkommenes und es ist eben dieses Unvollkommene, auf welches Leben nie ganz verzichten kann. Umso zwingender ist es, mit Anomalie und Unvollkommenheit respektvoll und weitsichtig umzugehen. Sie sind unter keinen Umständen voreilig und unbesonnen als krankhaft zu pathologisieren, deklassieren, marginalisieren oder gar zu eliminieren. Es gilt, diesen sehr gefährlichen Prozess der Ausgrenzung und Pathologisierung von Anomalem und von Unvollkommenem zu erkennen, kritisch zu überdenken und dort gezielt aufzuhalten, wo er als menschenfeindlich entlarvt wird. Die These des Medizinethikers *Ulrich Körtner* dazu lautet: „Die Menschlichkeit des Menschen hängt am Recht auf Unvollkommenheit. Indikator für die Humanität einer Gesellschaft ist, wie sie das Recht auf Unvollkommenheit schützt“ [129]. Vorschnelle Pathologisierungen und Ausgrenzungen sind letztlich Ausdruck und Folge einer riskanten Medikalisierung, da für die in dieser Weise Ausgegrenzten und Pathologisierten nun ja die Medizin zuständig ist.

Beispiel Gentechnologie: Die technologische Verfügbarkeit des genetischen Materials ist ein aktuelles Beispiel dafür, wie bedacht und sorgfältig mit den Möglichkeiten der Gentechnologie umgegangen werden muss. Das Potenzial zur Instrumentalisierung des Menschen selbst mittels Methoden und Techniken, die diesem als Ergebnis seiner molekulargenetischen Forschungserfolge heute zur Verfügung stehen, ist riesig. Zunehmend wird eben noch für unverfügbar Gehaltenes heute verfügbar. Auch hier geht es letztlich um Medikalisierung – um die Ausbreitung der Medizin in Bereiche, die früher als tabu galten. Glücklicherweise stoßen diese Methoden zurzeit an Grenzen, die sich beispielsweise in der nur beschränkten technologischen Verfügbarkeit des genetischen Materials durch die aktuellen Möglichkeiten der Gentechnologie zeigen. Es ist jeweils bloß das Individuum, das erreicht werden kann, nie aber die Gesellschaft als Ganzes. Zudem werden durch permanente Spontanmutationen molekulargenetisch bearbeitete Gene immer wieder verändert. Das heißt, dass menschliche Eingriffe an genetischem Material ebenfalls einem Mutationsprozess unterliegen und damit nicht stabil sind. Dazu kommt, dass „Krankwerden" nicht ausschließlich durch die Gene bestimmt wird, sondern die Folge eines komplexen, multifaktoriell bedingten Prozesses ist, welcher durch eine Anzahl weiterer epigenetischer Faktoren mitbestimmt wird. Und zudem sind neben biologischen immer auch psychologische, gesellschaftliche, kulturelle und umweltbedingte Faktoren an der Patho- und Salutogenese beteiligt.

Ausweitung des Krankheitsbegriffs: Der Medizinjournalist *Jörg Blech* thematisiert die Problematik der Medikalisierung in seinem Buch „Die Krankheitserfinder". Sein Fazit lautet: Gesunde werden von einer medizinisch-pharmazeutischen Allianz zu Patienten gemacht [27]. Es brauche, so *Richard Smith,* einen Begriff von Nicht-Krankheiten, ein menschlicher Vorgang oder ein Problem, das von manchen als Erkrankung beurteilt wird, obwohl es für die Betroffenen von Vorteil sein könnte, wenn dies gar nicht der Fall wäre [233]. Dieser Begriff ist für ihn der Unpatient *(unpatient),* eine neue Kategorie von Menschen, von potenziell oder manifest Kranken, da es im Grunde gar keine gesunden Menschen mehr gibt. *Jörg Blech* geht hier noch weiter, für mich wohl zu weit: Für ihn wären demnach das Altern, die Wechseljahre beim Mann (altersbedingter Hormonmangel trifft nur wenige), das schlecht definierte Syndrom des Burnouts, die posttraumatischen Belastungsstörungen und die Unverträglichkeiten gewisser Nahrungsmittel (Fruktose- Laktose- und Gluten-Intoleranz) bloß erfundene Krankheiten. Sie alle sind, so die Journalistin *Lynn Payer,* das Ergebnis des „Disease Mongering" – nach dem Titel ihres bereits 1992 erschienenen Buches – also der Gesamtheit der Anstrengungen von Ärzten, pharmazeutischen Unternehmen und Versicherungen mit dem Ziel, Gesunde so weit zu bringen, sich krank zu fühlen. Erfundene Krankheiten, wie beispielsweise die Beschwerden und die Folgen der Wechseljahre bei Mann und Frau, sollen zu den Zahlungskräftigen getragen werden und so der Industrie zu massiven Gewinnen verhelfen. Ob diese doch recht pauschale Argumentation nicht allzu kurz greift, soll hier nicht weiter diskutiert werden. Sicher aber ist, dass eine Ausweitung des Krankheitsbegriffs zu „mehr" Krankheit führt und diese zusätzliche medizinische Versorgung wohl kaum umsonst und unentgeltlich geleistet wird. Und ebenfalls sicher ist, dass in unserem Gesundheitssystem die Tendenz zur Ausweitung der Medizin nicht bloß aus guten und hehren Gründen erfolgt, sondern dass gelegentlich auch ökonomische Gründe eine entscheidende Rolle spielen. Dass aber all die von *Jörg Blech* angeführten Beispiele tatsächlich bloß *erfundene* Krankheiten sind, das wage ich schon bereits aufgrund meiner täglichen Praxiserfahrung zu bezweifeln.

Zunehmende Krankheitsängste: Unbestritten ist dagegen, dass das Vordringen der Medizin in die persönlichen und sozialen Bereiche des Lebens dazu geführt hat, dass diese, ganz besonders in den Gesellschaften der westlichen Industriestaaten, noch nie so mächtig war, wie sie es heute ist. Und das ist eines der vielen Paradoxa unserer modernen Medizin: Statt sich dabei nun sicherer und gesünder zu fühlen, sorgen sich viele dieser faktisch gesunden Menschen halb krank. Das Paradoxon besteht darin: Je wohlhabender ein Land ist und je mehr finanzielle Mittel dessen Bevölkerung für ihr Gesundheitssystem bereitstellt, umso kranker fühlt sich diese. Vorsorge und Früherkennung verlängern zwar in gewissen Fällen das Leben, aber die daraus resultierende Verunsicherung und die damit verbundenen Sorgen um die eigene Gesundheit nehmen in bedenklicher Weise weiter zu. Und dies äußert sich sowohl in einem stets wachsenden Anteil der Bevölkerung, die sich um ihre Gesundheit Sorgen macht, als auch in der Anzahl der noch bevorstehenden bangen oder gar angstvollen Lebensjahre jedes Betroffenen. Gemäß den Untersuchungen des Inders *Amatya Sen* sollen Bildungsniveau und Selbstbeobachtung in direktem Zusammenhang stehen. Je höher das Bildungsniveau, umso mehr beschäftigen sich die Menschen mit ihren Unpässlichkeiten, Beschwerden und Gebrechen. Das Bewusstsein der ärmeren Menschen dagegen sei noch weniger getrübt durch „das Bewusstsein, dass es behandelbare Zustände gibt, die sich von den natürlichen Zuständen des Seins unterscheiden lassen" [229]. Und weiter: „Die Medikalisierung unseres Daseins führt dazu, dass Menschen mit ihrem Körper nicht mehr gesund sind – wodurch eine kosmetische Medizin entsteht: Sie hilft nicht Kranken, sondern verbessert Gesunde." [229] Medikamente gegen Schüchternheit, Vergesslichkeit, Schläfrigkeit und Stress werden in klinischen Studien erprobt oder stehen kurz davor. Die Psychologen *Gaby Bleichhardt* und *Wolfgang Hiller* (Universität Mainz) haben in einer Fragebogenstudie das Befinden von 2000 Deutschen ergründet und wollen fündig geworden sein: Demnach leiden 7 % der gesunden Bevölkerung unter ausgeprägten Krankheitsängsten. Die fortschreitende Medikalisierung des Lebens weitet diese Sorgen immer noch weiter aus: Aus Lebenslust wird Lebensangst.

Healthism: Unter dem Begriff Healthism wird die Obsession mit der Gesundheit verstanden, und er meint die von der Medizin eingehauchte Angst vor banalen, kaum existenten und überzeichneten Gesundheitsgefahren. Dabei werden die Ursache und die Lösung des Phänomens des Healthism beim Individuum selbst gesucht, weil dieses die Gesundheit zu einem Ideal verklärt, gleichsam zu einer Metapher für das *„gute Leben"*. Und dieses ist Privatsache jedes Einzelnen – Politik und Gesellschaft stehlen sich aus der Verantwortung. Und so sind wir wieder bei der anthropologischen Grundfrage: Was ist der Mensch, was ist Gesundheit und Krankheit? Eine humane Medizin, eine Medizin *für* den Menschen, ist neben Technik, Natur- und Geisteswissenschaft immer auch eine praktische Handlungswissenschaft und eine Kunst. Es geht letztlich um die Frage nach dem Selbstverständnis der Medizin und um die mit ihr in Beziehung stehenden Begriffe Gesundheit und Krankheit. Im Gegensatz zu einer *kranken*orientierten, patientenzentrierten Medizin steht eine *krankheits*-orientierte Medizin, bei welcher die Krankheit als medizinisch-biologische Herausforderung im Zentrum steht – statt der Kranke selbst als der von dieser Krankheit betroffene Mensch. Oft wird der medizinische Fortschritt dabei zum Selbstzweck, was in einer Medizin *für* den Menschen nicht sein darf.

Außerdem ist daran zu erinnern, dass die Obsession mit der eigenen Gesundheit und die zu einem großen Teil durch die Medizin eingehauchte Angst um diese einerseits der beschleunigten Dynamik von Angebot und Nachfrage in der Medizin (in der Gesellschaft?) *entspringt* – für die im Übrigen beide Seiten verantwortlich sind. Und dass andererseits diese Obsession aber auch eine verstärkte Dynamik *bewirkt*, rekursiv und reflexartig – und dass auch hier beide Seiten mitverantwortlich sind. Das Netz, das unter uns allen ausgespannt ist, macht eben nicht nur glücklich, denn es beraubt die Große Gesundheit ihres eigenen Werts. Zudem ist es trügerisch, denn es hält nur so lange, wie Ressourcen und Wohlstand vorhanden sind.

4 Krankheit und der Aspekt des Selbstverschuldens

Einführende Bemerkungen

- Es geht um die kritische Hinterfragung der oft geäußerten Auffassung, der Ausbruch und die Entwicklung einer Krankheit seien im Wesentlichen *selbstverschuldet* (Kap. 4.1).
- In direktem Zusammenhang damit ist auch die *Gesundheitsprävention* zu sehen, denn wer ihr nicht nachkommt, macht sich schuldig – so immerhin die etwas zu vereinfachte Konklusion. Dass Prävention zwar grundsätzlich Sinn macht, aber mithin auch schadet, ist unbestritten. Die verschiedenen Formen von Prävention werden vorgestellt. Insbesondere geht es um die quartäre Prävention (Kap. 4.2), die Prävention vor allzu viel Prävention.
- Es kommt auch die *Wellness-Branche* mit all ihren gewagten Heilsversprechen durch Farben, Düfte, Klänge zur Sprache (Kap. 4.3).
- Abschließend wird von *Nudging* die Rede sein, im Speziellen von *E-Nudging* (Kap. 4.4). Es handelt sich dabei um die Absicht und das Bestreben, durch „Anstupsen" (to nudge) das Gesundheitsverhalten jedes Einzelnen zu fördern.

4.1 Selber schuld?

Umstritten und oft heftig diskutiert ist die Frage nach Selbstverschulden von Ausbruch und Entwicklung einer Krankheit. Es geht um die Thematik, inwieweit dem Erkrankten eine Schuld für seine Krankheit zukommt oder ob seine Krankheit im Wesentlichen Schicksal, Unglück, also im weitesten Sinn Folge eines Zufalls ist. Ist bei der Krankheitsentstehung der Kranke nur Opfer oder ist er Opfer und Täter zugleich? Unter Schuld wird der Zustand verstanden, in welchem sich der Mensch befindet, wenn er absichtlich oder fahrlässig gegen ethisch-moralische, sittliche oder gesetzte Normen verstößt. Immer unter der Voraussetzung, dass der Schuldige die Wahlmöglichkeit hat, die als schlecht beurteilte Handlung zu unterlassen.

Freie Entscheidung: Schuld setzt Willensfreiheit voraus. Doch was ist genau eine freie Entscheidung und von welchen Freiheitskonzeptionen ist hier auszugehen? Sich für Mäßigkeit und Entsagung zwecks Gesundheitserhaltung frei zu entscheiden, umfasst ein breites Spektrum von Selbstbeherrschung, von müheloser Akzeptanz bis hin zu großer Verzichtleistung. Die an jeden Einzelnen gestellten Anforderungen und die in der Folge zu erwartenden individuellen Leistungen sind demnach unterschiedlich und sie lassen sich in ihrem Ausmaß von außen kaum wirklich ausmachen.

Schuldbegriffe: Zudem ist zwischen dem *normativen* und dem *psychologischen* Schuldbegriff zu unterscheiden. Während es beim ersten (normativen) um die Wertung der Vermeidbarkeit unethischen Verhaltens und um die übliche Vorwerfbarkeit dieses missbilligten Verhaltens durch die Gesellschaft geht, so geht der zweite (psychologische) Schuldbegriff von der eigenen und individuellen Beziehung des Menschen zu seinem Verhalten aus. Dieser zweite Schuldbegriff ist für den Schuldigen womöglich weniger belastend, da bei diesem die Aspekte wie Moral, Motive, Reife und Einsichtsfähigkeit nicht mitberücksichtigt werden. Hier geht es bloß um die Kategorien Wollen/Nichtwollen oder Kenntnis/Unkenntnis des missbilligten Verhaltens.

Demnach müssten beim *normativen Verständnis* des Schuldbegriffs bei einer etwaigen Schuldfrage folgende Aspekte und Gegebenheiten genauer untersucht werden: sittliche Unreife, insuffiziente Befähigung allgemeiner Art, Gleichgültigkeit gegenüber moralischem Verhalten, Böswilligkeit, Rücksichtslosigkeit, außerordentliche Motivationslage, fehlendes Unrechtsbewusstsein, moralisches Dilemma etc. Solche Abklärungen durchzuführen ist nun aber kaum realistisch, zudem solche Bewertungen grundsätzlich subjektiv sind und der Sache faktisch nie wirklich gerecht werden können. Zudem stellt sich immer auch noch die Frage der Kausalität: Hat das schuldhafte Verhalten bei *dieser* Person tatsächlich zum Ausbruch und zur Entwicklung der vorliegenden Krankheit geführt, oder spielen ganz andere Faktoren eine wesentlich größere Rolle? Denn wenn sittliche Unreife, insuffiziente Befähigungen, Gleichgültigkeit, außerordentliche Motivationslagen und/oder fehlendes Unrechtsbewusstsein im Entstehungsprozess von Krankheiten wesentlich mitbestimmend sind, dann ist die Voraussetzung für Kritik, Tadelnswertigkeit, Selbstverschulden und Verurteilung kaum gegeben.

Krankheitsgeschehen ist multikausal: Das Wissen über Kausalität im Krankheitsgeschehen ist zurzeit noch sehr lückenhaft. Allein die Tatsache, dass in keinem Fall die Entwicklung eines Krankheitsgeschehens linear determiniert und der Krankheitsverlauf dadurch prognostizierbar ist, weist auf die Komplexität des Krankheitsgeschehens hin. Und es zeigt, dass bei einem solchen multikausalen Prozess jegliches reduktionistische Denken fehlerhaft und deshalb auch nicht zulässig ist. Zudem geht es, wie bereits erwähnt, bei Erkrankungs- und Genesungsprozessen grundsätzlich auch um Kontingenz – und eine solche hat mit Selbstverschulden zweifellos nichts zu tun.

4.1.1 Über die Absurdität der Schuldzuweisung

Giovanni Maio hat sich mit der Frage nach Selbstverschulden von Krankheit ausführlich auseinandergesetzt und sich in seinem Buch „Geschäftsmodell Gesundheit – Wie der Markt die Heilkunst abschafft", darüber geäußert [143].

Gesundheitsverhalten: Durch gesunde Ernährung, durch Vermeiden von allzu viel körperlichem und psychischem Stress und Bemühen um stabile soziale Verhältnisse kann selbstverständlich Gesundheit gefördert werden. Doch das ist oft gar nicht so einfach, wie uns dies die eigene Erfahrung täglich und schmerzhaft vor Augen führt. Zudem wird dadurch nur ein bescheidener Anteil am gesamten Erkrankungspotenzial des einzelnen Menschen erreicht. Es geht dem Mediziner und Philosophen Giovanni Maio auch nicht darum, zu behaupten, dass dies alles gar keinen Sinn mache oder gar zu unterlassen sei – im Gegenteil. Ausgewogene Ernährung und gesunde Lebensweise sind zweifellos wichtig und im Rahmen des Angemessenen empfehlenswert.

Gesundheitszustand: Tatsache ist aber, dass der Mensch trotzdem krank wird, und oft gerade nicht dort, wo er es am ehesten erwartet. Die Gesamtheit der internen und externen Stressoren, die letztlich zu irgendeiner Krankheit und später zum Tod führen und die nicht zu beeinflussen sind, überragt unsere guten Absichten auf ein gesundes Leben bei Weitem. Aus diesem Grund sind die medizinischen Probleme auch nicht einfach durch Rückgriff auf die Eigenverantwortung zu lösen – auch wenn die Krankenversicherer sich solches wünschen und zunehmend auch propagieren. Mündige Bürger und mündige Patienten sind auf jeden Fall erstrebenswert und wichtig, aber Mündigkeit hat mit dem Auftreten einer Krankheit nur selten etwas zu tun. Das persönliche Gesundheitsverhalten als individuelles Geschehen und eigenes Dazutun ist die eine Sache, der faktische Gesundheitszustand, die Realität dagegen ist eine ganz andere. Sehr vieles ist in Sachen Gesundheit und Krankheit *unverfügbar*, und das Schlimme meldet sich auch bei dem, der glaubt, doch alles richtig gemacht zu haben. Und auch wenn in gewissen Fällen eine Krankheit gar nicht so unerwartet daherkommt und man glaubt, dafür eine plausible Erklärung gefunden zu haben, bleibt dennoch vieles offen: In welcher Form und zu welcher Zeit tritt sie auf, und wie wird sie letztlich für den Erkrankten enden? Es wird wohl immer so sein, dass es den einen erwischt und den anderen nicht. Hier ist man geneigt, von Zufall zu sprechen, von einem für eine bestimmte Person *kontingenten Ereignis*. „Es ist durchaus möglich, es kann sein – aber es muss ja nicht. Hoffen wir, dass es *uns* nicht trifft!“

Nicht wählbare Ausgangsbedingungen: Allgemein bekannt ist, dass es einerseits die *strukturellen Rahmenbedingungen* sind, welche Gesundheit und Krankheit in hohem Maß bestimmen, und diese hängen kaum vom Einzelnen ab. Und es sind zudem die *genetisch festgelegten physischen und psychischen Grundlagen*, welche den Lebenslauf bezüglich Gesundheit und Krankheit entscheiden. Insgesamt also Ausgangsbedingungen, die keiner für sich wählen kann und die nur schwer oder überhaupt nicht zu beeinflussen sind. Unbestritten aber ist, dass sozial höheren Schichten ein deutlich größeres Potenzial an Abklärungen und Behandlungen von Krankheiten zur Verfügung steht als weniger privilegierten. Das zeigt sich schon allein darin, dass eine einmal ausgebrochene Krankheit bei einem Betroffenen aus einer sozial tieferen Schicht oft ganz anders angegangen wird, als dies bei Privilegierten der Fall wäre. Das hängt zusammen mit der Verfügbarkeit und Erreichbarkeit von medizinischer Hilfe, mit den notwendigen Fachkenntnissen und finanziellen Ressourcen, mit dem rechtzeitigen oder zu späten Erkennen der gesundheitlichen Störung.

Die Situation unterprivilegierter Gruppen: Die Bevölkerungsgruppe mit dem größten Erkrankungsrisiko für sehr viele Krankheiten (das zeigen verschiedenste Studien auf allen Kontinenten dieser Erde) ist typischerweise die unterprivilegierteste Gruppe innerhalb einer Gesellschaft und genau diese hat die geringsten Möglichkeiten, die Gesundheitsförderung in ihrem Verhalten zu berücksichtigen. Die Gründe dafür sind in erster Linie milieu- und arbeitsbedingt, hauptsächlich aber finanzieller Art. Prävention erreicht in allererster Linie diejenigen Leute, die ihrer am wenigsten bedürfen. „Die Betonung der Eigenverantwortung ist hier eine einseitige Strategie, denn diesen Menschen fehlt es nicht an Aufgeklärtheit oder gutem Willen, sondern an inneren Ressourcen und an günstigen, strukturellen Bedingungen.“ [143] (S. 136).

Der Aspekt der Selbstverantwortung muss mit Augenmaß verfolgt werden. Ein solches Konzept gibt nur dann Sinn, wenn erstens eine klare Kausalität im Prozess der Krankheitsentstehung bekannt ist und wenn zweitens die Möglichkeit für individuelle Verhaltensänderungen bei der betreffenden Person überhaupt gegeben sind. Diese Voraussetzungen bestehen nicht immer, da die Realität des Alltags solche Änderungen des Verhaltens oft gar nicht zulässt. In einem solchen Kontext von Eigenverantwortlichkeit zu sprechen, ist nicht nur unbedarft, es grenzt an Hohn, an Sarkasmus. Richtig wäre dagegen, die oft berechtigten Anliegen dieser unterprivilegierten Gruppen ernst zu nehmen. Eine Schuldzuweisung in dieser Art ist nicht bloß unfair, sondern von der Sache her falsch und unhaltbar.

Das Ideal des bedingungslosen Helfens: Ärztliches Handeln muss – (auch) im Kontext der Schuldfrage bei der Krankheitsentstehung – immer dem Ideal des bedingungslosen Helfens nachkommen. Wird dieses Paradigma aufgeweicht, rüttelt man an den Grundfesten der Medizin als soziale Praxis. Die Medizin darf nicht zum Richter über den Patienten mutieren, sondern sie muss Anwalt und Helfer des Patienten bleiben. Sollten gewisse Stimmen aus Politik und Krankenversicherungsbranche den Aspekt des Selbstverschuldens von Krankheit in der Gesellschaft vermehrt publik machen, wäre das sehr gefährlich und es hätte für jeden Einzelnen, ob gesund oder krank, rasch leicht absehbare Folgen: Ungerechtigkeit, Entsolidarisierung und gegebenenfalls Behandlungsverweigerung. Immer aber eine Erosion sittlicher Werte – unvereinbar mit einer aufgeklärten und pluralistischen Gesellschaft.

Maßregelung des Individuums: Wenn Krankheit früher als Schicksal mehr oder weniger bereitwillig angenommen wurde, so besteht heute zunehmend die Neigung, diese unter dem Aspekt des partiellen Selbstverschuldens zu begreifen. Selbstverständlich haben das eigene Dazutun und das persönliche Gesundheitsverhalten ihre Bedeutung. Auch ist an sinnvoller Prävention wie Impfungen, adäquate Ernährungsempfehlungen oder Informationen über die Risiken eines übermäßigen Alkohol- oder Nikotinkonsums überhaupt nichts auszusetzen. Es geht einzig darum, hier aufzuzeigen, dass immer mehr die Tendenz besteht, Krankheit unrichtigerweise als etwas durchgehend Beeinflussbares und Kontrollierbares zu betrachten, als ein weitgehend vermeidbares Geschehen zu interpretieren, für welches jeder Einzelne selbst die Verantwortung zu tragen hat. Dass diese Absicht tatsächlich besteht, zeigt sich beispielsweise darin, dass mittels gezielter medialer und politischer Auftritte oder mittels scharfer Direktiven gewisser Krankenversicherer zunehmend eine Disziplinierung von Individuum und Kollektiv im Gesundheitsbereich stattfindet. Eine Art von Maßregelung, deren Inhalte bezüglich Notwendigkeit, Nutzen und/oder Effektivität sehr oft weder überprüft noch hinterfragt werden.

Dabei entsteht der Eindruck, der Mensch werde zum unmündigen und entsprechend zu disziplinierenden Objekt gemacht, anstatt diesen erst einmal als Subjekt und ausgereiftes Individuum zu betrachten, welches selbst die Hoheit über seine Lebenspräferenzen und das Recht auf Selbstbestimmung hat. Dass die Sorge um die Gesundheit ins Zentrum des Alltagslebens rückt, ist nicht grundsätzlich falsch, aber es wird spätestens dann problematisch, wenn diese Sorge sich in einer Weise manifestiert, in welcher sie als Massregelung, Geheiß oder gar Verfügung empfunden wird. Wichtiger wäre demgegenüber all das, was unter echter Sorge im Sinn von Fürsorge, Schutz und Hilfe zu verstehen ist.

Krankmachende Wohlseins-Hektik und ihre Folgen: Wenn Gesundheitserziehung in all ihren Formen zu einem gleichsam manischen Treiben wird, dann riskiert sie, zu einer *krankmachenden* Wohlseins-Hektik zu degradieren. In diesem Fall müsste dringend auch die Frage nach dem Verursacher solcher Missstände gestellt werden. Dass wir Ärzte und Ärztinnen hier nicht nur unschuldige Beobachter sind, ist wohl kaum abzustreiten. Und dass die Pharmaindustrie an diesem Trend ordentlich mitverdient, ist ebenfalls nicht verwundlich, denn letztlich ist nicht bloß Krankheit, sondern auch Gesundheit ihr Kerngebiet. Mitbeteiligt sind ebenfalls gewisse Politiker, die sich dem Wähler mit vielversprechenden gesundheitspolitischen Maßnahmen als kompetent, weitsichtig und sozial denkend präsentieren wollen.

Gesundheit ist bekanntlich eine der notwendigen Voraussetzungen für Leistungsfähigkeit, eine in unserer Gesellschaft nicht ungern gesehene Eigenschaft. Eine hohe Leistungsfähigkeit erfordert Gesundheit, und um diese zu erhalten, existiert eine Unmenge von medizinischen Aufklärungsbroschüre mit (gutgemeinten) Ratschlägen, leider nur zu oft geprägt von Halbwissen und Nichtwissen, von Halbwahrheiten und Unwahrheiten. Empfohlen werden sehr viel Sport, denn wer sich zu wenig bewegt, wird krank; sehr gesunde Ernährung, denn wer sich schlecht ernährt, wird krank; pflanzliche Heilmittel- und Nahrungsergänzungen, denn nur sie verhelfen zu ewiger Jugend. Zudem gibt es zahlreiche Fitness- und Wellnessangebote, einen regelrechten Gesundheitstourismus und vieles mehr. Versprochen werden eine noch höhere Leistungsfähigkeit, Frische, Wohlergehen, Glück, ein immer klarer Geist und ein langes Leben. Und bitte alles bereits im jugendlichen Alter oder dann spätestens im mittleren Lebensabschnitt, sicher aber und zwingend für alle Seniorinnen und Senioren.

Mit dem Begriff der *Orthorexie (Orthorexia nervosa)* wird eine Essstörung bezeichnet, bei der vor allem junge Frauen am Zwang leiden, sich möglichst gesund zu ernähren. Die Erkrankten lehnen dabei den Großteil gängiger Lebensmittel als gesundheitsschädigend ab. Auch wenn dieses Krankheitsbild von der internationalen Klassifikation (ICD) noch nicht anerkannt wird, ist Orthorexie ein Thema in der populärwissenschaftlichen Literatur und wird auch in der Fachliteratur bereits regelmäßig diskutiert.

Gesundheitliche Verunsicherung: Verblüffend und ernüchternd zugleich ist die Tatsache, dass trotz dieser Wohlseins-Hektik die gesundheitliche Verunsicherung und die geklagten Defizite betreffend Gesundheitsverhalten noch nie so groß waren wie heute. In Deutschland klagt ein Drittel der Bevölkerung über körperliche und psychische Probleme, ein Fünftel lebt angeblich ein risikovolles Verhalten: zu wenig Schlaf, schlechte Ernährung, übermäßiger Konsum von Suchtmitteln und digitalen Medien etc. Aber leben diese Menschen wirklich so viel ungesünder als die Generationen vor ihnen, fragt sich Giovanni Maio [143]. Ist es nicht in erster Linie eine Frage der Wahrnehmung von körperlichen und seelischen Problemen, der Interpretation und des Umgangs mit diesen? Hier stellt sich doch die Frage: Geht es bei dieser Maßlosigkeit neben dem Aspekt der Zuweisung von Selbstverschulden von Krankheiten nicht auch um grundsätzliche gesellschaftliche und politische Themen?

4.1.2 Die Krux mit der Prävention

Gesundheitsmythen: Es wurde bereits darauf hingewiesen, dass bei vielen gut gemeinten Ratschlägen und insbesondere auch bei der Gesundheitsaufklärung oft mit Halbwahrheiten argumentiert wird. *Matthias Becker* hat sich mit solchen Gesundheitsmythen auseinandergesetzt und sich unter dem Titel „Mythen der Prävention – Wer krank wird, ist selber schuld?" ausführlich darüber geäußert [16]. Einige der von Matthias Becker aufgedeckten falschen, aber legendären Vorstellungen werden im Folgenden vorgestellt.

Der Mythos „Ohne Fleiß kein Preis"

Welchen Einfluss haben die *schmutzigen Vier* (Alkohol, Tabak, schlechte Ernährung, Bewegungsmangel) auf Körpergewicht, Krankheit und Sterblichkeit? Die Schwierigkeiten beginnen bereits mit der Frage nach dem richtigen Körpergewicht. Dazu *Ingrid Mühlhauser*, Professorin an der Universität Hamburg und Vorsitzende des Deutschen Netzwerks Evidenzbasierte Medizin: „Die Frage ‚Was ist ein gesundes Körpergewicht?' ist nicht so eindeutig zu klären." Bei erwachsenen Menschen entspricht das Gewicht mit der höchsten Lebenserwartung einem BMI von 27 und liegt damit in einem Bereich, welcher bereits als Übergewicht definiert wird.[16] „Es gibt auch eine Reihe von Studien, die versucht haben, durch intensive Lebensstilmaßnahmen – das heißt gesündere Ernährung, Gewichtsabnahme, mehr Sport – nachzuweisen, dass Menschen mit Übergewicht oder auch leichter und schwerer Adipositas, wenn sie Gewicht abnehmen und ein gesünderes Leben führen, länger leben, dass sie weniger Herzinfarkte haben, weniger Herz-Kreislauf-Erkrankungen. Und diese Studien, die bisher durchgeführt worden sind, konnten einen solchen Nachweis *nicht* erbringen." [16] Unabhängige Wissenschaftler relativieren den Einfluss der Lebensstilfaktoren. Übergewichtige Frauen leben besonders lang, die mit BMI von 27 haben die höchste Lebenserwartung.

Der Mythos „Gute Medizin schmeckt bitter"

Dementsprechend gelten als Inbegriff eines gesunden Lebens Verhaltensweisen, die unbequem sind und einen Genussverzicht beinhalten. Ein gesunder Körper soll das Ergebnis einer disziplinierten Lebensweise sein, Gesundheit das Ergebnis einer Anstrengung. Aber auch bei gesundem Verhalten kommt es auf die richtige Dosis an. „Viel hilft viel" – *Kopenhagener Herzstudie:* Das Mortalitätsrisiko bei körperlich Inaktiven liegt um 30 % höher als bei Menschen, die regelmäßig Laufsport treiben. Das gilt aber nur für moderates Joggen: nicht zu häufig, nicht zu lange und nicht zu schnell. „Immer mehr" (Sport, bessere Ernährung, Gewichtskontrolle) führt *nicht* zu einem entsprechenden gesundheitlichen Gewinn. Im Gegenteil – „mehr" kann sogar schaden. *Evidenzbasierte Medizin* (EBM) vermisst den Nachweis, dass die Maßnahmen für mehr Vorbeugung den gewünschten Effekt bringen. „Aufgrund der wissenschaftlichen Beweise, die wir im Moment haben [...] würde ich sagen, dass diese individuellen Verhaltensmaßnahmen am wenigsten aussichtsreich sind. Dort ist das Geld am wenigsten gut investiert. Und dazu haben wir auch sehr gute wissenschaftliche Daten. Das muss man einfach mal akzeptieren", ergänzt Ingrid Mühlhauser [16].

Der Mythos „Das kann jeder für sich entscheiden"

Damit ist gemeint, dass jeder an die Zukunft zu denken habe und sich halt einfach gesünder verhalten soll. Auch das scheint komplexer zu sein, denn viele gesundheitlichen Probleme wie Verschleißerkrankungen des Bewegungsapparates (degenerative Erkrankungen), Suchterkrankungen, Übergewicht und dessen Folgen wie Diabetes mellitus, Hypercholesterinämie etc. sind auch bedingt durch *Armut, Zugehörigkeit zu problembeladenen sozialen Schichten, Bildungsarmut, Migration.* Oft muss sich der Arzt bereits zufriedengeben, wenn die angemessene Behandlung nur halbwegs konsequent durchgeführt wird. Sportliche Betätigung und gesunde Ernährung bleiben oft ein Wunschtraum. Sozial Schwächere fallen oft durch das Präventionsraster. Gemeint damit ist der *soziale Gradient:* Außer Asthma und Brustkrebs sind *alle* Krankheiten bei Menschen mit einem niedrigen sozialen Status häufiger. Der Unterschied bei der Lebenserwartung ist enorm: „Er beträgt zwischen den Ärmsten und den Reichsten bei den Frauen acht Jahre, bei den Männern knapp elf Jahre. Wenn Sie mit der U-Bahn [von Berlin Zentrum] Richtung Zehlendorf fahren, dann verlängert sich die Lebenserwartung mit jeder Station um ein Jahr. Das

16 Ein BMI (Body-Mass-Index) von mehr als 25 gilt als Übergewicht.

sind die echten Probleme der *Primärprävention.* Ob wir jetzt ein paar Leute mehr auf den Sportplatz kriegen oder nicht, das ist dabei relativ irrelevant", ergänzt der Berliner Arzt *Michael Janssen* [16]. Und nochmals Ingrid Mühlhauser: „Die Menschen, die typischerweise diese individuellen Verhaltenspräventionen erreichen, die brauchen das überhaupt nicht. Und die Menschen, die eventuell davon profitieren könnten, die brauchen ganz andere Dinge als Maßregelungen zur individuellen Verhaltensveränderung zum gesunden Lebensstil." [16]

Der Mythos, die bisherige Erfolgsbilanz der Gesundheitsförderung sei beeindruckend

Auch diese Vorstellung ist ein Mythos. Der Begriff der Eigenverantwortung ist zwiespältig: Die Leute wollen in Betrieben nicht mit dem Gesundheitsthema konfrontiert werden, sie winken ab: „Wir haben genug Probleme, lassen sie uns mit der Gesundheit in Ruhe. Das nicht auch noch ..." Man denke an das Phänomen der *interessierten Selbstgefährdung,* gemeint ist damit das Verhalten von gewissen Mitarbeitern in Betrieben. Sie sind hochmotiviert, sie sind zu stark motiviert und gefährden sich durch ihren selbstlosen Einsatz. Mitarbeiter kommen zur Arbeit, obwohl sie krank sind, nehmen Arbeit mit nach Hause, machen keine Pausen: alles Ausdruck von verzerrter Wirklichkeitswahrnehmung, Verleugnung und Geheimhaltung von Krankheiten. Die Ursache dieser „selbstbestimmten" Selbstschädigung ist eine indirekte Steuerung der Mitarbeiter durch gewisse Firmen: Zielvereinbarungen, interner Wettbewerb, Erfolgsprämien. Das Personal soll sich verhalten, als ob sie Freiberufler oder Selbstständige wären, denn solches Verhalten nützt dem Betrieb. Früher waren es Drohungen mit Disziplinarmaßnahmen bzw. Lob und Belohnung, mit welchen die Leistung eines jeden hochgehalten wurde; heute droht Misserfolg oder Erfolg, beide sind potenziell gefährlicher. Denn beide setzen viel mehr Kräfte frei als die früheren Disziplinarmaßnahmen, sodass die Arbeitnehmer ihre eigene Gesundheit in die Bresche werfen. Früher bekam man Konflikte mit jemandem anderen, heute mit sich selbst. „Man kann unter Umständen sehr viel leisten und trotzdem keinen Erfolg haben. Weil der Erfolg eben nicht nur von der Leistung abhängig ist, sondern von den Rahmenbedingungen. Und wenn man nur für den Erfolg belohnt wird und nicht für die Leistung, entstehen Ungerechtigkeitserfahrungen." [16] Diese Steuerungsformen bringen das Individuum in eine Situation, in der es sich unbequeme Fragen stellen muss. Was fang ich mit meinem Leben an? Wo will ich hin? Was wird in fünf Jahren mit mir?

Der Mythos „Wer krank wird, ist selber schuld"

Durch die neue präventive Gesundheitspolitik stelle sich auch die Schuldfrage neu, so Matthias Becker. Wer trägt die Verantwortung für eine spätere Erkrankung – der Staat? Die Allgemeinheit? Das Individuum? Im deutschen Präventionsgesetz beispielsweise heißt es dazu: „Jeder Einzelne trägt die Verantwortung für die Chancen und Risiken seines Lebens. Diese Verantwortung gilt es zu stärken." [16] Jeder Einzelne muss „tun, was man tun kann ...", um sich gesund zu erhalten. „Erst wenn er dieser Mindestanforderung genügt, kann er auf Unterstützung und Hilfe hoffen." [16] Und wer eigenverantwortlich handelt, soll dafür entschädigt werden. Sich gesund zu verhalten, soll sich also finanziell lohnen. Rückerstattung von Versicherungsbeiträgen, falls Gesundheitskurse absolviert werden oder eine regelmäßige sportliche Betätigung nachweisbar ist. So versucht die *präventive Gesundheitspolitik,* das vermutlich Nützliche und das moralisch Richtige zur Übereinstimmung zu bringen. „Wer vorbeugen kann und es nicht tut, verstößt damit gegen eine ganz elementare Norm – die Norm, sorge für deine Gesundheit und du bist selbst verantwortlich für deine Gesundheit. Also Prävention als Kontextsteuerung, also Schaffen von Anreizen, das ist letztlich neoliberale Gesundheitspolitik", meint dazu der Soziologe *Ulrich Bröckling* [16].

Der Mythos, das Verhalten der Einzelnen zu steuern, sei sinnvoll und unproblematisch

Neben Eigenverantwortung ist *Anreiz* ein wesentlicher Schlüsselbegriff in der Prävention. Es wird weder genötigt, noch verboten, noch bestraft – umso mehr empfohlen und bestärkt. Anreize sind beliebt, weil sie Belohnungen versprechen. Doch stellt sich hier die Frage, ob der Staat auf diese Weise nicht an grundrechtlichen Freiheiten rüttelt, statt sich des Einflusses zu enthalten und neutral zu bleiben. Anreize sind mit neutralem Verhalten kaum kompatibel, da sie beeinflussen. Einflussnahme ist aber gerade ihr Zweck, kritisiert beispielsweise die Staatsrechtlerin *Ute Sacksofsky* in einem Aufsatz über *Bevölkerungspolitik als Staatsaufgabe*. Der Staat beansprucht Zuständigkeiten, deren Ausmaß und obere Begrenzung offen und demnach heikel sind. Zuviel Coca-Cola schadet Eurer Gesundheit. Und sie stellt die rhetorische Frage: „Wie groß darf in New York der Coca-Cola-Becher im Kino noch sein?" [198].

Der Mythos, dass Prävention immer zweckmäßig sei

Das individuelle Verhalten über Preise oder Steuern zu lenken, ist eine klassische Methode, aber nicht immer zweckmäßig. Man denke an die Tabaksteuern in New York – arme Raucher geben bis zu einem Viertel ihres Einkommens für Zigaretten aus. Eine Prävention dieser Art ist unverhältnismäßig und autoritär. Prävention ja, aber nur, wo sie Sinn macht und die grundrechtlichen Freiheiten nicht tangiert. Der Glaube an die Macht der Vorbeugung hat viele Anhänger: in der Bevölkerung (Eigenverantwortung bezüglich Gesundheit), in der medizinischen Branche (Prävention als Geschäftsfeld), in der Politik (gesunde und leistungsfähige Menschen als Staatsziel). Die Gründe dafür sind mannigfaltig. Und Prävention soll nur dann betrieben werden, wenn erstens die Zusammenhänge zwischen Ursache und Wirkung innerhalb eines Krankheitsprozesses anerkannt sind und wenn zweitens die zur Prävention vorgeschlagenen Verhaltensänderungen eine Krankheit nachweislich günstig beeinflussen. Nur unter diesen Bedingungen ist es zulässig, das individuelle Verhalten zu steuern. „Es ist dann nicht mehr ein Schicksal, das einen ereilt, sondern ein Risiko. Man hat also das, was dann passiert, sich selbst zuzuschreiben. Es ist nicht mehr etwas, was von außen kommt, sondern etwas, was vom eigenen Handeln abhängig ist", schreibt der Soziologe Ulrich Bröckling [16].

4.2 Die quartäre Prävention

Dass Prävention nicht nur vor Krankheit schützt, sondern auch das Gegenteil bewirken kann, darüber wurde bereits berichtet. Dieser unerwünschte Begleiteffekt der Prävention ist der modernen Medizin im Übrigen auch bekannt. Die Hausärzte und Hausärztinnen haben sich mit dieser Thematik an ihren internationalen *WONCA-Kongressen* der letzten Jahre wiederholt beschäftigt (s. Exkurs). Unter dem Begriff quartäre Prävention wird die *Prävention vor unnötiger Prävention* verstanden. *Bruno Kissling* hat bereits im Jahre 2010 einen bemerkenswerten Artikel über die Thematik der quartären Prävention verfasst und aufgezeigt, dass Prävention vieles mehr enthält als bloß das frühzeitige Erkennen und Verhindern krankmachender Entwicklungen [126]. Denn Prävention ist nicht ohne Risiko zu haben und schafft gelegentlich auch Krankheit. Je höher die präventivmedizinischen Aktivitäten sind, umso größer ist zwar die Chance, tatsächlich vorzubeugen, aber umso

Exkurs

WONCA

WONCA ist die Weltorganisation der Hausärzte. WONCA heißt: World Organization of National Colleges, Academies and Academic Associations of General Practitioners/Family Physicians. Oder konziser: World Organization of Family Doctors. Die in der WONCA organisierten Hausärzte betreuen über 80 % der Weltbevölkerung. *WONCA World* arbeitet in verschiedenen Projekten eng zusammen mit der *WHO*. Die politisch neutrale Mission der WONCA lautet: Verbesserung der Lebensqualität aller Menschen dieser Erde durch Förderung hoher Standards in der Hausarztmedizin, Entwicklung von akademischen Organisationen für Hausarztmedizin, Austausch unter den Mitgliedorganisationen, Repräsentation der hausärztlichen Aktivitäten in Lehre, Forschung und beruflichem Alltag.

größer ist auch das Risiko ungewollter Kollateralschäden.

Präventionsarten: Unter *primärer* Prävention wird der Schutz vor Krankheit verstanden, unter *sekundärer* das Erhalten der Gesundheit bei vorliegenden Risikofaktoren, unter *tertiärer* das Aufhalten des Fortschreitens einer bereits manifesten Krankheit und unter *quartärer* nun also die Prävention vor unnötiger Prävention. Die primär- und sekundärpräventiven Aktivitäten umfassen das Screening von beschwerdefreien Gesunden. Risiken sollen diagnostiziert und rasch therapiert werden, um die sich ankündigenden Krankheiten zu vermeiden, aufzuhalten oder zu heilen: „Für mehr Sicherheit werden die *Cut-off-Werte* immer tiefer abgesenkt.[17] So tief, dass zuletzt fast 90 % der Menschen (im Einflussbereich der Medizin) Träger eines oder mehrerer Risikofaktoren sind. Und 100 % haben „the risk to have a risk ...". Eine inflationäre Ausweitung des Risikobegriffs und der Präventionsaktivitäten!" [126].

Auch wenn die Grundidee der Vorbeugung richtig und ein gewisses präventivmedizinisches Angebot sinnvoll ist, sind ein kritisches Hinterfragen und eine nüchterne Beurteilung jeglicher präventivmedizinischer Maßnahmen zwingend notwendig. Denn auch hier gilt: *primum nil nocere* (erstens nicht schaden). Hier sind *quartärpräventive Reflexionen* gefragt und sie führen, gemäß Bruno Kissling, zu folgenden Erkenntnissen:

Die primäre Prävention: *Schutz vor Krankheit bei beschwerdefreien Gesunden:* Dazu gehören Screenings wie Mammografie und die Bestimmung des Prostataspezifischen Antigens (PSA Das Problem: Gefunden werden viel mehr sog. Low-Grade-Tumoren, die nie wirklich zu einer Bedrohung der Gesundheit werden. Trotzdem folgen intensive operative, strahlen- und chemotherapeutische Behandlungen, meistens verbunden mit beträchtlichen Nebenwirkungen und Angst. Über die Sterblichkeit lässt sich wenig sagen, denn sie sinkt identisch bei gescreenten und nicht gescreenten Bevölkerungsgruppen. Offensichtlich spielen hier noch andere, bisher nicht bekannte Faktoren eine Rolle. Die ethische Frage lautet hier: „Wie viele gesunde Menschen dürfen fälschlicherweise krank gemacht werden für die Rettung eines Erkrankten?" [126]. Im Weiteren hat sich auch gezeigt, dass Änderungen des Lifestyles im Rahmen der Primärprävention trotz aufwendiger Motivationsbemühungen keinen anhaltenden Erfolg haben.

Die sekundäre Prävention: *Erhalten von Gesundheit bei vorliegenden Risikofaktoren bei beschwerdefreien Gesunden:* Dazu gehört die Behandlung von erkannten Risiken wie beispielsweise von

17 Der Cut-off-Wert ist ein festgelegter Testtrennwert, der hinsichtlich eines bestimmten Testmerkmals zwischen „was ist noch gerade gesund" und „was ist bereits krank" trennt. Er hilft dabei, ein gemessenes Testergebnis zu interpretieren und darüber zu entscheiden, ob in irgendeiner Weise zu intervenieren ist.

erhöhtem Blutdruck, Blutzucker und Cholesterinspiegel. Das macht Sinn, ist notwendig und steht hier in keiner Weise zur Debatte. Bemerkenswert ist jedoch, dass es bis heute wissenschaftlich nicht nachzuweisen ist, wer und ab welchem Cut-off-Wert von einer Sekundärprophylaxe profitiert, und noch viel weniger, in welchem Maß er dies tut. Auch ist nicht zu definieren, welcher Zehner- oder Hunderterfaktor der *Number needed to treat* (NNT) für eine sinnvolle Medizin akzeptabel ist.[18]

Die tertiäre Prävention: *Aufhalten des Fortschreitens einer bereits manifesten Krankheit:* Ziel dieser Prävention ist, bereits manifest gewordene Erkrankungen bezüglich ihrer Schwere, Ausbreitung und Folgen, aber auch in Bezug auf ihr Rückfallrisiko günstig zu beeinflussen. Dabei sollen Lebensqualität und Funktionsfähigkeit durch Therapien aller Art, Heilgymnastik oder Kuraufenthalte weitgehend erhalten bleiben oder wiederhergestellt werden. Bei klinisch manifester chronischer Erkrankung sinkt die *tertiärpräventive NNT* der Therapien jedes einzelnen der oft kombinierten Risikofaktoren in den ein- bis zweistelligen Zifferbereich. Mit anderen Worten: Der individuelle Nutzen liegt für den Patienten im Zufallsbereich. Hingegen sind die Nebenwirkungs- und Interaktionspotenziale der polypharmazeutischen Therapien in meist hohen Dosierungen weitgehend unerforscht. Dabei ist zu bemerken, dass viele Medikamente die zukünftige Entwicklung der Krankheit im Visier haben und nur wenige für die Behandlung der aktuellen Symptome verschrieben werden.

18 Number needed to treat (NNT), also die Anzahl notwendiger Behandlungen. Die NNT ist eine *statistische Zahl* und gibt an, wie viele Patienten in einer gewissen Zeit (z.B. in 1 Jahr) mit einem bestimmten Medikament oder einer Methode behandelt werden müssen, um das gewünschte Therapieziel bei *einem* Patienten zu erreichen bzw. um *ein* bestimmtes Ereignis zu verhindern (Bsp. Lungenembolie). Sie sagt etwas aus über den *Nutzen einer Behandlung.*

Aufgrund dieser Mythen und Einwände gegenüber exzessiver Prävention ist deren Hinterfragung begründet und erforderlich.

Die quartäre Prävention: *Prävention vor unnötiger Prävention:* Wenn es tatsächlich so ist, dass die ersten der drei Formen von Prävention in vielen Fällen weder risikofrei noch sicher wirksam und deshalb nicht immer zweckmäßig sind, muss die Frage nach dem Sinn der Prävention in jedem Fall gestellt werden. Eine gründliche Reflexion über den Nutzen von primärer, sekundärer und tertiärer Prävention zeigt, dass auch hier die Devise „Je mehr, umso besser" keineswegs Gültigkeit hat. Neben einer adäquaten und sinnvollen Prävention scheint die Suche nach *the cause behind the cause* ebenso Erfolg versprechend. Gemeint damit sind die Hintergründe, die gesellschaftlichen, sozioökonomischen und individuellen kontextuellen Lebensbedingungen eines Menschen oder einer Gruppe. Hier finden sich die wesentlich größeren Risikofaktoren für die Entstehung von Krankheit. Und umgekehrt die wichtigeren Elemente zur Förderung von Gesundheit. Armut und Stress machen krank, Glück und Zufriedenheit fördern die Gesundheit. Liegt vielleicht hier die Erklärung, „weshalb alle heutigen, allzu eng auf Symptome und etabliertes Verhalten fokussierte Methoden zur Gesundheitsförderung versagen?" Nochmals Bruno Kissling dazu: „Eine aktive und kluge Sorge zum Glück der Bevölkerung könnte wesentlich wichtiger und erfolgreicher sein, als alle bisher präventivmedizinisch korrigierenden Maßnahmen." [126].

4.3 Heilsversprechen durch Farben, Düfte, Klänge …

Noch nie waren Gesundheit und medizinische Versorgung so gut wie heute. Dass in solchen Zeiten die Heilsversprechen, noch gesünder, fitter, schlanker und schöner zu werden, ins Unermessliche wachsen, ist paradox und absurd zugleich. Paradox deshalb, weil Gesunde nicht noch gesünder werden können und absurd deshalb, weil es widersinnig ist, etwas zu suchen, was bereits gefunden ist.

Die Wellness-Branche: Der Mensch ist, was seine Gesundheit anbelangt, verunsichert und zudem hat ihn sein gesunder Menschenverstand verlassen. Er wird getrieben von Problemen, die früher keine waren: was essen, wie bewegen, wie atmen, wie schlafen. Und von Verspannung, Stress, Übermüdung, Kraftlosigkeit und Vergiftungen aller Art. Schlecht für ihn, gut für die Wellness-Industrie. „Kein anderer Markt wächst so schnell – um 10 % alleine zwischen 2013 und 2015, die Spa-Industrie sogar um 25 % –, wie das Global Wellness Institute letztes Jahr vermeldete." [254] Ohne Konsument keine Wellness-Industrie, da besteht kein Zweifel. Beide sind Ursache dieser Misere und deren Lösung zugleich. Ihr Selbstverständnis reicht von Heilkunst über Magie bis hin zu Esoterik. Ihre Remedien (Gegenmittel, Heilmittel), Kuren und Heilsversprechen sind oft abstrus. Ihre Heilbehelfe und Rezepte reichen über das ganze Spektrum, was den menschlichen Sinnen überhaupt zugänglich ist – und nicht selten noch darüber hinaus. Allen aber ist der *pekuniäre Aspekt* gemein. Diese Angebote sollen hier nicht im Einzelnen und namentlich aufgeführt werden, denn es soll vermieden werden, ihnen zu noch mehr Publizität zu verhelfen. In einem kürzlich erschienenen Artikel in einer schweizerischen Wochenzeitung mit dem Titel „Der Wellness-Wahnsinn" schreibt *Bettina Weber* dazu: „Während sich die Welt über *alternative Fakten* in der Politik echauffiert, haben sie dort, wo es um den eigenen Körper geht, seit Jahren Hochkonjunktur – ganz so, wie wenn es nie eine Aufklärung gegeben hätte." [254] Wellness ist eine Branche, in welcher pseudowissenschaftliche Ansichten salonfähig und wissenschaftliche Fakten chancenlos sind.

Vermischung von Wellness und Medizin: Der Leitgedanke dieses Buches ist es, den kranken Menschen in seiner Krankheit nicht bloß aus biologisch-naturwissenschaftlicher Sicht, sondern ebenso aus humanistischer, anthropologisch-geisteswissenschaftlicher Sicht zu verstehen. Diese Prämisse autorisiert nun aber in keiner Weise dazu, alternative Fakten als wahre Sachverhalte, als Wirklichkeit mit entsprechender Wirksamkeit anzupreisen und dem Menschen, ob gesund oder krank, für teures Geld zu vermarkten. Wenn in diesem Zusammenhang auf das Phänomen der suggestiven Wirkung einer Intervention, beispielsweise auf den Placeboeffekt, hingewiesen wird, dann muss dem selbstverständlich Rechnung getragen werden. Es gibt bekanntlich solche Effekte, deren Wirkung nicht der Verum-Behandlung (also der Behandlung durch den Wirkstoff) zuzuschreiben sind, und diese suggestiven Effekte dürfen und sollen auch in ein Behandlungskonzept einfließen. Das darf die Wellness-Industrie jedoch in keiner Weise legitimieren, den Menschen ausschließlich als Konsumenten zu betrachten, ihn mit teils abstrusen Informationen und Angeboten zu ködern, um sich auf diese Art grenzenlos zu bereichern. Die Begründung, dass solches Tun verwerflich ist, liegt darin, dass es oft schwierig ist, die Grenze zwischen gesund und krank, zwischen Wellness und Medizin, zwischen unwissenschaftlich und wissenschaftlich und letztlich zwischen Spaß und Ernstfall zu ziehen, da diese immer unscharf und verschwommen ist. Das bedeutet, dass auch die Wellness-Industrie es sehr oft mit kranken Menschen zu tun hat, ob diese nun körperlich oder psychisch krank sind. Dieser Tatsache ist dringend Rechnung zu tragen, denn sie weist auf eine Gefahr hin, die durch die *vermeintlich* enge Nachbarschaft von Medizin und Wellness bedingt ist: nämlich die Gefahr der unheilvollen Vermischung zweier grundsätzlich verschiedener Bereiche, die nur sehr bedingt gemeinsame Aufgaben und Ziele haben. Dass Wellness jedoch in gewissen Situationen für bestimmte

Menschen hilfreich und nützlich sein kann, ist selbstverständlich und soll hier auch nicht infrage gestellt werden.

4.4 Verhaltensänderung durch (E-)Nudging

Verhalten fördern durch „Anstupsen“: In der Strategie Gesundheit 2020 des BAG wird vorgeschlagen, für chronisch kranke Menschen die richtigen Anreize für eine gesündere Lebensweise zu schaffen und deren Eigenverantwortung zu steigern [40]. Aus der *Verhaltensökonomie* ist längst bekannt, dass das Verhalten von Konsumenten durch „leichtes Anstupsen“ (to nudge) voraussehbar wird und merklich beeinflusst werden kann. Und dies geschieht weder mit Geboten noch mit Verboten. Menschliche Entscheidungen sind nur begrenzt rational, sie werden unweigerlich durch ihren Kontext beeinflusst: durch das soziale Umfeld, Voreinstellungen, Sichtbarkeit von Optionen und deren Verfügbarkeit.

Durch die geeignete Veränderung des Kontexts lässt sich ein beliebiges Verhalten fördern: Beispielsweise kann in einem Geschäft durch geeignete Platzierung von Produkten (an der Kasse, auf Augenhöhe etc.) deren Verkauf gesteigert werden. Oder ein anderes Beispiel: An einer Universität in den USA wurde bei den Druckern standardmäßig auf doppelseitiges Drucken umgestellt. Die Annahme, dass die Anwender zu bequem waren, jeweils auf einseitiges Drucken umzustellen, hat zugetroffen. So wurde automatisch doppelseitig gedruckt und damit während vier Jahren mehr als 50 Millionen Blätter (4650 Bäume) eingespart.

Gesundheitsförderliches Verhalten: Durch geeignete Veränderung des Kontexts sollte sich doch auch ein gesundheitsförderliches Verhalten aufbauen lassen, argumentieren die Befürworter, insbesondere in der medizinischen Gesundheitsversorgung. Menschen sollen durch sanftes Anstupsen so beeinflusst werden, dass sie Entscheidungen treffen, die für ihr Wohlergehen förderlich sind. Zielpublikum sind letztlich alle Bürger, ob jung oder alt, ob gesund oder krank. Das Ziel ist, durch rechtzeitige Intervention die Gesundheit zu fördern, Krankheiten zu vermeiden und nicht zuletzt auch viel Geld zu sparen. Dabei geht es um die Übernahme von Verantwortung durch den Bürger selbst, und dies am besten schon bevor dieser erkrankt ist, noch viel mehr aber, wenn er einmal erkrankt ist. Dem ist grundsätzlich nichts entgegenzuhalten. Dass es nun aber dem einzelnen Menschen oft sehr schwerfällt, sein Verhalten entsprechend zu ändern, ist hinreichend bekannt. Denn zwischen der Einsicht in den Nutzen des gesunden Verhaltens und dem tatsächlichen Verhalten herrscht eine breite Kluft. Der Grund liegt darin, dass der Mensch nicht immer rational und in seinem eigenen Interesse handelt. Sehr häufig liegen andere Handlungsgründe vor, wie beispielsweise Neigungen, Gewohnheiten oder Automatismen. Solche basieren auch auf sozialen und kulturellen Gegebenheiten oder sind Folge ungenügender Selbstkontrolle. *Nudging* soll hier Abhilfe verschaffen und falsche Entscheide minimieren. Dabei sollen Entscheide getroffen werden, die später nicht bereut werden. Dies mittels „Voreinstellungen, die gewünschtes Verhalten begünstigen (z. B. Eintragung in Organspenderregister) oder sogenannter *commitment devices,* also Werkzeuge zur Selbstverpflichtung. Diese eignen sich unter anderem, um Selbstkontrollproblemen entgegenzuwirken.“ [141]

E-Nudging: Unter E-Nudging wird die Verknüpfung von Nudging mit digitalen Technologien wie Smartphones, Smartwatches, tragbare Sensoren (Wearables) verstanden. Sie sollen das Potenzial haben, den Wandel von einer eher passiven Rolle des Patienten zu einer verstärkt *partizipativen Rolle* zu unterstützen. Sensoren messen und melden Vitalwerte, und Apps sollen die Patienten dazu anhalten, Medikamente einzunehmen oder Diätpläne exakter einzuhalten. Automatische Benutzeradaptationen werden die erforderlichen individuellen Anpassungen garantieren und die Wirksamkeit der *Gesundheits-Apps* weiter erhöhen.

Mangelnde Evidenz: Der Wirkungsnachweis von Nudging und E-Nudging im Gesundheitsbereich ist bis heute offenbar noch bescheiden. Die Autorinnen erklären die mangelnde Evidenz damit, „dass die Ursachen für Gesundheitsprobleme wie Übergewicht überaus komplex sind und sich daher nicht mit einfachen, einmaligen Maßnahmen beheben lassen. Außerdem erreichen die meisten Maßnahmen zur Gesundheitsförderung in erster Linie diejenigen, die für die Thematik ohnehin schon sensibilisiert sind. Wie erreicht man jedoch die sogenannt vulnerablen Gruppen, [...] wie kann man deren Gesundheitskompetenz und damit deren Selbstverantwortung stärken?“ [141]

Libertärer Paternalismus: Nudging arbeitet mit „nudges“, mit Stupsern also. Die Idee, dass mit wohlwollenden Nachhilfen der zu irrationalem Verhalten neigende und meist träge Mensch zu besseren Entscheidungen geführt werden kann, ist grundsätzlich alt. Man erinnere sich bloß an die Kindererziehung, sei das als Betroffener oder auch als Erziehender. Oder an die Geschwindigkeitskontrollen mit lachenden, traurigen oder bösen Smileys, statt mit Blechpolizisten, tönt genial – auf den ersten Blick. Und ist es vielleicht auch bei dieser Form von Anwendung. Eine Art von Lenkung, die nichts verbietet oder befiehlt, aber gleichwohl lenkt, nennt sich sanfter (oder libertärer) Paternalismus. Man erhofft sich, mit solchen Nudges eine bessere Gesellschaft aufzubauen. Denn mit Nudges lassen sich alle möglichen Entscheidungen im Sinne eines höheren Ziels beeinflussen. Und wenn es sich bei diesem Ziel um die Gesundheit handelt, dann ist wohl kaum etwas dagegen einzuwenden. Oder vielleicht doch?

Manipulative Steuerung: Aufgrund der subtilen, oft unmerklichen Beeinflussung des Menschen durch Nudging und der dieser Beeinflussung inhärenten Absicht der manipulativen Steuerung ist Nudging nicht unumstritten. Libertärer Paternalismus muss hinterfragt werden, weil der Staat oder irgendeine Organisation auf diese Art systematisch Entscheidungen, die eigentlich der Bürger zu treffen hat, nach den eigenen Vorstellungen lenken oder gar übernehmen kann. Eine auf Eigenverantwortung basierende Entscheidungsroutine wird so kaum noch gedeihen können. „Wer per Geburt automatisch zum Organspender wird, ohne sich dessen bewusst zu sein, wird sich kaum je mit Fragen über Hirntod, Organmangel oder Organ-Allokation auseinandersetzen – im Gegensatz zu demjenigen, der aus eigenem Antrieb einen Spenderausweis ausfüllt“, wird *Jan Schnellenbach,* Geschäftsleiter am *Walter-Eucken-Institut,* das sich mit ordnungspolitischen Fragen beschäftigt, in einem NZZ Artikel von *Claudia Wirz* zitiert [266]. Eigenverantwortlichkeit muss trainiert werden, ansonsten verkümmert sie oder wird gar nicht erst ausgebildet. Zudem, so die Autorin, bestehe die Gefahr, dass der sanfte Paternalismus soziale Konventionen schaffe und Konformitätsdruck erzeuge. Eine solchermaßen gesteuerte Gesellschaft wäre konformistisch, unerträglich brav und spießig.

Und auch *Gerd Gigerenzer,* welcher sich intensiv mit Entscheidungsprozessen beim Menschen auseinandergesetzt hat, warnt vor Nudging. „Wir kennen das aus der DDR: Man schiebt die Bürger von der Wiege bis zur Bahre.“ Der *Nudging-Staat* sei „eine Expertendemokratie, wo man annimmt, dass Experten wissen, was für Sie und mich richtig ist.“ [266]

5 Über Lebensqualität, das gute Leben und das Wohl des Patienten

Einführende Bemerkungen

- Im Zusammenhang mit Gesundheit und Krankheit wird sehr oft über *Lebensqualität* (Kap. 5.1) und über das *gute Leben* (Kap. 5.2) gesprochen. Im Folgenden sollen diese beiden Begriffe etwas genauer betrachtet werden. Es gibt auch hier mehrere Auffassungen und Erkenntnisse, die es zu beachten und zu überdenken gilt.
- In diesem Kontext steht ebenfalls das *Patientenwohl* (Kap. 5.3), welches nicht als ein unveränderliches, einmal definiertes und von nun an immer gültiges Patientenwohl zu verstehen ist. Es ist vielmehr Ausdruck einer subjektiven und situationsabhängigen Vorstellung des Patienten, wie sein Leben in seiner Krankheit und sein Sterben zu gestalten ist. Das kann sich ändern, gegebenenfalls immer wieder, und ist demnach als ein dynamischer Prozess zu verstehen.

5.1 Der Aspekt der Lebensqualität

„Lebensqualität ist das, was der Patient darunter versteht", meint *Ciaran O'Boyle* [169].

Um Lebensqualität (LQ) fassbar zu machen, braucht es einen Perspektivenwechsel. Weg von der Perspektive des medizinischen Fachpersonals hin zu derjenigen des Patienten, denn von ihm ist primär auszugehen. Nur er kann sich seine eigenen und ganz persönlichen Vorstellungen von Lebensqualität machen, und er sollte dies möglichst ohne Beeinflussung und ohne fremde Vorgaben tun. Doch was ist Lebensqualität eigentlich genau und wie kann man ihr überhaupt gewahr werden? Und kann man überhaupt etwas messen, was nur schwierig oder gar nicht objektivierbar ist? Das Erfassen von Lebensqualität ist zweifellos ein sinnvolles und ambitiöses Vorhaben, denn sie zu kennen, ist eine wesentliche Voraussetzung für eine patientengerechte Behandlung. Dazu ist es jedoch notwendig, die Schwierigkeiten und die Schwächen all dieser Erfassungsversuche und Messverfahren genauer zu kennen und diese bei der abschließenden Interpretation der Ergebnisse auch zu berücksichtigen und entsprechend einzubeziehen.

WHO-Definition von Lebensqualität: Hier geht es in erster Linie um die *Lebensqualität in Bezug auf Gesundheit und Krankheit* bzw. als Zielvorstellung für die Krankheitsversorgung. Erst seit den 1980er-Jahren spielt dieser Begriff in der Medizin eine größere Rolle. Die WHO-Definition von Lebensqualität im Wortlaut: „Lebensqualität ist die subjektive Wahrnehmung einer Person über ihre Stellung im Leben in Relation zur Kultur und den Wertsystemen, in denen sie lebt und in Bezug auf ihre Ziele, Erwartungen,

Standards und Anliegen." Sie ist ein multifaktorielles Konstrukt und hat die Dimensionen

- des Somatischen: die körperlichen Komponenten wie funktioneller Status, allgemeine körperliche Beschwerden, diagnose- und therapiespezifische Symptome/Beschwerden, geistige Leistungsfähigkeit;
- des Psychischen: die psychischen Komponenten wie Verhaltensmuster, Wahrnehmungsmuster, emotionales Erleben, kognitive Fähigkeiten, Motivation, kommunikative Kompetenz;
- des Interpersonellen: Familie, Freundeskreis, Gesellschaft, Sexualität;
- des Sozioökonomischen: die Aspekte der Arbeit/Leistung, Finanzen, Umwelt, Wohnverhältnisse, Freizeitmöglichkeiten und
- des Spirituellen: Religion.

LQ-Gesamtwert und gesundheitsbezogene LQ: Zur Erfassung der Lebensqualität (LQ) bedient man sich oft des sogenannten LQ-Gesamtwerts. Ein für jeden Patienten individuell geltender LQ-Gesamtwert errechnet sich aufgrund der durch diesen selbst gewichteten Zufriedenheitsgrade (auf einer Skala von 0–100) fünf verschiedener Lebensbereiche, welche ihrerseits wiederum relativ gewichtet werden. Nun hat sich jedoch gezeigt, dass der so errechnete LQ-Gesamtwert sehr oft nicht mit der sogenannten gesundheitsbezogenen Lebensqualität oder dem funktionellen Status korreliert. Diese beiden dienen zwar der Gesundheitserfassung (Mobilität, Kraft etc.), nicht aber der tatsächlichen Lebensqualität. Die gesundheitsbezogene Lebensqualität wird mit dem Fortschreiten einer Krankheit zwar immer schlechter, aber die LQ bleibt beispielsweise bei Palliativpatienten erstaunlicherweise über die Zeit im Mittelwert etwa gleich. Dazu *Gian Domenico Borasio:* „Dieses Ergebnis grenzt an ein Wunder: Den Patienten geht es physisch immer schlechter, sie haben den Tod vor Augen, aber ihre eigene Lebensqualität bleibt konstant. Das ist auch seelsorgerisch ein sehr interessanter Befund." [33]

Lebensqualität definieren: Falls die Verbesserung oder zumindest das Halten von Lebensqualität das erklärte Ziel der Medizin ist, so ist es sinnvoll, den Begriff der Lebensqualität noch genauer anzuschauen. Gemäß WHO-Definition des *Healthy Aging* kann Lebensqualität als funktionaler und dynamischer Prozess verstanden werden. Sie ist die Voraussetzung, die es Personen erlaubt, „zu tun und zu sein, was für sie bedeutsam ist" (WHO 2015)[19]: Eine hohe Lebensqualität setzt dieser Definition gemäß Fähigkeiten, Fertigkeiten, Eigenschaften, biologisch-physiologische Bedingungen, alltägliche Aktivitäten und eine nicht lebensfeindliche Umwelt voraus – selbstverständlich in gegenseitiger Wechselwirkung. „Hohe Lebensqualität erfordert also ein systematisches Zusammenspiel von Handlungsgelegenheiten in einer Gesellschaft, Handlungsfähigkeiten einer Person, und dem Erkennen, Bewerten und Priorisieren von Handlungsmöglichkeiten und Handlungsfolge." Zu diesem Schluss kommt ein Bericht zum ersten Workshop *„Lebensqualität definieren"* zum Thema Lebensqualitätsforschung in der Schweiz [223]. Konstituiert wird Lebensqualität durch die Person selbst (durch ihre eigenen Ressourcen, Schwächen und ihre Handlungsentscheidungen), durch deren aktuellen Gesundheitszustand, spezifischen sozialen und kulturellen Kontext sowie durch die Wechselwirkungen zwischen dieser Person und diesem Kontext. Diese sehr vielfältigen und komplexen Faktoren, welche die LQ bestimmen, sind entsprechend schwierig zu erfassen, gerade wenn es darum geht, LQ zu messen. Zudem ist es oft so, dass diese nur schwer fassbaren Bedingungen gelegentlich kontrastieren mit der spontanen Einschätzung der LQ eines Außenstehenden. Als Beispiel sei an die eben erwähnte Erfahrung von Gian Domenico Borasio erinnert, nach welcher bei Palliativpatienten erstaunlicherweise die LQ über die Zeit im Mittelwert etwa gleichbleibt,

19 Es sei nur kurz angefügt, dass auch hier der Begriff *bedeutsam (Bedeutsamkeit)* verwendet wird.

auch wenn es den Patienten immer schlechter geht. Vielleicht kontrastieren sie jedoch nur auf den ersten Blick, da bei genauerem Hinschauen bald klar wird, dass von einer Palliativsituation nicht unbesehen auf eine Kurativsituation geschlossen werden darf.

Lebensqualität erfassen: Zur Erfassung von Lebensqualität müssen dementsprechend all die genannten Faktoren mit adäquaten Instrumenten gemessen werden, um daraus ein individuelles LQ-Profil zu bilden. So geht es letztlich darum, sich auf die geeignetsten Instrumente zu einigen und die wirklich lebensqualitätsrelevanten Daten zu finden. Wichtig zu wissen ist, dass es nicht reicht, die LQ-bestimmenden Faktoren nur ein einziges Mal zu bestimmen und dass man auch nicht glauben darf, dass diese dann für den weiteren Krankheitsverlauf unverändert so bleiben werden. Die Einschätzung der LQ muss immer wieder neu geschehen, da diese sich nicht als etwas Statisches und Unveränderbares verstehen lässt. Sie ist im Gegenteil stets einem Wandel unterworfen und ist als ein dynamischer Prozess zu verstehen, was in Bezug auf die medizinischen Beurteilungen und Entscheidungen von großer Bedeutung ist. Wenn also die Lebensqualität des Einzelnen, sei er gesund oder krank, und die der Gesellschaft als Ganzes verbessert werden will, sind ständige Neubeurteilungen unerlässlich.

Validierte Messinstrumente: Gemäß dem Bericht zum zweiten Workshop *„Lebensqualität (LQ) messen“* der SAMW vom September 2016 wird das Messen der Lebensqualität in der Schweiz für das Gesundheitswesen immer wichtiger [224]. Dazu brauche es geeignete und je nach LQ-Konzeption unterschiedliche Messinstrumente. Die Messung von LQ erfordere eine Sammlung von Instrumenten, die jeden einzelnen der verschiedenen Aspekte im Sinne eines dynamischen LQ-Profils erfassen könne und dies in standardisierter Weise und bei genügend vielen Personen. Bei der Erfassung der Lebensqualität sind laut diesem Bericht drei unterschiedliche Perspektiven zu berücksichtigen:

- *„Der individualwissenschaftliche Zugang:* Ein empirisch prüfbares Verständnis der Wechselwirkungen von Eigenschaften, Ressourcen, Beeinträchtigungen und Handlungsentscheidungen innerhalb einzelner Personen.
- *Der sozialwissenschaftliche Zugang:* Ein empirisch prüfbares Verständnis der Wechselwirkungen zwischen mehreren Ebenen von strukturellen Kontexten.
- *Der interdisziplinäre Zugang:* ein systematisches Verständnis der Wechselwirkungen zwischen Individualfaktoren, Kontextfaktoren und Handlungsentscheidungen.“ [224]

Außerdem braucht es validierte Instrumente zur Lebensqualitätsmessung für jedes Alter, für alle Regionen und für die verschiedenen Lebensqualitätskonzepte. „Diese Instrumente sollten erlauben, bei jeder Person mit oder ohne Erkrankungen, jeden Alters und in jedem möglichen Kontext alle Aspekte von individueller Lebensqualität zu messen, einschließlich alltäglicher Aktivitäten, Kontexte, Capabilities, Bewertungen und Repräsentationen, Fähigkeiten, Beeinträchtigungen und Eigenschaften.“ Zweifellos ein ambitiöses Vorhaben.

Nichtmessbarkeit subjektiver Erlebnisinhalte: Um Lebensqualität zu messen, muss diese Qualität vorerst in irgendeiner Weise quantifizierbar und damit messbar gemacht werden. LQ-Messung ist also ein Ansinnen, das aufgrund folgender Überlegungen nicht ganz unproblematisch sein wird: Wenn es um Qualität geht, geht es neben objektivierbaren Faktoren immer auch um subjektives Erleben. Man denke nur an den Begriff der *„Qualia“*, der Erfahrungsqualitäten, unter welchem die subjektiven Erlebnisinhalte des phänomenalen Bewusstseins verstanden werden: Namentlich die erlebten Sinnesqualitäten als Bezug zur Außenwelt und die Gefühle, Gedanken und Schmerzen als Bezug zur Innenwelt. Zur LQ-Messung müsste Subjektivität gleichsam objektiviert werden, was wohl nie wirklich gelingen wird. Auch wenn Lebensqualität in irgendeiner Form erfasst werden kann, werden es immer nur Teilaspekte von dem sein, was wir unter dem Begriff Lebensqualität verstehen. Zudem werden die Messresultate abhängig sein von den gewählten Evaluationsindikatoren und den eingesetzten Messmethoden. Die Ergebnisse werden wohl nie wirklich validierbar und dadurch immer auch anfechtbar sein. Wenn aber die Erfassung der Lebensqualität Ergebnisse mit solchen Schwachstellen liefert und wenn diese später als Referenzmaterial für weitere Entscheidungen irgendwelcher Art dienen sollten, dann kann aus der ursprünglich gut gemeinten Absicht der LQ-Erfassung letztlich ein verfehltes Endergebnis erfolgen. Diese Gefahr ist bei jeder Qualitätsmessung ein nicht zu unterschätzendes Problem, da immer nur gemessen wird, was messbar ist. Das Nichtmessbare wird kaum erfasst, auch wenn es im Einzelfall vielleicht wichtiger ist als das Messbare.

Trotz dieser Einwände interessiert natürlich die Frage, *wie es jemandem geht.* Die Medizin muss wissen, ob es einem Patienten nach einer Therapie besser, gleich oder schlechter geht. Und in welcher Beziehung. Möglicherweise hat sich zwar das Schmerzproblem verbessert, aber der Patient klagt über eine neu aufgetretene Nebenwirkung des Schmerzmittels, die seine Lebensqualität noch viel mehr beeinträchtigt. Nur der Patient selbst kann beurteilen, wie es ihm aktuell geht, denn *er* bestimmt die Kriterien, um seinen Zustand einzuschätzen, und nur er kann über sein aktuelles Wohl bzw. Unwohl befinden – und es sind exakt diese Kriterien und dieses Befinden, die in erster Linie interessieren. Also kommen wir weder um die komplexe Begrifflichkeit der LQ noch um deren Bewertung herum.

Gewichten LQ-bestimmender Faktoren: Interessant ist, wie die LQ-konstituierenden Faktoren von Gesunden und Kranken oft recht unterschiedlich gewertet werden. Das drückt sich beispielsweise in der alltäglichen Beobachtung aus, dass bei Erkrankten sehr rasch einmal diejenigen Themen interessieren, die ihre Krankheit betreffen (also Gesundheitsfragen) und damit plötzlich oberste Priorität erhalten. Bei Gesunden dagegen sind als LQ-konstituierende Faktoren oft ganz andere Aspekte wichtig, so unter anderem der berufliche Erfolg oder die finanzielle Sicherheit. Die Erfahrung zeigt aber auch, dass die Wichtigkeit einzelner LQ-Bereiche individuell sehr unterschiedlich ist und dass diese zudem stark vom Alter abhängt. Umso wesentlicher ist es, diese im Krankheitsfall genauer zu kennen. Nur so wird es möglich sein, individuell die richtigen und sinnvollen Abklärungs- und Behandlungsentscheidungen zu treffen.

Trotz all dieser methodischen und heuristischen Schwierigkeiten ist man heute der Meinung, dass:

- LQ ein weithin etablierter Parameter ist,
- LQ mit wissenschaftlichen Methoden mindestens partiell messbar ist,
- unter den vielen Evaluationsmethoden die für eine ganz bestimmte Situation geeignetste gewählt werden muss und
- auch für LQ-Evaluationsmethoden klare Qualitätsanforderungen gestellt werden müssen.

Trotzdem können diese Feststellungen nicht darüber hinwegtäuschen, dass die Einschätzung der LQ den Anforderungen des *Qualitätsbegriffs* wohl kaum in jeder Beziehung genügen kann.

5.2 Das gute Leben

Das gute Leben und die Krankheit: Das *gute Leben* ist ein zentraler Begriff der antiken Philosophie. Damit ist im Wesentlichen *Glück, Glückseligkeit* gemeint. Es kann hier nicht weiter auf die schier endlosen, philosophischen Abhandlungen über das gute Leben *(Eudaimonie)* eingegangen werden. Was hier besonders interessiert, ist die Thematik des guten Lebens im

Hinblick auf Erleben und Ertragen einer Krankheit, und zwar in Bezug auf genau das, was ein gutes Leben in der Zeit des Leidens, der Schmerzen, der Bedrückung, der Angst und des Elends ausmacht. Ob und was im Krankheitsfall getan oder nicht getan wird, entscheidet in erster Linie der Patient selbst. Zentral dabei ist, dass das, was getan wird, im Wesentlichen durch *dessen eigene* Interpretation des guten Lebens bestimmt und nur diese zur Richtschnur für weitere, die Abklärung und Behandlung betreffende Entscheidungen genommen wird. Voraussetzung dazu sind Selbsterkenntnis und Selbstbestimmung – Kompetenzen, die nach *Peter Bieri* genau mit dem zu tun haben. Selbsterkenntnis erfordert die Auseinandersetzung mit unseren Werten, Vorstellungen und Wünschen, und Selbstbestimmung verlangt Unabhängigkeit und eine adäquate Aufklärung des Betroffenen. Das Ziel muss sein, das vom Patienten Gewünschte und das vom Arzt faktisch Praktizierte zur optimalen Übereinstimmung zu bringen. Nur so kann der Patient den Verlauf seiner Krankheit einigermaßen akzeptieren, und nur so wird es dem Arzt gelingen, den Vorstellungen des Patienten von einem guten Leben im Rahmen des Möglichen gerecht zu werden.

Interpretationen des gutens Lebens: *Dagmar Fenner* hat sich mit der Frage nach dem guten Leben auseinandergesetzt und versucht sich dabei mit folgender Begriffsbestimmung [63]: „Das gute Leben ist ein gelingender Lebensvollzug, der als ganzer bejaht werden kann. Darüber hinaus werden die verschiedenen inhaltlichen Konzepte des guten Lebens (wie z. B. hedonistische Theorie, Wunsch- und Zieltheorie, Gütertheorie) gegeneinander abgegrenzt und mit Blick auf Vor- und Nachteile erörtert." [175] Für *Aristoteles* scheint sich das Gute im Tätigsein des Menschen niederzuschlagen [10]. Dazu meint *Ursula Wolf:* „Jedes Handeln und Bewirken, jede Art praktischer Betätigung strebt [...] nach einem Gut. Soll das Streben auf diese Weise nicht ins Unendliche laufen, dann muss es, argumentiert Aristoteles, einen Endpunkt des Wünschens geben, ein höchstes Gut oder Ziel, das alles einzelne Streben umfasst. Alle Menschen sind sich in der Benennung dieses Guts einig, es ist die *Eudaimonia,* das Glück oder das gute Leben: nicht einig aber sind sie sich, worin dieses besteht." [273]

Selbstbestimmung: Für *Peter Bieri* geht es bei der Frage nach dem guten Leben in seinem Buch „Wie wollen wir leben" [24] genau um diese Selbstbestimmung und Selbsterkenntnis. Es geht darum, „Autor und das Subjekt meines Lebens zu werden" [24]. Ein selbstbestimmtes Leben eignet sich derjenige bewusst an, der es führt, „eingedenk der erkannten Kontingenzen, Bedingtheiten und auch Selbsttäuschung". Bereits in „Das Handwerk der Freiheit" nimmt Peter Bieri den eigenen Willen ins Visier, ein Wille, wenn auch nicht ganz frei, der zwingend entdeckt werden muss [23]. Denn dieser Wille ist für die Selbstbestimmung und für das gute Leben von unermesslicher Bedeutung. Und letztlich geht es um die Frage, ob und in welcher Form sich diese Selbstbestimmung auch auf den anderen auswirkt – auf das medizinische Personal, auf die Familie und den Freundeskreis.

5.3 Das Wohl des Patienten

Einleitend einige Gedanken zur sprachlichen Wendung *„zum Wohl des Patienten"*. Die Frage, ob und was im Fall einer bestimmten Krankheit oder eines Unfalls diagnostisch und therapeutisch getan wird, hängt davon ab, ob dies zum Wohl des Patienten sein wird oder nicht. Das setzt aber voraus, dass wir Kenntnis haben von dem, was für den Patienten in einer bestimmten Situation das Richtige ist. Was meint „zum Wohl des Patienten" eigentlich? Um das *Wohl* des Patienten zu verstehen, ist es unerlässlich, erst einmal das *Unwohl* des Patienten, also dessen Krankheit zu kennen.

Dimensionen einer Krankheit: Nach *Johannes Fischer* hat eine Krankheit vier Dimensionen, wobei die Beschreibung und Benennung (Objektivierung) derselben nur eine davon ist [67].

- Die erste Ebene ist die der *„Schilderung des Erlebens“* von somatischen und psychischen Beschwerden. Es ist die Ebene, mit der wir Ärzte in der Sprechstunde gewöhnlich als Erstes konfrontiert werden.
- Dies führt zur zweiten Ebene der *„Beschreibung der Krankheit“* mit Benennen ihrer Symptome und der daraus abgeleiteten Diagnose; es ist die Ebene, in der die Krankheit objektiviert wird.
- Die dritte Ebene ist die Ebene der *„Anerkennung der Krankheit“* durch Instanzen, denen hierzu die Befugnis übertragen worden ist. Dazu gehören Krankenkassen und Versicherung, aber auch die zuständigen Behörden.
- Die vierte Ebene hat zu tun mit dem *„Präsenzcharakter der Krankheit“* als geistige oder geistliche (spirituelle, Johannes Fischer) Dimension.

Präsenzcharakter einer Krankheit: In früheren Zeiten und in anderen Kulturen wurden Krankheiten mit Geistern und Dämonen in Zusammenhang gebracht, die sich des Lebens des Kranken bemächtigten und diesen in einen anderen Präsenzraum brachten. Heute gilt Krankheit als somatischer und psychischer Zustand, der mit Hilfe medizinischer Untersuchungen genau beschrieben und aufgrund ärztlicher Kompetenz abschließend in eine Diagnose gefasst werden kann. Damit ist die Besinnung auf den Präsenzcharakter einer Krankheit im herkömmlichen Sinn weitgehend verschwunden. Geistige und geistliche Bedürfnisse des Kranken sind jedoch weiterhin vorhanden und so dürfen der Präsenzcharakter und die in der Krankheit immer gegenwärtige geistige oder spirituelle Dimension nicht ignoriert werden.

Bedeutung der vier Ebenen: Es ist unentbehrlich, diese vier Ebenen genauer zu kennen. Denn Aufgabe der Heilkunst ist es, dem kranken Menschen auf *jeder* dieser vier Ebenen zu begegnen und ihm entsprechend Hilfe anzubieten. Erst wenn das *Unwohl* des Patienten namentlich die Krankheit, und der Kranke selbst in seinem Kontext und in all diesen Dimensionen bekannt ist, können wir eine Ahnung davon bekommen, was mit dem *Wohl* des Patienten gemeint ist. Denn erst jetzt verstehen wir seine Bedürfnisse und seine Sorgen. Diese sind in all den vier beschriebenen Ebenen zu suchen und sie sind in jeder dieser Ebenen vielfältig und wechselhaft. Das Wohl des Patienten ist somit nicht einfach etwas Statisches, ein fixes Ziel, welches einmal definiert, es nun möglichst rasch zu erreichen gilt. Das Patientenwohl ist dynamisch und facettenreich, da es in direkter Abhängigkeit zur Entwicklung der Krankheit und zur Person des Leidenden steht und sich mit diesem gleichsam (mit-)bewegt. Es vollzieht und konstituiert sich selbst in all diesen vier Dimensionen der Krankheit, dem Schattenwurf einer stets variablen Zielvorstellung gleich, dem die stete Veränderung implizit ist. So ist dem Patientenwohl immer auch eine gewisse Widersprüchlichkeit eigen, die als solche stets zu beachten und hinzunehmen ist. Sie kann sich beispielsweise darin äußern, dass der Patient einen Behandlungsvorschlag heute noch ablehnt und morgen bereits wieder billigt oder gar vehement fordert. Auch der Kranke hat das Recht, seine Meinung zu ändern.

Berücksichtigung der gesamten Lebenssituation: *Aegroti salus suprema lex* – das Wohl des Patienten ist höchstes Gesetz. Der Verfasser dieses Zitates ist nicht bekannt, umso mehr jedoch dessen Inhalt. Diesem höchsten Gesetz ist nachzukommen. Eine Medizin *für* den Menschen ist nur unter Einbeziehung der gesamten Lebenssituation des Patienten möglich. Das gelingt aber nur, wenn der Arzt das Wohl des Patienten wirklich kennt und zwar in all seinen Dimensionen und unter Berücksichtigung des steten Wandels seiner gelegentlich auch nur vagen

Vorstellung davon. Das wird nur gehen, wenn dieser sich mit dem Patienten als Menschen befasst und wenn er sich mit ihm und seinen Fragen gewissenhaft auseinandersetzt. Nur so wird es gelingen, das von ihm festgelegte Behandlungsziel möglichst genau zu kennen, den für den Patienten passenden Behandlungsweg zu bestimmen und das Behandlungsziel letztlich auch zu erreichen.

Unterstützende Patientenführung: Dem Arzt kommt hier die nicht immer einfache Aufgabe der Beratung und Begleitung zu sowie die unverzichtbare Rolle einer unterstützenden Patientenführung. Denn nur der Arzt hat die Kenntnis von all den Nöten und Problemen, die im Verlauf einer Krankheit und deren Behandlung auftreten können und nur er hat die Erfahrung, wie gegebenenfalls neu auftretende Schwierigkeiten am besten zu bewältigen sind. Der Arzt hat so auf die Krankheit und deren Verlauf einzuwirken, dass sich das vom Patienten erduldete Leiden mindestens im Rahmen der von ihm gewünschten optimalen Vorstellungen abspielt und damit dessen (Patienten-)Wohl möglichst nahekommt. Infolgedessen hat der Arzt dafür zu sorgen, dass die Vorstellung des Patienten von seinem eigenen Wohl den individuellen Krankheitsverlauf im Rahmen des Möglichen mitbestimmt und dessen ureigener Realisierung ein persönliches Gepräge verleiht. Der Arzt hat, in Absprache mit seinem Patienten, die fachliche und berufliche Kompetenz, den Krankheitsverlauf auf der diagnostisch-therapeutischen Ebene zu gestalten und den Vorstellungen des Patienten entsprechend anzupassen. Hier gibt es ein enormes Potenzial an Individualisierung und an rücksichtsvoller Fürsorglichkeit, welches es zu nutzen gilt. Die Medizin *für* den Menschen versteht sich als diejenige Medizin, die genau dem nachzukommen sucht und letztendlich imstande ist, dies zu realisieren (s. Exkurs).

Exkurs

Krankheitsmehrwert

Noch schwieriger wird es aber dann, wenn die Krankheit für den Patienten eine *verborgene Funktion* oder einen *versteckten Mehrwert* hat. Auch das kann vorkommen, soll aber im Rahmen dieser Überlegungen nicht weiter thematisiert werden. Nur so viel dazu: Sollte eine Krankheit tatsächlich für den Betroffenen einen versteckten Mehrwert haben, dann wird eine erfolgreiche Behandlung schwierig. In einem solchen Fall wird es vorerst darum gehen, herauszufinden, weshalb dieser Patient auf diesen Krankheitsmehrwert überhaupt zurückgreift. Um auf diese Frage eine Antwort zu finden, wird es nicht zu umgehen sein, auf einer zusätzlichen Erklärungsebene weiterzusuchen. Erfahrungsgemäß ist es meistens relativ einfach, hier eine Antwort zu finden, viel schwieriger wird es dagegen, die hier zugrunde liegende Problematik erfolgreich anzugehen.

Teil II – Krankheitserleben

„Ein bisschen Kranksein ist manchmal ganz gesund."

Rudolf Virchow, Pathologe und Anthropologe (1821–1902).

6 Der Kranke und seine Krankheit

Einführende Bemerkungen

- Als Einführung und Grundlage für das weitere Verständnis des zweiten Teils dieses Buches, in dem es über das Krankheitserleben geht, soll vom *Krankwerden und Kranksein* ausführlicher die Rede sein (Kap. 6.1). Insbesondere das Krankwerden ist als prozessuales Geschehen zu verstehen, welches in einer ersten Phase etwas auslöst, in einer zweiten etwas bewirkt und in einer dritten etwas verändert. Diese drei Phasen sind im Laufe des Krankheitsprozesses charakteristisch und zeichnen sich durch unterschiedliche, passive und aktive Erlebens- und Verhaltensformen aus. Es ist vor allem die dritte Phase, die für die Annahme und Verarbeitung einer Krankheit von Bedeutung ist. Sie wird ausführlich beschrieben, da sie für die Verarbeitung und die Akzeptanz einer Krankheit bestimmend ist.
- Anschließend geht es darum, sich *Gedanken über das Hinnehmen einer Krankheit* zu machen (Kap. 6.2). In der dritten und aktiven Phase des Krankheitsprozesses besteht für den Erkrankten die Möglichkeit, selbst Einfluss auf das bereits Geschehene und das noch zu Erwartende zu nehmen. Dabei stellt sich die Frage, inwieweit ein erfolgreiches Hinnehmen einer Krankheit überhaupt möglich ist, und falls ja, wie dies geschehen könnte.
- Abschließend wird darauf aufmerksam gemacht, dass die *Krankheitsentstehung* mit der Thematik von Krankwerden und Kranksein nichts zu tun hat und dass betreffend Krankheitsentstehung oft falsche und gefährliche Vorstellungen existieren (Kap. 6.3).

6.1 Krankwerden und Kranksein

Krankwerden und Kranksein ist grundsätzlich etwas existenziell Bedrohliches und wird mit Angst, Schmerz, Leiden, Abhängigkeit und Sterben in Verbindung gebracht. Einige kennen es aus eigener Erfahrung, viele aus der Erfahrung anderer. Sie prägen unsere Vorstellung und unser Bild von Krankheit und vom kranken Menschen und sie bestimmen unsere Einstellung und unser Verhalten diesen gegenüber. Krankheit und Tod sind existenzielle Bedrohungen, von welchen kein Leben je verschont bleiben wird. Krankheiten treten im Leben oft plötzlich und unerwartet auf und sie zerstören zu irgendeiner Zeit und in irgendeiner Form ungefragt das Glück vom Leben in Gesundheit. Die Diagnose einer mittelschweren und schweren Krankheit bedeutet gewöhnlich eine Zäsur im Leben, ein oft folgenschwerer Einschnitt, welcher bewirkt, dass von nun an alles anders sein wird. Und das nicht nur im Leben des Erkrankten selbst, sondern meistens auch im Leben seiner nächsten Mitmenschen.

Prozessuales Geschehen: Krankwerden ist ein prozessuales Geschehen, welches in drei charakteristischen Phasen abläuft:

- Es löst zunächst etwas aus (erste Phase),
- es bewirkt anschließend etwas (zweite Phase) und
- letztlich verändert sich etwas (dritte Phase).

Was ist damit gemeint?

Erste Phase: Das Auftreten einer Krankheit *löst beim Erkrankten etwas aus,* weil bei diesem mit dem Auftreten der Krankheit immer etwas in Gang gesetzt wird. Es beginnt mit einer ersten und beklemmenden Ahnung, dass womöglich etwas nicht stimmt oder äußert sich mit dem Gewahrwerden der ersten Krankheitssymptome. Oder es beginnt erst später, im Laufe diagnostischer und/oder therapeutischer Interventionen, wenn plötzlich das Vorliegen einer Krankheit zum Thema wird. Es ist die initiale Phase der Bewusstwerdung, dass irgendein gesundheitliches Problem im weitesten Sinn vorliegen könnte. All das löst etwas aus, vergleichbar mit einer initialen Zündung eines von nun an unkontrolliert ablaufenden Geschehens. Charakteristisch für diese erste Phase ist die verstandesmäßige Erfassung einer körperlichen Problematik und der damit unmittelbar gekoppelten bewussten Leibeserfahrung. Vorerst ist es ein *passives Überrolltwerden* des Betroffenen von etwas für ihn Bedeutsamem. Von etwas, welches ungefragt über ihn einbricht und in allererster Linie den Betroffenen selbst angeht – aber nicht nur.

Zweite Phase: Hier schließt die Phase an, in der *Krankheit etwas bewirkt.* Was eben in Gang gesetzt wurde, bewirkt *unmittelbar* etwas. So beispielsweise Gedanken und Mutmaßungen in Bezug auf all das, was nun auf den Betroffenen zukommen wird, aber auch Emotionen und Ängste in individuell oft ganz unterschiedlicher Art und Ausprägung und letztlich auch Vorahnungen und Spekulationen über die weitere Zukunft. Die Mutmaßungen und Befürchtungen drehen sich oft im Kreis, einer Endlosschlaufe gleich, und die damit verbundene Anspannung ist meist sehr belastend und nur schlecht ertragbar. Spekulationen sind kaum zu vermeiden und sie basieren gewöhnlich auf ungenügenden oder fehlerhaften Informationen sowie auf mangelhaften medizinischen Fachkenntnissen. Charakteristisch für diese zweite Phase ist ein im Inneren des Erkrankten stattfindendes Geschehen, ein permanentes und kreisendes Nachdenken, ein Sich-den-Kopf-Zerbrechen, ein Grübeln – ein Sinnieren in Endlosschlaufen.

Dritte Phase: In dieser Phase dann *verändert die Krankheit etwas:* Was eben etwas bewirkt hat, führt zur Infragestellung vorbestehender Denkweisen: betreffend der Einstellung zu sich und zu seinem Leben, insbesondere zur Haltung des Betroffenen zu seiner neu aufgetretenen Krankheit. Vorbestehendes wird hinterfragt, bestätigt oder nun plötzlich verworfen. Diese Phase ist die dritte und in ihr geht es im Wesentlichen darum, wie der Betroffene mit dieser Krankheit umgehen wird und was er mit ihr zu tun gedenkt. Bestimmend in dieser Phase der Veränderung ist die betroffene *Person* selbst, ihre Persönlichkeit und ihre Ressourcen. Meiner Meinung nach ist dies die wichtigste Phase, denn sie bestimmt das individuelle Leiden und den weiteren Krankheitsverlauf maßgeblich. Sie wird geprägt und diktiert durch die Ressourcen des Erkrankten, dessen Resilienz und Coping, beides Kompetenzen und Strategien, welche für den Krankheitsprozess von grundlegender Bedeutung sind. Hier wird die aktive, mitbestimmende Teilnahme am Genesungsprozess erst richtig möglich. Darauf wird in Kap. 7 „Salutogenese, Resilienz und individuelle Reaktionen auf Suggestion und Konditionierung“ ausführlich eingegangen.

6.2 Gedanken über das Hinnehmen einer Krankheit

Während die beiden ersten Phasen weitgehend unkontrolliert ablaufen, da sie Folge von neuen, unerwünschten, fremdbestimmten und weitgehend unverfügbaren Fakten sind (namentlich der Krankheit und ihrer potenziellen Folgen) und beide Phasen zudem dominiert werden durch Emotionen, Gedanken in Endlosschlaufen und wilden Spekulationen, sieht es bei der dritten Phase nun ganz anders aus. In dieser *aktiven Phase* besteht die Möglichkeit, *reflexiv* Einfluss auf das bereits Geschehene und das noch zu Erwartende zu nehmen, auch wenn das im Einzelfall oft nur bedingt gelingt. Diese dritte Phase mit ihrer Chance zur konstruktiven Reflexion und ihrer Möglichkeit zu aktivem Verhalten ist es denn auch, welche Form und Ausmaß des kommenden Leidens stark mitbestimmt. Denn wird die Diagnose einer schwereren Krankheit einmal gestellt, dann wird in der nächsten Zeit, vielleicht gar für immer, unser Leben nicht mehr so verlaufen, wie es eben noch war. Es ist diese dritte Phase, die hier interessiert und es stellen sich mindestens drei wesentliche Fragen.

Annehmen einer Krankheit: Es geht *erstens* um die Frage, ob es ein erfolgreiches Hinnehmen einer Krankheit überhaupt gibt, ob es überhaupt möglich ist, sich im Prozess der Auseinandersetzung mit einer Krankheit besser (stärker) oder schlechter (schwächer) zu verhalten. Beispielsweise könnte das akzeptierende, hinnehmende, (er-)duldende Annehmen einer Krankheit ein solches Verhalten sein, dies dank einer inneren, mentalen Stärke – auch dann, wenn man dieser Erkrankung letztlich physisch erliegen wird. Falls diese erste Frage mit *ja* beantwortet werden kann, stellt sich *zweitens* die Frage, wie das geschehen soll und wie das hinzukriegen ist.

Perspektivenwechsel: Soll eine Krankheit erfolgreich angenommen werden, müsste es dem Betroffenen gelingen, zu sich selbst, zu seiner aktuellen Situation, zu seinen beschränkten Möglichkeiten und zu dem ihm noch bevorstehenden Leben eine besondere *Einstellung und Haltung* einzunehmen. Diese könnte sich auszeichnen durch Verhaltens- und Handlungsweisen wie Anerkennung und Hinnehmen einer ungewissen Zukunft. Das gelingt umso mehr, wenn eine Sinngebung für das bereits gelebte und das noch bevorstehende Leben möglich ist. Das Leben geht weiter, mindestens vorläufig, und es geht dann sinnerfüllt weiter, wenn aus den verbleibenden Optionen etwas Sinnvolles gemacht werden kann. Eine wichtige Voraussetzung dazu ist, die Perspektive auf das noch zu erwartende Leben zu modifizieren, dessen Werte grundlegend und bedingungslos zu prüfen und sich der neuen Situation weitmöglichst anzupassen. Die bisherige Sicht- und Denkweise wird sich verändern müssen und die Einstellung zu sich, zum Leben und zur Welt wird eine andere sein. Dies zu erkennen ist Teil und Ziel dieser dritten Phase. Diesen Perspektivenwechsel mit allen Konsequenzen in einem konstruktiven Sinn zu realisieren, ist nur eine der großen Anforderungen an den Betroffenen. Dabei kann eine *Haltung der Gelassenheit* hilfreich sein und diese kann auf unterschiedliche Art und Weise gestärkt werden.

Verantwortung übernehmen: Was auf den Erkrankten zukommen wird, weiß niemand, aber sicher ist, dass er für das, was auf ihn zukommen wird, die Verantwortung *selbst* übernehmen muss – diese den Ärzten, dem Pflegepersonal oder den Angehörigen zu delegieren, ist kaum möglich und nicht ratsam. Der Patient muss seine Krankheit zu seiner eigenen Sache machen und im Falle von diagnostischen und therapeutischen Interventionen zusammen mit dem behandelnden Arzt mitentscheiden, ob, wie und wann abgeklärt und behandelt werden soll. Therapeutische Erfolge sind bei Weitem nicht der Medizin allein zuzuschreiben. Dass der Erkrankte selbst im ganzen Prozess der Verarbeitung und Genesung einer Krankheit viel zum Erfolg beitragen kann, zeigt der Praxisalltag, auch dann (oder gerade dann), wenn die medizinische Behandlung das erwünschte Ziel nicht erreicht.

Optimistischer Zugang zur Krankheit: Es ist nicht so, dass der Erkrankte seiner Krankheit hilflos ausgeliefert ist, es sei denn, dass er sich passiv dem Krankheitsgeschehen überlässt. Und es ist auch nicht so, dass allein die physische Konstitution über den Krankheitsverlauf bestimmt. Es sind insbesondere auch unsere psychische Verfassung, unsere Gedanken, unsere Haltung und unser Verhalten, welche für eine erfolgreiche Genesung und/oder für das Ertragen eines unheilbaren Leidens entscheidend sind. Und das gilt umso mehr, wenn die Krankheit fortschreitet, sich nur schlecht oder gar nicht kurieren lässt, wenn kaum Chance auf Besserung besteht. Dass es sich hier nicht bloß um abstrakte und gut gemeinte Empfehlungen handelt, zeigen beispielsweise die Ergebnisse einer Studie an AIDS-Kranken aus einer Zeit, in welcher noch keine wirklich wirksamen Therapien zur Anwendung kamen. Gemäß dieser Untersuchung soll ein *optimistischer* Zugang zur eigenen Krankheit zu einer um annähernd ein Jahr längeren Lebenserwartung verhelfen, als dies bei einem *pessimistischen* Zugang der Fall ist. Auch hier scheinen die Optimisten den Pessimisten deutlich überlegen zu sein! Es sieht so aus, als ob „illusionistisches Kopf-in-den-Sand-Stecken" in Bezug auf eine höhere Lebenserwartung Erfolg versprechender ist als realistisches Einschätzen der eigenen Krankheitssituation. Hier stellt sich natürlich die Frage, ob diejenigen Erkrankten, die realisieren, dass es ihnen wirklich schlecht geht, deswegen zu Recht pessimistischer sind und aufgrund ihres spürbar schlechten Zustandes auch früher sterben. Es ist immer riskant, voreilig aus Studien Schlüsse zu ziehen. Trotzdem ist jedem Arzt aufgrund seiner Erfahrungen bekannt, dass Krankheit nicht nur das ist, was unserem Körper widerfährt, sondern gerade auch das, was unsere Psyche daraus macht. Neben Resilienz und Coping gibt es erfahrungsgemäß weitere für die Genesung förderliche Faktoren: so die Fähigkeit zu genießen, innerhalb der Familie geschätzt und geliebt zu werden, sinnvolle Tätigkeiten auszuführen und der Gegenwart und Zukunft mit Gelassenheit entgegenzutreten. Ungünstige, der Genesung abträgliche Faktoren dagegen sind negative und pessimistische Gedanken, Angst, Schmerz, Einsamkeit und selbstverständlich das ungenügende Vorhandensein all der erwähnten für die Genesung förderlichen Faktoren.

Die mentale Ebene ist wichtig: Einer Krankheit kann also tatsächlich mehr oder weniger erfolgreich begegnet werden, und dies nicht nur pharmakotherapeutisch oder chirurgisch, sondern insbesondere auch auf der psychischen, mentalen Ebene. Sehr vielen und vor allem schweren Krankheiten ist, den aktuellen Behandlungsrichtlinien entsprechend, mit den ersten beiden Therapieansätzen (medikamentös und operativ) zu begegnen. Diese sind es letztlich auch, welche der modernen Medizin zu ihrem riesigen Erfolg verholfen haben. Unabhängig davon und ergänzend existiert aber ein weiterer, den Behandlungserfolg mitbestimmender Bereich, um den es hier letztlich auch geht. Es ist dieser essenziell wichtige Bereich der psychischen, mentalen Ebene. In dieser dritten Phase liegt die Möglichkeit der mentalen Begegnung des Betroffenen mit seiner Krankheit und es gilt, den Circulus vitiosus, den Teufelskreis des negativen, pessimistischen Denkens zu durchbrechen. Diese dritte Phase der Erkrankung für sich zu gewinnen ist für deren Bewältigen entscheidend.

Die Frage nach einer positiven Seite: Die Frage, ob Krankheit nicht auch eine positive Seite haben kann, ist heikel und ungewöhnlich. Sie ist deshalb heikel, weil diese Frage eine gewisse Naivität oder gar zynische Fehleinschätzung vom Erleben einer Krankheit suggerieren und damit eine völlig deplatzierte Heilsphantasie evozieren könnte. Darum darf es hier in keiner Weise gehen. Diese Frage ist zudem sehr ungewöhnlich, aber sie muss trotzdem gestellt werden, denn die Antwort darauf ist für jeden von einer Krankheit betroffenen Menschen von großer Bedeutung. Die Frage ist meiner Meinung nach legitim und notwendig, denn, falls sie mit *ja* beantwortet werden kann, grundsätzlich nach den Bedingungen für eine erfolgreiche Formierung und Sichtbarmachung positiver Aspekte im Fall einer Krankheit zu suchen ist. Allein die Tatsache, dass Krankheit und Rekonvaleszenz oft bewirken, erst einmal innezuhalten, sich im Leben neu zu orientieren und trotz widriger Umstände den Betroffenen zwingen, in seinem Leben einen neuen Sinn zu suchen, kann sich für diesen auch als richtungsweisend, lohnend und positiv erweisen. Und dass eine Krankheit nicht nur Freiräume dezimiert, sondern solche auch schafft, ist evident, denn sie zwingt sehr oft zu Mäßigung und Ruhe. Diese durch neue, bis dahin kaum bekannte Inhalte sinnvoll zu füllen, kann für viele zu einer wichtigen Erfahrung werden. Und zudem können allein schon die Vergegenwärtigung der eigenen Vergänglichkeit und die Erkenntnis der Begrenztheit des eigenen Lebens für die Realisierung von bisher (noch) unverwirklichten Plänen förderlich sein.

6.3 Klarstellung zum Begriff der Krankheitsentstehung

Da im medizinischen Diskurs die beiden Begriffe *Krankwerden* und *Kranksein* sehr oft mit dem Aspekt der Krankheitsentstehung verwechselt und vermengt werden, gilt es, Folgendes festzuhalten: Es existieren und zirkulieren diverse Theorien, nach welchen eine Krankheit in erster Linie als Botschaft der Psyche an den Körper zu verstehen sei, als ein Signal gleichsam, welches dem Betroffenen *spürbar* meldet, dass irgendetwas in dessen Leben nicht stimmt und sich dringend ändern muss. Diesen Theorien zufolge ist der Ausbruch einer Krankheit grundsätzlich Ausdruck einer bewussten oder unbewussten psychischen Belastungs- und/oder Konfliktsituation und wird gleichsam als Rückmeldung des kranken Körpers an die Psyche des Erkrankten interpretiert. Solche Theorien sind von ihrem Konzept her und als Beitrag zum Verständnis der Pathogenese gewisser, mehrheitlich psychosomatischer Erkrankungen von ihrem Ansatz her sicher richtig.

Psyche und Soma: Es ist unbestritten, dass Psyche und Soma als ein Ganzes zu verstehen sind und dass als Ausdruck ihrer gegenseitigen und permanenten Dependenz sich so auch das Auftreten von für ein bestimmtes Leiden konformen psychischen *und* körperlichen Symptomen sehr oft erklären lässt. Die Existenz und die Auswirkungen solcher Wechselwirkungen zwischen Psyche und Soma (und umgekehrt) und deren angemessene Berücksichtigung im medizinischen Alltag gehören zu den fundamentalen Grundlagen der Behandlung kranker Menschen. Dies ist eine Selbstverständlichkeit und ist in keinem Fall anzuzweifeln. Trotzdem aber ist davor zu warnen, hier voreilige und falsche Schlüsse bezüglich Verstehen und Begreifen der Patho- bzw. Salutogenese zu ziehen, also der Krankheitsentstehung und des Gesundungsprozesses.[20]

Krankheitsentstehung ist komplexer: Absolut falsch und zudem auch sehr gefährlich scheint mir der Irrglaube zu sein, nach dem Krankheit in jedem Fall und hauptsächlich als Folge von Fehlverhalten und inneren Konflikten zu betrachten sei. Damit würde man dem Betroffenen aufgrund seiner Lebensführung, seiner schlechten Eigenschaften oder gar Charakterschwächen

20 Über Patho- und Salutogenese siehe Kap. 3 „Gesundheit, Krankheit, Medizin und die Medikalisierung“.

gleichsam ein weitgehendes Selbstverschulden attestieren. Vor unstatthaften Simplifizierungen in dieser Art möchte ich an dieser Stelle ausdrücklich warnen, denn die Ursachen von Krankheiten und deren Entstehung sind immer als multifaktorielle und komplexe Prozesse zu verstehen. Dieser Tatsache muss meiner Meinung dringend Rechnung getragen werden, will man das Wesen der Krankheitsentstehung richtig erfassen. In Kap. 4 „Krankheit und der Aspekt des Selbstverschuldens" wurde bereits auf diese Thematik eingegangen.

7 Salutogenese, Resilienz und individuelle Reaktionen auf Suggestion und Konditionierung

Einführende Bemerkungen

- Einleitend wird das Konzept der *Salutogenese* von *Aaron Antonovsky* vorgestellt (Kap. 7.1). Sie stellt dem in der Medizin üblichen Konzept der *Pathogenese,* der Krankheitsentstehung, ein zweites, komplementäres gegenüber, nämlich das der Salutogenese, der Gesundheitsentstehung.
- Anschließend geht es um die *Selbstregulation,* um die psychischen Vorgänge und die Kompetenzen, die dem Menschen zur Verfügung stehen, um seine Aufmerksamkeit, Emotionen und Handlungen zu kontrollieren und zu steuern (Kap. 7.2).
- Die Kompetenz zur Selbstregulation führt zur Thematik der *Resilienz* und des *Coping* (Kap. 7.3): Sie beide sind essenzielle Fähigkeiten und wichtige Voraussetzung dazu, mit Krankheit und Leiden richtig umzugehen.
- In diesem Zusammenhang interessieren die teils bewussten, teils unbewussten Reaktionen auf Suggestion und Konditionierung. Das Phänomen des *Placebo-* und des *Nocebo-Effekts* wird ausführlich erklärt und wissenschaftlich belegt (Kap. 7.4). Zudem gewährt es einen vertieften Einblick in die Zusammenhänge zwischen der Physiologie des Gehirns und der sich (nur dort?) abspielenden Prozesse der Psyche.
- Abschließend wird klar, dass *irrationale Behandlungen* rational begründet werden können (Kap. 7.5), eine Krux für jeden sich der Naturwissenschaften verpflichteten Arzt ...!

7.1 Das Konzept der Salutogenese – nach Aaron Antonovsky

Begriff der Salutogenese: Eine der wirklich relevanten Herausforderungen der Medizin ist die Suche nach einer Antwort auf die Frage: „Warum bleiben Menschen – trotz vieler potenziell gesundheitsgefährdender Einflüsse – gesund?“ Der Medizinsoziologe *Aaron Antonovsky* hat sich in der zweiten Hälfte des 20. Jahrhunderts intensiv mit dieser Frage auseinandergesetzt und sein Modell der Salutogenese aufgestellt [8]. Auch wenn dieses Konzept gewisse Fragen offenlässt, rückt es doch fundamentale Aspekte der gesundheitszentrierten Salutogenese in den Vordergrund und weist auf gewisse Zusammenhänge hin zwischen Gesundheit, Stress und Krankheit: Zwischen Entstehung und Erhalt von Gesundheit einerseits und der Bedeutung der individuellen Bewältigung von Stressoren jeglicher Art andererseits. *Salutogenese,* die Entstehung von Gesundheit, meint sowohl die medizinisch-naturwissenschaftliche Sichtweise im Allgemeinen als auch das individuelle Wechselspiel unterschiedlichster Prozesse, welche zur Entstehung und zum Erhalt von Gesundheit führen. Aaron Antonovsky prägte diesen Begriff in Ergänzung zur komplementären Bezeichnung der *Pathogenese,* der Krankheitsentstehung. Ihm geht es im Wesentlichen darum, Gesundheit als Prozess zu verstehen – nicht aber als Zustand. Die Thematik der Salutogenese ist für ihn ebenso relevant wie die ihr komplementäre Thematik, namentlich die der Pathogenese. Es lohnt sich deshalb, das Modell der Salutogenese von Aaron Antonovsky genauer anzuschauen. Sein Konzept wird zurzeit auf theoretischer und praktischer Ebene weiterentwickelt. Dabei handelt es sich hauptsächlich um salutogenetisch orientierte Konzepte zur Förderung von Gesundheit.

Ungleichgewicht und Krankheit als Grundprinzip: Aaron Antonovsky geht grundsätzlich von der Annahme aus, dass dem lebenden Organismus „*Heterostase,*[21] Unordnung und ständiger Druck in Richtung zunehmender *Entropie* [Tendenz zu immer größerer Unordnung] *als prototypisches* [also als urbildliches, originäres] Charakteristikum zugrunde liegt.“ [8] Oder einfacher ausgedrückt: Er geht von der Annahme aus, dass der lebende Organismus auf einem permanenten Ungleichgewicht innerhalb seines komplexen Systems basiert. Die Folge ist eine sich der jeweiligen Situation anpassende Antwort in Form eines Regelkreises auf bestimmte Belastungssituationen, die auf adaptiven und korrektiven Änderungen von Strukturparametern und/oder von Sollwerten innerhalb dieses Systems beruht.

Diese Annahme weicht nun aber von der herkömmlich vertretenen krankheitszentrierten, *pathogenetischen Orientierung* deutlich ab, nach welcher „normalerweise selbstregulierende, homöostatische Prozesse *entreguliert* werden ...“. Oder anders gesagt: Aaron Antonovskys Annahme weicht ab vom gängigen Verständnis der Krankheitsentstehung, nach welchem die sich selbst regulierenden Prozesse zur Erhaltung eines Gleichgewichtszustandes (innerhalb des offenen und dynamischen Systems) von Zeit zu Zeit aufgehoben werden (Deregulierung).

Das bedeutet, dass laut Aaron Antonovsky das Ungleichgewicht und die Krankheit Grundprinzip menschlicher Existenz sind und nicht das Gleichgewicht und die Gesundheit. Wir sind dementsprechend ständig der Kraft der permanenten Entropie, also der Tendenz zur Zunahme von Unordnung, ausgeliefert. Und wir haben die Neigung, unsere organisierten Strukturen (die Ordnung) permanent zu verlieren, und gleichzeitig aber die Fähigkeit, diese Strukturen wieder neu aufzubauen. Der Verlust der Gesundheit wäre demnach ein anhaltender, natürlicher Prozess und der Erhalt der Gesundheit ein permanenter Kampf, der aber hin und wieder auch missglücken kann.

Gesundheits-Krankheits-Kontinuum: Somit sind Gesundheit und Krankheit keine zwei sich gegenseitig ausschließende Zustände. Die Perspektive der Pathogenese ist laut Aaron Antonovsky um diejenige der Salutogenese zu erweitern. Statt der Dichotomie von Gesundheit und Krankheit stellt sich dieser ein *Gesundheits-Krankheits-Kontinuum* vor, in welchem das Individuum immer nur mehr oder weniger gesund ist: „Wir sind alle terminale Fälle. Aber solange wir einen Atemzug Leben in uns haben, sind wir alle bis zu einem gewissen Grade gesund“ ([7] S. 53, zitiert nach [19] S. 32).

Kommen wir zurück auf unsere Frage: Warum bleiben Menschen gesund und warum schaffen wir es, uns von Krankheiten zu erholen? Die Perspektive der Salutogenese kann mit einer Metapher ausgedrückt werden: Während die *Pathogenese* das Individuum aus einem reißenden Fluss unter größter Anstrengung retten möchte, ohne darüber nachzudenken, warum

21 Heterostase: Es handelt sich um die adaptive Antwort eines Regelkreises auf bestimmte Belastungssituationen, die in einer sprunghaften Änderung des Sollwertes oder der Strukturparameter besteht.

dieses nicht schwimmen kann, geht die *Salutogenese* von der Annahme aus, dass der Fluss der Strom des Lebens ist. Die wesentliche Frage ist also, wie man ein guter Schwimmer wird. Schwimmen lernen meint hier, eine Persönlichkeitseigenschaft zur erfolgreichen Stressbewältigung zu entwickeln, also die Heranbildung eines starken Kohärenzgefühls.

Kohärenzgefühl: Dieses ist eine Grundhaltung bzw. eine Grundeinstellung gegenüber dem Leben und der Welt und ist für das salutogenetische Modell von zentraler Bedeutung.[22] Das Kohärenzgefühl ist der Schlüssel zum Verständnis des Konzepts der Salutogenese von Aaron Antonovsky. Es umfasst ein Gefühl des Vertrauens in sich, zum Leben und zur Welt und hat sowohl andauernde, stabile als auch dynamische, flexible Komponenten. Das Kohärenzgefühl wird mit den täglichen Erfahrungen des Lebens ständig konfrontiert, und das geschieht auch umgekehrt, sodass Lebenserfahrung und Kohärenzgefühl sich gegenseitig bestimmen und formen. Sogenannte *Widerstandsressourcen* (Bildung, Intelligenz, Besitz) und sogenannte *Widerstandsdefizite* (Stressoren wie Armut, soziale Vernachlässigung, Mangelernährung) prägen die Lebenserfahrung und diese formt wiederum das Kohärenzgefühl.

Die drei Komponenten des Kohärenzgefühls: Aaron Antonovsky unterscheidet nun drei Komponenten, welche das Kohärenzgefühl und somit die Stärke des Vertrauens eines Individuums bestimmen:

- erstens das Gefühl der *„Verstehbarkeit"* (sense of comprehensibility),
- zweitens das Gefühl der *„Bewältigbarkeit"* (sense of manageability) und
- drittens das Gefühl der *„Sinnhaftigkeit"* (sense of meaningfulness).

Anstelle von Gefühl könnte auch der Begriff *Kompetenz* verwendet werden, denn letztlich geht es um das Vermögen, um die Fähigkeit also, bei einer belastenden Situation das Erfahrene zu verstehen, zu bewältigen und darin gegebenenfalls einen Sinn zu finden.

Während es beim ersten darum geht, die unterschiedlichsten Stimuli geordnet und strukturiert aufzunehmen und zu verarbeiten, geht es beim zweiten Gefühl um die Überzeugung, mithilfe geeigneter Ressourcen die sich stellenden Schwierigkeiten zu bewältigen. Beim dritten Gefühl handelt es sich um ein Gewahrwerden, dass die vom Leben gestellten Probleme und Anforderungen es wert sind, sie nicht bloß anzugehen, sondern dass es sich lohnt, hier wirklich auch etwas zu investieren.

Kunst der Disposition: Alle drei Komponenten des Kohärenzgefühls interferieren miteinander und dieses Konstrukt entwickelt und verändert sich im Laufe der Lebensjahre. Dies geschieht nicht einfach so, es muss vielmehr vom Menschen reflektiert und gepflegt werden und wird als eine Kunst der Disposition bezeichnet. Sie liegt mithin in der Verfügungsgewalt des Individuums. Die Entwicklung eines starken Kohärenzgefühls ist abhängig von gesellschaftlichen Gegebenheiten, von eigenen Erfahrungen und vom Vorhandensein von Einflussmöglichkeiten. Die Veränderbarkeit des Kohärenzgefühls beginnt im Kindesalter und ist bis in die Adoleszenz vorhanden, nimmt dann aber wieder ab. Jenseits eines Alters von 30 Jahren, also im Erwachsenenalter, ist das Kohärenzgefühl laut Aaron Antonovsky weitgehend ausgebildet und bleibt stabil. Dann sind Veränderungen schwieriger und im Falle einer therapeutischen Absicht oft nur möglich vor dem Hintergrund einer radikalen Umstellung der individuellen und/oder sozialen Lebensbedingungen.

Widerstandsressourcen: Diese stabilisieren und stärken den Menschen. Sie sind auf drei unterschiedlichen Ebenen wirksam:

22 Kohärenz bzw. sog. Kohärenzgefühl (sense of coherence, SOC).

- auf der *individuellen Ebene* (Bildung, Intelligenz, Rationalität und Flexibilität),
- auf der *Ebene des Organismus* im Sinne von physikalischen und biochemischen Ressourcen (Konstitution, Immunsystem) und
- auf der *Ebene des sozialen Systems* (soziale Strukturen, materieller Wohlstand und – falls erforderlich – gegebenenfalls Unterstützungssysteme).

Sie alle haben einen positiven Einfluss auf die Entwicklung eines starken Kohärenzgefühls. Im Gegensatz dazu kann das Fehlen solcher Strukturen sich für die Betroffenen als Stressor auswirken und zu einem Spannungszustand führen, für den keine entsprechende adaptive Reaktion zur Verfügung steht und deshalb die Fähigkeit zur Anpassung nicht gegeben ist.

Stressoren: Sie wirken sich demnach als Widerstandsdefizite aus und führen zu einer Schwächung des Kohärenzgefühls. Auch Stressoren prägen die Lebenserfahrung und formen das Kohärenzgefühl, indem sie hemmend auf dieses einwirken. Als Stressoren erwähnt Aaron Antonovsky

- schwierige Lebensbedingungen,
- belastende Lebenssituationen und Lebensereignisse sowie
- akute tägliche Widrigkeiten.

Während chronische Stressoren sich gleichsam als lebensverändernd erweisen, zeigen die täglichen Widrigkeiten eine kaum erwähnenswerte Wirkung. Demnach gefährden in erster Linie andauernde Stressoren die Gesundheit, was mit unserer Alltagserfahrung weitgehend in Übereinstimmung steht.

Wenn es nun um die Thematik von Krankheit (Stress- bzw. Spannungszustände) und Gesundheit geht, so müsste sich vor diesem Hintergrund eine medizinische Behandlung auf die Widerstandsressourcen konzentrieren, da demzufolge diese das Individuum im Umgang mit Stress und Spannung stärken.

Spannungszustände: Stressoren lösen Spannungszustände aus und sind in ihrer Art sehr verschiedenartig. Sie sind nur von kurzer Dauer oder dauerhaft, treten von innen oder von außen auf und sind an Rollen oder Situationen gebunden etc. Allen gemeinsam ist jedoch die Tatsache, dass sie das Gleichgewicht des Organismus stören und dieser vorerst nicht damit umgehen kann. Die Ursache für das Auftreten solcher Spannungszustände liegt somit im Individuum selbst begründet. Ein solcher Spannungszustand führt nun nicht immer und zwingend zu Stress, sondern nur dann, wenn die Überforderung nicht mehr durch Erholung bewältigt werden kann. Aaron Antonovsky geht in Übereinstimmung mit anderen Autoren davon aus, dass anhaltender und exzessiver Stress in Zusammenhang mit physischen Schwächen den Gesundheitszustand schwächen kann. Es geht deshalb darum, Spannungszustände, die sich in Belastung bzw. in Stress verwandeln, zu verhindern. Hierzu ist „zur Widerherstellung des Gleichgewichts eine nicht-automatische und nicht unmittelbare, energieverbrauchende Handlung“ vom Betroffenen erforderlich ([8] S. 72, zitiert nach [19] S. 33). Das zur Bewältigung der Spannungszustände aktivierbare Potenzial an Widerstandsressourcen liegt individuell in unterschiedlichem Maße bereit. Eine erfolgreiche Spannungsbewältigung hat im Normalfall eine gesundheitsfördernde Wirkung, eine erfolglose dagegen eine der Gesundheit abträgliche Wirkung.

Kohärenzgefühl und Coping: Demnach ist es das Kohärenzgefühl, welches in besonderem Maße den Gesundheits- bzw. Krankheitszustand eines Menschen bestimmt. Als Grundhaltung kann es direkten Einfluss auf den individuellen Organismus und damit auf die Gesundheit nehmen, laut *Jürgen Bengel* beispielsweise über das Zentralnerven-, Immun- und Hormonsystem [19]. Oder auch darüber, dass das Kohärenzgefühl seine Wirkung als Einfluss bei allen kognitiven Prozessen zeigt, die über die Dignität einer bestimmten Situation entscheiden. Die Stärke der Ausbildung bzw. Entwicklung des Kohärenzgefühls bestimmt, in welchem Maße der Mensch sich den Anforderungen stellt und wie gut er die entsprechenden Ressourcen zur Bewältigung der Anforderungen bzw. den Einsatz verschiedener Verarbeitungsmuster *(Coping-Strategien)* mobilisieren kann.[23]

Bewertung und Bewältigung: Die Bewertungs- und Bewältigungsprozesse im Rahmen der Salutogenese sind kognitiver Art und werden von Aaron Antonovsky in drei Stadien unterteilt.

- *Primäre* Bewertung: Einschätzung der Bedeutung des Stimulus (Stressor oder Nicht-Stressor).
- *Sekundäre* Bewertung: Falls als Stressor bewertet, Einschätzung dieses Stressors und Abgleichung mit den vorhandenen Ressourcen. Annahme der Herausforderung mit dem Ziel der Verringerung des Spannungszustandes und der emotionalen Belastung.
- *Tertiäre* Bewertung: Im Fall, dass in der sekundären Bewertung das Problem nicht gelöst wird, erfolgt eine Neubewertung (Feedback und Korrektur bereits angewendeter Coping-Versuche).

Die sich abspielenden Bewertungs- und Bewältigungsprozesse sind infolge wechselseitiger Rückkoppelungsmechanismen komplex. Zudem kommen in Abhängigkeit von der Stärke des Kohärenzgefühls unterschiedliche Bewältigungsstrategien zur Anwendung. Was für Aaron Antonovsky offensichtlich *keiner* erfolgreichen Bewältigungsstrategie entspricht, wäre „konsistent ein Coping-Muster anzunehmen – zu kämpfen, zu flüchten oder zu erstarren; sich auf andere oder sich selbst zu verlassen; Verleugnung, Rationalisierung oder Sublimation; sich auf soziale Unterstützung, Geld oder Intelligenz zu verlassen und so weiter“, denn dies „bedeutet genau, der Natur der Stressoren nicht gerecht zu werden und damit die Chancen für erfolgreiches Coping zu verringern“ [8].

Geeignete Coping-Strategien: Viel besser und Erfolg versprechender ist hingegen, dass eine Person mit starkem Kohärenzgefühl die für den vorliegenden Stressor geeignetste Coping-Strategie wählt. So kommen verschiedene Bewältigungsstrategien infrage, von denen hier einige kurz diskutiert werden sollen:

- Als wohl grundlegendste Bewältigungsstrategie ist das *Bedeutsamkeitsgefühl* zu nennen, da es die entscheidende Komponente des Kohärenzgefühls ist. Gerade im Fall von sehr schmerzhaften Stressoren ist es in erster Linie das Bedeutsamkeitsgefühl, welches für eine erfolgreiche Bewältigung relevant ist. „Eine Möglichkeit ist, die Entwicklung so zu definieren, als geschehe sie jenseits der Grenzen dessen, was im eigenen Leben bedeutsam ist.“ Dem stressenden Ereignis soll also dessen Bedeutung für das betroffene Individuum verändert oder partiell herabgesetzt werden, ohne aber damit eine Selbsttäuschung zu provozieren.
- Eine andere Bewältigungsstrategie ist die der *Problemanalyse und Sinnverleihung.* Bei der Problemanalyse geht es letztlich um die Verstehbarkeit des Problems, welche durch gewisse Fragestellungen geklärt werden kann: Wen betrifft es eigentlich? Ist das ein neues Problem? Kann es sich selbst lösen? Geht es auch um moralische Aspekte? Solche Fragen können innerhalb einer Therapie oder auch selbstständig gestellt und diskutiert werden. Wiederum abhängig von der Ausbildung des Kohärenzgefühls kann dem Problem ein Sinn gegeben oder verweigert werden. Im ersten Fall entstehen Ordnung und Klarheit, im zweiten Chaos und Verwirrung.

23 Coping meint Bewältigungsstrategien und bezeichnet die Art des Umgangs eines Menschen mit schweren Lebensereignissen.

- Eine weitere Form von Bewältigung ist der Aspekt der *Flexibilität* in Bezug auf die Wahl der Bewältigungsstrategie. Offenbar ist die Fülle der Ressourcen bzw. der Coping-Strategien, auf die der Betroffene zurückgreifen kann, wichtiger als die spezifische Coping-Strategie selbst.

Bedeutung für das Individuum: Diese drei Bewältigungsstrategien hängen miteinander zusammen: Einem Betroffenen fällt es leichter, Spannungszustände erfolgreich anzugehen, wenn er genügend Ressourcen und Bewältigungsstrategien zur Verfügung hat. Ein gesundes Maß an *Bedeutsamkeitsgefühl, Sinnverleihung* und *Flexibilität* sind wichtige Kompetenzen, bei deren Vorhandensein eine Problembewältigung eher gelingen wird, als wenn solche fehlen. Neuere Untersuchungen haben übrigens aufgezeigt, dass das Kohärenzgefühl als Inbegriff der Gesundheitsressource, nicht so wie von Aaron Antonovsky angenommen nur bis ins Alter von ungefähr 30 Jahren ausgebildet und geformt werden kann, sondern noch deutlich länger, wohl bis ins hohe Alter. Zudem sollen Frauen bis zum 50. Lebensjahr ein stärkeres Kohärenzgefühl als Männer haben. Nach dem 50. Lebensjahr dagegen sei dies laut dieser deutschen Studie gerade umgekehrt: Die Männer sollen im Alter ein stärkeres Kohärenzgefühl aufweisen als die Frauen.

Bedeutung für die Arzt-Patienten-Beziehung: Auch wenn dieses Modell der diffizilen Balance von Pathogenese und Salutogenese von Aaron Antonovsky in der kurativen Medizin zurzeit noch wenig Beachtung findet, kann es durchaus auf diverse Themen der heutigen Medizin übertragen und angewendet werden. Für den Arzt *Werner Geigges* taucht dieses Modell beispielsweise „im aktuellen Diskurs einer partizipativen Entscheidungsfindung in der Medizin auf *(Shared Decision Making)*" [82]. Denn alle drei Teilaspekte des Salutogenese-Modells (Verstehbarkeit, Handhabbarkeit, Sinnhaftigkeit) sind Voraussetzung für den Aufbau einer gemeinsamen Wirklichkeit und integraler Bestandteil einer tragfähigen Arzt-Patienten-Beziehung. Die Beteiligung der Patienten am diagnostischen und therapeutischen Prozess setzt voraus, dass diese verstehen, was mit ihnen passiert. „Compliance bedeutet in diesem Zusammenhang ein interaktionelles Geschehen, bei dem sich bestimmte Überzeugungen des Patienten mit denen anderer Familienmitglieder und dem medizinischen System verschränken und als Ausdruck einer gelungenen Passung zu gemeinsamen Wirklichkeiten und Handlungsprozessen führen. Dies sind Voraussetzungen, damit Patienten selbst aktiv ihren Behandlungsprozess mitgestalten können, im Sinne aktiver Coping-Strategien und in den therapeutischen Maßnahmen einen persönlichen Sinn sehen können, letztlich den Krankheitsprozess in ihr autobiographisches Narrativ integrieren können." [82] (S. 278).

Bedeutung für die Gesundheitsförderung: Aber auch bei der Gesundheitsförderung (Empowerment) setzt man heute auf attraktive Gesundheitsziele und unterstützende Ressourcen, die den Menschen anspornen und zum Erfolg bringen sollen. Man denke in diesem Zusammenhang an die Strategien zur Vorbeugung von Zivilisationskrankheiten wie Diabetes mellitus oder Adipositas, bei welchen zu vermehrter Bewegung und gesunder Ernährung geraten wird. Letztlich geht es auch hier um Begrifflichkeiten wie Coping, Resilienz, Motivation, Aufklärung etc.

Salutogenese kann auch als eine Art *Schatzsuche* verstanden werden (Suche nach dem Gesunden), ganz im Gegensatz zur Denkrichtung der gängigen Medizin, bei der es in der Pathogenese grundsätzlich um *Fehlerfandung* geht (Suche nach dem Kranken).

7.2 Verhaltenskontrolle durch Selbstregulation

Begriff der Selbstregulation: Unter Selbstregulation versteht man in der Psychologie die Gesamtheit der psychischen Vorgänge, die dem Menschen zur Verfügung stehen, um seine Aufmerksamkeit, Emotionen und Handlungen zu kontrollieren und zu steuern. Diese Vorgänge geschehen teils bewusst, teils unbewusst und spielen sich individuell ganz unterschiedlich ab. Zu einer gesunden Selbstregulation gehören die

- adäquate Regulation von Emotionen,
- die erfolgreiche Umsetzung von Handlungsabsichten und
- die Kompetenz zur Planung der nächsten Ziele.

Qualifizierte Selbstregulation verlangt Selbstständigkeit, Eigenständigkeit sowie die Kenntnis und Einhaltung gewisser Normen, ebenso eine ausreichende Frustrationstoleranz und das Vermögen zur Kohärenzherstellung und zum Selbstmanagement.

Selbstregulationskompetenz: Menschen mit der Fähigkeit einer erfolgreichen Selbstregulation fällt das Leben gewöhnlich leichter, da ihr Alltag weniger mit Differenzen, Unstimmigkeiten und Konflikten konfrontiert wird. Bei Menschen mit eingeschränkter Selbstregulationskompetenz dagegen ist eine eigenständige Lebensführung entsprechend beeinträchtigt, was zu Frustration, Enttäuschung und dysphorischer Reaktion führen kann. Dies kann nicht nur im Rahmen von psychischen Störungen beobachtet werden, wie beispielsweise bei der *Borderline-Persönlichkeitsstörung* oder bei *ADHS* (Aufmerksamkeits-Defizit-Hyperaktivitäts-Störung), sondern auch und meist in schwächerem Maße als Ausdruck und Folge einer empfindlichen und dafür empfänglichen Wesensart. Um diese Selbstregulationskompetenz geht es denn auch, wenn mit unterschiedlichsten therapeutischen Ansätzen versucht wird, die Selbstregulation zu fördern und zu stärken. Das Ziel der Verbesserung der Selbstregulation ist, die eigenen Reaktionen auf Stressoren und das Verhalten besser zu kontrollieren und zu steuern. Dies spielt im Prozess des gelingenden Verarbeitens einer Krankheit eine ganz wesentliche Rolle und kann therapeutisch angegangen werden. Die Absicht ist, auf diesem Weg die Auseinandersetzung des Kranken mit seiner Krankheit zu optimieren.

Emotionsregulation: Zur Selbstregulation gehört insbesondere auch der fundamental wichtige Prozess der Emotionsregulation. Sie gilt unter den Affektregulationen nebst der Stress- und Stimmungsregulation als maßgebliche affektive Kompetenz, bei deren Vorhandensein der Umgang mit Krankheit wesentlich erleichtert wird. Wer seine Emotionen unter Kontrolle hat, dem fällt das Leben oft leichter, was selbstverständlich auch für den Gesunden gilt. So gehören verschiedenste Strategien zur Kontrolle und Regulation von Emotionen und anderen affektiven Zuständen ins Repertoire der heutigen Psychotherapie, immer mit dem Ziel, Einfluss auf die eigenen Gefühle zu gewinnen und diese zum eigenen Vorteil zu nutzen.

Einflussnahme auf das Entstehen von Emotionen: Im Wissen, dass das Entstehen von Emotionen immer als Ergebnis eines komplexen prozessualen Geschehens zu verstehen ist, ergeben sich unterschiedliche Ansätze, um hier mehr oder weniger erfolgreich einzuwirken. So kann eine Einflussnahme bereits *ganz zu Beginn* der Emotionsentwicklung geschehen, beispielsweise bereits im Prozess des Gewahrwerdens von Ursachen, welche das Entstehen von adäquaten oder inadäquaten Emotionen bewirken. Dementsprechend ist eine solche Einwirkung bereits bei der Bestimmung und Einschätzung des Emotionspotenzials der auf den Betroffenen einwirkenden und zur Beurteilung stehenden Ursachen möglich – also bereits dann, wenn es um die Frage geht, ob dasjenige, welches dem Betroffenen zustößt, sich für diesen überhaupt als emotiogen erweist oder eben nicht.

Eine erfolgreiche Einflussnahme auf das Entstehen von Emotionen ist auch *erst später* im Entwicklungsprozess möglich, nämlich dann, wenn es darum geht, die Aufmerksamkeit von bestimmten Ursachen abzulenken, und noch später, wenn es darum geht, die zur Debatte stehenden Situationen kognitiv zu bewerten. Und letztlich gibt es die sehr häufig getätigte, aber nicht immer effektive Intervention der *Modulation der emotionalen Reaktion.* Hier geht es in erster Linie darum, Emotionen erfolgreich zu modifizieren, und falls dies nicht gelingt, sie zu akzeptieren und auszuhalten.

Stärkung der Emotionskompetenz: Dass ein kompetenter Umgang mit Emotionen für psychische Gesundheit grundlegend ist, ist selbstverständlich und muss nicht weiter diskutiert werden. Hingegen interessiert hier die in diesem Kontext zentrale Frage: Wie kann die Selbstregulation und insbesondere die Emotionsregulation in Anbetracht einer belastenden Krankheitsdiagnose oder einer schlechten Nachricht im weitesten Sinn gefördert werden? Wie und wo können die Betroffenen selbst oder deren Arzt/Familie erfolgreich intervenieren, wenn es darum geht, den Kollaps unter der Last des Leidens zu verhindern? Es würde den Rahmen dieser Ausführungen sprengen, hier detailliert auf die verschiedensten therapeutischen Angebote einzugehen. Hier sei nur vermerkt, dass es viele gibt und dass meiner Meinung nach solche Behandlungsversuche wesentlich sinnvoller und erfolgreicher sind, als ein übertriebener medizintechnischer (Hyper-)Aktivismus, auf den bedauerlicherweise allzu oft zurückgegriffen wird. Bei *emotionsfokussierten Interventionen* geht es in erster Linie darum, die Emotionskompetenz zu stärken, die Angst zu mildern und depressive Reaktionen zu verhindern. Gerade bei schwerkranken Menschen ist es wichtig, diese Ziele zu erreichen. Und das gilt nicht nur für den Erkrankten selbst, sondern auch für dessen Angehörige.

7.3 Resilienz und Coping

7.3.1 Resilienz

Begriff der Resilienz: Resilienz ist die Kompetenz jedes einzelnen Menschen, auf innere und/oder äußere Anforderungen und Belastungen irgendwelcher Art angemessen zu reagieren und ihnen standzuhalten, ohne dabei psychische Folgeschäden zu erleiden. Es handelt sich dabei um eine Form von Widerstandsfähigkeit, die dem Menschen teils bereits originär angelegt ist, sich hauptsächlich im Kindesalter ausbildet und im Laufe der Entwicklung sich noch weiter ausformt. Resilienz meint die grundsätzliche Belastbarkeit und die innere Stärke eines Menschen. Sie ist immer das Ergebnis von komplexen psychischen und physischen Faktoren und deren gegenseitiger Beeinflussung, die erst in ihrem Zusammenspiel diese Belastbarkeit und Stärke ausmachen.

Resilienzforschung: Ausgangspunkt und Fundament der aktuellen Resilienzforschung sind die Ergebnisse einer weit herum geachteten amerikanischen Langzeitstudie auf einer hawaiianischen Insel in der Mitte des letzten Jahrhunderts, in welche gegen 700 Jugendliche mit jeweils stark belastender Lebenssituation (Leben in Armut, sozialer Vernachlässigung und Misshandlung) aufgenommen und bezüglich ihrer Chancen auf ein erfolgreiches Leben trotz schlechter Startbedingungen nachkontrolliert wurden. Das Fazit dieser Studie: Manche Menschen meistern ihr Leben gut, auch wenn die Startbedingungen denkbar schlecht sind. Was wiederum bedeutet, dass Unterschiede in der Resilienz die Erklärung sind, weshalb bei vergleichbarer Belastung nur bei einem Teil der Jugendlichen negative Folgen zu beobachten sind und ein ganz wesentlicher Anteil der Jugendlichen diesen Belastungen standhalten kann. Weiter konnte in dieser Studie festgestellt werden, dass

- nur die starken Jugendlichen – und nur diese – alle eine liebevolle Bezugsperson hatten,
- eine normale Intelligenz, ein gesundes Temperament und eine sozial verbindliche Wesensart zusätzliche, die Resilienz stärkende Faktoren sind,
- eine emotionale Bindung an eine Bezugsperson, Vertrauen und Selbständigkeit und
- letztlich eine tragfähige Unterstützung durch Gesellschaft und Schule sich ebenfalls als wesentliche, die Resilienz stärkende Faktoren erwiesen haben.

Das lateinische *resilire* „zurückspringen" „abprallen" verbildlicht, was mit dem Begriff der Resilienz gemeint ist. Noch stärker, wenn seine Anwendung im Kontext der Physik zugezogen wird: „in seinen ursprünglichen Zustand zurückkehren", elastisch und flexibel auf äußere Einwirkungen reagieren und dabei die Form behalten. Die Resilienzforschung untersucht demnach die *seelische Widerstandskraft,* ihre Elastizität und Flexibilität Traumen gegenüber. Sie beschäftigt sich insbesondere auch mit den individuellen Ressourcen jedes Einzelnen und des Kollektivs, um möglichst unverletzt eine Traumatisierung irgendwelcher Art zu überstehen. Wertvoll und für eine hohe Resilienz förderlich sind zudem ein intaktes Grundvertrauen (Urvertrauen), ein positives Menschen- und Selbstbild, eine positive Grundstimmung sowie eine optimistische Lebenseinstellung.

Seelische Widerstandskraft: Sie entwickelt sich in einem komplexen *Wechselspiel zwischen Risiko- und Schutzfaktoren* und ist damit nicht mit vorbestimmten Charaktereigenschaften gleichzusetzen. Es wird davon ausgegangen, dass aufgrund widriger Lebensbedingungen (Stressoren), denen der Mensch im Laufe seiner frühen Entwicklung ausgesetzt ist, sich gewisse, nach Innen gerichtete Provokationen ergeben, mit denen sich dieser zwingend auseinandersetzen muss. Das Vorhandensein von Schutzfaktoren im Umfeld und deren Disponibilität während der Expositionszeit bestimmen den *Adaptationsprozess* gegenüber diesen Stressoren in ganz unterschiedlichem Maße mit. Die Kompetenz zur Bewältigung von negativen Lebensbedingungen ist demnach sowohl individuell als auch in Abhängigkeit vom jeweiligen Lebensabschnitt ungleich. Resilienzfaktoren kommen grundsätzlich auf verschiedenen Ebenen zum Ausdruck: intrapersonal (Stressregulation) und interpersonal (Familie, Freundeskreis, Gesellschaft).

Praktische Empfehlungen: Aus den Ergebnissen der Resilienzforschung ergeben sich folgende praktische Empfehlungen, auf welche im Fall eines Ausbruchs einer schweren Erkrankung zurückzugreifen ist:

- Kein Fatalismus, Betrachtung aus einer höheren Perspektive.
- Pflege eines sozialen Umfeldes.
- Entwicklung des Sinns für nichtmaterielle Werte.
- Körperliche und geistige Betätigung.
- Relevanzüberlegungen (was ist wichtig und was nicht).
- Sicherheiten suchen, Unsicherheiten meiden.
- Selbstbestimmung, Eigenverantwortung, Selbstkritik.
- Recht auf Traurigkeit, Wut, Verzweiflung. [239]

Hirnforschung: Aus neuropsychologischen Untersuchungen ist bekannt, dass Resilienz die Aktivität im Stirnlappen des Gehirns (frontaler Kortex) vermindert, was als Ausdruck von „sich weniger sorgen" gedeutet werden kann [11]. In diesem Hirnbereich findet sich unter anderem die Region für Konzentration, Organisation, rationales Denken, Beurteilen, Entscheiden, Kreativität, Persönlichkeit, abstraktes Denken, Gefühle und Kompetenzen, die mit zwischenmenschlicher Beziehung zu tun haben. Im untersten Teil dieser hochintegrativen Hirnregion befindet sich der Bereich, „der für gesundes Funktionieren in der Welt der Beziehungen von entscheidender Bedeutung ist. [...] Er steuert dazu bei, vermehrt im Augenblick und weniger in der Vergangenheit und Zukunft zu leben. So kann die Konzentration auf die Gegenwart nachweislich Sorgen und Angst reduzieren. Die Anzahl abschweifender Gedanken ist ein guter Maßstab für die [Beurteilung der] Zufriedenheit eines Menschen.“ [11] Resilienz ist demnach nicht nur etwas „Metaphysisches“, auf das man bei Vorhandensein zurückgreifen kann, sondern Resilienz ist auch Ausdruck von messbaren neurologischen Funktionen in einem genau umschriebenen Hirnbereich des Menschen – ein Teil unserer Selbst, welchen es zu kennen und zu nutzen gilt. Die Resilienz verhilft dem Betroffenen, seine Krankheit anzunehmen, mit ihr umzugehen und sie besser zu ertragen.

Stärkbare Resilienzfaktoren: Auch wenn Resilienz bereits originär mehr oder weniger stark angelegt ist und sie vor allem im jugendlichen Alter ausgebildet wird, ist sie auch im *Erwachsenenalter* und im Fall einer Krise oder eines Krankheitsausbruchs mindestens teilweise erlernbar. Dabei werden in erster Linie die folgenden Resilienzfaktoren therapeutisch angegangen:

- *Optimismus:* Krisen sind in der Regel zeitlich begrenzt und die Zukunft kann wiederum etwas Positives bringen; Optimismus optimiert den Ressourceneinsatz.
- *Akzeptanz der Krise,* damit diese überhaupt angegangen werden kann.
- *Suche nach Lösungen* zur Bewältigung der Krise; abhängig von der persönlichen Einstellung und den Erwartungen an die Zukunft, selbstständig und im Team.
- *Nicht Opferrolle spielen,* sondern Eigenaktivität pflegen; verlangt Selbstbewusstsein und Selbstvertrauen.
- *Übernahme der Eigenverantwortung,* die Konsequenzen für das eigene Tun übernehmen.
- Ein *großes und tragfähiges soziales Netz* ist hilfreich.
- *Neuplanung der Zukunft.*
- Erkennen der *Wahlmöglichkeit* und *Selbstbestimmung,* so bleibt die Zukunft beherrschbar.

Resilienzfaktoren bei Kindern: Bei Kindern sind es gemäß *Fröhlich-Gildhoff* und *Rönnau-Böse* [78] folgende Faktoren, welche die Widerstandskraft fördern:

- *positive Selbstwahrnehmung* (adäquate Wahrnehmung der eigenen Emotionen und Gedanken),
- *Selbststeuerungsfähigkeit* (sich und seinen Gefühlszustand selbstständig kontrollieren und regulieren),
- *Selbstwirksamkeitsüberzeugung* (eigene Stärken und Fähigkeiten kennen und stolz darauf sein, daraus Strategien für die Zukunft entwickeln),
- *soziale Kompetenzen* erlernen,
- *angemessenen Umgang mit Stress* erlernen und solchen bewältigen,
- *Problemlösekompetenz* (sich realistische Ziele setzen, Probleme selbstständig analysieren und angehen).

Neue Resilienz-Theorie: Resilienz als Summe aller protektiven Mechanismen (Schutz- und Selbstheilungskräfte) im Fall von traumatischen Ereignissen oder belastenden Situationen basiert nach *Raffael Kalisch et al.* auf einem gemeinsamen Prinzip. Bisher beschäftigte sich die Resilienzforschung mit den sozialen, psychologischen und genetischen Faktoren, die Resilienz günstig beeinflussen. „Wir haben uns gefragt, ob es einen gemeinsamen Nenner für all diese Einzelansätze gibt und dazu verschiedene Beispiele durchdekliniert. Als Ergebnis stellen wir in unserer neuen Theorie weniger die einzelnen Faktoren als vielmehr das *Gehirn selbst in den Mittelpunkt.* Die entscheidende Frage lautet demnach: Wie bewertet das Gehirn eine bestimmte Situation oder einen bestimmten Reiz? Eine positive Reizbewertung ist vermutlich der zentrale Mechanismus, der letztlich über die Resilienz des Individuums entscheidet. Die vielen bisher identifizierten Faktoren bestimmen Resilienz nur indirekt, indem sie die Bewertung beeinflussen." [123] Die Konsequenz dieses Ansatzes ist, dass es weniger die belastenden Situationen an sich sind, die entscheiden, ob Stress entsteht, sondern die Art und Weise, wie das Individuum die Situation bewertet. Anders gesagt: „Ein positiver Bewertungsstil schützt langfristig vor stressbedingten Erkrankungen, weil er die Häufigkeit und das Ausmaß von Stressreaktionen verringert." Diesen neuen mechanistischen Ansatz nennen die Mainzer Wissenschaftler *Positive Appraisal Style Theory Of Resilience* (PASTOR). Das *Deutsche Resilienz Zentrum* (DRZ) in Mainz ist europaweit das erste Zentrum zur Erforschung der Resilienz (Mediziner, Psychologen und Soziologen).

7.3.2 Coping

Begriff des Coping: Unter dem Begriff Coping ist die prozesshafte Bewältigung einer als belastend empfundenen Gegebenheit oder Anforderung, meistens in Zusammenhang mit irgendwelcher Form von Stress oder Krankheit, zu verstehen. Die Bewältigung geschieht als Vorgang und hat das Ziel, kognitiv, emotional oder handelnd die Belastung zu meistern. Mit Coping ist demnach nicht die Meisterung des Problems gemeint, sondern lediglich das *Bemühen,* einer belastenden Gegebenheit mehr oder weniger wirksam entgegenzutreten und mit ihr in irgendeiner Weise fertigzuwerden. Coping muss deshalb nicht immer und zwingend erfolgreich sein. Es geht einzig um den *Akt des Bestrebens,* erfolgreich exzessiven Belastungen entgegenzutreten.

Coping-Forschung: Nun ist es aber so, dass bestimmte Gegebenheiten oder Anforderungen nicht bei jedem zu Stress oder gar Krankheit führen. Die Coping-Forschung interessiert sich für die Frage, weshalb das so ist und welche Auswege es gibt. Bei Coping geht es somit um die Frage, weshalb der eine belastungstoleranter als der andere ist, und um die Frage, was es für Möglichkeiten gibt, diese Toleranz gegebenenfalls zu stärken. Die *Resilienz* dagegen meint die grundsätzliche Belastbarkeit und die *innere Stärke eines Menschen,* die immer Ergebnis von komplexen psychischen und physischen Faktoren ist.

Die wissenschaftliche Auseinandersetzung mit Coping begann im Kontext der *Burnout-Thematik,* welche zu Beginn mehrheitlich in der Pflege und im Krankenhaus beobachtet und diskutiert wurde. In diesem Arbeitsbereich bestanden die größten Risiken zum Ausbrennen. Später breitete sich das Phänomen des Burnouts weiter aus, wahrscheinlich im Zuge der zunehmenden Entgrenzung. Dies war wohl durch die laufende, beruflich erwartete Selbstoptimierung, durch die Verwischung der Grenzen zwischen Arbeit und Freizeit und letztlich auch durch die Selbstverständlichkeit der permanenten Erreichbarkeit, sei dies beruflich oder privat, bedingt. Es galt, Strategien zu entwickeln, um diese neuartigen Herausforderungen zu bewältigen und der rasenden Vermehrung von Burnouts etwas Wirksames entgegenzuhalten.

Transaktionales Stressmodell nach Lazarus: Es war der amerikanische Psychologe *Richard S. Lazarus,* welcher den Begriff des Coping (to cope, bewältigen) einführte. Er ging davon aus, dass Stress immer eine transaktionale, also eine wechselseitige Beziehung ist. Er meinte damit, dass Stress immer als eine Transaktion zwischen dem Menschen und seiner Umwelt betrachtet werden muss und somit kein von extern herbeigeführter Zustand ist. Man spricht von Stressbewältigung anhand von Coping im transaktionalen Modell nach Richard Lazarus [136]. Es ist das zurzeit bekannteste Modell für Coping und soll aus diesem Grund hier kurz erwähnt werden, denn es ist weitgehend anwendbar auf Krankheit als einer bestimmten Form von Stress.

Bewertungen und Coping: Das Konzept beruht auf Bewertungen, eingeteilt in Stufen:

- Die erste Bewertung, die *Primary Appraisal*, ist die Bewertung eines externen, auf die Person eindringenden, potenziellen Stressreizes bezüglich dessen Wirkung auf das subjektive Wohlbefinden dieser Person (von harmlos bis bedrohlich).
- Im Fall der Bewertung des Reizes als Bedrohung folgt die zweite Bewertung, die *Secondary Appraisal:* Sie beinhaltet die Abgleichung von Stressreiz und verfügbaren Ressourcen und zugleich auch die Einschätzung der Chancen einer allenfalls erfolgreichen Bewältigung der Gegebenheit oder Belastung. Sollten die eigenen Ressourcen als zu schwach und deshalb der Reiz als gefährlich eingeschätzt werden, liegt ein realer Stresszustand vor.

Hier beginnt das Bemühen der Stressbewältigung durch Coping. Nach dem Modell von *Richard Lazarus* stehen vier Möglichkeiten zur Verfügung:

- die weitere Informationssuche (Wissen über Krankheit, Abklärungen und Behandlungen),
- die unmittelbare Handlung (aktives Verhalten in Bezug auf das Krankheitsgeschehen),
- die Unterdrückung von Handlungen (passives Verhalten in Bezug auf das Krankheitsgeschehen) und
- die Initiierung intrapsychischer Prozesse (konstruktive Auseinandersetzung mit der Krankheit und deren Folgen).

Coping-Formen: Das Coping kann grundsätzlich in drei verschiedene Richtungen (Funktionen) verlaufen:

- Die erste Form wendet sich zum Problem hin und wird als *problemorientiertes* Coping bezeichnet.
- Die zweite Form wendet sich von diesem ab und ist bekannt unter dem Begriff *emotionsorientiertes* Coping.
- Eine dritte Form, das *bewertungsorientierte* Coping, ergibt sich gegebenenfalls aus der zweiten Form.

Bei der ersten Form, *dem problemorientierten* Coping, besteht der Wille zur Kontrolle und zur Veränderung der Situation. Falls dies erfolgreich umgesetzt wird, verändert sich die Situation ins Positive.

Die zweite Form, *das emotionsorientierte* Coping will die emotionale Befindlichkeit verbessert werden. Dies setzt eine Arbeit der Person an ihren Einstellungen und Gefühlen voraus. So kann versucht werden, die Wichtigkeit ursprünglicher Einschätzungen zu relativieren und abzuwerten. Oder es kann versucht werden, die aktuell belastende Situation in eine weniger belastende umzudeuten, Tatsachen zu beschönigen oder gar zu verleugnen, wirkliche Lösungen aufzuschieben oder dem Wunschdenken zu frönen. Emotionsorientiertes Coping dient demnach dazu, die bestehenden Emotionen in kurzer Zeit zu kontrollieren und die unerfreuliche Gefühlslage ohne Umwege zu verbessern. Es geschieht dann, wenn Möglichkeiten und Mittel für problemorientiertes Coping nicht zur Verfügung stehen, wie das bei Krankheit oft der Fall ist.

In einem solchen Fall kann eine dritte Form von Coping erfolgreich sein, nämlich das *bewertungsorientierte* Coping, welches auch mit dem Begriff des *intrapsychischen* Coping bezeichnet wird. Es geht darum, die Gegebenheiten und Belastungen als eine Herausforderung anzusehen, der sich zu stellen man bereit ist. Aus dieser Perspektive heraus werden belastenden Situationen positive Aspekte zugestanden, was im Fall einer Krankheitsbewältigung eine Quelle neuer Ressourcen bedeuten kann. Bewertungsorientiertes Coping hat auch viel zu tun mit *Achtsamkeit und Gelassenheit,* da beides für einen erfolgreichen Perspektivenwechsel sehr hilfreich sein kann.

7.3.3 Logotherapie oder der Wille zum Sinn

Für den Neurologen und Psychiater *Viktor Frankl* ist der Mensch ein Wesen auf der *Suche nach einem Sinn.* Im Erkrankungsfall stellt sich rasch einmal die Frage nach dem Sinn und die Suche danach wird zentral. Viktor Frankl war es denn auch, der durch die Darstellung seiner Sinntheorie bereits vieles von Aaron Antonovskys späterem Konzept der Salutogenese vorwegnahm. Im Übrigen basieren *Aaron Antonovskys* Vorstellungen in Bezug auf die Entstehung von Gesundheit zu einem wesentlichen Teil auf der *Pflege des Sinns* im Leben.

Sinntheorie: Hier geht es nicht um den Sinn der Krankheit oder um den Sinn der Medizin, sondern um den *Sinn im Leben,* insbesondere im Fall des Ausbruchs einer akuten oder chronischen Krankheit. Nach Victor Frankl kann dieser Sinn im Laufe des Lebens, insbesondere im Fall des Ausbruchs einer schweren Krankheit, teilweise oder vollständig abhandenkommen. Wenn der Sinn schwindet, meint er, bleibt dem Betroffenen nur noch Sinnlosigkeit und Resignation – beide sind für einen erfolgreichen Heilungsprozess und für das Ertragen einer Erkrankung fatal. Für Viktor Frankl ist der *Wille zum Sinn* das Zentrale, denn auf den Willen zum Sinn seien wir gerade in der heutigen Zeit mehr denn je angewiesen. „Im Gegensatz zum Tier sagt dem Menschen kein Instinkt, was er tun muss, und im Gegensatz zum Menschen in früheren Zeiten sagt ihm keine Tradition mehr, was er soll – und nun scheint er nicht mehr zu wissen, was er eigentlich will. So kommt es denn, dass er entweder nur will, was die anderen tun – und da haben wir den Konformismus –, oder aber er tut nur, was die anderen wollen, von ihm wollen – und da haben wir den Totalitarismus." [74]

Sinnfindung: Für Viktor Frankl ist wesentlich, dass Sinn nicht von außen zufällt oder gar gegeben werden kann, sondern Sinn muss von jedem selbst gesucht und gesetzt werden. Voraussetzung und Mittel dazu ist der *Wille* zum Sinn. Diesen Sinn kann man, so Viktor Frankl, selbstverständlich auch ohne Religion finden, vielleicht sogar bevorzugt, da der Sinn so nicht gleichsam von außen gegeben wird, sondern selbstbestimmt gefunden werden muss. Die Psychotherapie, namentlich die *Logotherapie,* kann ihn dabei unterstützen (s. Exkurs).

Exkurs

Logotherapie

Viktor Frankls Logotherapie fundiert auf einer anthropologischen Theorie und beschreibt eine psychologische Behandlungsform, bei welcher die *Pflege des Sinns* im Leben als vorrangig gilt (*Logos* meint Sinn, *Therapie* meint Pflegen, Sorgen). Dabei wird in erster Linie auf die geistige Dimension des Menschen fokussiert und sein existenzielles Streben nach Sinn im Leben als dessen primäre Motivationskraft betrachtet.

Die Logotherapie ist typischerweise sinn- und wertorientiert und zielt darauf ab, Menschen in Sinnkrisen und seelischen Notlagen bei ihrer Suche nach einem sinnvollen Leben zu begleiten. Für Viktor Frankl muss sich die Logotherapie „diesseits des Offenbarungsglaubens bewegen und die Sinnfrage diesseits der Aufgabelung einerseits in theistische und andererseits in atheistische Weltanschauung beantworten." [76] Wie diese Sinnfindung jedes Einzelnen selbst zu geschehen hat, formuliert er wie folgt: „Im Dienst an einer Sache oder in der Liebe einer Person erfüllt der Mensch sich selbst. Je mehr er aufgeht in seiner Aufgabe, je mehr er hingegeben ist an seinen Partner, umso mehr ist er Mensch, umso mehr wird er selbst. Sich selbst verwirklichen kann er eigentlich nur in dem Maß, in dem er sich selbst vergisst, in dem er sich selbst übersieht." [75]

Sinngebung im Krankheitsfall: Es soll hier nicht weiter auf Viktor Frankls Logotherapie eingegangen werden, wichtig in diesem Zusammenhang ist jedoch die Erkenntnis, dass erstens die *Sinngebung im Leben* besonders im Krankheitsfall unverzichtbar und dass zweitens der *Wille* dazu die notwendige Voraussetzung und das geeignete Mittel ist. Zentral dabei ist, dass der Mensch über sich selbst hinaus nach einem Sinn (ver-)langt, den zu erfüllen es gilt. Und drittens, und das ist letztlich der Kern seiner Aussage, will er darauf aufmerksam machen, dass Sinnsuche und Sinnfindung nicht nur für den Gesunden, sondern viel mehr noch für den *Kranken* unerlässlich sind.

7.4 Individuelle Reaktionen auf Suggestion und Konditionierung

7.4.1 Der Placeboeffekt – spektakuläre Perspektiven in der (modernen) Medizin

„Es sind nicht die Dinge, die uns in Angst und Verwirrung stürzen, sondern unsere Vorstellungen von diesen Dingen." Dies stellte bereits der griechische Philosoph und Stoiker *Epiktet* vor bald 2000 Jahren fest.[24]

In diesem sehr anregenden Kapitel muss ich auf gewisse medizinische Begriffe zurückgreifen, da dem nur schwer greifbaren und etwas sonderbar anmutenden Phänomen des Placeboeffekts neurophysiologische und psychische Mechanismen zugrunde liegen, die es zu erklären gilt. Es lohnt sich, hier etwas genauer hinzuschauen, denn neben dem Verständnis von individuellen Reaktionen auf Suggestion und Konditionierung bringt eine ausführlichere Behandlung dieser Thematik noch etwas ganz anderes: Eine tiefere Kenntnis des Placebo-Phänomens verhilft gleichzeitig dazu, einen etwas besseren Einblick in die Zusammenhänge zwischen der Physiologie des Gehirns und den sich dort abspielenden Prozessen der Psyche zu geben.

Der Begriff Placeboeffekt: Er beschreibt die Tatsache, dass Erwartungen immer einen mehr oder weniger starken Einfluss auf eine medizinische Behandlung und deren Erfolg haben. Dieser Effekt kann sowohl positiv als auch negativ sein. So verstanden ist der Placeboeffekt ein Kontexteffekt. Dazu *Fabrizio Benedetti* aus Turin, ein renommierter Forscher auf dem Gebiet des Placebo-Phänomens: „Der psychosoziale Kontext rund um jede medizinische Intervention spielt eine entscheidende Rolle: Die Wortwahl des behandelnden Arztes oder Therapeuten, Interaktion mit medizinischem Personal, Anblick des medizinischen Apparates, andere sensorische Inputs."[18] Konkret heißt das, dass bei bewusster Einnahme eines Placebos, also eines Scheinmedikamentes ohne Wirksubstanz, immer irgendetwas geschieht, da die Einnahme in der Regel in einem bestimmten Kontext steht und dieser Kontext entscheidenden Einfluss auf die Wirkung der Einnahme des Scheinmedikamentes hat. Die Placebo-Behandlung löst die Placebo-Reaktion aus und diese bedingt den Placeboeffekt [41].

Doch nicht nur bei einer Placebo-Behandlung ist ein Placeboeffekt zu erwarten. Der gleiche Effekt tritt nämlich auch im Fall einer Verum-Behandlung[25] auf, also bei einer Be-

24 Epiktet, Handbüchlein der Moral (Encheiridion). Auch übersetzt von Goethe in: Schriften zur Morphologie II, 1817–1824.

25 Verum: wahr, echt; hier: die Wirksubstanz. In klinischen Versuchen im Gegensatz zum Placebo die echte Behandlungsform, z. B. das wirkstoffhaltige Medikament.

handlung mit einer Wirksubstanz, und dieser Effekt ist möglicherweise noch größer, da die ersten Anzeichen einer Besserung (erklärt durch die Wirkung der Wirksubstanz) die Erwartungen in den Erfolg der Therapie zusätzlich noch verstärken [215]. Das heißt, dass bei jeder Behandlung, ob Placebo oder Verum, immer etwas Positives, etwas in gewissem Sinn Heilsames, geschieht. Diesen Mechanismus genauer zu kennen, ist wichtig und kann das Verständnis der Komplexität der Heilung noch verbessern.

Mechanismen des Placeboeffekts

Zurzeit diskutiert werden verschiedene Phänomene, so beispielweise die *Erwartung* entsprechend der Antizipation eines zukünftigen Zustandes. Also die Erwartung, dass erstens die Behandlung wirken wird und es zweitens dann auch wirklich besser geht. Neben der Erwartung wird auch das Phänomen der *Konditionierung* im Zusammenhang mit dem Placeboeffekt untersucht. Diese behavioristische Lerntheorie geht davon aus, dass nebst der *unbedingten, unwillkürlichen, natürlichen Reaktion* durch gezieltes Lernen eine weitere *bedingte, willkürliche, nicht natürliche* hinzukommen kann.

Neben dieser Konditionierung (Pawlow) könnte beim Placeboeffekt auch noch ein weiterer Prozess im Spiel sein, der unter dem Begriff der *Bedeutungstheorie* bekannt ist. Wir versehen Wahrnehmungsinhalte mit Bedeutung und so wird eine Behandlung (Medikament) zu einem Bedeutungsträger, auf den wir kraft unserer Erfahrungen reagieren. So konnte nachgewiesen werden, dass nicht nur nach Einnahme von Verum, sondern auch nach Einnahme von Placebo im *präfrontalen Kortex* (der Hirnregion, die mit der Bedeutungszuschreibung in Zusammenhang gebracht wird) ein erhöhter Stoffwechsel festgestellt werden kann. Deshalb kommt der Alzheimer-Patient nicht in den Genuss des Placeboeffekts. Die Hirnregion, in welcher sich Erwartungen bilden, funktioniert bei ihm nicht mehr [53]. Zudem ist bekannt, dass im Laufe einer Placeboreaktion im Körper *Endorphine* freigegeben werden, die ebenfalls zur analgetischen Wirkung von Placebos beitragen [215].

Krankheitsspezifische Ausprägung des Placeboeffekts: Einem Bericht von *Ursula Gundert-Remy* zufolge wurde außerdem eine krankheitsspezifische Ausprägung von Placeboeffekten nachgewiesen (Ergebnisse aus einer Metaanalyse). „Bei Erkrankungen mit einer raschen Progredienz ergeben sich Verschlechterungen unter Placebo, während bei Erkrankungen mit einer weniger raschen Progredienz unter Placebo Besserungen zu verzeichnen sind.“ [99] Wenn es tatsächlich zutrifft, dass bei rasch progredienten Erkrankungen unter Placebo eine Verschlechterung eintritt, müsste diesem Phänomen unbedingt auf den Grund gegangen und es in unsere Therapieentscheidungen mit einbezogen werden. Denn wie viele alternativmedizinische Behandlungen enthalten gar keinen Wirkstoff im engeren (wissenschaftlichen) Sinn und entsprechen demnach einer Placebo-Behandlung. Sie würden gemäß dieser Metaanalyse bei rasch progredienten Erkrankungen sogar eine Verschlechterung des Krankheitsverlaufs bewirken.

Die Wirkung medizinischen Handelns: Jedes Tun in der Medizin hat somit seine Wirkung. Diese setzt sich zusammen aus

- der mit der Verum-Behandlung assoziierten spezifischen Wirkung,
- der mit der Verum-Behandlung assoziierten unspezifischen positiven Wirkung (entspricht dem Placeboeffekt, der auch bei Verum-Behandlung auftritt) und
- der mit der Verum-Behandlung assoziierten unspezifischen negativen Wirkung (entspricht dem Nocebo-Effekt, der auch bei Verum-Behandlung auftritt).

Wie auch immer: Der Nachweis der großen Macht der Einbildung bedeutet, so *Petra*

Schweinhardt, „dass man durch psychologische Motivation ganz erhebliche Therapieerfolge erzielen kann und dass dieses Potenzial noch lange nicht ausgeschöpft ist." [98] Dieser Aspekt ist auch im Hinblick auf die Thematik des „Situativen Nicht(s)tuns" in der Medizin relevant, von welcher später in Kap. 1 „Situatives Nicht(s)tun in der Medizin" ausführlich die Rede sein wird.

Antizipation und Konditionierung: Auch *Fabrizio Benedetti* geht davon aus, dass beim Placeboeffekt mindestens zwei Mechanismen eine therapeutische Wirkung erzeugen. Der eine geschieht *bewusst,* es ist die bereits erwähnte *Antizipation.* Der andere dagegen geschieht *unbewusst* und funktioniert nach dem Prinzip der *Konditionierung:* „kontextuelle Signale wie beispielsweise Farbe und Form einer Pille können als konditionierende Reize wirken. Nach wiederholter Koppelung mit einem nicht konditionierten Stimulus – dem pharmakologischen Wirkstoff in der Pille – können allein die kontextuellen Signale eine Verbesserung bewirken." [18] Anhand von zwei möglichen Mechanismen erklärt Fabrizio Benedetti den Stand der Vermutung, wie Placeboeffekte funktionieren könnten:

- Erstens die *Placebo-Analgesie* (Schmerzlinderung mit Placebo): Es gibt konkrete Hinweise, dass die Schmerzunterdrückung mit Placebo kraft einer „absteigende[n] Schmerzmodulationsschaltung vom zerebralen Kortex zum Hirnstamm" erzeugt wird und dabei endogene Opiate als Neuromodulatoren mit im Spiel sind. Diese Opiate wirken auf die Schmerzweiterleitung, auf das Atemzentrum und das Herz. Zudem spielen offenbar auch das *endogene Cannabinoid-System*[26] eine Rolle.
- Zweitens die *Placebo-Immunantwort* und die *Placebo-Hormonantwort.* Solche werden durch klassische Konditionierung hervorgerufen. Nach wiederholter Verabreichung aktiver Medikamente werden nach Ersatz des Wirkstoffes durch Placebo vergleichbare immunologische (die Körperabwehr betreffende), beziehungsweise hormonelle Reaktionen hervorgerufen [18].

Endorphinausschüttung: Aus dem Gebiet der Neurologie ist bekannt, dass bei vielen Krankheiten, so beispielsweise beim *Morbus Parkinson,* nach Verabreichung von Placebos endogene Stoffe freigesetzt werden. Dabei wird der Patient zusätzlich noch darüber informiert, dass es sich um ein Medikament zur Behandlung seiner Krankheit handelt. Beide zusammen, namentlich die Verabreichung eines Placebos und die Information über die zu erwartende Wirkung, haben eine nachweisbare Wirkung auf die motorischen Funktionen, führen also zu einer objektivierbaren Verbesserung der Beweglichkeit. Dies wird, wie bereits erwähnt, einerseits erklärt durch die Stimulation der Ausschüttung von Endorphin im Großhirn, namentlich im dorsalen und ventralen *Striatum* (dieses ist Teil der *Basalganglien* und gehört zum Großhirn), bedingt durch placebo-induzierte Erwartung einer Verbesserung. Da diese Hirnregionen in der Organisation und Strukturierung von „Belohnungen" involviert sind, geht man hier von einer Art „internem Belohnungsmechanismus" aus: Der Placeboeffekt als *Belohnungsäquivalenz.* Andererseits und zusätzlich zu diesem Funktionsprinzip spielt sich nun auch auf der Ebene der Neuronen etwas ab, nämlich eine Aktivierung der Neuronen im *Nucleus subthalamicus.* Dieser Kern im Subthalamus gehört zum Schaltkreis der *Basalganglien,* deren Aktivität bei Morbus Parkinson charakteristischerweise erhöht ist. Auch nach Verabreichung von Placebos nimmt die Aktivität dieser Neuronen ab und führt ebenfalls zu einer Verbesserung der Beweglichkeit: Derart ist der Placeboeffekt als *neuronale*

26 Das endogene Cannabinoid-System ist ein Teil des Nervensystems und umfasst die Cannabinoid-Rezeptoren CB_1 und CB_2 mit ihren natürlichen Bindungen und der nachgeschalteten intrazellulären Signalübertragung nach den entsprechenden Bindungsstellen in Wirbeltieren.

Aktivitätsverminderung zu verstehen, als eine Abschwächung der Aktivität innerhalb des Nervensystems.

Hormon- und Immunsystem: Sowohl im endokrinen (hormonellen) System als auch im Immunsystem (die Körperabwehr betreffend) basieren die Reaktionen auf Verabreichung von Placebos auf klassischer Konditionierung. Verabreicht man nämlich einem Patienten mit einer bestimmten Krankheit wiederholt ein aktives Medikament (Verum) und ersetzt dies unvermittelt durch ein Placebo, werden mindestens vorübergehend weiterhin vergleichbare hormonelle und immunologische Reaktionen hervorgerufen: Placeboeffekt als *Konditionierung*. Das Prinzip der Konditionierung ist ein beinahe alltägliches Prinzip, welches viele in irgendeiner Form an sich selbst bereits *intuitiv* erlebt und wiederholt beobachtet haben. Für diese Art von Wirkung ohne Wirksubstanz zeigt sich heute ein breites Anwendungsspektrum.

Fragen und Ergänzungen zum Placeboeffekt

Dazu stellen sich viele Fragen.

Umgehen des Placeboeffekts: Etwa die Frage, ob der Placeboeffekt überhaupt umgangen werden kann. Und die Frage, ob es auch Sinn ergibt, diesen Effekt zu umgehen. Zur Beantwortung der ersten Frage sei daran erinnert, dass die Bedingung für die Umgehung des Placeboeffekts eine Verabreichung von Medikamenten frei von jeglichem Kontext erfordert. Die vollständige Eliminierung der Komponente Placebo setzt eine versteckte Verabreichung von Medikamenten voraus, was aber wiederum fragwürdig ist, da eine solche juristisch nicht unproblematisch ist. Nur auf diese Weise würde es aber gelingen, den Effekt der verbalen und averbalen Suggestion auf die Wirkung von Medikamenten zu untersuchen und genauer kennenzulernen. Und zur Beantwortung der zweiten Frage müsste man mehr über den *Noceboeffekt* wissen. Es lohnt sich, auch diesen etwas näher anzuschauen, doch davon später.

Zuerst noch einige Ergänzungen zum Effekt von Placebos, die von ihrer Fragestellung her nicht uninteressant sind und für den Alltag eine gewisse Bedeutung haben.

Die Erwartungshaltung des Patienten: In den USA soll angeblich auf Homöopathie-Präparaten der Aufdruck „Achtung, keine nachgewiesene Wirkung" stehen, was im Übrigen auch für Deutschland gefordert wird. Ohne weiter auf die Frage der wissenschaftlichen Korrektheit dieser Information einzugehen, muss im Fall einer etwaigen Wertung dieses Aufdrucks mindestens der Aspekt des Placeboeffekts in die Beurteilung einbezogen werden. Hätte nämlich jede Art von Behandlung, ob Verum oder Placebo, aufgrund ihres Kontexteffekts eine nachweisbare Wirkung, müsste die Legitimierung einer solchen Direktive hinterfragt werden. Oder sie müsste zumindest differenzierter formuliert sein. In diesem Zusammenhang ist das Ergebnis einer deutschen Studie spannend. Am Institut für medizinische Psychologie der Universität München wurde in Zusammenhang mit der Wirkungsweise der Akupunktur abgeklärt, wie sich die Wirkung einer Akupunktur mit zufällig auf der Haut verteilten Nadeln (also nicht gemäß den Empfehlungen der Traditionellen chinesischen Akupunktur) im Vergleich zu einer Behandlung mit Placebo verhält. Das Ergebnis lautete: Es besteht bezüglich Wirkung (beispielsweise Schmerzlinderung) praktisch kein Unterschied, was bedeutet, dass auch bei der Akupunktur hauptsächlich der Placeboeffekt wirkt. Es ist die Erwartungshaltung, welche zusätzlich zum Therapeutikum die Wirkung einer Behandlung bestimmt – gleichgültig ob es sich bei dieser Behandlung um Pillen, Nadeln oder Infusionslösungen handelt. Doch was bestimmt nun aber die Erwartungshaltung? Es sind unterschiedlichste Faktoren, wie das Auftreten des Therapeuten, der Ort und die Umgebung, in welcher die Behandlung durchgeführt wird, die Art und Weise der Intervention, das Setting insgesamt, welche die Erwartungen von einer Behandlung mitbestimmen.

Bewusste Placebo-Einnahme: Interessant ist auch die Frage, was passiert, wenn der Patient selbst *weiß*, dass es sich bloß um eine Behandlung mit Placebo handelt? Eine Antwort darauf ergab eine Studie aus der *Harvard Medical School* in Boston aus dem Jahr 2010 *(Ted Kaptchuk)* in Zusammenhang mit der Behandlung von *Reizdarmsyndrom*. Die Studienteilnehmer wurden informiert, dass es sich bei der aktuellen Behandlung erstens um Scheinmedikamente (Placebo) handelt und zweitens, dass diese allein durch das Ritual ihrer Einnahme wirkten. Das Ergebnis dieser Studie lautete: Die Placebo-Gruppe schnitt bezüglich der Wirkung der Behandlung des Reizdarmsyndroms signifikant besser ab als die Kontrollgruppe ohne Behandlung. Die Studienteilnehmer (Patienten) wussten im Voraus ganz genau, dass ihnen bloß eine Placebo- und keine Verum-Behandlung zukommen würde – man spricht von einem *offenen Placeboeffekt*. Damit konnte gezeigt werden, dass es überhaupt nicht zwingend ist, dass man eine Behandlung, wie diese auch sein mag, für „echt" hält. Wichtiger sind vielmehr das Ritual der Einnahme und die Überzeugung des Studienteilnehmers (des Patienten) von der Notwendigkeit und Wichtigkeit dieses Rituals – und damit die Überzeugung, *dass* etwas hilft. Es ist die Heilserwartung, die heute als einer der zentralen Punkte gilt, welche darüber bestimmen, ob eine Behandlung erfolgreich ist oder ob sie misslingt.

Irrationale Therapie: Das Wissen um den *offenen Placeboeffekt* bedeutet, dass der Patient die Sache mindestens teilweise selbst in die Hand nehmen kann. Er darf durchaus wissen, dass seine Behandlung vielleicht nicht rational ist, aber er muss an deren Wirkung glauben. Er muss gleichsam den Sinn einer Therapie verstehen, auch wenn dies sein ganz persönlicher ist. Das bedeutet aber auch, dass dem Patienten zusätzlich zu den rationalen Therapien auch Möglichkeiten zur Verfügung stehen, die sich auf einer irrationalen Ebene abspielen. Das exakte, naturwissenschaftliche Wissen um den Placeboeffekt selbst und die Kenntnis, wie sich dieser im Detail abspielt, hilft uns dabei, auch irrationale Therapien besser zu verstehen. Sie lehrt uns, irrationale Behandlungsansätze nicht prima vista zu verwerfen, sondern gegebenenfalls sogar in unsere Therapiekonzepte aufzunehmen. Das Verständnis der komplexen Funktionsmechanismen des Placeboeffekts ist ein Beispiel, wie sich initial Irrationales und Suspektes plötzlich und zunehmend als etwas Rationales und Vertrauenswürdiges herausstellen kann. Aus dieser Perspektive wird der von uns Medizinern zu Unrecht gelegentlich belächelte Begriff der Selbstheilungskräfte zu einem wissenschaftlich anerkannten Faktor im Rahmen der Genesung und Bewältigung von Krankheiten. Eine vertiefte Auseinandersetzung mit dieser Thematik findet sich im Buch „Heilung von innen" von *Jo Marchant*, Mikrobiologin, Internistin und ehemalige Redakteurin des renommierten Wissenschaftsmagazins Nature [147].

Kommunikation/Suggestion: Mit geeigneter Kommunikation lässt sich die Genesung fördern, stellt auch der Neurophysiologe und Neuropsychologe *Peter Krummenacher* fest. Empathie, Worte, Mimik und Gestik können bewusst und gezielt eingesetzt werden. Eine Placebo-Studie, erstmals mit (gesunden) Kindern durchgeführt, zeigte, dass Suggestion [131]. Mit dem Ziel, die Erkenntnisse der Wissenschaft vermehrt in die Praxis umzusetzen, beabsichtigt Peter Krummenacher, heute Leiter und Gründer der Firma Brainability, Interessierten beizubringen, wie allein durch Worte und mittels gesundheitsfördernder Kommunikation, das Ergebnis einer medizinischen Behandlung zu verbessern ist [35]. Es gehört zu den klinischen Gepflogenheiten, dass besonders in der hausärztlichen Praxis sogenannte Pseudoplacebos verschrieben werden. Es handelt sich dabei um harmlose Mittel wie Salben, Vitaminpräparate und Stärkungsmittel. Sie enthalten zwar harmlose aktive Substanzen, diese aber in nur kleinsten Dosen. Mit geeigneter Kommunikation, also mit den richtigen, dem Alter und der Situation angepassten Worten, sollten diese Pseudoplacebos ihre Wirkung entfalten. Dazu *Etzel Gysling,* Arzt und Gründer der respektierten *pharma-kritik:* „Auch heute noch können wir viele Gesundheitsprobleme nur ungenügend oder dann nicht ohne Risiken behandeln. So ziehe ich es oft vor, einer Patientin oder einem Patienten eine Rheumasalbe – mit großer Wahrscheinlichkeit ein Pseudoplacebo – zu empfehlen, als sogleich ein orales Antirheumatikum zu verschreiben." [101]

Ein Fazit: Der hier recht ausführlich beschriebene und diskutierte positive Effekt der Placebo-Reaktion sollte in der Medizin vermehrt genutzt werden. Das ist zumindest das Fazit von *Fabrizio Benedetti,* über dessen aktuelle Studien bereits eingangs gesprochen wurde. Zum gleichen Schluss kommt ebenfalls der *wissenschaftliche Beirat der Bundesärztekammer* in Deutschland [41]. Dabei seien jedoch die ethischen Aspekte des Placebos und die rechtliche Problematik bei der Verschreibung von Placebos zu bedenken, Letztere insbesondere bei nicht einwilligungsfähigen Patienten. In dieser allgemein zugänglichen Publikation der deutschen Bundesärztekammer erklärt sich der wissenschaftliche Beirat ausführlich und differenziert zu dieser Thematik.

7.4.2 Der Noceboeffekt

Der Begriff Noceboeffekt: Der Noceboeffekt ist der Placeboeffekt mit umgekehrtem Vorzeichen. Man versteht darunter die Gesamtheit der geklagten Beschwerden und die Verschlechterungen des Krankheitsverlaufs, die unter einer Scheinbehandlung und Suggestion negativer Erwartungen auftreten. Im Gegensatz zu den *Nebenwirkungen* einer Behandlung, welche sich auf die für eine bestimmte Behandlung verwendete Wirksubstanz beziehen, sind beim Noceboeffekt (wie eben auch beim Placeboeffekt) alle unspezifischen, von der verwendeten Wirksubstanz unabhängigen negativen Effekte gemeint, die für den Patienten unerwünscht und schädlich sind. Die von der Nocebo-Reaktion bekannten Mechanismen basieren grundsätzlich auf den gleichen psychobiologischen Prozessen wie bei der Placebo-Reaktion [60]. Ein klassisches Beispiel ist der *Hyperalgesie-Effekt:* Wenn einem Menschen eine inerte Substanz verabreicht wird und man ihm dabei sagt, er werde nun als Nebenwirkung über längere Zeit vermehrt Schmerzen verspüren, dann klagen viele Patienten über solche, auch wenn die Substanz völlig harmlos ist.

Negative Erwartungen des Patienten: Aufgrund ethischer Bedenken wird der Noceboeffekt kaum untersucht, da ihm grundsätzlich eine Zunahme der Beschwerden und eine Verschlechterung des Krankheitsverlaufs eigen ist, was bereits vom therapeutischen Grundsatz her nie erwünscht ist. Trotzdem muss das Phänomen der Nocebo-Reaktion bei Arzt und Patient bekannt sein, da beide sich mit der Tatsache auseinandersetzen müssen, dass allein durch negative Erwartungen die (mögliche) positive Wirkung einer ärztlich verschriebenen Wirksubstanz mindestens teilweise ausgeschaltet werden kann. Aber nicht nur Medikamente lösen Noceboeffekte (und auch Placeboeffekte) aus. Alle Interaktionen zwischen dem Arzt und dem Patienten, grundsätzlich sämtliche medizinischen Interventionen am Patienten, können infolge einer etwaigen Nocebo-Reaktion potenziell Nachteile oder gar Schaden bringen – was erfahrungsgemäß gar nicht so selten der Fall ist.

Diagnostische Maßnahmen und Befunde: Medizinische Diagnostik, ob mit guten oder schlechten Gründen verordnet, liefert Laborresultate, Befunde durch bildgebende Methoden, Pathologieberichte, Testresultate im weitesten Sinn, also relevante und irrelevante Informationen über den Gesundheitszustand des Patienten. All diese Informationen sollten zwar dazu dienen, den Patienten wieder gesund zu machen, gelegentlich machen sie ihn aber auch krank. So können beispielsweise unbedeutende Befunde, wie eine Normvariante auf einem Röntgenbild, oder ein belangloser pathologischer Befund, wie beispielsweise eine bedeutungslose Altersveränderung an der Wirbelsäule, vom Patient missverstanden und falsch gedeutet werden. In einem solchen Fall erklärt er diese Befunde zur Ursache seiner Beschwerden, auch wenn sie mit diesem „Befund" gar nichts zu tun haben. Dies, weil jeder Patient das Verlangen hat, eine Ursache und Erklärung für seine Schmerzen zu finden, auch dann, wenn gar keine Kausalität vorliegt. Wenn der Patient diese zwar grundsätzlich bedeutungslosen Befunde aber einmal kennt, führt das oft dazu, dass er sich auf sie fixiert und sie für ihn von nun an eine kaum adäquate Bedeutsamkeit bekommen. Solche Mechanismen führen nicht selten zu einer Chronifizierung der Beschwerden und Schmerzen, welche sich *ohne* Kenntnis dieser Befunde wohl gar nie in diesem Maß manifestiert hätten.

Deshalb muss der Arzt wissen, dass sich die Vermittlung bedeutungsloser Befunde und irrelevante Äußerungen bezüglich einer medizinischen Belanglosigkeit für den Betroffenen gelegentlich als kontraproduktiv erweisen. Diese Erkenntnis steht in Zusammenhang mit einer nur schwer kontrollierbaren Erwartungshaltung, die diesen krankmachenden Effekt unbewusst und ungewollt auslösen kann.

Potenzielle Nebenwirkungen und Medienberichte: Der Neuropsychologe *Peter Krummenacher* hat sich mit neuropsychologischen Experimenten befasst, die der Frage nachgehen, wie sich das Schmerzempfinden durch psychologische Faktoren beeinflussen lässt. Seine Studien bestätigen genau das, was aus der Praxis längstens bekannt ist: Beipackzettel von Medikamenten machen allein durch das Beschreiben *potenzieller* Nebenwirkungen krank. Und sie tun dies in einem Maß, das der Rate der tatsächlichen Nebenwirkungen praktisch gleichkommt. Auch Medienberichte zu medizinischen Themen und Gesundheitssendungen in Radio und Fernsehen bewirken bei sehr vielen Menschen gesundheitliche Verunsicherungen, irritierende Symptome bis hin zu eingebildeten Krankheiten und lösen an den Tagen nach der Berichterstattung regelmäßig einen Anstieg der Arztbesuche aus.

Arzt-Patienten-Interaktion: Auch doppeldeutige Worte in Gesprächen mit dem Patienten oder problematische Zentrierung der Aufmerksamkeit auf etwas nur scheinbar Bedeutendes ziehen sehr häufig Nocebo-Wirkungen nach sich. Allein die Durchführung einer diagnostischen Untersuchung ist sehr oft von Angst begleitet und kann situativ die aktuelle Lebensqualität des Kranken zusätzlich beeinträchtigen. Aus diesem Grund sind sämtliche Vereinnahmungen des Patienten durch diagnostische und therapeutische Interventionen zu vermeiden, wenn sie nicht wirklich zum Nutzen des Patienten sind. Gerade auch im Hinblick auf die Vermeidung eines potenziellen Noceboeffekts als Folge des medizinischen Tuns gibt es situativ sehr oft gute Gründe, besser nichts zu tun.

Der Psychosomatiker *Wolf Langewitz* hat sich unter dem Titel „Placebo – Nocebo" zu diesen ungewollten Noceboeffekten in der Arzt-Patienten-Interaktion geäußert: „... es gibt allerdings Situationen, in denen Ärzte in bester Absicht durch ihr Verhalten negative Erwartungen wecken und so das Potential von Nocebo-Wirkungen ungewollt ins Spiel bringen. Dazu gehört auch die häufig empfohlene Ankündigung einer schmerzhaften Prozedur (‚Gleich tut's mal ein bisschen weh!')." Solche Äußerungen können die Schmerzintensität einer Prozedur signifikant steigern. Auch führen solche gut gemeinten Warnungen bei gewissen Patienten zu vermehrter Angst vor der geplanten Intervention [134].

7.5 Die Krux der irrationalen Therapien

Irrationale Therapien: In einem kurzen und prägnanten Artikel hat sich der Arzt und Pharmakritiker *Etzel Gysling* zum Thema der irrationalen Therapien in der Zeitschrift *pharma-kritik* geäußert [100]: *Irrationale Therapien* basieren praktisch immer auf schlechten Gründen, weil ihre Wirkung bloß gewünscht und behauptet, nie aber bewiesen wurde. So werden vorzugsweise im Internet verschiedenste Mittel angepriesen, bei denen „nicht die geringste Spur einer relevanten Wirkung nachgewiesen ist". [100] Sie sollen beispielsweise „notwendig für die geiststärkende Ernährung des Menschen" oder „ein Antiaging-Mittel der ersten Klasse" sein. Noch problematischer wird es bei alternativmedizinischen Angeboten, die sehr verbreitet sind, obwohl für die meisten dieser Therapien bisher nicht gezeigt werden konnte, dass sie mehr bringen als Placebos. Bekanntlich trifft es immer noch zu, „dass nämlich die Diskussion zu diesem Thema von der unbelehrbar-unkritischen Haltung der Anhänger alternativer Therapien teilweise fast verunmöglicht wird." [100] Auch bei der Homöopathie, bei Mistelpräparaten und vielen weiteren Behandlungen ist bis heute kein plausibler Wirkungsmechanismus einwandfrei nachgewiesen. Interessant dabei ist, dass all diese fragwürdigen und umstrittenen Heilmethoden sich einer großen Beliebtheit erfreuen, dies häufig sogar in Kenntnis der Tatsache, dass ihre Wirkung wissenschaftlich gar nie aufgezeigt wurde.

Klassische Behandlungen: Um der Sache gerecht zu werden, muss hier angemerkt werden, dass auch klassischen Behandlungen gelegentlich eine gewisse Irrationalität vorgeworfen werden kann. Das gilt vorab dann, wenn sich die Beurteilung der Wirkungen von Medikamenten bloß auf *Surrogat-Endpunkte* stützt, also auf Behelfsmessungen (Laborresultate, psychometrische Skalen) oder eben Ersatzwerte, statt auf die *echten klinischen Wirkungen* als Endpunkte, was grundsätzlich geboten ist[27]. So werden sehr häufig medikamentöse Behandlungen empfohlen, bei denen sich zwar gewisse Laborwerte verbessern, die Lebensdauer und Lebensqualität des Patienten dagegen unbeeinflusst bleiben. Die Frage, ob die bloße Verbesserung von Surrogat-Endpunkten nicht bereits als Therapieerfolg gewertet werden muss, darf hier zu Recht gestellt, soll aber nicht weiter diskutiert werden. Nur so viel dazu: In einem klassischen, also naturwissenschaftlich linear-deterministischen Medizinverständnis, müsste dies eigentlich so sein, dennoch zeigt die wissenschaftliche Erfahrung, dass es sehr oft nicht so ist.

Gründe der Anbieter und Konsumenten: Unbestritten ist, dass bei irrationalen Therapien neben den bekannten ökonomischen Gründen des Anbieters auch relevante Gründe vonseiten des Konsumenten, des Gesunden und Kranken also, mit im Spiel sind. Das belegt bereits die immense Nachfrage für solche und ähnliche Produkte. Neben altruistischen Gründen aufseiten des Anbieters (ein echtes Bedürfnis, dem Gesunden und Kranken zu helfen) spielen bei Anbieter und Konsumenten auch ein mehr oder weniger fester Glaube an deren Wirksamkeit sowie die Überzeugung von heilenden Kräften des *Natürlichen* eine zentrale Rolle. Es ist gerade die solchen Heilpraktiken implizite Unwissenschaftlichkeit, die Heil und Heilung gewähren soll. Diese Einsicht ist in unserem Diskurs nicht zu unterschätzen.

27 Nicht alle Surrogat-Endpunkte (z. B. Veränderungen auf einer psychometrischen Skala) entsprechen tatsächlich dem klinischen Ziel einer Behandlung. So ist auch häufig unklar, wo sich beispielsweise der ideale Bereich eines Laborparameters befindet.

Ob all diese Aspekte der irrationalen Therapien nun ausschließlich als schlechte Gründe für eine Behandlung zu deklassieren sind, bleibt zurzeit noch unklar. Diese Frage zu beantworten, ist meiner Meinung nach gar nicht so einfach. Denn möglicherweise gilt auch hier die Erkenntnis, dass es eben nicht nur eine Wahrheit gibt. Wenn es um das Persönliche geht, hat jeder seine eigene Wahrheit. Bei Gesundheit, Krankheit und noch viel mehr in der Medizin geht es neben dem Objektiven immer sehr rasch auch um das Subjektive. Und hier liegt gleichsam die *Krux der irrationalen Therapie:* Auch wenn ihr Wirkungsmechanismus mit der Ratio (noch?) nicht fassbar ist (vielleicht gerade deshalb?), wird sie vom Patienten zunehmend verlangt. Denn sie kann gegebenenfalls dem Wohl des Patienten dienlicher sein als eine mit Nebenwirkungen verbundene klassische Therapie oder irgendeine völlig sinnlose medizintechnische Leistung, die bloß aus Ratlosigkeit und Verzweiflung angeordnet wird. Hier stellt sich die Frage: Sind die Gründe für solch irrationale Therapien nun gute oder schlechte Gründe? Meiner Meinung nach kann eine befriedigende Antwort auf eine solche Frage nie pauschal sein, da dazu eine genauere Kenntnis der Sachlage erforderlich ist. Sicher aber gilt auch hier, dass das Wohl des Patienten und dessen Autonomie grundsätzlich zu respektieren sind.

Irrationale Therapie und Placeboeffekt: Hier sei noch die Frage erlaubt: Wie steht es nun eigentlich mit der Berechtigung einer irrationalen Therapie in Anbetracht der Existenz des eben besprochenen Placeboeffekts? Wie sieht die irrationale Therapie aus, wenn der Nutzen des Placeboeffekts das Primäre und die pharmakologische Nichtwirksamkeit des irrationalen Therapeutikums bloß das Sekundäre ist, welches schlichtweg in Kauf genommen wird? Was, wenn die Irrationalität der Therapie nur eine scheinbare ist, weil der Nutzen des Placeboeffekts eine prima vista irrationale Therapie rechtfertigt? Lassen sich demnach irrationale Therapien rational begründen? Und falls ja, wie irrational darf eine Therapie sein, dass sie noch rational begründet werden kann? Wir sind bereits bei der nächsten Krux der irrationalen Therapie und die Thematik wird zunehmend komplexer und interessanter. Denn es stellt sich ja auch die Frage, ob auf den Nutzen des Placeboeffekts einer sogenannten irrationalen Therapie zu verzichten ist, bloß weil die Behandlung *ohne* nachweisliche Wirkstoffe auskommt. Und zudem den Vorteil hat, dass aufgrund des Fehlens von Wirkstoffen auch keine für diesen Wirkstoff spezifischen Nebenwirkungen zu befürchten sind.

Nutzen-Schaden-Abwägung: Falls der Nutzen des Placeboeffekts für den Patienten größer ist als der Schaden einer irrationalen Therapie, dann gibt es wohl keinen guten Grund, eine solche nicht durchzuführen. Falls aber der Nutzen des Placeboeffekts kleiner ist als der Schaden einer allenfalls irrationalen Therapie, beispielsweise bedingt allein durch Verzicht oder Zurückhalten einer zur Genesung dringend notwendigen Wirksubstanz, ist von dieser mit Sicherheit abzusehen. Das mag zwar alles absolut einleuchtend klingen, ist es in der Praxis aber nicht! Denn ob im Einzelfall der erwünschte Placeboeffekt einer irrationalen Therapie auch tatsächlich und zufriedenstellend eintreten wird, ist prospektiv ja nie sicher abzuschätzen. Und ob umgekehrt eine rationale Therapie mit einer für ein bestimmtes Leiden indizierten Wirksubstanz nicht doch für den Patienten hilfreicher sein wird, ist ebenfalls nie sicher vorherzusagen.

Problem der Kostenübernahme: Ohne die Thematik der Kosten im Gesundheitswesen hier weiter zu diskutieren, muss letztlich in Erinnerung gerufen werden, dass auch die Frage der Kostenübernahme für irrationale Therapien noch zu klären ist. In der Schweiz werden bekanntlich die Kosten für Medikamente von der obligatorischen Grundversicherung nur dann übernommen, wenn ein Medikament die sogenannten *WZW-Kriterien* erfüllt: *wirksam, zweckmäßig und wirtschaftlich.* Nach den hier präsentierten Überlegungen und Erkenntnissen in Bezug auf Placeboeffekt und irrationale Therapie erscheint die Diskussion der Kostenübernahme von Behandlungen, deren Wirksamkeit nicht wissenschaftlich erwiesen ist, vor einem etwas anderen Hintergrund: Die Sache ist offensichtlich wesentlich komplexer, als ursprünglich anzunehmen war.

8 Achtsamkeit, Gelassenheit und die Einstellung zur Krankheit

Einführende Bemerkungen

- Mit *Achtsamkeit* (Kap. 8.1) ist eine bestimmte Form von Aufmerksamkeit gemeint, die im Besonderen der Gegenwart, dem Augenblick gilt. Zunächst geht es auch hier um den *Begriff* der Achtsamkeit, dieser wird genauer angeschaut und anhand von drei unterschiedlichen Definitionen diskutiert. Achtsamkeit kann besonders dann sinnvoll und hilfreich sein, wenn es um die Auseinandersetzung eines kranken Menschen mit seiner Krankheit oder anderen belastenden Situationen geht. Dass Achtsamkeit in der Medizin auch therapeutisch eingesetzt werden kann, hat *Jon Kabat-Zinn* eindrücklich gezeigt. Seine weithin anerkannte Methode, die *Achtsamkeitsbasierte Stressreduktion, Mindfulness-based Stress Reduction – MBSR,* wird hier vorgestellt. Dass Achtsamkeit aber auch als eine innere Haltung und als verkörperte Ethik verstanden werden kann, ist die Ansicht des Psychologen *Paul Grossman.* Sein Verständnis von Achtsamkeit ist im Kontext der Medizin besonders interessant.
- Begrifflich ganz in der Nähe von Achtsamkeit findet sich *Gelassenheit* (Kap. 8.2). Einleitend werden verschiedene Formen und Aspekte von Gelassenheit vorgestellt und in Bezug zur Negativen Ethik gestellt. Das Interesse an Gelassenheit, wie sie auch immer verstanden wird, hat eine lange Tradition und ist aktuell noch immer sehr groß. Der Autor und Literaturwissenschaftler *Thomas Strässle* hat sich intensiv mit ihr auseinandergesetzt. Gelassenheit hat im Kontext von Krankheit und Medizin eine besondere Bedeutung, insbesondere dann, wenn es um das Hinnehmen einer schweren Krankheit geht.
- Von grosser praktischer Bedeutung ist die Thematik der *Einstellung zur Krankheit* (Kap. 8.3). Gemeint damit ist die psychische Tendenz, die dadurch zum Ausdruck kommt, dass man ein bestimmtes Objekt oder ein Widerfahrnis mit einem gewissen Grad an Zuneigung oder Ablehnung bewertet. Das Faktum der (richtigen) Einstellung zu einer Krankheit, zu einer medizinischen Abklärung und zu einer invasiven, medizinischen Intervention ist für das gute Gelingen und für das subjektive Krankheitserlebnis nicht zu unterschätzen. Das Bemühen um eine *positive Geisteshaltung* und der Verzicht auf ein resignierendes Sich-selbst-Bemitleiden ist in jedem Fall ratsam.

8.1 Achtsamkeit

„Nothing happens next. This is it."
Jon Kabat-Zinn

Begriff der Achtsamkeit: Mit seinen Gedanken könne man nicht nur in die Vergangenheit und in die Zukunft tauchen, sondern auch in die Gegenwart. Dieses Abtauchen in die Gegenwart sei Achtsamkeit, so *Jon Kabat-Zinn,* und sie diene dem vorurteilslosen Gewahrsein und der Akzeptanz der Realität des gegenwärtigen Augenblicks, der Anfreundung mit eigenen, guten und schlechten Erfahrungen. Achtsamkeit ist demnach eine bestimmte Form von Aufmerksamkeit. Sie hat in unserem westlichen Denken an Aktualität gewonnen, nicht nur in unserer Gesellschaft, auch in den Bereichen Medizin, Psychologie und in der Philosophie. Die Bedeutung des Begriffs Achtsamkeit ist sehr vielfältig: Dies nicht nur, weil die Wurzeln des Begriffs der Achtsamkeit in der Menschheitsgeschichte weit zurückgehen, sondern weil Achtsamkeit in allen Kulturen in irgendeiner Form anzutreffen ist. In Anbetracht der Verschmelzung ganz unterschiedlicher Interpretationen, die zur Hauptsache durch Lehren des östlichen Denkens geprägt sind und andererseits durch aktuelle Zeittrends mitgestaltet werden, ist der Begriff der Achtsamkeit demjenigen Bild ähnlich, welches sich beim Blick ins Kaleidoskop durch Drehen ergibt. So wie sich bunte Glassteinchen zu verschiedenen Mustern und Bildern anordnen, so ergeben sich je nach Herkunft und Perspektive des Interpreten andersartige und mitunter entgegengesetzte Begriffsverständnisse. Wir müssen also davon ausgehen, dass, wer auch immer den Begriff von Achtsamkeit in Zusammenhang mit einer bestimmten Lebensweise verwendet, unter diesem Begriff oft etwas anderes versteht.

Care-Ethik und Mindfulness: In unserem Kontext sind zwei grundsätzlich verschiedene Bedeutungen von Achtsamkeit voneinander abzugrenzen. Erstens diejenige im Rahmen der Care-Ethik und zweitens diejenige, die in der Psychologie auch unter dem Begriff Mindfulness verwendet wird. Bei der Bedeutung von *Care* geht es um Aufmerksamkeit in Bezug auf die Bedürfnisse anderer Menschen und die daraus resultierenden zwischenmenschlichen Interaktionen. Es geht um die Praxis der achtsamen Zuwendung. *Elisabeth Conradi:* „Menschen beziehen sich sorgend auf andere, lassen sich tatsächlich aufeinander ein, pflegen Beziehungen und eine gewisse Verbindlichkeit im Miteinander. In diesem Sinne ist die ‚Praxis der Achtsamkeit' mehr als eine Haltung der Empathie, sie spielt sich auch nicht bloß in der Innenwelt einer Person ab." [48]

Bei *Mindfulness* dagegen geht es um die Aufmerksamkeit als besonderem Wahrnehmungs- und Bewusstseinszustand des Menschen. Seit Jon Kabat-Zinn wird mit Mindfulness auch eine Methode bezeichnet, welche Leiden als Folge gewisser Persönlichkeitseigenschaften mindern soll. Ihm zufolge handelt es sich um eine bestimmte Form von Aufmerksamkeit, die sich absichtsvoll auf einen gegenwärtigen Moment bezieht und nie wertend sein darf. Für den klinisch tätigen Psychologen *Daniel Goleman* geht es in erster Linie um die eigene Wahrnehmung, um die Kontrolle und um den Einsatz der eigenen Emotionen. Und es geht um die Empathie anderen Menschen gegenüber und letztlich auch um die *emotionale Intelligenz.* In unserem Kontext interessiert in erster Linie diese zweite Bedeutung von Achtsamkeit. Wichtig ist hier auch die Abgrenzung des Begriffs der Achtsamkeit vom Begriff der Konzentration. Während bei der Achtsamkeit die Aufmerksamkeit weitgestellt ist und das Ganze umfassend im Blickfeld erscheint (also eine offene Weite), geht es dagegen bei der Konzentration um eine Fokussierung der Aufmerksamkeit auf einen stark eingegrenzten Bereich (also auf einen zentralen Punkt). Viele wissenschaftliche Publikationen auf dem Gebiet der Psychologie, aber auch die Alltagserfahrung zeigen, dass Achtsamkeit (Mindfulness) für das Erleben und die Verarbeitung von Krankheiten und Krisen von essenzieller Bedeutung sein kann. Aus diesem Grund soll im Folgenden darauf eingegangen werden.

Der Psychologe *Paul Grossman,* ehemaliger Forschungsleiter der Abteilung für Psychosomatik und Innere Medizin der Universitätsklinik in Basel, hat sich mit der Thematik Achtsamkeit befasst und 2011 das *Europäische Zentrum für Achtsamkeit* in Freiburg (D) gegründet. Ich nehme hier ausführlich Bezug auf seine Arbeiten und werde vorerst drei verschiedene Definitionen vorstellen, welche dazu beitragen sollen, das Verständnis für Achtsamkeit zu verbessern [96].

8.1.1 Achtsamkeit: Definitionen (nach Oxford Dictionary, Jon Kabat-Zinn, Paul Grossman)

Die erste Definition: Die *lexikalische* Begriffsbestimmung: Hier ist von einer sachlichen und weitgehend gesinnungsneutralen Beschreibung auszugehen. Achtsamkeit wird verstanden als „ein mentaler Zustand, der erreicht wird, indem man sein Gewahrsein auf den gegenwärtigen Moment richtet, während man die eigenen Gefühle, Gedanken und körperlichen Empfindungen gelassen akzeptiert ..." (www.oxforddictionaries.com).

Die zweite Definition: Die Begriffsbestimmung nach *Jon Kabat-Zinn:* Dieser hat sich intensiv mit Achtsamkeit auseinandergesetzt. Als Zeitgenosse mit westlichen Wurzeln hat Jon Kabat-Zinn einen Zugang zu diesem Begriff gefunden, der uns vertraut ist. Für ihn bedeutet Achtsamkeit, auf eine bestimmte Weise aufmerksam zu sein – bewusst, im gegenwärtigen Augenblick und ohne zu urteilen. Diese Art der Aufmerksamkeit fördert Gewahrsein und Klarheit sowie die Fähigkeit, die Realität des gegenwärtigen Augenblicks zu akzeptieren. Sie macht uns zudem bewusst, dass unser Leben aus einer Folge von Augenblicken besteht. Wenn wir in vielen dieser Augenblicke nicht völlig gegenwärtig sind, so übersehen wir nicht nur das, was in unserem Leben am wertvollsten ist, sondern wir erkennen auch nicht den Reichtum und die Tiefe unserer Möglichkeiten zu wachsen und uns zu verändern. Achtsamkeit sei eine einfache und zugleich hochwirksame Methode, uns wieder in den Fluss des Lebens zu integrieren, uns wieder mit unserer Weisheit und Vitalität in Berührung zu bringen, so der *MBSR-Verband Schweiz* [155].

Die dritte Definition: Der Begriffsbestimmung nach *Paul Grossman:* Diese sehr inspirierende Variante des Verständnisses von Achtsamkeit des Psychologen Paul Grossman geht einen Schritt weiter. Die Definition nach Paul Grossman sieht in der Achtsamkeit ein *Gewahrsein als verkörperte Ethik.* Er weist damit auf die ethischen Dimensionen hin, die in der buddhistischen Tradition eine zentrale Rolle spielen und stellt die These auf, dass Achtsamkeit gemäß dem buddhistischen Verständnis auch „eine verkörperte ethische Haltung, einen Prozess und eine Praxis darstellt" [96]. Diese Aspekte können unsere westliche, stark auf die Psychologie und Medizin ausgerichtete Definition von Achtsamkeit gewinnbringend ergänzen. In seinem Aufsatz „Achtsamkeit: Gewahrsein als verkörperte Ethik" geht es Paul Grossman in erster Linie um Achtsamkeit, wie sie im buddhistischen Gedankengut definiert wurde [96].

Lexikalische Definition: Bei der ersten Definition wird Achtsamkeit in erster Linie als mentaler Zustand verstanden. Er wird erreicht, indem man sein Gewahrsein auf den gegenwärtigen Moment richtet und die eigenen Gefühle, Gedanken und körperlichen Empfindungen gelassen hinnimmt und akzeptiert. Bei dieser Definition wird Achtsamkeit im geistig-intellektuellen Sinn verstanden als ein bewusster und zielgerichteter Prozess mit einer gegenüber allem offenen Grundhaltung. Gemeint ist damit eine eigene Form von Zugegensein, gefasst und gelassen zugleich, erreichbar selbst für nur kaum Zugängliches sowie eine Geisteshaltung der Offenheit, der Toleranz und der Zurückhaltung im Urteil.

Jon Kabat-Zinn: Bei der zweiten Definition dient die Achtsamkeit der Klarheit und der Akzeptanz der Realität des gegenwärtigen Augenblicks, der Erkennung unserer Möglichkeiten zu Wachstum und Veränderung, und sie wird gepriesen als „hochwirksame Methode, uns wieder in den Fluss des Lebens zu bringen und uns wieder mit unserer Weisheit und Vitalität in Berührung zu bringen" [96]. Hier spürt man einerseits sehr stark die buddhistischen Wurzeln von Jon Kabat-Zinns Achtsamkeitsverständnis und andererseits zeichnet sich bereits die Vorstellung einer möglichen therapeutischen Auswirkung von Achtsamkeit auf Geist und Körper ab. Unter dem Begriff der *Achtsamkeitsbasierten Stressreduktion* entwickelte er ein erfolgreiches und in der Zwischenzeit berühmt gewordenes Trainingsprogramm dazu *(MBSR)*.

Paul Grossman: Die dritte Definition sieht Achtsamkeit als verkörperte Ethik und geht nun einen entscheidenden Schritt weiter: Sie ist eine *Haltung*, bei der sich Aufmerksamkeit mit einer Reihe besonderer Geisteshaltungen verbindet. Es sind demnach nicht allein die zu Beginn erwähnten Aspekte der Achtsamkeit, sondern hauptsächlich eine Haltung, die für eine erschöpfende und gelingende Begriffsbestimmung von Aufmerksamkeit erforderlich ist.

Merkmale des Buddhismus: Die für die zweite und dritte Definition charakteristischen und wesentlichen Merkmale der Achtsamkeit stammen mehrheitlich aus der Lehrtradition und Religion des Buddhismus. Sie finden sich sowohl in Jon Kabat-Zinns achtsamkeitsbasierter Praxis zur Stressreduktion als auch in Paul Grossmans als verkörperter Aspekt von Ethik verstandener Achtsamkeitspraxis. Die wesentlichen Merkmale sind

- die Aufmerksamkeitszentrierung auf die gegenwärtige Erfahrung,
- die Fokussierung auf eine vorurteilslose Betrachtung,
- das Anstreben eines möglichst kontinuierlichen Gewahrsamseins,
- die Übung in Achtsamkeit zu deren Aneignung,
- die Abgrenzung von Achtsamkeit von alltäglichen Bewusstseinsformen und
- das Interesse, die Offenheit und die Neugier gegenüber der wahrgenommenen Erfahrung.

Achtsamkeitsverständnis von Paul Grossman: Auf diese Version von Achtsamkeitsverständnis soll nun weiter eingegangen werden, da sie im Hinblick auf eine erfolgreiche Krankheitsbewältigung attraktiv erscheint. Es geht darum herauszufinden, in welcher Weise angemessenes Erleben und gelingendes Verarbeiten von Krankheiten am aussichtsreichsten realisiert werden kann. Weil sich Achtsamkeit in der Methode der Achtsamkeitsbasierten Stressreduktion in der Psychotherapie bereits nachweislich bewährt hat, ist davon auszugehen, dass Achtsamkeit als Kompetenz grundsätzlich auch in der Medizin von Vorteil sein wird.[28]

Achtsamkeit ist für Paul Grossman mehr als eine Entspannungstechnik, um dem Stress und der Hektik des Alltags zu entfliehen. Sie ist eine *innere Haltung* zur Welt und zum eigenen Ich. Dazu brauche es Toleranz, Freundlichkeit und den Mut, mit dem in Kontakt zu bleiben, was ist, beispielsweise das Leiden infolge einer Krankheit. Und es brauche Geduld und Gleichmut der eigenen Person gegenüber. Letztlich geht es „um die radikale Verbindung von kognitiver Wahrnehmung und ethischer Haltung" [97].

---

28 Medizin *für* den Menschen. Siehe dazu Kap. 3 „Gesundheit, Krankheit, Medizin und Medikalisierung" und Kap. 19 „Eine Medizin für den Menschen".

Ethisch nicht im Sinn von normativen Sätzen, die uns sagen, was zu tun ist, sondern als innere Haltung, wie Mitgefühl, Offenheit und Toleranz. Nur so kommt man „raus aus der Verfangenheit unserer Gedanken und gelangt zu neuen Einsichten, was man alles tun könnte". Und gelegentlich auch zur Einsicht, dass es besser sein kann, sich mit manchen Dingen, die man ohnehin nicht verändern kann, zu arrangieren.

Rolle der Meditation: Für Paul Grossman ist die Meditation unabdingbare Voraussetzung für Achtsamkeit, insbesondere auch für deren Erforschung. Wer das nicht selbst praktiziere, werde keine Idee davon bekommen, welche Dimensionen sich da auftun, „... aber ehrlich gesagt: Als Wissenschaftler macht es einen nicht unbedingt glaubwürdiger." [97]

Meditation – wie steht es mit ihrer Wissenschaftlichkeit? Anlässlich eines Interviews in der Sendung *Sternstunde von SF1* erklärte der US-Mikrobiologe *Jon Kabat-Zinn* die Wirkung der Meditation. In den USA durchgeführte wissenschaftliche Untersuchungen (von *Matthieu Ricard,* einem buddhistischen Mönch und studierten Molekularbiologen mit Abschluss in Zellulargenetik und Promotion bei dem Nobelpreisträger *Francois Jacob* am *Institut Pasteur*) belegten mittels funktioneller Magnetresonanztomografie, dass regelmäßige Meditation eine neuroplastische Wirkung hat. Repetitives Meditieren führt zu Aktivitäts- und Strukturveränderungen im Gehirn, d.h. die Physiologie *und* die Architektur verändern sich. Die Erklärung dafür ist eine epigenetische: Meditation beeinflusst und verändert die Expression[29] der Gene in den Chromosomen, was wiederum Einfluss auf Gesundheit und Krankheit hat. Aber nicht nur Meditation bewirkt epigenetische Veränderungen, sondern auch unser Lebensstil, die sozialen Strukturen und eben auch Ruhe und Gelassenheit. So konnte beispielsweise anhand von UV-Bestrahlung gewisser Hautkrankheiten (Psoriasis) nachgewiesen werden, dass zusätzlich praktizierte Meditation den Heilungsprozess und die Behandlungsresultate deutlich verbesserte. Ebenso konnte gezeigt werden, dass sich der Alterungsprozess unter Stress beschleunigt, da unter Stress die Telomere (repetitive DNA-Sequenzen am Ende der Chromosomen) kürzer werden und sich deshalb die Zellen nicht mehr teilen, was wiederum Ausdruck des biologischen Alterungsprozesses ist. Unter Meditation dagegen werden diese Telomere angeblich länger und verzögern auf diese Weise den Alterungsprozess. Das würde bedeuten, dass der Geist (Denken, Konzentration, Achtsamkeit, Meditation) den Gesundheitszustand und den Alterungsprozess auch auf der Ebene der Genexpression beeinflusst – eine Erkenntnis von hoher Relevanz.

Potenzial der Achtsamkeit: In seinem Buch „Im Alltag Ruhe finden", das von seiner Aufmachung her etwas esoterisch anmutet, geht Jon Kabat-Zinn ausführlich auf die Zusammenhänge zwischen Achtsamkeit, Meditation, Lebensqualität und Heilungspotenzial seiner Methode ein und gibt zudem konkrete Empfehlungen zur Anwendung von *Achtsamkeitsbasierter Stressreduktion,* Mindfulness-based Stress Reduction – MBSR [119]. Auf die berechtigte Frage, ob aus seiner Sicht MBSR nicht viel mit der Stoa (Seneca) zu tun habe (beispielsweise mit der Seelenruhe, dem ‚Sich-nicht-Binden' und dem ‚Nicht-Urteilen'), meint Jon Kabat-Zinn, dass das nur partiell zutreffe, denn gerade die stoische Strenge, die Zurückhaltung und das ‚Alles-ertragen-Können', habe mit Achtsamkeit nichts zu tun und passe überhaupt nicht zu MBSR. Vielmehr habe Achtsamkeit eine ethische Basis, sie könne Glück fördern und Leid mildern. Achtsamkeit habe ein riesiges Potenzial und müsste viel mehr in das Leben und in

29 Unter Genexpression (Expression oder Exprimierung) versteht man die Art und Weise, wie die genetische Information eines DNA-Abschnitts eines Gens zum Ausdruck kommt und in Erscheinung tritt, wie also der Genotyp einer Zelle oder eines ganzen Organismus als Phänotyp ausgeprägt wird.

den Alltag integriert werden. Für ihn sei nicht wichtig, *was* einem widerfährt, sondern *wie man sich dazu stellt* [120].

8.1.2 Achtsamkeitsbasierte Stressreduktion

Achtsamkeit als innere Haltung: In der Psychologie erfolgreich etabliert hat sich die bereits erwähnte *Mindfulness-based Stress Reduction – MBSR,* die im deutschen Sprachraum unter dem Begriff der Achtsamkeitsbasierten Stressreduktion bei der Behandlung von stressbedingten physischen und psychischen Beschwerden bekannt geworden ist. Bekannt ist die *MBSR-Klinik* in Massachusetts, aber nicht nur dort hat sich Achtsamkeit derweil als wichtiger Faktor in der Psychotherapie primär zur Stressreduktion bewährt. Diese Form von Behandlung wird ebenfalls bei der sog. *Borderline-Persönlichkeitsstörung* sowie in der *Achtsamkeitsbasierten Kognitiven Therapie der Depression (MBCT)* durchgeführt. Hier geht es explizit nicht um suggestive oder autosuggestive Verfahren wie Formen von Mentaltraining, positivem Denken oder autogenem Training, sondern vielmehr um Achtsamkeit als eine besondere innere Haltung.

Achtsamkeit in der Therapie: Bemerkenswert ist auch die Tatsache, dass das Trainieren und Praktizieren von Achtsamkeit, so wie sie Jon Kabat-Zinn versteht, nicht nur dem Kranken, sondern offenbar auch dem behandelnden Psychotherapeuten zugutekommt. Die Erklärung soll darin liegen, dass es diesem leichter fällt, dem Patienten innerlich unvoreingenommen, offen und authentisch zu begegnen, was die therapeutische Beziehung zwischen dem Psychotherapeuten und dem Patienten intensivieren und den Therapieerfolg verbessern soll. Mit unterschiedlichem Erfolg behandelt wurden Patienten mit psychischen Leiden wie Depressionen, Angstzuständen und Panikattacken, mit chronischen Schmerzen, Schlafstörungen, Magenproblemen und Hauterkrankungen. Zudem sollen die Patienten mit ihrem Leiden besser umgehen können. Der *MBSR-MBCT Verband* schreibt dazu: „Patienten erkennen im Feld der Achtsamkeit ihre automatischen Muster, die beispielsweise der Lebensbewältigung dienen und nicht nur hilfreich sind. Sie entdecken aber auch innere Räume, die sich frei und leicht anfühlen und in denen eigene Ressourcen wahrnehmbar werden. Die Erfahrung, dass Spannungen, Schmerzen und Ängste sich für Momente auflösen können, macht Mut und fördert einen gelasseneren Umgang mit Problemen. Das Gefühl, Symptomen nicht hilflos ausgeliefert zu sein und das innere Erleben selbst steuern zu können, erleben viele als befreiend. Psychologisch würden wir sagen: das Gefühl der Selbstwirksamkeit wird erhöht."[30]

Übungen: Methodisch geht es bei der Achtsamkeitsbasierten Stressreduktion um während acht Wochen täglich durchzuführende Übungen, bei denen eine *achtsame Körperwahrnehmung* gelernt wird, ein nichtwertendes Annehmen dessen, was eben erfahren wird: Gedanken, Emotionen, Gefühle und Sinneswahrnehmungen (Körperempfindungen verschiedenster Art).

8.1.3 Achtsamkeit in der Medizin

Wahrnehmung einer Krankheit: Achtsamkeit in Hinsicht auf Gesundheit, Krankheit und im weiteren Sinn auch auf die Medizin per se zeichnet sich sehr stark durch die besondere Haltung des Betroffenen in Bezug auf seine Krankheit aus. So ist insbesondere die beständige und vorurteilslose Offenheit gegenüber der gegenwärtigen Erfahrung der eigenen Krankheit von Bedeutung. Die Art und Weise unserer aktuellen

30 https://www.mbsr-verband.de/verband/ueber-uns.html. Der MBSR-MBCT Verband ist ein Zusammenschluss von Achtsamkeitslehrenden.

Wahrnehmung wird mitkonstituiert durch die Geisteshaltung des Wahrnehmenden und dessen Affekte. Zudem wird unser Erleben durch diese Wahrnehmung wesentlich geprägt und geformt. Dieses Zusammenspiel von Geisteshaltung, Wahrnehmung und Erleben ist essenziell und im Prozess des Erduldens und der Verarbeitung einer Krankheit von besonderer Bedeutung. Die Einstellung des Erkrankten zu seinem gesundheitlichen Problem, welcher Art es auch immer ist, und seine Haltung diesem gegenüber, haben einen wesentlichen Einfluss auf das Gewahrsein dieses gesundheitlichen Problems. So kann eine Haltung der Offenheit und Freundlichkeit zu einer wohlwollenden Gesinnung gegenüber unangenehmen Gefühlen führen und zudem die Angst vor der Ungewissheit des Bevorstehenden mindern. Das mag wohl etwas naiv klingen und weltabgewandt formuliert sein. Sachlicher ausgedrückt klingt es jedoch überzeugender: Grundhaltung und mentale Faktoren bestimmen das Erleben und die Verarbeitung einer Krankheit. Auf die *Thematik der Einstellung zur Krankheit* von jemandem (Patient) zu etwas (Krankheit), zur Geisteshaltung gleichsam, wird im Kapitel 7.3 noch ausführlicher eingegangen.

Inneres ethisches Wertesystem: Für *Paul Grossman* ist es denn auch diese wohlwollende Haltung unserer Erfahrung gegenüber, die ein beständiges inneres ethisches Wertesystem widerspiegelt, das auf die eigenen Wahrnehmungen und Gedanken gerichtet ist. „Sogar die eigenen Prozesse werden zu unpersönlichen Objekten des Gewahrseins; auch unsere eigene Erfahrung, der wir mit Offenheit begegnen, ist lediglich ein Fokus der Aufmerksamkeit und weniger stark mit einem Gefühl eines ‚Ich-Seins' verbunden. Umso mehr verwandeln sich persönlichere Aspekte in eine Identifikation mit den ethischen Tugenden und dem Verhalten einer besonders offenen Perspektive in Bezug auf alle Aspekte der Erfahrung." [96] (S. 12). Eine solche Haltung erlaubt eine von Voreingenommenheit unbelastete Sicht, führt zu einer Haltung von gelassener Gefasstheit und ist dem zu Erwartenden grundsätzlich wohlgesinnt, auch wenn das im Einzelfall schwierig sein kann. Es sind nun aber nicht die aufmerksamkeitsfokussierten Aspekte der Achtsamkeit allein, sondern es ist primär „eine *Haltung*, bei der sich Aufmerksamkeit mit einer Reihe besonderer Geisteshaltungen verbindet, um einen speziellen Zustand zu erreichen, der als Achtsamkeit bezeichnet wird." Wenn ethische Verhaltensweisen in vielen Weltreligionen meist einen moralisierenden Charakter aufweisen und als Gebote daherkommen, die kaum einzuhalten sind, dann ist die Achtsamkeitspraxis eher als Anregung zur Kultivierung der erwähnten Achtsamkeitsmerkmale zu verstehen. So beschreibt Paul Grossman Achtsamkeit auch als verkörperte Ethik: „Nach diesem Verständnis verschmelzen kognitive Dimensionen (z. B. Aufmerksamkeit, Erinnerung und Bewusstsein) mit ethischen Verhaltensweisen (z. B. Mitgefühl, Freundlichkeit, Mut und Gleichmut)." [96] (S. 15). Damit grenzt er sich ab von der westlichen, akademischen „Auffassung von Wahrnehmung in der Psychologie und deren nahezu vollständiger Vernachlässigung des Einflusses von ethischen Werten auf psychologische und kognitive Funktionen." [96] (S. 16).

Achtsamkeit bei schweren Erkrankungen: In Übereinstimmung mit *Paul Grossmans* Argumentation kann davon ausgegangen werden, dass ein *aktives* Bemühen im Prozess der Krankheitsbegegnung zwingend ist, auch wenn die damit verbundenen Erfahrungen nicht immer angenehm sind. Dieses aktive Bemühen ist es denn auch, welches dem Betroffenen dazu verhelfen kann, aus der Rolle des passiven, vom Schicksal überrollten Kranken auszusteigen und in die Rolle des aktiven Mitgestalters der unmittelbaren Zukunft zu treten. Achtsamkeit in dieser Art verstanden kann bewirken, dass das oft eingeforderte *situative Nicht(s)tun,* beispielsweise das Unterlassen weiterer diagnostischer und therapeutischer Interventionen, leichter hingenommen wird, da eine durch Nicht(s)tun entstandene Lücke mit einer *ganz anderen Weise von Tun* geschlossen wird.[31] Diese Lücke ist sinnvoll zu füllen, ansonsten könnte situatives Nicht(s)tun rasch einmal als Versäumnis oder gar als Fehlentscheid interpretiert und dementsprechend bereut werden. Achtsamkeit in dieser Art verstanden ist ein aktives Verhalten, welches Ausgeglichenheit und Befriedung entstehen lässt, auch wenn die aktuellen Lebensumstände unerfreulich oder gar misslich sind. Achtsamkeitsübungen und Achtsamkeitstraining in therapeutischer Absicht wurden an schwerkranken Menschen mehrfach erfolgreich erprobt. So waren laut Paul Grossman die Ergebnisse solcher Interventionen beispielsweise bei Multiple-Sklerose-Patienten besonders ermutigend. Aber auch in den Bereichen reaktive Depression, Meisterung des Alltags und Lebensqualität konnten Erfolge verzeichnet werden. Auch waren Besserungen beim Schlaf festzustellen.

8.2 Gelassenheit

Wenn in der heutigen Zeit von Gelassenheit gesprochen wird, dann erinnern sich viele an *Meister Eckhart*. Der im Mittelalter lebende Meister Eckhart war Prior, Bettelmönch, Philosoph und Professor zugleich, dem damaligen christlichen Glauben weit voraus und als Mensch Vorbild für viele. Er ist derjenige, der den Begriff des *Gelassenseins* als Erster prägte, weil für ihn das *Lassen* in seinen verschiedensten Bedeutungen für das wahre Leben zentral ist. Gelassen sein bedeutet frei sein von sich selbst, leer sein für etwas und offen sein dem Leben gegenüber (s. Exkurs).

Thomas Strässle, Literaturwissenschaftler und Autor, hat sich in seinem Buch „Gelassenheit. Über eine andere Haltung zur Welt" intensiv mit dem Thema der Gelassenheit auseinandergesetzt und dabei auf verschiedenste Protagonisten in der Literatur verwiesen, anhand welcher er alternative Zugänge zum Begriff des *Lassens* aufzeigt [241]. Die folgenden Ausführungen basieren auf dieser Arbeit.

Begriff der Gelassenheit: Auch hier soll einleitend kurz über den Begriff der Gelassenheit gesprochen werden. Gelassen als Partizip ist aktiv und passiv zugleich: man kann *gelassen haben* und *gelassen sein*. *Wilhelm Weischedel* widmete sich bereits dem Begriff der Gelassenheit und schlägt in seinen *philosophischen Grenzgängen* eine dreifache Bedeutung vor: ablassen, zulassen und überlassen – diese drei Aspekte seien stets zusammen zu denken [257]. Der Begriff enthält die Momente der Selbstkontrolle, Stabilität, Gefestigtheit sowie die des gemächlichen Tempos und die Momente der der Gelassenheit stets impliziten Reflexion. Es klingen aber auch kritische Untertöne mit: Dickfelligkeit, Gefühllosigkeit, Teilnahmslosigkeit, Geruhsamkeit, Untätigkeit. Gelassenheit bewegt sich irgendwo

---

Exkurs

Gelassenheit bei Meister Eckhart

Um Gelassenheit zu erlangen, muss man gemäß Meister Eckhart zweierlei, nämlich *gelazen han* und *gelazen sin*. *Gelazen han:* im Sinne einer aktiven und konsequenten Selbstaufgabe von Ehre und Besitz, mit Distanz zu eigenen Bestrebungen, Vorstellungen und Bildern – also eine Abkehr von sich selbst und sämtlichen Dingen dieser Welt. *Gelazen sin:* rein passiv, als Zustand vollkommener Ausgeglichenheit und Unbewegtheit. Demnach sind *Gelazen han* und *Gelazen sin* für Meister Eckhart zwei Seiten desselben Geschehens: eine *Abweichung von sich* selbst und den Dingen dieser Welt und eine *Hinwendung zum gelassenen Gott*. Ein Geschehen in Form einer *aktiven Passivität* [152].

---

31 Situatives Nicht(s)tun. Auf diese Thematik wird in Kap. 14 „Situatives Nicht(s)tun" ausführlich eingegangen.

im Spannungsfeld erstrebenswerter Gleichmut und bedenklicher Gleichgültigkeit.

Distanz und Nähe in einem: Bei Gelassenheit geht es für *Thomas Strässle* in erster Linie um eine andere Haltung zur Welt – wie er das in seinem Buchtitel „Gelassenheit. Über eine andere Haltung zur Welt“ bereits zum Ausdruck bringt [241]. In unserer Thematik, namentlich bei Gelassenheit im Kontext der Medizin, geht es um eine Haltung der Gelassenheit der eigenen *Krankheit* gegenüber. Gelassenheit ist von entscheidender Bedeutung, sei es bei der ersten Konfrontation mit der Diagnose einer Neuerkrankung oder beim Erdulden eines bereits bekannten, schweren Leidens. Ob Gelassenheit nun aber eine *Haltung* (jeder wäre gern gelassen), eine *Reaktion* (gelassen nimmt man etwas) oder ein *Habitus* (man gibt sich gelassen) ist – allen diesen Weisen von Gelassenheit ist ein *Distanznehmen* gemein – und ein solches ist ohne gleichzeitige *Nähe* nicht denkbar. *Ablassen, zulassen* und *überlassen* ist aktives und bewusstes Handeln mit dem Ziel, passivem Erdulden und Verzichten zum Durchbruch zu verhelfen. So ist es immer die Verschränkung von involviert sein, dabei sein, auf Distanz gehen und von nicht ganz dabei sein, welche die Lebenshaltung der Gelassenheit erst ermöglicht. Und dies entspricht letztlich auch dem Wesen des Menschen in seiner Doppelrolle als Schauspieler und als Zuschauer, in welcher er Handelnder (Leben in *concreto:* auf der Bühne der Welt) und Betrachter (Leben in *abstracto:* als ‚gelassener' Mensch im Zuschauerraum, der weiß, dass er ebenso auch Schauspieler ist) zugleich ist.[32] Es ist die An- und Abwesenheit in einem, was die Gelassenheit bedingt, die verpflichtende Nähe und die befreiende Ferne. Eine gleichsam *hybridische aktive Passivität,* wie Thomas Strässle dies nennt, welche aktives Lassen erfordert (Verzicht) und zu passivem Gelassensein verpflichtet (Haltung). Gelassenheit kann demnach weder erzwungen noch geboten werden, hingegen müssen Offenheit, Empfänglichkeit und Bereitschaft zu deren Annahme gegeben sein.

Kalte Gelassenheit: Für Thomas Strässle birgt Gelassenheit auch *Gefahren.* Er denkt dabei an die Behäbigkeit und Abschottung und spricht von kalter Gelassenheit. Wenn es mich selbst betrifft, versinkt das eigene Ich in einen Zustand der Lethargie, der Antriebslosigkeit, wenn es den Anderen betrifft, droht ein Zustand der Teilnahmslosigkeit, der Gleichgültigkeit der Mit- und Umwelt gegenüber. Beide Verhaltensformen sind metaphorisch ausgedrückt *kalt.* In diesem Zusammenhang spricht Thomas Strässle von der *Kunst der involvierten Distanz.* Vor dem Hintergrund der oben erwähnten Gefahren (Antriebslosigkeit und Teilnahmslosigkeit) stellt er die metaphorische Frage: „Ist der Schauspieler im Zuschauerraum nun Schauspieler oder Zuschauer?“ Und beantwortet diese gleich selbst: „Er ist weder noch und beides zugleich.“ [241] (S. 77).

Ein Begriff der Mystik: Abschließend ist darauf hinzuweisen, dass Gelassenheit ein wichtiger Begriff der Mystik ist. Für den Gläubigen zielt mystisches Erleben auf die Vereinigung von Ich und Gott. Mystik ist für ihn „eine geistige Vermählung, eine heilige Hochzeit zwischen der menschlichen Seele und Gott“, schreibt Thomas Strässle [241] (S. 35). Mit dem Ziel der Einheit, der *unio mystica.*

8.2.1 Gelassenheit und Negative Ethik

Gelassenheit hat viel zu tun mit Unterlassung, mit Demut und Selbstbeherrschung, mit Tugenden, die im Fall von Krankheit hilfreich und gefragt sind. Es geht zunächst darum, Gelassen-

32 Vom Wesen des Menschen in seiner Doppelrolle als Schauspieler und Zuschauer wird in Kap. 19 „Eine Medizin für den Menschen“ ausführlich die Rede sein.

heit als Bedingung und Substrat der Ethik der Unterlassung (Negative Ethik) zu erkennen und später Gelassenheit als Begleiter und Haltung im Prozess des Erduldens eines Leidens zu positionieren. „Eines unserer Probleme als menschliche Wesen ist es, dass wir das Denken nicht lassen können. Wir können es beispielsweise nicht lassen, weiterzudenken. Wir können es womöglich auch nicht lassen, weiterzureden. Manche können das Weiterschreiben nicht lassen. Als solchermaßen Unfähiger werde ich nun über die Gelassenheit schreiben." Mit diesen Zeilen leitet *Andreas Urs Sommer* ein zu seinen Gedanken über „Negativ-ethische Handreichungen zur Gelassenheit" [235].

Begriff der Negativen Ethik: Negative Ethik ist ein Begriff, der 1988 vom Philosophen *Henning Ottmann* eingeführt wurde, damals unter dem Eindruck der Großrisiken der industriellen Gesellschaft und der alltäglichen Übel des sogenannten Fortschritts [235]. Seine These basiert auf der Überzeugung, dass wir vieles wohl besser unterlassen sollten. Hier „... wächst das Reich sinnvoller Unterlassungen mit jedem Tag" [171]. Im Wesentlichen geht es darum, dass neben einer Ethik des Handelns auch und immer schon eine Ethik des Nicht-Handelns existiert. Diese besagt, dass das Nicht-Tun das Primäre, das Handeln aber das Sekundäre ist. Die Negative Ethik wird mit Tugenden wie *Gelassenheit,* Entsagung und Selbstbescheidenheit in Zusammenhang gebracht. In *Wilhelm Weischedels* Buch „Skeptische Ethik" nennt dieser unter der Überschrift „ethische Grundhaltungen auf dem Grunde der Abschiedlichkeit" folgende Tugenden, die das Wesen der Negativen Ethik ausmachen und zwingender Bestandteil einer solchen sind: Entsagung, Selbstbescheidung, Demut, Selbstaufgabe, Selbstbeherrschung, Besonnenheit, Tapferkeit, Freimut, Großmut, Güte, Gelassenheit und Geduld [256]. In diesen aufgeregten Zeiten sei es vor allem die *Gelassenheit,* die zur Kardinaltugend der modernen Welt aufsteigt. Für die Negative Ethik bedeute der Begriff der Unterlassung nicht ein schuldhaftes Nicht-getan-Haben, wo wir etwas hätten tun sollen, sondern sie impliziert eine Philosophie, „die das Handeln von einem Zuständigkeitsanspruch auch noch für das Unterlassen befreit" [256] (S. 13–25).

Gelassenheitsbegriff in der Negativen Ethik: Gelassenheit wird gleichsam zum „praktischen Ertrag der Negativen Ethik" erkoren. Zudem weist Andreas U. Sommer in seiner Arbeit nach, dass Negative Ethik und Gelassenheit in ihrer geistesgeschichtlichen Aufarbeitung *(durch Arthur Schopenhauer, Meister Eckhart, Henning Ottmann)* schon früh ein Bündnis eingegangen sind. Dabei ist, wie bereits erwähnt, Gelassenheit in unserem westlichen Verständnis zunächst ein mystischer Begriff und wurde erst nach und nach ein religiöser, wenn auch kein theologischer. Nach dem Mittelalter wurde durch pietistische und quietistische Zirkel der religiöse Begriff der Gelassenheit zunehmend zur Losung geistlicher Traktate und frommer Liedertexte und dadurch gleichsam strapaziert. Im 18. Jahrhundert transformierte sich dann dieser, bis anhin vornehmlich religiöse Begriff, zu einer nun irdisch verstandenen *neuen Gemütsruhe* und nähert sich damit wieder dem alten Ideal der *stoischen Apathie.* Die besondere Leistungsfähigkeit des Begriffs der Gelassenheit verdanke dies der Tatsache, dass dieser einerseits ein traditionell christlich religiöses Publikum genau dort abhole, wo es stehe und andererseits im Horizont der rationalistischen Stoa alte überlieferte christliche Dogmen entschlacke. Diese Begriffstransformation ist Erzeugnis der Aufklärung und geschah über mehrere Stationen: Von *Arthur Schopenhauer* mit seiner Gelassenheitsdevise: „Was immer du tust, lass' es am besten", über *Friedrich Nietzsche:* „... mit einer ungeheuren Gelassenheit leben; immer jenseits – ..." bis zu *Martin Heidegger:* „Die Gelassenheit zu den Dingen und die Offenheit für das Geheimnis gehören zusammen. Sie gewähren uns die Möglichkeit, uns auf eine ganz andere Weise in der Welt aufzuhalten. Sie versprechen uns einen neuen Grund und Boden, auf dem wir innerhalb der technischen Welt, und ungefährdet durch sie stehen und bestehen können". [109]

„Moderne" Gelassenheit: Doch wie soll nun eine moderne Gelassenheit aussehen, wenn ihr das im Rahmen der Säkularisierung bis dahin tragende religiöse und metaphysische Fundament weitgehend verloren gegangen ist? Und dies in einer Zeit, in welcher die Devise „immer mehr und immer schneller" den Takt unseres Lebens vorgibt, in einer Zeit, in welcher das Tun gegenüber dem Unterlassen klar den Vorrang hat? Es wird wohl schwierig werden, Gelassenheit wieder auf einen tragfähigen religiösen oder metaphysischen Unterbau zu stellen und ebenso ist es wohl kaum wünschbar, sich eine Gelassenheit vom Typus einer „modernitätsasketischen oder modernitätsresistenten" zu wünschen. Letztere wäre auch philosophisch nicht erstrebenswert, da eine solche definitive Gelassenheit einer Erstarrung, einer absoluten Distanzierung gleichkäme – ein „Dieser-Welt-abgestorben-Sein" bedeuten würde. Andreas U. Sommer leuchtet dagegen eine andere Überlegung ein, nämlich, „dass wir als vorläufige, d.h. sterbliche Wesen auch nur für vorläufiges, sterbliches Wissen gemacht sind und also weder nach überzeitlichem, unsterblichem Wissen streben sollten, noch uns der Hoffnung hingeben, wir könnten darauf unsere Gelassenheit gründen". [235]

8.2.2 Gelassenheit und Krankheit

Andreas U. Sommers Mutmaßungen, wie unter negativ-ethischen Bedingungen Gelassenheit *gedacht und praktiziert* werden könnte, sollen hier kurz aufgezeigt werden, denn sie sind philosophisch interessant und im Kontext der Medizin von großer Bedeutung [235].

Moderne Gelassenheit in der Medizin: Grundsätzlich wird sich moderne Gelassenheit mit vorläufigem Wissen bescheiden müssen. Und zudem muss sie aus einem vorläufigen Urteil über den Wert und den Unwert der Dinge heraus Abstand zu diesen Dingen gewinnen. Beides gilt für die Bereiche Gesundheit und Krankheit, besonders für die Interpretation von Ergebnissen im Rahmen von Abklärungs- und Behandlungsprozessen. Denn hier liegt sehr oft eine Dynamik medizinischer Interventionen vor, deren Sinn und Ergebnis prospektiv nie ganz sicher eingeschätzt werden können. Vorläufiges Wissen, Urteilen und Handeln ist in der Medizin üblich, da definitives sehr oft weder vorliegt noch überhaupt möglich ist. Dies führt im Allgemeinen zu Unsicherheit, bei welcher eine gewisse Gelassenheit sehr hilfreich sein kann. Vorläufiges Wissen und Urteilen drückt sich aber auch in Entscheidungen aus, trotz des Fehlens von Letztgültigkeit und Letztbegründung, das eine zu tun und das andere zu lassen. Die existenzielle Hinterfragung von definitivem und dogmatischem Wissen erlaubt – und das gilt insbesondere auch für die Medizin – aus den Konventionen und Routinen auszubrechen und Neues zu versuchen. Moderne Gelassenheit soll demnach keine definitive Ruhigstellung bedeuten, sondern Neues zulassen und ein immer neu zu schaffendes Gleichgewicht von Beruhigung und Bewegung implizieren. „Gelassenheit soll dabei ein Begleiter sein, eher ein treuer Schatten als ein Habitus", fügt *Andreas U. Sommer* seinen Ausführungen an [235] (S. 41).

Andreas U. Sommer fasst zusammen: „Im *Leben* ist man im Gelassenheitsinteresse bestens beraten, sich festzulegen, eine Wahl zu treffen, an der man unbedingt festhält, indem man sie zur Bedingung seines Lebens macht, ..., insofern sind wir existentielle Stoiker. Im *Denken* hingegen ist man im Gelassenheitsinteresse bestens beraten, Experimente zu wagen, die Sicherheiten intellektueller Art zur Disposition zu stellen und uns zu fragen, ob wir und unsere Welt nicht auch ganz anders sein könnten. Insofern sind wir experimentell Skeptiker." Und weiter: „Früher erschien Gelassenheit als Resultat einer Unterwerfung, sei es unter Gott, sei es unter ein absolutes Wissen. Heute kann sie Resultat einer Wahl sein, die festbleibt und doch ständig zu intellektueller Selbstrevision bereit ist. Das Rezept lautet: existentielle Festlegungen, im Denken hingegen Räume offenhalten." [235] (S. 41).

Möglichkeiten gelebter Gelassenheit: Gelebte Gelassenheit verhindert außerdem, die ohnehin schwindenden Kräfte nicht durch Angst und Verzweiflung aufzuzehren oder gar durch stetes, zirkuläres Denken und Pessimismus ganz zu vernichten. Und im Idealfall kann sie sogar dazu beitragen, sich mit einem unabwendbaren Schicksal abzufinden und sich für eine ungewisse Zukunft zu öffnen. Gelassenheit kann überdies hilfreich sein, wenn es darum geht, den passenden Weg zwischen Fremdbestimmung durch Krankheit und Medizin einerseits und Selbstbestimmung im Sinne von Eigenständigkeit und Eigenverantwortung andererseits zu finden.

Gelassenheit kann letztlich auch dann nützlich sein, wenn es darum geht, sich im Chaos der Widerfahrnisse und existenziellen Ereignisse zu orientieren, selbst neu zu orten und eine Basis für eine neue Beziehung zu sich selbst und zum Umfeld aufzubauen. Und vielleicht wird es sogar gelingen, von einer überwiegend ich-zentrierten Sichtweise zu einer auf die anderen und auf das Umfeld gerichteten Sichtweise zu wechseln. Es ist genau dieses Distanznehmen von sich selbst, welches der gelebten Gelassenheit eigen ist, und es ist die Wahrnehmung des anderen, die hilft, das eigene Schicksal in einem größeren Zusammenhang zu sehen und zu relativieren.

8.3 Einstellung zur Krankheit

Im Folgenden soll auf die Geisteshaltung, d.h., auf den Aspekt der *Einstellung* näher eingegangen werden. Die hier stark komprimierten Ausführungen über die *Philosophie der Einstellung* haben allgemeine Gültigkeit, können aber speziell auf die beiden Themen Krankheit und Medizin in unserem Kontext bezogen werden. Unter dem Begriff der Einstellung wird eine „psychische Tendenz, die dadurch zum Ausdruck kommt, dass man ein bestimmtes Objekt mit einem gewissen Grad an Zuneigung oder Ablehnung bewertet" verstanden (Eagly & Chaiken). Dabei kann Konkretes und Abstraktes als Reiz fungieren, der vom Individuum perzipiert, bewertet und zum Gegenstand seiner Einstellung wird. Sie kann positiv, neutral oder negativ sein und ihre Intensität hängt von unterschiedlichsten Faktoren ab. Zur Bewertung von Objekten im Sinne einer Einstellung kann das häufig zitierte *Dreikomponentenmodell* benutzt werden, nach welchem sowohl bei deren Entstehung als auch bei deren Reaktion sich drei verschiedene Komponenten unterscheiden lassen: (1) Affektive und (2) kognitive Komponenten sowie (3) Verhaltenskomponenten. Sie sind bei der Entstehung einer Einstellung beteiligt. Diese führen ihrerseits zu einer (1) affektiven, (2) kognitiven und (3) konativen Reaktion.[33]

Einstellungen sind Geisteshaltungen und haben verschiedene *Funktionen,* so beispielsweise Nützlichkeit (Erlangen positiver und Vermeidung negativer Erfahrungen), Orientierungs- und Entscheidungsvereinfachung, Ermöglichung von Handlungstendenzen und sind *Ausdruck* des eigenen Selbstkonzepts. Sie können eindeutig oder widersprüchlich (ambivalent) sein. Dabei kann sich die Person des Vorhandenseins und des Einflusses von Einstellun-

33 Werth, L. & Mayer, J. (2008). Sozialpsychologie. Berlin. Spektrum. S. 205.

gen bewusst, aber auch nicht bewusst sein. Einstellungen entstehen durch genetische Disposition, durch Konditionierung und durch Beobachtung anderer Personen, vor allem aber durch wiederholte Wahrnehmungen.

Persuasion: Einstellungen sind nicht in Stein gemeisselt, denn sie können sich ändern und auch gewollt geändert werden. „Ich versuche, meine Einstellung zu meiner Krankheit und zu meinen Beschwerden zu ändern ...". Beim Prozess der Einstellungsänderung spielt die Kommunikation eine wesentliche Rolle. Unter *Persuasion* versteht man das Bemühen, „die Einstellungen einer Person durch den Einsatz diverser Botschaften zu verändern"[34]. Dabei spielen nicht bloss die Argumente eine Rolle, sondern ebenso die Gedanken, die *kognitiven Reaktionen,* die bei der Auseinandersetzung mit den Argumenten entstehen und angeregt werden. Sind diese Gedanken weitgehend zustimmend, überzeugt auch die zu vermittelnde Botschaft. Sind diese ablehnend, mag die Botschaft kaum zu überzeugen. Verstärkt wird die Einstellungsänderung durch einen glaubwürdigen und sympathischen, vermindert durch einen schlecht qualifizierten Kommunikator sowie durch hohe Ablenkung während der gedanklichen Auseinandersetzung mit den Argumenten.

8.3.1 Einstellung in Bezug auf Krankheit und Medizin

Die *Einstellung* ist die psychische Tendenz, wie ein bestimmtes Objekt von uns bewertetet wird. Sie kommt als mehr oder weniger Zuneigung oder Ablehnung dieses Objekts zum Ausdruck. An den Themen *Krankheit und Medizin (als bestimmte Objekte)* können die hier aufgeführten allgemeinen Überlegungen zum Phänomen der *Einstellung* exemplifiziert werden. Was hat die Einstellung zur Krankheit (und zur Medizin) für den Patienten und dessen Krankheitsverlauf für eine Bedeutung und wie relevant ist sie?

Die Krankheit wird durch ihre Symptome und ihren Verlauf vom Betroffenen unterschiedlich perzipiert, individuell bewertet und damit zum Gegenstand dessen Einstellung. Entsprechend dem Dreikomponentenmodell sind bei der Entstehung der Einstellung affektive, kognitive und Verhaltenskomponenten zu unterscheiden. Ebenso entsprechend affektive, kognitive und konative (strebend, antreibend) Reaktionen des Betroffenen. Konkret heisst das, dass bei der Entstehung unserer Einstellung gegenüber einer (neu auftretenden) Krankheit immer emotionale und rationale Aspekte beteiligt sind, und dass immer auch individuelle Verhaltens- und Vorgehensweisen zum Ausdruck kommen. Steht die Einstellung zu dieser Krankheit einmal, führt diese zu spezifischen Reaktionen des Betroffenen. Auch die Reaktionen des Erkrankten fallen mehr oder weniger emotional aus, sie sind nicht immer rational und in Bezug auf das individuelle Verhalten und Vorgehen unterschiedlich konativ.

Auch hier ist der komplexe Prozess der sich konstituierenden Einstellung Ausdruck des eigenen Selbstkonzepts und der aktuellen Krankheitsbedingungen. Ihre Intentionen und Effekte sind verschiedenartig: Dazu gehört die Nützlichkeit, namentlich das Erlangen positiver und das Vermeiden negativer Erfahrungen, die Orientierungs- und Entscheidungsvereinfachung sowie die Ermöglichung kreativer Handlungen. Und auch hier kann die Einstellung zu einer Krankheit positiv, neutral oder negativ sein. Die erstere wäre die konstruktive Auseinandersetzung mit ihr und das Akzeptieren der Krankheit als eine *conditio humana,* die letztere dagegen die Verdrängung der Krankheit und die vollständige Ablehnung als etwas, das nicht sein darf. Beide Einstellungsmuster sind zu beobachten, ebenso die daraus resultierenden, ganz unterschiedlichen Formen der Krankheitsbewältigung und Lebensqualität.

34 Ebda. S. 239.

Wie der Mensch sich fühlt hängt einerseits von dessen Anlagen ab, andererseits aber mindestens so stark auch von dem, was er selbst dazu beiträgt. Nur ein kleinerer Teil machen die Lebensumstände aus. Wichtig scheint demnach, *wie* er die Dinge sieht und *ob* er sie sieht. Optimismus - auch im Krankheitsfall - scheint tatsächlich hilfreich zu sein. Und er kann erlernt werden. Dabei werden im Gehirn neuronale Vernetzungen geschaffen, die ihrerseits das positive Denken erleichtern und fördern. Einstellungen sind teils bewusst, teils unbewusst, immer aber tief in uns verwurzelt und laufen automatisch und sehr schnell ab. Zu einer positiven Lebenseinstellung gehören grundsätzlich zwei Dinge: (Selbst)kontrolle über das eigene Leben und Vertrauen in die eigenen Fähigkeiten.

8.3.2 Optimisten leben länger

Dass Optimisten länger leben ist nicht bloss eine optimistische Phrase, sondern ein wissenschaftlich bestätigtes Faktum. Dem optimistischen Patienten mit seiner positiven Krankheitseinstellung geht es (wesentlich!) besser als dem pessimistischen. Er leidet weniger und lebt länger.

Diese Aussagen werden untermauert durch eine neue Studie, die zeigt: richtig alt werden eher Optimisten. Die Ergebnisse erschienen in den „Proceedings" der US-Akademie der Wissenschaften (PNAS").[35] Anhand von Datenbanken, in denen seit vielen Jahren die Krankengeschichten bestimmter Berufsgruppen gespeichert wurden und Auskunft über den Gesundheitszustand und die Lebensführung gaben und mittels Fragebögen und Tests, die ermitteln, ob die Versuchspersonen eher optimistisch oder pessimistisch sind, konnten eindeutige Relationen gefunden werden: Die Wahrscheinlichkeit, 85 jährig und älter zu werden, war bei der Gruppe der stärksten Optimisten um 50 % grösser als bei den stärksten Pessimisten. Auch wenn zusätzlich die Unterschiede in der Lebensführung bei diesen beiden Gruppen mit eingerechnet werden, bleiben die Optimisten klar im Vorteil - sie lebten auch bei ähnlicher Lebensführung länger. Laut einer Pressemitteilung der Boston University School of Medicine hat eine positive Lebens- und Krankheitseinstellung weitere Vorteile: „Andere Studien legen nahe, dass optimistische Menschen ihre Emotionen und ihr Verhalten besser regulieren können. Und sie erholen sich besser von Stresssituationen und Schwierigkeiten".[36] Dass Pessimisten nicht nur kürzer leben, sondern dass auch ihre Lebensqualität insgesamt schlechter ist, zeigen weitere medizinische Studien, auf die hier jedoch nicht weiter eingegangen werden soll.

Im Kontext von Krankheit und Medizin sind *Zuneigung* und *Ablehnung* des Widerfahrnis (des Zugetragenen) für das Erdulden eines Leidens entscheidend. Dass damit nicht gemeint ist, sich an einer kurz zuvor ausgebrochenen Krankheit oder an einer bevorstehenden Operation zu erfreuen, ist selbstverständlich. Das *Faktum der (richtigen) Einstellung* zu einer Krankheit, zu einer medizinischen Abklärung und zu einer invasiven Intervention ist für das gute Gelingen und für das individuelle Krankheitserlebnis jedoch keineswegs zu unterschätzen. Das Bemühen um eine positive Einstellung, am besten noch verbunden mit einer Spur Humor und der Verzicht auf ein resignierendes Sich-selbst-Bemitleiden ist in jedem Fall ratsam. Dies sich bewusst zu werden und im Krankheitsfall vor Augen zu führen, dies ist eine der zentralen Aussagen - und im Übrigen einer der wenigen Ratschläge - in diesem Buch!

35 Ärzte Zeitung online, 26.08. 2019. https://www.aerztezeitung.de/medizin/fachbereiche/neurologie_psychiatrie/article/994756/studie-optimisten-leben-laenger.html

36 Ebda.

9 Die Leiblichkeit in der Philosophie und Medizin

Einführende Bemerkungen

- Die Begriffe Leiblichkeit und Körperlichkeit wurden in der Philosophie über lange Zeit kaum beachtet und nur am Rande thematisiert. Der Begriff der *Leiblichkeit* wurde erst durch den Wissenschaftszweig der Phänomenologie in die Philosophie eingeführt. Er erweist sich ebenfalls im Kontext der Medizin als sehr geeignet, da er sich vom Begriff der Körperlichkeit klar abgrenzt. Durch die Phänomenologie ist die Leiblichkeit ins Zentrum des Interesses gerückt und um diese soll es hier gehen (Kap. 9.1).
- Als Nächstes soll der *phänomenologische Ansatz* etwas ausführlicher vorgestellt werden (Kap. 9.2). Das Krankheits- und Medizinverständnis der Phänomenologie, insbesondere der Neuen Phänomenologie, ist sehr nahe am Menschen, namentlich am Menschen in seiner Krankheit und scheint damit praxistauglich zu sein.
- Konkretisiert wird der phänomenologische Ansatz am Beispiel des Diabetes mellitus, indem aufgezeigt wird, wie *chronische Krankheiten* als komplexe Systeme zu verstehen sind (Kap. 9.3).
- Diese Ausführungen führen direkt zu einem *Dilemma* über, in welchem die moderne Medizin heute steckt (Kap. 9.4).

9.1 Die Leiblichkeit

9.1.1 Die Leiblichkeit in der Philosophie

Phänomenologie: Die Philosophie hat sich während sehr langer Zeit kaum um die Thematik der Körperlichkeit und Leiblichkeit gekümmert. Viel attraktiver waren dagegen das rationale Denken, die Vernunft, die Geheimnisse des Geistes schlechthin. Erst mit der Phänomenologie, einer philosophischen Strömung, rückte die Leiblichkeit ins Zentrum des Interesses, vor allem im Hinblick auf den Bezug des „Ichs" auf die Welt. Es handelt sich um eine Methodik der Wissenschaft, welche sich der Beschreibung der in der Natur und Gesellschaft unmittelbar gegebenen Erscheinungen widmet. *Franz Brentano* hat als erster den Begriff der deskriptiven oder *phänomenologischen Psychologie* verwendet [38]. Definitiv zu einer philosophischen Methode wurde die Phänomenologie dann anfangs des 20. Jahrhunderts durch die Arbeiten von *Edmund Husserl* [116]. Seine Phänomenologie geht von einer perspektivischen Gegebenheit des räumlich-zeitlichen Wahrnehmungsgegenstandes aus, was eine Reihe von Implikationen nach sich zieht [182]. Unser Standpunkt ist nie ein absoluter, er ist immer nur *leiblich* und die Erscheinungen sind immer nur *perspektivisch.* Voraussetzung ist, dass das erfahrende Subjekt selbst im Raum leiblich gegeben sein muss. Der Leib ist das *indexikalische Hier,* das Zentrum seines egozentrischen Raumes, das absolute Hier, nie dort. Er ist der Anker in der Welt. Der Leib ist die Bedingung der Möglichkeit für Wahrnehmung und Umgang mit Objekten. Unsere leibliche Beweglichkeit konstituiert die Perspektive der Wirklichkeit. Der Leib ist grundlegend anwesend und er agiert. Es ist der Leib, welcher das Verhältnis zu mir (Selbstbewusstsein), zum anderen (Intersubjektivität) und zur Welt (Intentionalität) bestimmt.

Der Leib als Erfahrungsorgan des Subjekts: Zudem spielt der Leib als Erfahrungsorgan des Subjekts eine konstitutive Rolle in jeder Art von Wahrnehmung. Dabei ist zu unterscheiden zwischen

- dem *fungierenden Leib,* der jede räumliche Erfahrung ermöglicht, also das vorreflexive und nicht thematische Leibbewusstsein, und
- dem *thematisierenden Leib* als thematische Erfahrung des Leibes als einem Objekt, also das reflexive und thematische Leibbewusstsein.

Das bedeutet, dass meine Selbstobjektivation, also meine vom rein Subjektiven abgelöste Darstellung und meine Selbstvergegenständlichung, mit meiner *Leibeserfahrung* identisch sind, und immer auf vorreflexivem und reflexivem Leibbewusstsein basieren.

Ich *bin* der Leib. Es gibt kein Bewusstsein von meinem Leib als einem Objekt, weil ich ihn nicht außerhalb von mir wahrnehme. Der Leib ist ein einheitliches Feld der Aktivität und Affektivität, eine Willensstruktur, ein Bewegungspotenzial. Das Berühren einer Tischplatte mit meiner Hand beispielsweise ist dual - obwohl nur eine Empfindung, ist diese immer zweifach zu deuten. Da ist das Empfinden, aber auch das Empfundene. Diese dem Leib immanente Doppelseitigkeit, bestehend als etwas Innerem (als Dimension des Empfindens und als Willensstruktur) und etwas Äußerem (als etwas visuell und taktil Erscheinendes). Oder da ist beispielsweise das Berühren der rechten Hand mit der linken Hand. Eine (Selbst-)Erfahrung der zweifachen Natur des Leibes. *Edmund Husserls* Phänomenologie entwickelt also immer zwei Perspektiven auf den individuellen Organismus, die zwar miteinander verschränkt sind, die aber nicht ineinander aufgehen. Der *Körper,* als der von außen wahrnehmbare, objektivierbare Organismus, und der *Leib,* als die immanente Perspektive des Subjekts. Nach *Helmut Plessner* sind wir Leib und haben zudem unseren Körper.

Neue Phänomenologie: Für den Arzt, Philosophen und Begründer der Neuen Phänomenologie, *Hermann Schmitz,* ist die Philosophie des Leibes für das Verständnis von Gesundheit und Krankheit zentral [212]. Das eigenleiblich Gespürte ist stets räumlich ausgedehnt, aber anders als der sicht- und tastbare Körper, welcher durch scharfe Grenzen bestimmt ist. Der spürbare Leib besitzt weder Haut noch Flächen. Den Leib kann man nicht besichtigen und tasten, sondern er ist das, was man ohne Sinnesorgane auch mit geschlossenen Augen und ohne mit der Hand zu tasten von ihm spürt – entsprechend einem *leiblichen Spüren.* Der Leib hat auch keine spürbaren Flächen, sondern vielmehr Leibesinseln. Die gestaltenden Flächen des Leibes bilden ein einfach strukturiertes System, das es gestattet, die einzelnen leiblichen Regungen zu rekonstruieren wie Worte aus Buchstaben. Hermann Schmitz spricht in diesem Zusammenhang vom *Alphabet der Leiblichkeit* (s. Exkurs).

Exkurs

Das Alphabet der Leiblichkeit (nach Hermann Schmitz)

Das *leibliche Alphabet* [212] mit den Begriffen von *Engung, Weitung, Richtung, Rhythmus, Epikritischem und Protopathischem* ist ein Instrumentarium, um das, was dem Menschen widerfährt, beschreibbar und kommunizierbar zu machen. Im Vordergrund stehen hier die leiblichen Aspekte Kommunikation, vitaler Antrieb und die Differenzierung zwischen *protopathisch* (stumpf, dumpf, verschwommen) und *epikritisch* (spitz, scharf, hell).

Zwischen die *Enge* und *Weite* tritt vermittelnd die leibliche Richtung, die aus der Enge in die Weite führt und normalerweise nicht umgekehrt. Mein Ausatmen, mein Blick, mein Schreiten, meine Sehnsucht sind bezüglich ihrer Richtung und Kraft zentrifugal; mein Schmerz, meine Schwermut, mein Kummer dagegen zentripetal, niederdrückend. Und beide, die Sehnsucht und die Schwermut, überfallen mich leiblich spürbar.

9.1.2 Die Leiblichkeit in der Medizin

Das Konzept der *Leiblichkeit der Phänomenologie,* insbesondere das der *Neuen Phänomenologie von Hermann Schmitz,* hat sich für das Verständnis von Krankheit und Gesundheit des Menschen sehr bewährt und als hilfreich erwiesen. Im Folgenden soll es darum gehen, die Aspekte der Leiblichkeit aus der Perspektive der Phänomenologie genauer zu betrachten. Das Thema der Leiblichkeit ist zudem geeignet, eine Brücke zwischen Philosophie und Medizin zu schlagen. Und es erlaubt auch eine Art Synthese zwischen dem Subjektiven und Objektiven im Verständnis von Krankheit, zwischen spüren und messen, zwischen kaum Fassbarem und deutlich Erkennbarem. Diese Grenzübergänge spielen in der Medizin eine ganz erhebliche Rolle und sind im medizinischen Alltag permanent anzutreffen. Die in der Neuen Phänomenologie zur Anwendung kommende Terminologie mag auf den ersten Blick fremd erscheinen, denn sie bedient sich Begriffen, die für wissenschaftliche Texte ungewohnt sind, doch sie drückt Feinheiten und bestimmte Erfahrungen so treffend aus, wie sie in Worten sonst nur schwer zu beschreiben sind.

Sitz des Erlebens: Der *Leib* ist der Sitz der personalen Wahrnehmung der Welt, was für die Medizin von ganz besonderer Bedeutung ist, sind doch Angst und Schmerz immer auch leibliche Erfahrungen. Im Zentrum steht das *affektive Betroffensein,* denn dieses entscheidet darüber, was für den betroffenen Menschen wichtig und bedeutsam ist. Es sind nicht die Organe selbst, sondern die oft etwas verschwommenen Leibesinseln, auf welchen der Erkrankte seine Krankheit samt seinen Beschwerden wahrnimmt. Und es sind die nur schwer lokalisierbaren leiblichen Regungen wie Mattigkeit, Anspannung oder Unruhe, welche meist etwas vage sind, aber spürbar den Zustand des aktuellen Unwohlseins zum Ausdruck bringen. Für den Psychosomatiker *Wolf Langewitz* ist es gerade dieses *Vage,* dieses unmittelbare Gefühl – irgendwo hier, da stimmt etwas nicht ... –, dieses kaum Fassbare und damit immer auch etwas Verpönte, das wir Schulmediziner genauer anzuschauen haben, denn die Wahrheit liegt oft hinter dem Schleier [133]. Der Leib vermag zu beschreiben, was subjektiv erlebbar ist, und der anatomische Körper dasjenige, was von der Subjektivität des Erlebens entkleidet wird. Die naturwissenschaftliche Medizin wird wohl nie in der Lage sein, jemals das zu beschreiben, was der Patient tatsächlich *erlebt* – auch dann nicht, wenn es ihr gelingt, den Körper immer exakter und noch besser zu beschreiben.

Kommunikation als leibliches Phänomen: Am Beispiel der Kommunikation soll aufgezeigt werden, wie die Leiblichkeit wesentlich zur gegenseitigen Verständigung beiträgt und wie diese im Arzt-Patienten-Gespräch eine zentrale Rolle spielt. Die heute mehrheitlich angewendete Kommunikationstheorie ist für den Fachbereich Medizin weitgehend ungeeignet, so *Hermann Schmitz* und *Walter Burger.* Sie basiere auf der These von Sender und Empfänger mit der Problematik der individuellen Deutung der Botschaft, welche erfahrungsgemäß für Missverständnisse sehr anfällig ist (unterschiedliche

Zeichencodes beim Sender und Empfänger). Gefragt sind demnach einfache und zuverlässige Orientierungsmarken für unsere Kommunikation, was sich bei der Betrachtung der Kommunikation als leibliches Phänomen in einfacher Weise ergibt. So erfolgt die Kommunikation nicht nur mithilfe der spezifischen Sinnesqualitäten der Sinnesorgane, sondern ganz wesentlich durch *Brückenqualitäten* mittels Vermittlung von Eindrücken, die sich nur schwer in einzelne Zeichen zerlegen lassen. Solche Brückenqualitäten sind beispielsweise die *Bewegungssuggestionen,* wie etwa die ruhende Ausstrahlung eines schweren Gegenstandes oder die anregende Ausstrahlung einer Handbewegung. Oder die *synästhetischen* Charaktere und Qualitäten, wie „spitz", „scharf" oder „grell". Sie zeigen sich in unterschiedlichsten Formen, wie an Gegenständen, Stimmen, Gebärden, Geräuschen, Atmosphären. Die Kommunikation zwischen dem Arzt und dem Patienten ist bei sensibler Wahrnehmung *am eigenen Leib* spürbar und oft wesentlich lebensnäher als das zeichentheoretische Kommunikationsverständnis.

Der vitale Antrieb: Gemäß *Neuer Phänomenologie* ist aktives Leben nur durch den vitalen Antrieb als antagonistische Verschränkung von *Engung und Weitung* in Form von Spannung und Schwellung denkbar. Der vitale Antrieb ist „gleichsam der Dampf, unter dessen Druck ein Mensch wie ein Kessel steht" [212] (S. 35). Dieser äußert sich im Schwung der Lebensführung, die es erlaubt, die Herausforderungen des Lebens anzugehen und sie zu bewältigen. Bei Krankheiten wird dieser vitale Antrieb neben den krankheitsbedingten, körperlichen Einschränkungen zusätzlich durch medizinische Kontrollen und Behandlungen behindert und unterbrochen. Dies hat eine ständige Hemmung der Hinwendung der Person zu ihren wahren Zielen zur Folge. Hier offenbart sich ein grundlegender Konflikt der modernen Medizin. Der Konflikt zwischen der Notwendigkeit gezielter diagnostisch-therapeutischer Maßnahmen, um die Gesundheit zu erhalten oder zu optimieren, und der Notwendigkeit der Aufrechterhaltung eines am vitalen Antrieb orientierten Gesundheitsverständnisses, um optimale Lebensqualität und individuelle Lebensprioritäten zu gewähren.

Epikritische und protopathische Phänomene: Der britische Neurologe *Henry Head* unterscheidet zwei Klassen leiblicher Phänomene: Die epikritischen, sie sind scharf, hell, spitz, und die protopathischen, sie sind verschwommen, dumpf, stumpf. Für die Erhaltung von Gesundheit zentral ist ein Gleichgewicht zwischen diesen beiden Elementen. Die Konzentration auf das Leiden und die Anforderungen einer Krankheit bedeutet für den Erkrankten eine *epikritische Phase,* welche eine *protopathische Kompensation* erfordert. Dies im Sinn einer entsprechenden Vernachlässigung der Krankheitsanforderungen und zur Erhaltung des Gleichgewichts. Dieses protopathisch geprägte, kompensatorische Verhalten ist nun aus phänomenologischer Sicht kein Versagen des Willens, sondern Ausdruck einer fast unvermeidbaren, ausgleichenden Reaktion auf die ständigen epikritischen Anforderungen. Willensanstrengungen, wie beispielsweise wiederholtes Sichzusammenreißen, verstärken das ohnehin bereits epikritisch dominierte Leben in der Krankheit und sind für deren Bewältigung wohl kaum förderlich.

Selbstvergessenheit: Gemäß dem Philosophen *Hans-Georg Gadamer* ist die Selbstvergessenheit ein zentraler Aspekt der Gesundheit. Gemeint ist eine Lebensführung, die sich nicht ständig bei jedem Tun mit der Frage nach den potenziellen Folgen und Gefahren für den Körper auseinandersetzt. Sämtliche medizinische Vereinnahmungen und Interventionen zur Erhaltung der körperlichen Gesundheit, ob sinnvoll oder nicht, stören und zerstören diese Selbstvergessenheit. Das ist auch die Erklärung dafür, dass manche Patienten, bewusst oder unbewusst, ihre medizinischen Kontrollen auf ein Minimum reduzieren oder ganz auf diese verzichten. Ungeachtet der daraus resultierenden Verschlechterung der klinischen Situation fühlen sie sich dabei insgesamt oft besser. Es ist genau diese Selbstvergessenheit des gesunden Lebens, welche die *Neue Phänomenologie* in ihr Konzept aufnimmt und dabei auf den Zwiespalt der medizinischen Vereinnahmungen aufmerksam macht. Laut *Hermann Schmitz* gibt es zwei Aspekte von Gesundheit. Es gibt einerseits den rein körperlich-objektivierbaren Aspekt und andererseits den Aspekt der Gesundheit der Person in ihrer individuellen Lebenssituation. Der erste ist als *personale Regression* zu verstehen, ein Zusammenfallen ins rein Körperliche, welches sich beispielsweise im akuten Schmerz oder in der Angst als *primitive Gegenwart* darstellt. Der zweite Aspekt dagegen ist als *personale Emanzipation,* eine Entfaltung des Menschen als Person mit all ihren Fähigkeiten, zu begreifen. Mit diesen beiden Elementen setzt sich der Mensch in Abhängigkeit von seiner persönlichen Lebenssituation auseinander, in der Art eines ständigen und dynamischen Prozesses.

9.2 Der phänomenologische Ansatz

Hermann Schmitz hat in seiner umfassenden philosophischen Arbeit den Grundstein für eine *Neue Phänomenologie* gelegt und diese entscheidend geprägt. Viele seiner philosophischen Texte und Schriften beziehen sich auf unterschiedlichste Themen der Medizin. Aufgrund seiner präzisen und prägnanten Formulierungen sind sie in der Lage, genau das wiederzugeben, was der praktische Arzt in seiner täglichen Sprechstunde von seinem Patienten erfährt und zu verstehen sucht. Selbstverständlich gibt es verschiedenste philosophische Ansätze, den Menschen in seiner Krankheit zu beschreiben, und entsprechend gibt es auch unterschiedliche Interpretationen der Aufgaben und Ziele der Medizin, immer in Abhängigkeit von der jeweils eingenommenen Perspektive. Die Neue Phänomenologie ist hier ein sehr engagierter und praxistauglicher Ansatz und ihre Zielsetzung wird von Hermann Schmitz nicht ganz unbescheiden wie folgt beschrieben: „Die philosophische Phänomenologie ist berufen, die hochgradig verkünstelte Abstraktionsbasis, die die Denkform der dominanten europäischen Intellektualkultur ist, in Richtung auf die *Lebenserfahrung* zu durchstoßen und in dieser eine neue Abstraktionsbasis zu hinterlegen." [42] (S. 17). Er kritisiert, dass es in unserer Kultur eine Wahrnehmungstradition, das unmittelbare Erleben (wie beispielsweise Angst Schmerz, Mattigkeit, Durst etc.) als primäres Phänomen zu betrachten, nicht gebe. Auch werde das subjektive Erleben kaum genauer differenziert, was letztlich zu dem Dilemma führe, „dass den Menschen das, was ihnen zustößt und sie betroffen macht, [...] in ihrem Denken fern liegt wie Märchenwelten" [42] (S. 18). Der *phänomenologische Ansatz* erfordere demgegenüber, das Dogma der Objektivität als Wissenschaftsideal aufzugeben, sich den subjektiven, wechselnden Eindrücken auszuliefern und die Relativität in den Phänomenen anzuerkennen: „Ein Phänomen ist also doppelt relativ, für einen Menschen und für eine Frist." [42] (S. 19). Und *Walter Burger* fügt dem an: „Auch muss ein weiterer für Mediziner typischer Ansatz revidiert werden: nämlich das Handeln. Der Arzt ist darauf trainiert, aus den Beschwerden von Patienten diagnostische und therapeutische Schritte abzuleiten, denn – eine Theorie, die keine direkten Handlungsoptionen, also keine Methoden bietet, wird als wertlos eingeschätzt. Aber jede Handlungsoption kann sich nur auf das beziehen, was als Zielobjekt des Handelns *gesehen* wird und das macht deutlich, dass die Kenntnis des eigenen Blickwinkels von größter Bedeutung ist und jede Veränderung des Blickwinkels Einfluss auf das Handeln hat – auch wenn das *Handwerkzeug, die Methoden,* unverändert bleibt." [42] (S. 19). Behandlungsfehler treten tatsächlich genau dort auf, wo falsch geschaut und zu wenig gedacht wird.

Revision unseres Weltbilds: Ein für die Neue Phänomenologie zentraler Punkt ist die Revision der gängigen Vorstellung, dass wir in einer (Um-)Welt leben, die von belebten und unbelebten Objekten bevölkert ist. Wir sehen uns selbst als Subjekte. Die anderen sind für uns Objekte, denen wir jedoch ebenfalls ein *Subjektsein* mit einer ebensolchen individuellen Lebenssicht unterstellen, die sich je nach Art des Entwicklungsstandes oder durch Persönlichkeitsmerkmale unterscheidet [42] (S. 19). Auch ist das in der Welt vorgefundene primär einzeln und hinsichtlich seiner Bedeutung primär neutral. Erst unsere Wahrnehmung oder diejenige eines anderen Lebewesens belegt das Einzelne mit Bedeutung. Wir stellen uns demnach vor, dass wir alles, was uns begegnet, durch objektivierende Messung in eine Fülle vernetzter Konstellationen von Einzelfaktoren überführen können. Und machen uns zudem Hoffnung, alle Geschehnisse dieser Welt in unserem Sinn gezielt steuern zu können. Diesem herkömmlichen, festgefügten, naturwissenschaftlich tausendfach bestätigten Weltbild eine ganz andere Auffassung vom Leben entgegenzustellen, ist für Walter Burger eine der revolutionärsten und verblüffendsten philosophischen Unternehmungen von Hermann Schmitz.

Situationsmodell: Hermann Schmitz geht aus von der *Auffassung vom Leben in chaotisch mannigfaltigen Situationen* und widersetzt sich damit der Existenz von primär Einzelnem. Mit Situationen meint Hermann Schmitz die nach außen abgehobenen *Einheiten mit binnendiffuser Bedeutsamkeit,* in der die Elemente nicht primär einzeln sind und aus der im aktuellen Geschehen und im Gespräch einzelne Elemente hervortreten und expliziert werden. „Der Mensch findet also in seiner Umgebung nicht einzelnes Bedeutsames vor, das er nur aufgreifen muss, sondern *er expliziert* aus einer mehr oder minder diffusen Bedeutsamkeit erst *die für ihn relevanten* Elemente." [42] (S. 32). Das gibt eine ganz andere Sicht auf die Welt frei, da beide, der Mensch und der Mitmensch oder eben auch der Arzt und der Patient, sich von Anfang an in einer *gemeinsamen Situation* finden. Diese wird durch Elemente und Atmosphären geprägt, die in der jeweiligen Charakteristik der beiden und ihrer persönlichen Situation begründet sind. Das bedeutet, dass ein situationsgeprägtes Wahrnehmen und Denken eine Haltung globaler, primär ungerichteter Aufmerksamkeit erfordert und auch fördert, sodass eine solche den kranken Menschen, dessen Beschwerden und Befunde in ihrer Gesamtheit erfasst. Aufgrund des primären und existenziellen Einbezugs von Mensch und Mitmensch, von Arzt und Patient in einer gemeinsamen Situation, entsteht das entscheidende und unverzichtbare Gemeinsamkeitsgefühl [211].

Situationsgeprägtes Denken: Der phänomenologische Zugang verändert die Einstellung des Patienten zu seinem Leiden und den Zugang des Arztes zu dessen Behandlung gleichzeitig. Er erlaubt dem Patienten, der *epikritischen Belastung* seiner Krankheit eine *protopathische Kompensation* zu gewähren (s. Kap. 9.1.2), und ermahnt andererseits den Arzt, den Patienten vor unnötigen medizinischen Vereinnahmungen zu schützen. Medizinische Interventionen haben, weil vom Arzt verordnet, beim Patienten immer auch paradoxe und kontraproduktive Wirkungen, indem sie ihn aus seiner Selbstvergessenheit herausreißen. Das Wissen um diese Zusammenhänge eröffnet ein anderes, etwas differenzierteres Krankheitsverständnis und damit auch patientengerechtere Gesprächswege. Die Kenntnis des permanenten Risikos einer *epikritischen Dominanz* (Engung) und eines *protopathischen Defizits* (Weitung) hilft mit, das einer optimalen Krankheits- und (Über-)Lebensbewältigung dienliche Gleichgewicht immer wieder neu zu suchen. Die Thematisierung von Engung und Weitung kann aber auch für den

Patienten selbst ein Anstoß sein, eigene epikritische Überlastungen in anderen Bereichen zu reduzieren und durch protopathische Elemente zu ersetzen. Der von der Neuen Phänomenologie entwickelte und für sich in Anspruch genommene Blick auf die Person bringt zudem zum Ausdruck, wie stark eine Krankheit und die mit ihr verbundenen Unannehmlichkeiten die grundlegenden Bereiche der Lebensgestaltung dieser Person berühren.

Bedeutung für die Arzt-Patient-Kommunikation: Der bewusste Umgang mit dem Situationsmodell hilft auch, die von Hermann Schmitz empfohlene Position einzunehmen, „dass der gute Psychotherapeut eine Doppelrolle einnehmen muss: einerseits sensibel mitschwingend, andererseits den Patienten belauernd wie ein Detektiv den Verbrecher, um der undurchschauten Störung auf die Spur zu kommen". [42] (S. 37). Das Situationsmodell rehabilitiert die in der Medizin gegenüber der analytischen Intelligenz eher gering geschätzte *hermeneutische Intelligenz.* Eine solche ist notwendig, um sich mit dem Patienten zusammen dem Fluss der gemeinsamen Situation anzupassen. Ein am *Situationsbegriff* geschultes Kommunikationsverhalten erleichtert das geschickte *Variieren zwischen poetischer und prosaischer Explikation.* Poetisches Explizieren meint durch geschickte Wortwahl andeutendes Explizieren von Situationen: Sachverhalte beschreiben, ohne ihre Einbettung in Atmosphären und Situationen zu verlieren. Selbstverständlich muss es in der Medizin daneben immer auch prosaisch herausgearbeitete Detailthemen geben, wie etwa Besprechung und Interpretation von Befunden oder klare Handlungsempfehlungen. Solch *poetisch-prosaisch gemischte Explikationen* sind deutlich wirkungsvoller, als wenn der Inhalt der Gespräche nur in objektiven Fakten aufgebaut wird. Die Orientierung des Arzt-Patienten-Gesprächs am Situationsmodell bedeutet ein Herangehen, das darauf aus ist, herauszuarbeiten, was aktuell *drin ist,* entsprechend einem gemeinsamen Kneten der Situation [42] (S. 38). Philosophie im Sinne eines *Sichbesinnens auf sein Sichfinden in seiner Umgebung* ist somit kein intellektuelles Spiel, sondern ein praktisch relevantes Handeln, meint Walter Burger zum Schluss in seinem ausgezeichneten Beitrag der Neuen Phänomenologie zum Verständnis von chronischen Krankheiten. „Gerade angesichts der machtvollen Instrumente in der modernen Medizin ist das geglückte Sichfinden in seiner Umgebung für jeden Arzt von großer Bedeutung, indem aus den möglichen Aspekten der aktuellen Situation die ‚richtigen' herausgegriffen und daraus die sinnvollen Entscheidungen für Handeln oder Unterlassen abgeleitet werden müssen." [42] (S. 40).

9.3 Chronische Krankheiten als komplexe Systeme

Chronische Krankheiten unterscheiden sich in gewissen Aspekten von den akuten Krankheiten. So kommt es bei der Chronifizierung eines Leidens stets zu einer Neugestaltung der Lebensgeschichte des Erkrankten, dies aufgrund einer unweigerlichen Verknüpfung des Krankheitsverlaufs mit seiner Persönlichkeit. Dem Patienten obliegt die Verantwortlichkeit für die Einhaltung der Therapieempfehlungen und die Anpassung seiner Lebensführung, immer unter der Voraussetzung, dass er dazu fähig ist. Bei chronischen Krankheiten dauert das Arzt-Patienten-Verhältnis üblicherweise eine lange Zeit und die Erfolge und Ziele einer Behandlung sind aufgrund der gelegentlich etwas unklaren und oft auch umstrittenen Behelfsmessungen (Surrogat-Parameter, also Ersatzwerte wie Laborresultate, Röntgen- und Ultraschallbilder, psychometrische Skalen etc.) nicht klar definiert. Trotzdem sind Behandlungsergebnis und Prognose wesentlich vom Patienten *selbst* abhängig. Oder anders gesagt: Es sind die Persönlichkeit und das soziale Umfeld, welche den

Umgang des Patienten mit seiner chronischen Krankheit weitgehend bestimmen – was bei akuten Krankheiten eher weniger der Fall ist.

Beispiel Diabetes mellitus: An der Krankheit des Diabetes mellitus, als Beispiel einer chronischen Erkrankung, hat *Walter Burger* die Schwierigkeiten der Handhabung *komplexer biologischer Systeme* illustriert [42]. So sind bei *akuten* Erkrankungen, wie beispielsweise bei einer Entgleisung einer diabetischen Stoffwechsellage, auf physikalisch-chemischen Modellen beruhende Therapiemaßnahmen sehr oft zuverlässig wirksam. Bei der Einschätzung der diabetischen Komplikationen, d.h. bei der Voraussage betreffend Eintreten oder Nichteintreten gefürchteter Folgeschäden einer *chronischen* Krankheit, dagegen wird das Ganze schon wesentlich komplexer. Obschon es auch hier wissenschaftlich belegte Ursachen-Wirkungs-Modelle gibt, sind diese offensichtlich nicht mehr linear ableitbar. Hier wird die unterschiedliche *individuelle Disposition* für die Erklärung des jeweiligen Krankheitsverlaufs herangezogen, ein sehr komplexer Begriff, dessen genauere Bedeutung und Tragweite zurzeit Gegenstand weiterer Abklärungen ist. Neben molekulargenetischen Faktoren spielt hier eine ganze Reihe von Wirkfaktoren eine Rolle, von psychosozialen über milieu- bis hin zu umweltbedingten Faktoren. Retrospektive Analysen garantieren zudem noch lange keine prospektiven Voraussagen, da wohl nie alle diese Wirkfaktoren bekannt sein werden. Das individuelle, aktuelle Gefährdungsrisiko für einen bestimmten Patienten wird damit wohl nie wirklich bekannt werden. Und damit wird es auch schwierig, den *individuellen Handlungsbedarf* vernünftig einzuschätzen und dementsprechend adäquate und zuverlässige Empfehlungen abzugeben. So bleibt dem Arzt oft nichts anderes übrig, als die jeweiligen Teilaspekte der chronischen Krankheit zu erkennen und diese möglichst als ein Ganzes zu verstehen und im Sinne des Patienten therapeutisch anzugehen.

9.4 Das Dilemma der modernen Medizin

Die moderne Medizin steckt in einem Dilemma.

Einerseits: Die aus der medizinischen Forschung gewonnene Erkenntnis und die in der Medizinpraxis angewendete Abklärungs- und Behandlungsmethodik sind mehrheitlich das Ergebnis wissenschaftlicher, gegebenenfalls randomisierter und doppelblind kontrollierter Studien. Dabei wird ein bestimmtes, genau definiertes Patientenkollektiv ausgewählt und in die Studie einbezogen. Der große Vorteil dabei ist, dass die Studienergebnisse gewisse Aussagen über den Nutzen und Sinn einer medizinischen Abklärung oder Behandlung für ein bestimmtes Kollektiv, nämlich für genau diese Patientengruppe, ermöglichen. Statistische Bearbeitungen der Ergebnisse sollen zudem dazu verhelfen, die gewonnenen Ergebnisse mittels statistischer Parameter bezüglich ihrer Aussagekraft und Geltung innerhalb eines bestimmten Abklärungs- bzw. Behandlungskollektivs einigermaßen abzusichern.

Andererseits: Jedes Kollektiv setzt sich aus einer Gruppe von Individuen zusammen, welche als einzelne Menschen in ihrer Art einmalig und einzigartig sind. Das heißt, sie haben zwar vieles gemeinsam, aber sehr vieles ist auch anders und zuweilen sehr verschieden. Damit sind die üblicherweise zur Abklärung und Behandlung eingesetzten Methoden nicht jedem Einzelnen gleich angepasst und individuell unterschiedlich geeignet.

Das Dilemma: Eine bestimmte Erkenntnis mag für ein Kollektiv zutreffen und gegebenenfalls für dieses nützlich sein, da sie mittels Evaluation innerhalb dieses Kollektivs gewonnen wurde. Für das Individuum dagegen stimmt die gleiche Erkenntnis unter Umständen kaum oder gar nicht, da ja nicht nur für genau dieses Individuum nach dieser Erkenntnis gesucht wurde.

Ein statistisch gesichertes Ergebnis in Bezug auf die Wirkung einer festgelegten Behandlung beispielsweise kann für eine Patientengruppe zwar zutreffen, bei einem einzelnen Individuum dieser Patientengruppe dagegen kann die gleiche Behandlung unwirksam oder sogar schädlich sein. Was sind für Walter Burger die Konsequenzen daraus?

Idiographische Forschungsmethodik: Eine auf Naturgesetzen aufbauende *nomothetische Methodik* ist in eine dem einzelnen Patienten angepasste *idiographische Methodik* zu überführen [42]. Oder anders gesagt: Unter dem Aspekt des individuellen Patientennutzens wäre eine *idiographische Forschungsmethodik,* die das Einmalige und das Singuläre beschreibt, wie das für die Geisteswissenschaften typisch ist, wesentlich sinnvoller als eine nomothetische, also allgemein gültige, wie sie für die Naturwissenschaften typisch ist.[37]

Dreigliedrige Dingontologie: In seinem Beitrag geht Walter Burger von folgender Überlegung aus: „Die medizinische Forschung basiert auf einer *zweigliedrigen Ereignisontologie,* in der Ereignisse als Ursachen (Therapie) und Ereignisse als Ergebnisse (Verschlimmerung oder Verbesserung) in Verbindung gesetzt werden." [42] (S. 12). In der Anwendung medizinischer Erkenntnisse auf konkrete Personen und Situationen muss die zweigliedrige Ereignisontologie in eine *dreigliedrige Dingontologie* mit den Gliedern *Ursache, vermittelnde Einwirkung und Ergebnis* überführt werden. Dies verändert die Betrachtungsweise grundsätzlich. Bei der dreigliedrigen Dingontologie eröffnet die Attribution eines *Ereignisses als Ursache* und *konkreter Umstände als Einwirkung* nämlich immer interpretatorischen Spielraum, wie dieser Zusammenhang, diese „Übersetzung" zu sehen ist. Zudem unterliegt dieser Spielraum aufgrund wissenschaftlicher Erkenntnis und persönlicher Erfahrung einer ständigen Wandlung. Für diese Übersetzung gibt es in der Medizin keine allgemeingültigen Regeln, sodass der Arzt in der praktischen Ausübung immer auf seine ärztliche Erfahrung, auf seinen klinischen Blick und auf sein persönliches Regelwerk zur Auslegung wissenschaftlich gesicherter „Gesetze" angewiesen ist.

Gemäss Walter Burger ist es genau dieser grundlegende Unterschied der Ontologie, der auf philosophischer Basis das ungesicherte und teilweise polemische Verhältnis zwischen Theorie und Praxis in der Medizin erklärt. Es ist diese vermittelnde Einwirkung, welche aus einer für naturwissenschaftliche Zwecke vereinfachten Kausalitätsannahme eine wesentlich komplexere, der Kausalität nicht mehr gänzlich unterworfene dreigliedrige Dingontologie entstehen lässt. Diese ist der Wirklichkeit wesentlich näher. Und sie spiegelt die Tatsache wider, dass in einer komplexeren Ursache-Wirkungs-Kette bei einzelnen Faktoren nicht mehr mit Sicherheit von einer bestimmten Ursache auf die zu erwartende Wirkung geschlossen werden kann. Die Medizin als Wissenschaft des kranken Menschen ist im Gegensatz zur Naturwissenschaft nun eben ein Tätigkeitsfeld, in welchem ein theoriegeleitetes, zielgerichtetes Handeln deutlich erschwert ist und fehlerhaft sein kann. Es ist nun einmal so, dass je mehr Ebenen ins Spiel kommen, wie dies in biologischen Systemen grundsätzlich der Fall ist, das Geschehen kaum mehr zuverlässig vorhersehbar ist.

37 Die zurzeit stark vorangetriebene *Personalisierte Medizin* macht sich diese Überlegungen zum Programm. Jeder Patient soll unter Einbezug seiner individuellen Gegebenheiten behandelt werden.

10 Affektivität in der Krankheit – Gefühle, Mitgefühle und Haltungen

Einführende Bemerkungen

In diesem Kapitel geht es um die Thematik der *Affektivität in der Krankheit*, also um Gefühle, Mitgefühle und Haltungen. Sie kommen hier zur Sprache, da im vorangehenden Kapitel die Leiblichkeit nach phänomenologischer Interpretation vorgestellt wurde. Eine Grundlage für ein Krankheits- und Medizinverständnis also, welches sich ebenfalls für die Untersuchung der Thematik der Affektivität im Kontext von Krankheit sehr bewährt.

- Es geht hier um *Gefühle* (Kap. 10.1), um *Angst* (Kap. 10.2) und ums *Grübeln* (Kap. 10.3).
- Und es geht auch um *Schmerz* (Kap. 10.4), insbesondere um das schmerzhafte Erleben, welches meistens Folge objektivierbarer Ursachen (z. B. einer Gewebeschädigung), aber zudem stets auch ein subjektives, emotionales Erlebnis ist.
- Im Fall einer Not irgendwelcher Art, insbesondere im Krankheitsfall oder nach einem Unfall, wird der Betroffene mit Belastungen und Kummer konfrontiert, die ihn oft an die Grenzen des Erträglichen bringen. Es bedroht ihn in seiner Existenz, in seinem Sein und trifft ihn in seinem Innersten, in seinem Kern. Es handelt sich um Widerfahrnisse, die seine Zukunft und die seines Nächsten unerwartet und in erheblichem Maß infrage stellen. Und es löst bei ihm etwas aus, das mehr ist als ein bloßes Nachdenken. Es sind Gemütsregungen, Haltungen gegenüber dem Widerfahrnis, aber auch Mitgefühle der anderen zum Betroffenen. So geht es um *Leid* (Kap. 10.5), um *Mitleid und Empathie* (Kap. 10.6) und um *Liebe und Hoffnung* (Kap. 10.7).
- Abschließend geht es um *Trost und Trauer* (Kap. 10.8). Was hat die Philosophie hier zu bieten?

10.1 Gefühle

Affektivität: Einleitend soll versucht werden, die Affektivität, namentlich das Phänomen des menschlichen Gefühls- und Gemütslebens, im Kontext einer Erkrankung philosophisch zu konzipieren.

Fühlen ist immer ein qualitatives und intentionales Erleben einer Person, ein Sich-irgendwie-Fühlen in Bezug auf irgendwas. Gefühle sind paradigmatisch für *Qualia*, für den subjektiven Erlebnisgehalt des geistigen Zustandes, und lassen sich deshalb weder objektivieren noch wirklich messen. Affekte sind zu verstehen als individueller Antrieb des Personalen zu sich selbst und zur Welt. Unser Bezug zur Welt ist zwar ein stark wahrnehmend-kognitiver, zudem aber ein noch umfassenderer Prozess, zu welchem neben Wahrnehmung, Gefühlen und

Wünschen letztlich auch Handlungen gehören. Dem Fühlen geht immer eine Einschätzung voraus, eine Art Bewertung eines bestimmten Objekts oder einer Situation und deren innerer und äußerer Werte. Diese Einschätzung ist subjektiv und ganz personal. Der Antrieb des Personalen durch die Gefühle ist jedoch mehr als eine blinde Triebfeder, denn er ist auch rational begründet [232]. Für das bestmögliche Ertragen eines Leidens ist eine gewisse Stabilität der Gefühle entscheidend. Dazu gehören insbesondere die Kompetenz der affektiven Evaluation und die adäquate Einschätzung der aktuellen Situation und künftigen Perspektive.

Affektivität ist im Wesentlichen passiv und menschliche Gefühle sind *Widerfahrnisse,* welche ungefragt und plötzlich da sind. Die fühlende Person ist ihren Gefühlen, mindestens initial, hinnehmend ausgesetzt und kann sie nur bedingt steuern. Sie ist in unterschiedlichem Maß bemüht, sie zu kontrollieren und zu regulieren, was erfahrungsgemäß mehr oder weniger erfolgreich gelingt. Hier wird der initial passiven Affektivität mit einer aktiven Reaktion der Person begegnet. Dabei soll es jedoch nie darum gehen, die Gefühle einfach zu unterdrücken. Dem emotional Intelligenten gelingt es, die eigenen Gefühle erfolgreich hinzubekommen. Das setzt Reife voraus.

Affektivität konstituiert aber auch die *Bedeutsamkeit* von etwas für jemanden (siehe auch Kap. 3.4). Eine Begebenheit wird für uns dann bedeutsam, wenn sie in uns Gefühle auslöst. Oder umgekehrt: Fühlen wir etwas, wird es bedeutsam für uns. Gefühle sind Fühler und damit eine Art *Bedeutsamkeitsdetektoren* [232]. Nur wenn wir uns gefühlsmäßig angesprochen fühlen, nur wenn Gefühle in uns ausgelöst werden, ist etwas für uns wirklich bedeutsam.

10.2 Angst

Angst und Krankheit: Im Folgenden geht es um Angst in Zusammenhang mit Krankheit. Angst kann dabei angemessen, gleichsam „normal" oder im Rahmen einer Angststörung aufgrund einer organischen oder psychischen Grundlage unangemessen sein. Einerseits ist die Angst ein Teil unseres Gefühlslebens und kann als spürbare Warnung vor Bedrohungen von außen und Störungen von innen aufmerksam machen und unserem Selbsterhaltungstrieb dienen. Sie ist eine Basisemotion und damit Grundbestandteil unserer Existenz. Andererseits kann sie aber in ungewöhnlicher Ausprägung daherkommen, krankmachend und kaum zu bewältigen. Es geht in unserem Kontext ausschließlich um die Angst in Bezug auf das Erleiden einer Krankheit, um die reaktive, sekundäre Angst, die erst infolge einer Krankheit auftritt und nicht um die primäre Angststörung als Krankheit selbst.

Der Begriff der Angst: In einem Beitrag mit dem Titel „Die Angst in unserer Zeit" setzt sich *Volker Faust* mit der Thematik der Angst auseinander [61]. Wie viele andere bereits besprochene Begriffe wird auch der Begriff der Angst sehr unterschiedlich definiert. Volker Faust präsentiert eine Angstdefinition, die einem Kompromiss vieler Definitionen gleichkommt. „Angst ist ein unangenehmer Gemütszustand mit zumeist körperlichen Begleiterscheinungen, hervorgegangen aus einem Gefühl der Bedrohung, das entweder konkret oder nicht nachweisbar ist." [61] Eine angemessene Angst in Zusammenhang mit dem Erleiden einer Krankheit ist häufig und nachvollziehbar. Mit einer solchen Angst ist adäquat umzugehen und zu leben, so gut es eben geht. Ist die Angst dagegen unangemessen oder gar unberechtigt, ist sie eine *krankhafte Angst,* deren Anzeichen oft recht typisch sind. Neben der recht häufigen Erwartungsangst, der „Angst vor der Angst", werden Vermeidungs- und Rückzugsverhalten beobachtet. Sie kann die Bedeutsamkeit und das Leiden der zugrunde liegenden Krankheit enorm verschlimmern und muss gegebenenfalls therapeutisch angegangen werde.

Körperliche Angstreaktionen: Dass Angst und Schmerz in gegenseitiger Beziehung stehen und sich oft hochschaukeln, ist eine häufige und wichtige Beobachtung. Angst ist mehr als nur lästig und sie kann die Lebensqualität stark beeinträchtigen. Innere Unruhe und Getriebenheit, Freudlosigkeit, Verzweiflung und Erschöpfung verstärken das Leiden, welches ohnehin durch die Krankheit selbst bereits groß genug ist. Angst kann zu einem permanenten Zustand werden, in welchem der Verängstigte sich zunehmend von den anderen und der Lebenswelt abgetrennt erlebt. Körperliche Symptome wie Benommenheit, Herzjagen und Atemnot, aber auch Beklemmung, Übelkeit, Magendruck und Schlafstörungen bis hin zur Neigung zu kollabieren gesellen sich zu den vorbestehenden Beschwerden, sodass oft kaum zu unterscheiden ist zwischen den durch die Krankheit selbst bedingten Beschwerden und den sie begleitenden Angstsymptomen. Dabei kommt es oft so weit, dass die vom Patienten geklagten Symptome vom Arzt falsch interpretiert und für ein eigenes, womöglich noch schwereres Krankheitsbild verantwortlich gemacht werden. Die Folge einer solchen *Aggravation* sind noch mehr Angst und Unsicherheit, nicht nur beim Patienten, sondern auch beim Arzt, und sie rufen nach weiteren diagnostischen und therapeutischen Schritten, deren Sinn und Notwendigkeit oft fraglich ist. In diesem Zusammenhang ist wichtig zu wissen, dass diese körperlichen Angstreaktionen in den allermeisten Fällen für den Betroffenen zwar schmerzlich, jedoch kaum existenziell gefährlich sind. Die Befunde der anlässlich solcher Angstreaktionen durchgeführten Untersuchungen sind fast immer völlig normal. Entscheidend ist die Erkenntnis, dass sich der Verängstigte in seiner Angst oft sehr allein fühlt und dass nur er selbst Zugang hat zu seiner Angst. Diese Einsamkeit in der Angst ist für viele Betroffene dermaßen schlimm, dass sie eine absolute Sinnlosigkeit bezüglich des eigenen Daseins bewirkt. Krankheit und Angst sind plötzlich da, ungefragt, dem plötzlichen Aufwachen aus einem Traum gleich: aus dem Traum der bis zu diesem Zeitpunkt als sicher geglaubten Sinnzusammenhänge in unserem Leben. Einer solchen existenziellen Angst angemessen und wirksam entgegenzutreten, ist in jedem Fall mehr als bloß ratsam. Menschen mit Angst sind meistens informationswillig und interessiert zu wissen, was alles in Körper, Geist und Seele abläuft. Mit einer adäquaten Information können in Endlosschlaufen drehende Gedanken und quälende Erwartungen oft günstig beeinflusst und therapiert werden. Dazu nochmals Volker Faust: „Wissen entlarvt die Angst und macht frei.“ [61]

Schmerz – Angst – Depression: Dass Angst und Schmerz grundsätzlich eng miteinander verknüpft sind, darauf wurde bereits hingewiesen. *Steffen Eychmüller,* Leiter der Abteilung für Palliative Care im Universitätsspital Bern, spricht in diesem Zusammenhang von einem *Bermuda-Dreieck* mit den Eckpunkten Schmerz – Angst – Depression [58]. Neben dem aus der Psychologie bekannten Zusammenhang zwischen Angst und Schmerzerleben gibt es auch Hinweise dafür, dass sich bereits im Rahmen der Entwicklung des Gehirns auf der Ebene der Neurophysiologie diese Art von Bermuda-Dreieck entwickelt, in welchem Angst, Schmerz und Depression eng miteinander verkoppelt sind. Und auch im Praxisalltag kann beobachtet werden, dass Angst und Schmerz – ungenügend behandelt – nicht selten zu einer Depression führen. *Daniel F. Keefe* behauptet sogar: „Angst invalidisiert mehr als Schmerz.“ [58] Und zur Angst im Kontext mit Unsicherheit zitiert *Klaus Dörner* in seinem Buch „Der gute Arzt“ den Autor *Pascal Bruckner* aus dessen Streitschrift „Ich leide, also bin ich – die Krankheit der Moderne“: „Je weiter sich Sicherheit ausbreitet, desto größer wird das Bedürfnis, sich gegen eine vielgestaltige Feindlichkeit zu wehren, die von überall herkommen kann. Je weniger er sich der Gefahr ausliefert, desto mehr glaubt der Mensch von heute sich von ihr bedroht. Die Angst vor Krankheit hat mit der Zeit zu einem Aufschwung der Wissenschaft geführt, der Fortschritt in der Medizin erzeugt geradezu eine irrationale Angst vor jeder Art von Krankheit, bis wir anfangen, ‚unter unserer Gesundheit zu leiden'." [39] [55]

Umgang mit der Angst: Für Klaus Dörner ist der Umgang mit der Angst eine *pathische Fähigkeit.* Er geht davon aus, dass die Angst ein grundsätzlich kostbares „Sinnesorgan" ist, welches eine diffuse, vorerst oft nur vage bekannte Bedrohung oder Gefahr signalisiert. Sie hat demnach eine Funktion. Diese Angst nun aber zu unterdrücken oder gar völlig zu verdrängen, sei dies willentlich, medikamentös oder psychotherapeutisch, sei widersinnig. Denn so bestehe die Gefahr, dass sie nicht kleiner, sondern noch größer werde, sich alle möglichen Ventile suche und so der fatale Zirkel *Angst vor der Angst* entstehen könne. Vielmehr sei, so Klaus Dörner, mit der Angst stattdessen *pathisch* umzugehen. Dabei versteht er den Begriff *umzugehen* im buchstäblichen Sinn: „Umgang um sie [die Angst] herum, indem ich auf sie schaue, auf sie höre, was sie mir zu signalisieren, mitzuteilen hat. Je besser das gelingt, desto mehr kann sie sich ‚verüberflüssigen', während ich möglicherweise durchaus aktiv auf die von ihr mitgeteilte Gefahr losgehe." Und weiter: „Es kommt also alles auf den angemessenen Umgang mit der Angst an: Er kommt schon mit dem Sprachbild Umgang gut zum Ausdruck: Um die Angst herumzugehen (also nicht direkt auf sie zugehen, sondern indirekt sie umkreisen) und hören, was sie mir über die zunächst unbekannte Bedrohung zu sagen hat (also in eine Beziehung eintreten), damit ich die angemessene Antwort geben kann." [55]

Formen der Angst: Angst im Kontext von Krankheit hat viele Formen. Die Angst *vor* der Erkrankung, die Angst *in* der Krankheit, die Angst *als* Krankheit. Zudem kann sich jede Form auf sich selbst oder auf den anderen beziehen. Sie ist zu beachten und nicht zu unterschätzen, denn für den Erkrankten ist sie mithin sehr aufreibend und quälend. Manchmal sogar noch schlimmer als die Krankheit selbst.

10.3 Grübeln – oder das Sinnieren in Endlosschlaufen

Die Konfrontation des Menschen mit einer Krankheit führt nicht bloß zu Angst in all ihren Formen. Sie führt bei vielen und in sehr unterschiedlicher Ausprägung zum Grübeln, zum letztlich fruchtlosen Sinnieren. Auf diese Eigenschaft, die gewissen Menschen besonders zugeschrieben wird und als eine selbstquälerische Form der Auseinandersetzung mit Stress und Belastung zu verstehen ist, soll als Nächstes eingegangen werden. Wer mit kranken Menschen zu tun hat, der wird sehr oft mit grübelnden Menschen konfrontiert. Dabei kann es sich um ein Grübeln im Rahmen des Üblichen handeln, mithin aber auch um ein krankhaftes Grübeln. In solchen Fällen wird dann von einer Angststörung oder Depression gesprochen, welche im Kontext der zugrunde liegenden Krankheit zu erklären und zu behandeln ist.

Rumination: Mit dem Phänomen des Grübelns haben sich die Autoren *A. Hawlik, G. Grön* und *M. Gahr* wissenschaftlich auseinandergesetzt und unter dem Titel „Das psychopathologische Phänomen Grübeln" publiziert [62] [106]. Unter dem wissenschaftlichen Begriff der Rumination wird das quälende Grübeln rund um ein Problem verstanden, welches grundsätzlich zu keiner Lösung führt und von dem loszukommen vielen kaum gelingt. Er stammt aus dem lateinischen *ruminatio* und bedeutet *wiederkäuen,* was dem Grübeln im übertragenen Sinn entspricht.

Wer grübelt, der denkt, überdenkt, überlegt, wägt ab und zieht in Betracht. Findet solches im

Rahmen sinnvoller Überlegungen statt, mit dem Ziel, etwas gedanklich zu untersuchen und konkret zu prüfen, handelt es sich um einen alltäglichen Prozess. Falls solches Sinnieren den üblichen Rahmen sprengt, wenn sich die Gedanken in Endlosschlaufen drehen und wenden und der Grübelnde dabei in sinnlosen Gedankenreisen versinkt, gleichsam selbstquälerisch, und dabei letztlich zu keiner Lösung findet, dann wird das Grübeln zunehmend pathologisch. Ausgelöst wird selbstzerstörerisches Grübeln durch den Ausbruch einer Krankheit oder eine posttraumatische Belastungsstörung, kann aber auch im Rahmen von Essstörungen und Suchtkrankheiten beobachtet werden.

Grübelzwang: Als konkretes psychopathologisches Phänomen beschrieben wurde das Grübeln durch den Psychiater *Wilhelm Griesinger,* der 1869 erstmals den Grübelzwang ausführlich beschrieb. Nicht nur als „ruhiges Nachsinnen über schlecht gestellte Fragen", sondern als „anhaltend sich aufdrängende Zwangsvorstellung in Frageform" [106]. Die Autoren der hier zitierten Publikation kommen zu folgendem Schluss: „Zusammenfassend lässt sich Rumination bzw. Grübeln als ein repetitiver Denkprozess mit einem hohen Selbstbezug beschreiben, der sich auf vergangene Ereignisse bezieht und eine pessimistisch-negative sowie abstrakte Auseinandersetzung mit unangenehmen Themen ohne Lösungsorientierung beinhaltet." [106]

Grübeln und depressive Störungen: Gemäß einem *Modell,* welches die psychopathologische Sicht des krankhaften Grübelns zu erklären sucht, beeinflussen zwei ganz unterschiedliche Bewältigungsstrategien das Beschwerdebild depressiver Störungen: erstens das ruminierende Denken (s.o.) und zweitens die Ablenkung. Es ist dieses ruminierende Denken, dieses ergebnislose Fokussieren, welches die depressive Stimmung noch verstärkt. Ablenkung dagegen verbessert die Stimmungslage.

Grübeln wird meist durch eine negative Stimmungslage und negative Affekte (Gemütsverfassung) ausgelöst, Letztere im Sinne einer kognitiven (geistigen) Reaktion auf irgendeine Belastungssituation. Im Fall des krankhaften Grübelns fehlt die Kontrolle über die *exekutiven Funktionen* und emotional belastende Informationen werden nicht ausreichend unterdrückt.[38] Repetitives und ergebnisloses Denken führen zu anhaltender und wenig flexibler Selbst-Aufmerksamkeit, was sich für den Betroffenen oft negativ auswirkt. Im Gegensatz dazu gibt es das *reflektierende Nachdenken,* im Sinn einer „zielgerichteten Aufmerksamkeitslenkung nach innen, die durch zielgerichtetes, kognitives Problemlösen zur Vermeidung depressiver Symptome führt" [106].

Denkstile: Gemäß den Autoren A. Hawlik, G. Grön und M. Gahr gibt es demnach zwei unterschiedliche Denkstile. Einerseits einen *abstrakten Denkstil* im Sinn einer bewertenden, situationsübergreifenden Sicht auf das Selbst, auf dessen Emotionen und Lebensumstände. Dieser wird als maladaptiv und schädlich eingestuft, da er zu einer Verstärkung der depressiven Beschwerden führt. Andererseits gibt es einen *konkreten, achtsamen und aufmerksamen Denkstil,* der durch sein nicht bewertendes, aber situationsbezogenes Überdenken von Ereignissen erkennbar ist. Diese Denkweise ist *nicht* unproduktiv grübelnd und schützt deshalb vor einer depressiven Entwicklung. Diese Denkweise beinhaltet einen „klaren Zielbezug, hohe Flexibilität, Unvoreingenommenheit, ein akzeptierend-achtsames Verhalten und sie ist nicht wertend, konkret situationsbezogen und mit positiven Denkinhalten ausgestattet" [106]. Das bedeutet, dass umgekehrt das passive,

38 Exekutive Funktionen sind diejenigen geistigen Funktionen, mit denen der Mensch sein eigenes Verhalten entsprechend den geltenden Lebensbedingungen zu steuern vermag.

selbstquälerische Sinnieren in repetitiven Denkprozessen nicht bloß wertlos ist, sondern allenfalls mit einer behandlungsbedürftigen depressiven Entwicklung einhergehen kann. Offenbar ist für krankhaftes Grübeln ein neuronales Korrelat im ZNS bekannt, welches mittels funktioneller magnetresonanztomografischer Untersuchungen (fMRT) in verschiedenen Hirnregionen lokalisiert werden kann.

Das Sich-Sorgen: Abschließend sei an dieser Stelle noch auf ein weiteres Phänomen hingewiesen, namentlich das Phänomen des Sich-Sorgens, welches dem Grübeln zwar ähnlich ist, sich von diesem jedoch klar abgrenzen lässt. Laut den drei Autoren handelt es sich um ein spezifisches Symptom, das als *Form einer generalisierten Angststörung* zu betrachten ist. Das Sich-Sorgen wird interpretiert als „eine Kette von Gedanken und Vorstellungen, die mit negativen Affekten einhergehen und als unkontrollierbar erlebt werden“ [106]. Das Sich-Sorgen ist typischerweise in die Zukunft gerichtet und beinhaltet die Vorwegnahme und Vorbeugung möglicher Gefahren. Beim fruchtlosen Grübeln dagegen geht es um Vergangenheit und Gegenwart mit Schwerpunkt auf Selbstwert, Sinn und Verlusten.

10.4 Schmerz

Was erleben wir bei Schmerzen? Bereits hier beginnen die Schwierigkeiten: Wir suchen nach einer angemessenen Sprache für das schmerzhafte Erleben. Dieses Erleben hat einerseits eine objektivierbare Ursache, denn der körperliche Schmerz ist eine Sinnesempfindung infolge einer Gewebeschädigung, und ist andererseits aber immer auch eine subjektive, emotionale Erfahrung. Wir haben daher nach einer gemeinsamen Sprache zu suchen, welche sowohl der Terminologie der objektivierbaren Pathophysiologie und Messbarkeit gerecht wird als auch dazu qualifiziert, dem subjektiven Schmerzerlebnis adäquat Ausdruck zu verleihen.

Subjektivität: Die Wahrnehmungsperspektive ist typischerweise eine rein subjektive und folglich individuell sehr unterschiedlich. Die wahrgenommene Eigenschaft, beispielsweise ein durch irgendeine Verletzung oder Beschädigung ausgelöster Schmerz, wird durch den Wahrnehmungsprozess des Wahrnehmenden verzerrt – sei dies im Sinne einer Aggravation oder Dissimulation (Bagatellisierung). Subjektivität im Erleben eines Schmerzes impliziert die Unmöglichkeit der Objektivierung des vom Wahrnehmenden zugestossenen Ereignisses. Ebenso ist auch die Wertung dieses Ereignisses, dessen Bedeutsamkeit für den Betroffenen, immer eine ganz persönliche.Hier ist anzufügen, dass eine *grenzenlose Unverbindlichkeit* in Bezug auf die *Wertung* eines bestimmten Schmerzerlebnisses nicht sachdienlich sein kann: So darf es nie so weit kommen, dass Schmerz als Phänomen ebenso wenig mitteilbar ist wie Freude oder Wohlbefinden. Oder wie *Eva Kreikenbaum* warnt: Schmerz ist nicht ein „Phänomen, das in seiner individuellen Bewusstseins- und Bedeutungsdimension“ letztlich genauso wenig kommunizierbar ist wie beispielsweise „Freude, Glück, Lust, Schönheit und Wohlbefinden ...“ [130]. Für den Praxisalltag ist das Betonen einer „absolut unfassbaren“ Subjektivität des Schmerzerlebnisses nicht tauglich. Schmerzen und ihre Behandlung sind zu bedeutend, um sie im Dunst eines diffusen und unfassbaren Klagens des von Schmerzen Gepeinigten verwässern zu lassen.

Bedeutsamkeit: Um die Intensität eines Schmerzes irgendwie zu erfassen, müssen wir uns diesem aus einer ganz anderen Richtung nähern. Zum Beispiel aus der Perspektive der Bedeutsamkeit, welche dieser Schmerz für den Betroffenen hat. Mit Bedeutsamkeit ist hier die Summe von all dem gemeint, was dieser Schmerz vor, während und nach dessen Auftreten für den Betroffenen auslöst und herbeiführt. Anders gesagt: wie der Schmerz bei diesem ankommt und wie er mit dem Schmerz affektiv umgeht. Es ist bekanntlich die Affektivität, welche stark mitbestimmt, wie bedeutsam etwas für den Betroffenen ist. Wenn nun also die Bedeutsamkeit des Schmerzes für mich als Betroffenen maßgebend ist, dann heißt das, dass ich gewissermaßen als Subjekt von diesem Schmerz betroffen bin, in einem Akt des subjektiven Erlebens. Und da ich als Subjekt betroffen bin und nur ich erlebe, was hier vorgeht, ergibt und erklärt sich die Unmöglichkeit der Objektivierung von dem, was ich gerade erlebe.

Unzulänglichkeit der Objektivierung: Das objektivierende Beschreiben ist das naturwissenschaftliche – dessen Defizit darin besteht, die naturalisierende Perspektive zu verabsolutieren, namentlich den Schmerz und dessen Bedeutsamkeit für den Betroffenen auf das Messbare und Zählbare zu reduzieren. Im Extremfall würde das Subjektive zum irrelevanten Epiphänomen, zu etwas Mysteriösem, das sich dem Rationalen entzieht. Auf diese Weise geht es nicht mehr um *meinen* Schmerz, sondern um *den* Schmerz – und diesen gibt es von der Person losgelöst und isoliert gar nicht. Und hier liegt das Paradoxon: Der Mensch selbst geht im Akt der Einschätzung seiner eigenen Schmerzerfahrung verloren, dies, obgleich ihm allein die Kompetenz zur Einschätzung der Schmerzerfahrung zugeschrieben wird. Es kann nicht sein, dass das Primat der subjektiven Erfahrung gänzlich abhandenkommt, denn erfahrungsgemäß ist oft genau dieses die letzte und alles bestimmende Instanz, wenn es darum geht, Entscheidungen über das weitere Vorgehen zu treffen.

Phänomenologische Analyse: „Das Schmerzende des Schmerzes ist nicht zu trennen von der Person, der es geschieht", schreibt *Eva Kreikenbaum* in ihrer phänomenologischen Analyse des Schmerzes „Was tun mit Schmerz?" [130] (S. 16ff). Sie wehrt sich dabei gegen *Antonio Damasios* Vorschlag, nach welchem der *neuronale nozizeptive Stimulus* und die nachträgliche *subjektive, emotionale Stellungnahme* des Schmerzbetroffenen prinzipiell zu trennen seien. Denn, so argumentiert sie, der Schmerz ist ein „Erleben der Störung eines körperlichen Zustandes, wobei das Subjekt nicht rezeptiv eingestellt ist, sondern getroffen wird und deshalb reagiert". Und weiter: „Nicht im Erlebnis einer Aktivität besteht der Schmerz; die machtlose Anstrengung ist schmerzhaft." [130] (S. 16ff). Der Schmerz ist somit Widerfahrnis und meist vergebliche Auflehnung in einem. Das unmittelbare Verstricktsein vom Betroffenen mit seinem Schmerz geschieht auf der *leiblichen* Ebene, es wird *affektiv* erlebt und damit *bedeutsam* für den Leidenden. Somit ist diese leibliche Erfahrung nie aufgespalten zwischen Bewusstsein und Körper, sondern sie wird in ihrer Unteilbarkeit als subjektive Tatsächlichkeit erlebt. Der genuine Ort leiblicher Regungen ist der leibliche Ort des individuellen absoluten *Hier* – und nicht ein körperlich bekannter, relativer Ort aus der räumlichen Orientierung.

10.4.1 Schmerz aus phänomenologischer Sicht

Leibliche Widerfahrnis: Nach der bereits im Zusammenhang mit der Leiblichkeit zitierten philosophischen Strömung der Phänomenologie ist der Schmerz eine leibliche Widerfahrnis. Die beiden Phänomenologen *Edmund Husserl* und später *Hermann Schmitz* haben sich mit dem Phänomen des Schmerzes intensiv auseinandergesetzt und haben versucht, ihn zu analysieren und zu erklären. In der Phänomenologie ist der Begriff der *Leiblichkeit* zentral, im Gegensatz zur Körperlichkeit des naturwissenschaftlichen Ansatzes. Was ist damit gemeint? Ein Erklärungsversuch aus der Phänomenologie: „Wenn *Leiber* eng und platzsparend gestapelt werden, meldet sich schnell ein Bedrängungsgefühl – im Gegensatz zu Körpern." Es geht also um die

Leiblichkeit, welche der Dimension der Körperlichkeit *um das Lebensprinzip voraus* ist.

Konflikt der leiblichen Dynamik: Für die Phänomenologie ist Schmerz nichts anderes als ein Konflikt einer leiblichen Dynamik. Der Schmerz ist die leibliche Erfahrung der *Engung*, ihm beizukommen geschieht mittels leiblicher *Weitung* (ein Stein fällt mir vom Herzen). Die leibliche Dynamik ist ein Wechselspiel von Engung und Weitung und findet innerhalb des Leibes statt. Schmerz ist demnach ein Teil einer unteilbar ausgedehnten leiblichen Dynamik, der grundsätzlich wegdrängt von der Enge des Leibes. Die unaufhörliche Aufforderung, der doch nicht nachzukommen ist, sich mit dem Schmerz auseinanderzusetzen, und die doch zu keiner Lösung kommt, macht die Schmerzhaftigkeit des Schmerzes erst aus. Was hier weh tut, so der Phänomenologe, ist ein Konflikt meiner eigenen leiblichen Dynamik. Doch was genau hindert den Schmerzimpuls am Loskommen, am sich Abkehren?

Mit dem Schmerz muss man sich auseinandersetzen – entweder ihn bezwingen oder von ihm bezwingen lassen, meint *Hermann Schmitz*. „Der Schmerz will also sozusagen selber weg und beißt und rennt sich dabei selber fest; ebenso will der von ihm Gepeinigte weg [...] Schmerz und Schmerzbetroffener wollen also gewissermaßen dasselbe, aber sie wollen es gegeneinander.“ [130] [213] Dass wir vom Schmerz wegwollen, lässt diesen umso aufdringlicher und störender erscheinen. Der personale Fluchtimpuls weg vom Schmerz erweist sich weniger als „sinnvolle Stellungnahme zu schon vorhandenem Schmerz, vergleichbar mit dem Schutzsuchen angesichts einer Gefahr“, sondern als „etwas, das zum Schmerz selber gehört und ihn ohne Rücksicht auf Zweckmäßigkeit fortsetzt“ [130] [214]. Er ist letztlich kontraproduktiv, denn er verstärkt das Wehtun und Getroffensein, entsprechend einer buddhistischen Lehre, nach welcher es sich um *zwei Pfeile* handelt: der erste ist unumgänglich, der zweite jedoch nicht.

Primitive und entfaltete Gegenwart: Zunächst wird der Begriff der *primitiven* Gegenwart eingeführt: Es handelt sich um die *Urerfahrung der Gegenwart*, um die Erfahrung des *absoluten Hier*, aus welchem der Mensch nicht entkommen kann. Der Einbruch des Plötzlichen (in Form von Schmerz), des unbestimmt Eindeutigen, in die primitive Gegenwart. „Daraus folgt, dass Personen leiblich sein müssen.“ [130] Das personale Subjekt wechselt zwischen primitiver und entfalteter Gegenwart und existiert nur in dieser Ambivalenz. Damit wird der Begriff der *entfalteten* Gegenwart eingeführt: Mit dem Eintritt in die Welt wird der Horizont des Lebens aus der primitiven Gegenwart gesprengt. Dabei kommen die fünf Momente zur Entfaltung, namentlich

- das *Hier* (der absolute Ort),
- das *Jetzt* (der absolute Augenblick),
- das *Sein* (im Gegensatz zum Nichtsein),
- das *Dieses* (das absolut Identische in Ergänzung zum relativen Identischen) und
- das *Ich* (die Sphäre des Eigenen, des Subjekts).

Der Schmerz bricht in die primitive Gegenwart, ungefragt und unausweichlich. Und hier fragt sich *Hermann Schmitz:* Ist der Schmerz bloß eine primär sinnunterbrechende oder sinnzerstörende Kraft? Ist eine Zuschreibung oder Aberkennung eines *Sinns* überhaupt angemessen? „Es spricht einiges dafür, den Schmerz, wenngleich nicht als metaphysische Notwendigkeit, so doch als *schwer entbehrliche Stütze* von Identität und Einzelheit und damit als *Chance für personales Menschsein* gelten zu lassen.“ [130] [210] Schmerz kann als ebenso unsinnige wie unlösbare „sich selbst aufrechterhaltende, darüber hinaus jedoch vergebliche Kraftanstrengung“ gelten.

Schmerz als zwei Pfeile: Doch nun zurück zur Metapher, nach welcher der Schmerz zwei Pfeilen gleicht. Der *erste Pfeil* trifft alle, er ist unbestreitbar körperlich und ist für den Betroffenen affektiv spürbar. Es handelt sich um eine Tatsächlichkeit, welcher sich keiner entziehen kann. Der *zweite Pfeil* dagegen trifft nicht alle zwangsläufig. Von ihm wird derjenige getroffen, welcher sich erschüttern lässt, sich sorgt, grämt oder sich gar Vorwürfe macht. Dieser zweite Pfeil trifft genau in dem Moment, in welchem wir uns gegen etwas zur Wehr setzen, was sich nicht abwehren lässt. Erst der *personale Widerstand* gegen die Tatsächlichkeit von Weh fesselt uns an diese und verfestigt sie zudem. Dieser zweite Pfeil trifft nicht zwangsläufig, ihm ist gegebenenfalls auszuweichen: Die hier einzuübende Haltung liegt laut *Eva Kreikenbaum* in einer weder beschönigenden noch entmutigenden Wirklichkeitszuwendung und, laut *Hermann Schmitz,* in einer „Unbefangenheit des Bereitseins für alles". Dabei gehe es darum, die schmerzliche Erfahrung möglichst unvoreingenommen sie selbst sein zu lassen. Die Differenzierung zwischen dem ersten und dem zweiten Pfeil ist empirisch und in vielen Fällen schwierig, gegebenenfalls unmöglich. Wie weit das unwillkürliche Betroffensein (das passive Widerfahrnis) geht und wann die Selbstverstrickung (die aktive Seite des Betroffenen) beginnt – beides sicher zu bestimmen und exakt voneinander abzugrenzen, ist schwierig. Die Grenze zwischen Schmerzimpuls und leiblichem Dagegensein (personaler Verstrickung) ist fließend und bedingt sich zudem gegenseitig. Trotzdem ist die Unterscheidung zwischen dem ersten Pfeil, für den ich nichts kann, und dem zweiten Pfeil, für den ich etwas kann (nämlich nicht mitmachen), von großer Bedeutung. Denn er macht bewusst, dass Schmerz immer aus einem nicht beeinflussbaren und einem beeinflussbaren Anteil besteht. Letzterer kann und muss genutzt werden.

10.4.2 Das therapeutische Potenzial liegt (auch) im Personalen

Nach dieser kurzen phänomenologischen Schmerzanalyse soll nun anhand von drei Beispielen das therapeutische Potenzial des Personalen aufgezeigt werden. Ich beziehe mich wiederum auf die Arbeit von *Eva Kreikenbaum* mit dem Titel „Was tun mit Schmerz?" [130]. Die hier aufgeführten Strategien sind für die medizinische Praxis wichtig und auch relevant für das weitere Verständnis. Eva Kreikenbaum zeigt auf, wie das personale Potential des von Schmerzen Betroffenen therapeutisch genutzt werden kann [130]. Als *zweiten Pfeil* führt die Autorin die Aspekte der *Resignation, Traurigkeit* und *Achtsamkeit* auf.

Resignation als zweiter Pfeil: Anhaltende Schmerzen führen sehr oft zu Resignation. Wie kann es gelingen, aus dieser Negativschleife von Schmerzdynamik und Resignation auszusteigen? Dass es grundsätzlich nicht einfach ist, mit Schmerzen zurechtzukommen, soll hier nicht weiter diskutiert werden. Bekanntlich moduliert die absichtliche und bewusste Beschäftigung mit Angenehmem und Erfreulichem die Schmerzerfahrung und Schmerzverarbeitung. Dabei ist alles erlaubt, was ein inneres Klima von Wärme, Freundlichkeit und Freude hervorruft. Die ärztliche Erfahrung zeigt, dass dies eine sehr wirksame Art ist, mit Schmerzen umzugehen. Bereits die Anerkennung der Schmerzen kann zu einer beträchtlichen Entspannung und Erleichterung führen.

Traurigkeit als zweiter Pfeil: Das Gefühl von Traurigkeit kann einen Schmerz überlagern und ihn an seinem Platz festhalten. Es geht um die Frage, was an dem, was mir gerade geschieht, unabänderlich ist und was ich selbst verändern und beeinflussen kann. Diese Unterscheidung ist manchmal schwierig, da oft gar keine scharfe Grenze zwischen Unbestreitbarem und personaler Stellungnahme, zwischen leiblicher Regung und affektiver Reaktion existiert. Wichtig dabei ist aber, immer zwischen den Kernwirklichkeiten (erster Pfeil), also den unbestreitbaren Evidenzen, und den variablen Zusatzannahmen (zweiter Pfeil), wie zusätzliche Schichten von personaler Vorstellung, Widerständen oder Identifizierung (das hat doch keinen Sinn, so bin ich eben), zu unterscheiden.

Achtsamkeit: Sehr oft geht es darum, die automatische Abfolge der *Wahrnehmung* von etwas (in diesem Fall von Schmerz) und des *habituellen Verhaltensmusters innerhalb der Erfahrung* aufzuzeigen, zu hinterfragen und gegebenenfalls zu durchtrennen. Dabei sei, so *Eva Kreikenbaum*, eine innere Ruhe und Stabilität zu entwickeln und sich so zu gestatten, dem scheinbar Zwangsläufigen direkt ins Gesicht zu schauen. Und mit ihm in einen Dialog zu treten, indem man der aktuellen Erfahrung und ihrer Resonanz im eigenen leiblichen Erfahrungsraum gewahr wird. Dabei sollte darauf geachtet werden, eine erneute Überwältigung durch das „Unabwendbare" tunlichst zu vermeiden, da eine solche den Eindruck der persönlichen Ohnmacht und Hilflosigkeit noch verstärkt. Dazu *Max Scheler*, der von der Beobachtung ausgeht, dass bereits allein die Anerkennung von etwas zu einer beträchtlichen Erleichterung führt: Eine „gewaltige Entspannung [...] durch schlichte Anerkennung" [130]. Erleichterung kann eintreten, sobald der vom Leid Betroffene aufhört, seinen Schmerz so weit zu dämonisieren, dass nur die Flucht vor ihm bleibt. Wenn er still wird, anstatt sinn- und chancenlos gegen Windmühlen anzurennen.

10.5 Leid

Wenn Glück und Freude als selbstverständlich angenommen werden, dann sieht das bei Leid ganz anders aus. Der menschliche Geist kann sich kaum genugtun, über den tieferen Sinn von Leid nachzudenken. Doch was meint die Philosophie zum Thema Leid und Leiden?

Philosophische Gedanken darüber hat sich der Philosoph *Emil Angehrn* gemacht. In seinem Beitrag „Das Leiden und die Philosophie" unterscheidet er drei verschiedene Bedeutungen des Leidensbegriffs [6].

Erleiden als passives Erleben: Erstens ist da das Erleiden als passives Erleben. Dem Betroffenen stößt etwas zu, das hingenommen werden muss. Beispiele für passive Erlebensfähigkeit des Menschen sind sämtliche sinnlichen Empfindungen, Wahrnehmungen, Gefühle und Leidenschaften, aber auch die ästhetische Empfänglichkeit und sogar die empathischen Erfahrungen. So wird Erleiden als *passives Hinnehmen* verstanden und kann für den Betroffenen in gewissen Situationen als negativ oder sogar schlecht empfunden werden. Wenn etwas hingenommen werden muss, wird dies oft als Mangel meiner Selbstbestimmung empfunden, als Erdulden von etwas, als Machtlosigkeit.

Erleben des Negativen: Da ist zweitens aber auch die Bedeutung des Erlebens des Negativen, des *„Erleidens eines Negativen,* das Erdulden von etwas, das dem eigenen Streben zuwiderläuft." [6] (S. 121). Dieses kann sowohl aus der Außenperspektive (in Bezug auf die „objektive Seins- und Funktionsweise von etwas") als auch aus der Binnenperspektive (in Bezug auf das „Erleben einer Behinderung oder einer Unterdrückung") beschrieben werden.

Die für ein krankheitsbedingtes Leiden viel gängigere Unterscheidung ist die zwischen physischem und psychischem Leiden. Im *physischen Leiden,* beim körperlichen Schmerz, scheint das Leiden direkter und unausweichlicher präsent und es entzieht sich aller Beschwichtigung und interpretatorischer Bewältigung. Ob aber tatsächlich kein Argument den körperlichen Schmerz berührt und ob dieser auch durch keine Deutung absorbiert wird, darüber kann diskutiert werden. Aufgrund der Beobachtungen aus dem Praxisalltag ist eher anzunehmen, dass besseres Verstehen und richtige Deutung eines Schmerzes diesen für viele Patienten erträglicher macht. Wenn ich weiß, was und wieso mich etwas schmerzt, mindern sich Angst und Zweifel, was sich günstig auf mein subjektives Schmerzerlebnis auswirkt. Beim *psychischen Leiden* dagegen ist die Person selbst und als Ganzes in das Leiden involviert. Es ist kaum lokalisierbar, indirekter und gelegentlich ausweichlicher präsent. Weder die physische noch die psychische Form des Leidens stehen in Bezug auf ihre Dignität über der jeweils anderen Form. Ihre Gleichzeitigkeit und gegenseitige Abhängigkeit aber, wie beispielsweise beim Ausbruch einer schweren Krankheit, erschüttern den Betroffenen in seinem Ganzen, in seinem Sein. Es ist letztlich nicht die Verortung in Körper oder Seele, sondern es ist das direkte Betroffensein des Leidenden als Person, das hier entscheidend ist.

Reflexives Leiden: Und da ist drittens das „reflexive Leiden", welches vor allem beim Leiden im Kontext mit Krankheit von großer Bedeutung ist. Reflexiv deshalb, weil das Leiden über den reinen Selbstbezug hinausführt und das Verhältnis des Leidenden zu anderen Menschen und zur Welt betrifft. Es passiert dasselbe, was geschieht, wenn jemand unglücklich ist – die anderen Menschen und die Welt selbst werden dunkel. Und es passiert genau das Gegenteil von dem, was mit dem Menschen und mit der Welt geschieht, wenn jemand glücklich ist – sie selbst werden hell. Das heißt: „Menschliches Leiden transzendiert das subjektive Selbst, sofern es ebenso den Bezug zur Wirklichkeit, ja das Sein der Welt selber betrifft, und es geht über das unmittelbare Erleben hinaus, sofern es ein Verstehen, eine bestimmte Interpretation einschließt." Anders gesagt: „Wenn die Welt düster und verschlossen oder hell und freundlich sein kann, so sind dies nicht Nach-außen-Positionen einer seelischen Verfassung, sondern genuine Modalitäten unseres Verzweifelt- oder Glücklichseins: Wir sind nicht in uns, sondern in der Welt, bei den anderen glücklich oder deprimiert." [6] (S. 123).

Leid und Erfahrung: Als Nächstes geht *Emil Angehrn* in seinem Beitrag der Frage nach dem *kognitiven und interpretativen Potenzial des Leidens* nach. Oder einfacher ausgedrückt: Es geht um die Frage, ob Menschen durch Leiden lernen. Es geht um den Zusammenhang zwischen *pathein* und *mathein*, zwischen Leid und Erfahrung. Dazu äußert sich Emil Angehrn wie folgt:

- Leiden ist grundsätzlich *passiv-rezeptiv*, etwas stößt einem zu. Jedes Lernen und Erfahren, aber auch jedes Erkennen und Erleiden ist zunächst ein passives Aufnehmen, ein Affiziertwerden durch das, was uns begegnet (als Gegenakzent zum Hervorbringen und Machen). „Erfahrungen gewinnt der Mensch, der offen ist für das Fremde, das auf ihn zukommt, für das Wort, das an ihn gerichtet ist." [6] (S. 125). Solche Erfahrungen haben einen eigentümlich negativen Sinn: Sie bedeuten Korrektur der eigenen Haltungen und Projektionen, und sie bedeuten auch Widerstand zu erfahren. Besonders wenn die Erfahrungen unangenehm und schmerzlich sind, prägen sie sich uns ein und unser Erfahrungshorizont wird entsprechend modifiziert. „Erfahrungen machen heißt nicht nur etwas über die Welt erfahren, sondern selber erfahren werden, sich selbst verändern." [6] (S. 125).
- Erlebnisse hinterlassen auch *Spuren.* Erleiden und Zufügen von Schmerzen hinterlassen im Gedächtnis etwas, oft sind es Narben, die als Zeugnisse erhalten bleiben und immer wieder neu gelesen werden können. Schmerzhafte Erlebnisse bleiben besonders dauerhaft im Gedächtnis haften.
- Auch wenn Leiden grundsätzlich ein passivrezeptives Erleben ist, ist die Wirklichkeitserschließung, die sich in diesem Leiden vollzieht, immer auch ein *Akt eigener Interpretation.* Das Leiden ist nie ohne eigenes

Verstehen, ohne eigenes Auslegen und Integrieren in den eigenen Lebenslauf zu verstehen. Es ist immer reflexiv und wird von einer Selbstbeschreibung begleitet. „Leiden ruft nach einer Interpretation, weil es etwas ist, das wir so nicht akzeptieren können: Interpretation ist zur Bewältigung, zum Zurechtkommen mit dem Leiden verlangt." [6] (S. 126).

Bewältigungsformen: Es gibt unterschiedliche Formen dieser Bewältigung: Das Leiden als negatives Moment in einem umfassenderen Zusammenhang integrieren; es als Moment eines Lebenslaufs sehen, mit dem wir uns im Ganzen identifizieren; es in seinem Recht als Resultat einer Schuld anerkennen; es in seiner positiven Funktion für das Heil und die Läuterung erkennen; es in seinem Bedingtsein durch die Mangelstruktur alles Lebendigen begreifen und dadurch relativieren. Eine weitere Form der Bewältigung ist aber auch das Leiden als Unbegreifliches stehen lassen; an seiner Bewältigung scheitern oder gegen es Protest zum Ausdruck bringen. „Jede Form des Verstehens ist ein Modus der Bewältigung, sei es der Relativierung und Beschwichtigung, sei es der sinnhaften Integration, sei es der anklagenden Repräsentation." [6] (S. 127). Letztlich geht es immer um die Frage, wie weit man bereit ist, Leiden als eine *Conditio humana* zu verstehen und bestenfalls zu akzeptieren, oder ob man sich von Leiden überwältigen lässt, dieses gar verleugnet – die beiden Letzteren als Quelle weiterer Leiden.

Suche nach Sinn und Erklärungen: Das Leid, das Elend, das Übel – sie alle waren schon immer eine Herausforderung für das Denken. Es ist insbesondere die Vernunftwidrigkeit der Leiden der Menschheit, die Irrationalität, welche sich nur schlecht verstehen lässt, weil ihr der Sinn fehlt. Man denke an das schuldlose Leiden von Kindern, das Skandalon, das sich weder in ein konsistentes Weltbild integrieren lässt noch mit der Idee eines guten Schöpfergottes vereinbar ist. *Emil Angehrn* geht der Frage nach, wie die Religionen und die Philosophie sich im Laufe der Geschichte darum bemühten, mit dieser „historisch realen Provokation" zurechtzukommen. Er stellt dabei fest, dass das klassische Muster, dieser Provokation beizukommen, die *Einfügung in ein teleologisches Sinngeschehen* ist. Innerhalb diesem werde „das Negative entweder zur vorläufigen Gestalt, zur bloßen Oberfläche, zur Kehrseite oder zum Durchgangsmoment eines letztlich und im Ganzen Positiven herabgesetzt". Die Anstößigkeit von sinnlosem und schuldlosem Leiden soll damit relativiert und das Leiden und das Böse entschärft werden.

Eine andere Lesart dagegen tendiert dazu, das Leiden und das Böse in ihrer Härte bestehen zu lassen. Dies trägt zu ihrer Bewältigung bei, indem es sie *erklärt:* „als Folge einer Schuld, eines von den Göttern ergangenen Fluchs, als Moment einer fatalistischen Seins-Ordnung" [6] (S. 128). Solche nur wenig tröstlichen Auslegungen sollen dem Leiden etwas von seiner Unerklärbarkeit und Gewalt nehmen. Den meisten Versionen sei das Motiv einer Entlastung Gottes angesichts der Übel in der Welt gemeinsam: Eine „Entlastung kommt durch die Erbsündenlehre (welche die Übel auf den Willen der Menschen zurückführt) zustande, durch die optimistische Umdeutung der Weltgeschichte (mit entsprechender Herabsetzung des Übels zum Mittel oder Durchgangsstadium) oder durch die aufklärerische Autonomiebehauptung (welche auch die Verantwortung für die Verfehlungen dem Menschen überträgt)" [6] (S. 128).

Widerstand gegen das Leiden: Zu all den Formen einer relativierenden, erklärenden oder gar versöhnenden Bewältigung von Leid findet sich ein Gegenmodell: Es ist das des Widerstands gegen das Leiden. Für *Theodor W. Adorno* ist *Unversöhnlichkeit* geradezu erste Bedingung der Wahrheit [3]. Nur durch unbeirrtes Neinsagen zu dem, was ist und herrscht, rette die Philosophie ihre Wahrheit, sagt Theodor W. Adorno und geht dabei von zwei Überzeugungen aus: „zum einen die Überzeugung von der tiefen Nichtversöhntheit, der Vorherrschaft des Negativen in der Welt, zum anderen die methodologische Entscheidung, nicht vom positiven Grund her auf ein affirmatives Ziel hin, sondern allein aus dem Negativen heraus zu denken und Wahrheit in Negation des Defizienten, Nichtseinsollenden zu suchen“ [6] (S. 27). Es gehe darum, dem Verstümmelten und Verstummten wieder Sprache zu verleihen, an das nicht abgegoltene Leiden zu erinnern. Sich dem Vergessen des Leidens zu widersetzen, das sei die Aufgabe der Kunst und Kultur.

10.6 Mitleid und Empathie

10.6.1 Über Mitleid

Wenn über Leid gesprochen wird, dann geschieht dies hier aus der Perspektive des Leidenden selbst. Für Mitleid, Empathie und Trost wechselt die Perspektive, weg vom Leidenden hin zu den Angehörigen, Behandelnden und Pflegenden. Als Erstes geht es um Mitleid, gleichsam paradigmatisch für diesen Perspektivenwechsel von innen nach außen.

Der Begriff Mitleid: Mitleid wird oft als *gefühlte Anteilnahme* an Schmerz und Leid anderer umschrieben und hat psychologische, philosophische, religiöse und kulturelle Aspekte. Grundsätzlich kann Mitleid entweder vernunftgeleitet oder aber leiblich spürbar sein, das heißt, wir selbst sind schmerzlich betroffen. Ob Mitleid nun ein kulturell gewachsenes und individuell ganz unterschiedlich ausgeprägtes Gefühl ist oder dem entgegen ein natürliches, bereits von Geburt an vorhandenes Gefühl – diese Frage bestimmt letztlich, ob Mitleid als eine *Emotion* oder als eine *Haltung* zu betrachten ist. In jedem Fall aber braucht es Nähe und Identifikation mit dem Bemitleidenden, um überhaupt Mitleid zu erwecken.

Bedeutung und Bewertung von Mitleid: Diese haben sich im Laufe der Menschheitsgeschichte immer wieder verändert und dem geltenden Kulturgeist angepasst. Wenn für *Aristoteles* Mitleid ein noch klar positiver und sich oft physisch äußernder Affekt (Klagen, Jammern) war, ändert sich das in der *stoischen Philosophie (Seneca)* ganz wesentlich. Mitleid ließ sich mit den damals gefragten Tugenden der Unerschütterlichkeit (Ataraxie) und Affektbeherrschung (Apathie) nicht vereinbaren, vielmehr war Emotionslosigkeit gefragt. Dies änderte sich später mit der *christlich-mittelalterlichen Philosophie,* indem *Augustinus* der stoischen Tradition die christliche Barmherzigkeit entgegensetzte. Für *Thomas von Aquin* war dann Mitleid eine Tugend, wenn sie vernunftgeregelt war, und eine Leidenschaft, wenn sie hauptsächlich sinnlich motiviert war. *David Hume* und *Adam Smith* entwickelten eine Theorie des Mitleids, die später für die ganze Moralphilosophie von Bedeutung war. Es ist die Zuneigung, die Sympathie, die es uns ermöglicht, sich in den anderen hineinzuversetzen, und das setzt voraus, dass eine naturbedingte Ähnlichkeit zwischen den Menschen besteht. In diesem Sinn ist die Sympathie ein Mitgefühl, ein Mitleiden mit dem anderen. Für *Jean-Jacques Rousseau* war neben der Nähe des Leidens die Identifikation mit dem Leidenden zentral: „Unstreitig muss das Mitleid desto heftiger sein, je empfindungsfähiger das zuschauende Tier ist, sich an die Stelle des Leidenden zu setzen“ und in „Abhandlung über den Ursprung und die Grundlagen der Ungleichheit unter den Menschen“ schreibt er: „Es ist also gewiss, dass das Mitleid ein natürliches Gefühl und der wechselseitigen Erhaltung des ganzen Geschlechts zuträglich ist, indem es bei jeder einzelnen Person die Wirksamkeit der Eigenliebe mäßigt. Diese Empfindung bringt uns dazu, dass wir einem jeden Leidenden ohne Überlegung Hilfe leisten; sie vertritt in dem Stande der Natur die Stelle der Gesetze, der Sitten und der Tugend, und hat noch dieses voraus, dass niemand in Versuchung kommt, ihrer süßen Stimme den Gehorsam zu versagen.“ [192]

10.6.2 Arthur Schopenhauers Mitleidsethik

Wenn von *Mitleid aus philosophischer Sicht* die Rede ist, dann ist sehr oft auch von *Arthur Schopenhauer*, dem wohl berühmtesten Mitleidstheoretiker, die Rede. Im Folgenden soll kurz auf ihn eingegangen werden, weil Mitleid gegenüber dem Erkrankten ein sehr verbreitetes Gefühl bzw. eine übliche Haltung ist und weil Arthur Schopenhauer mit seiner Mitleidsethik wesentliche, oft unberücksichtigte Aspekte von Mitleid einbezieht. Das als *passiv* verstandene Mitleiden ist bloß ein Aspekt von Mitleid, ein anderer und substanziell wirkungsvollerer Aspekt ist die *aktive* Stellungnahme gegenüber dem empfundenen Leid. Mitleid impliziert demnach das fürsorgerische, aktive Begleiten und das ethische Präventiv, niemanden zu verletzen.

In einem Beitrag in *tabula rasa,* der Zeitung für Gesellschaft und Kultur, hat sich *Stefan Groß* der Thematik von Arthur Schopenhauers *Mitleidsethik* angenommen [95]. Einleitend weist er darauf hin, dass für dieses Mitleidsverständnis die Feststellung essenziell ist, dass die beiden Personen, welche am Mitleidsprozess teilnehmen, sich in einer völlig anderen Situation befinden. Da ist einerseits das „Objekt“, das Mitleid erregt, und andererseits das „Subjekt“, welches diesen Mitleiderregenden bemitleidet.

Der Mitleiderregende: Zum *bedauernswerten Objekt* wird der Betroffene dann, wenn aufgrund innerer und/oder äußerer Faktoren dieser Mitleiderregende einen Teil seiner Selbstbestimmung verliert. Nach Arthur Schopenhauer besteht beim Mitleiderregenden eine doppelte Asymmetrie: einerseits gegenüber der von ihm als Leid erlebten Welt und andererseits gegenüber sich selbst, da er diesem Leid nichts entgegenzusetzen vermag. Es gilt nun, den bereits als Schwäche empfundenen Zustand des Bemitleideten nicht noch weiter zu schwächen, sondern diesen im Gegenteil zu stärken. Das Mitleid soll demnach dazu befähigen, den anderen in seinem Leid anzuerkennen. Durch diese aktive, sittliche Handlung soll diese doppelte Asymmetrie des Bemitleideten aufgehoben und gleichzeitig sein Leiden verkleinert werden. Im Zentrum steht die *Wiederherstellung des anderen* und darin liegt auch der moralische Wert des Mitleids. So verstanden ist Mitleid als wertvolles Hilfsangebot zu verstehen und es ist nur dann wertvoll, wenn dieses ausschließlich altruistisch motiviert ist. Für Arthur Schopenhauer ist der grenzenlose Egoismus der Ursprung des Leides, so auch dann, wenn der Bemitleidende sich selbst stärkt, statt den anderen. Eine sittliche Hilfeleistung erwecke zwar beim Helfer eine innere Zufriedenheit, doch: „Hat hingegen eine wohltätige Handlung irgendein anderes Motiv, so kann sie nicht anders, als egoistisch sein, wenn sie nicht gar boshaft ist.“ [95]

Der Bemitleidende: Auch beim *sittlich handelnden Subjekt* kann eine Asymmetrie festgestellt werden, da jede Handlung, so auch der Akt des Bemitleidens, grundsätzlich auch scheitern kann. So besteht immer das Risiko, dass der Akt des Mitleids dem sittlich handelnden Subjekt in irgendeiner Weise abträglich sein kann. Um die Last des Leidens des anderen selbst auszuhalten oder diese zu vermindern, ist die Rücknahme bis hin zur Aufgabe des eigenen Ichs erforderlich. Und gerade diese Selbstaufgabe ist es, welche dem Subjekt erst ermöglicht, Mitleid zu empfinden und den anderen in seiner Not zu unterstützen. So gesehen gehören zu Mitleid nicht nur die Anerkennung des Betroffenen, sondern ebenso die erforderlichen individuellen Einschränkungen des Bemitleidenden selbst. Im Gegensatz zu Kant, bei welchem der kategorische Imperativ die sittliche Handlung vorschreibt, ist es bei Arthur Schopenhauer die Goldene Regel *„Hilf allen, so viel du kannst"*. Für ihn stellt sich hier die Frage, inwieweit es überhaupt möglich ist, sich mit fremdem Leiden zu identifizieren und sich zu sittlichem Handeln zu bewegen. Seine Antwort versteht sich nicht im Sinne einer normativen Ethik, sondern sie ist eher gemeint als ein moralisches Bewusstsein, aus welchem Mitleid sich begründen und erklären lässt [95].

Identifikation mit dem Leidenden: Jemanden bemitleiden ist für Arthur Schopenhauer nur dann möglich, wenn die Differenz zwischen dem „sittlich handelnden Subjekt" und dem „bedauernswerten Objekt" aufgehoben wird und wenn es keinen Unterschied mehr zwischen Ich und Nicht-Ich gibt. Das sei aber nur dann möglich, so Arthur Schopenhauer, wenn der Mensch seinen Egoismus aufgibt. Seine Mitleidsethik soll in erster Linie den Menschen in die Lage versetzen, den Mitmenschen rücksichtsvoll in sein Leben zu integrieren. Für ihn ist Mitleid dementsprechend kein präreflexiver Affekt, sondern Ausdruck der Identifikation mit dem Leidenden, die „Erkenntnis des fremden Leidens", die erst „aus dem eigenen Leiden unmittelbar verständlich und diesem gleichgesetzt wird" [217]. Und zudem sei sie die einzige Form der Liebe: „alle wahre Liebe und reine Liebe ist Mitleid, und jede Liebe, die nicht Mitleid ist, ist Selbstsucht" [218]. Im Leid des anderen und im Leid der Welt fühlen und erkennen wir erst unser eigenes Leid – gleich einer Spiegelung, welche erst Selbsterkenntnis möglich macht. Aber Arthur Schopenhauer geht noch einen wesentlichen Schritt weiter, indem er Mitleid zur *Grundlage der Moral selbst* macht. Allein Mitleid motiviere zu einer moralischen Handlung, und er beschreibt dieses als das „unmittelbare Motiviertwerden durch das Leiden des anderen" [218] (S. 744). Auch wenn der Aspekt der Identifizierung mit dem Leidenden Mitleid erst erlaubt, soll eine Distanz zum Leidenden vermitteln, dass nicht beide im gleichen Körper sind. Wir sollten uns also nicht an die Stelle des Betroffenen versetzen und dessen Schmerzen als unsere Schmerzen erfahren: „So ist es keineswegs; sondern es bleibt uns gerade jeden Augenblick klar und gegenwärtig, dass *er* der Leidende ist, nicht *wir:* und gerade *in seiner* Person, nicht in unserer fühlen wir das Leiden [...] Wir leiden *mit* ihm, also *in* ihm, wir fühlen seinen Schmerz als den *seinen* und haben nicht die Einbildung, dass er der unsrige sei." [218]

10.6.3 Mitleid bei Friedrich Nietzsche

Abschließend sei noch ganz kurz *Friedrich Nietzsche* erwähnt, der seiner Denkart entsprechend, die *Perspektive umkehrt:* Ihn interessiert das Mitleid aus der Sicht des zu bemitleidenden Menschen. Er lehnt jeden ab, der versucht, bei seinem Mitmenschen Mitleid zu erzeugen, da dieser durch sein Verhalten letztlich Macht auf den Mitleidenden ausübe. Das „zur Schau Tragen" ihres Leides nannte er ein „Bedürfnis der Unglücklichen". Und: „Somit ist der Durst nach Mitleid ein Durst nach Selbstgenuss, und zwar auf Unkosten der Mitmenschen; es zeigt den Menschen in der ganzen Rücksichtslosigkeit seines eigenen Ichs." [166]

10.6.4 Empathie

Der Begriff Empathie: Empathie ist eine menschliche Qualität, welche im Umgang mit kranken Menschen besonders gefragt ist. Aus diesem Grund soll auch dieser Begriff genauer betrachtet werden. Zur Begriffsbestimmung von Empathie äußert sich *Dieter Teichert* in der „Enzyklopädie Philosophie und Wissenschaftstheorie II". Empathie oder das *psychoanalytische Konzept der Identifizierung* meint Einfühlung, einfühlendes Verstehen – und damit primär das Erfassen der psychischen Zustände anderer Personen und stellt eine Bedingung für interpersonales Verstehen und Kommunizieren dar [244].

Empathie ist demgemäß nichts anderes als die Kompetenz, sich in Menschen einzufühlen und sich um das Wohlergehen des anderen zu kümmern. Es ist indessen *nicht* emotionale Ansteckung, da diese eine automatische und unwillkürliche Reaktion ist. Es braucht die *Bedingung des Gewahrseins,* dass eine Person P eine Emotion fühlt, weil eine andere Person Q sie fühlt. Es ist auch nicht das Teilen von Emotionen (Fußballfan), denn es braucht die Beziehung auf die andere Person und ihre emotionalen Einstellungen. Empathie ist auch nicht Sympathie, Sorge für den anderen, denn es müssen ähnliche Emotionen gespürt werden.

Einfühlung in Menschen: Unter dem Titel „Der Wert der Empathie. Eine unterschätzte Fähigkeit in herausfordernden Zeiten" äußerte sich *Monika Betzler* anlässlich eines Vortrags zur Thematik der Empathie [21]. Für sie ist Empathie Einfühlung in Menschen. Dabei müssen mindestens folgende drei *Bedingungen* erfüllt sein, ohne die Einfühlung in Menschen nicht gelingen kann.

- Erstens muss es eine affektive Entsprechung geben.
- Zweitens geht es nicht um die eigene affektive Einstellung, sondern um die des anderen (Abgrenzung, „Awareness"-Bedingung).
- Und drittens muss die Perspektive des anderen eingenommen werden, indem dessen mentale Zustände wahrgenommen oder vorgestellt werden (Möglichkeit des Perspektivenwechsels).

Für sie ist Empathie eine Fähigkeit, eine Kompetenz zu einer nachempfindenden Emotion. Sie erfordert eine Kombination von perzeptiven und imaginären Prozessen einerseits mit affektiven Einstellungen (affektive Empathie) andererseits. Zudem ist Empathie eine kognitiv-affektive Errungenschaft, weil Emotionen der anderen Person korrekt repräsentiert werden müssen. Die Empathie reguliert das Verhalten von mir gegenüber dem anderen. Sie ist die Fähigkeit, die uns erlaubt, die moralisch relevanten Fakten anderer Personen aufzuspüren. Empathie ist *nichtpropositionales Verstehen* und geht über das propositionale Wissen hinaus.[39] Sie ist eine Qua-Erfahrung (Qualia), also exklusiv, man muss etwas selbst emotional miterleben. Die moralische Rolle von Empathie ist zwar begrenzt, da sie weder kausal noch begrifflich oder konstitutiv notwendig für Moral ist. Sie besitzt aber einen moralisch relevanten Wert, namentlich die phänomenalen Erfahrungen anderer zu verstehen und sich mit anderen zu verbinden. Für die Behandlung und Betreuung von Kranken ist letztlich auch zu bedenken, „dass in manchen Situationen Empathie die einzige Möglichkeit ist, an moralisch relevante Informationen zu gelangen und diese zu berücksichtigen. Dies ist dann der Fall, wenn die Emotionen anderer eine wichtige Rolle in der Berücksichtigung ihrer Interessen spielen und uns erst Zugang zu diesen geben. Empathie kann in solchen Fällen sogar ein moralisches Gebot sein." [21]

Salienz (Auffälligkeit): Besonders für den Arzt ist es wichtig, daran zu denken, dass bei Empathie zusätzlich ein anderer, ganz besonderer Effekt zu beachten ist. Gemeint ist die Salienz, die beschreibt, dass aus irgendeinem Grund eine bestimmte Person schneller und intensiver wahrgenommen wird. Sie ist auffälliger, un-

39 Unter dem Begriff *propositionales* Wissen wird in der Erkenntnistheorie das *Wissen, dass* ... verstanden. Das Wissen, dass etwas der Fall ist, dass eine bestimmte Proposition (ein Satz als Informationswahrheit) wahr ist. Demgegenüber ist *nichtpropositionales* Wissen das *Wissen, wie* ... und das *Wissen von* ... Das propositionale Wissen wird in erster Linie den Naturwissenschaften zugeschrieben, das nichtpropositionale Wissen den Geisteswissenschaften (Literatur).

übersehbar und springt einem direkt ins Auge. In der Psychologie gilt ein Reiz eines Objektes oder einer Person als *salient,* wenn er sich aus seinem Kontext hervorgehoben präsentiert und auf diese Weise dem Bewusstsein leichter zugänglich wird als ein nicht salienter Reiz. Die Salienz eines Reizes bzw. eines Objektes oder einer Person bestimmt, worauf sich die menschliche Aufmerksamkeit richtet. Sie hängt ab von der Intensität des Reizes, von seiner Neuigkeit und vor allem auch vom individuellen Drang und Bedürfnis. Dass beispielsweise Kriegsopfern mehr Empathie als Kranken zugesprochen wird, ist ein *Salienz-Effekt.* Und dass gewissen Kranken mehr Empathie als anderen zugesprochen wird, ist ebenfalls ein Salienz-Effekt. Kenntnis und Vergegenwärtigung dieses Effekts sind besonders im Umgang mit Kranken wichtig und seine Konsequenzen nicht zu unterschätzen: Nur wenig saliente Reize werden rasch einmal übersehen und es besteht die Gefahr, sie nicht zu beachten, darüber hinwegzuschauen. Oder umgekehrt: Reize mit inadäquater Salienz werden übermäßig beachtet und es besteht die Gefahr übertriebener Reaktionen. Es kann im Einzelfall schwierig sein, eine Situation adäquat wahrzunehmen und entsprechend angemessen auf den Reiz zu entgegnen.

10.6.5 Empathie statt Mitleid?

Emotionale Beteiligung: Der Hauptunterschied zwischen Empathie und Mitleid ist der emotionale Aspekt. *Empathie* meint mitfühlen und dies aus einer Position des Beobachters aus der Ferne. Die Sichtweise dabei ist objektiv. Zwar mitfühlen, aber nicht (mit-)leiden. Zwar ein Nachvollziehen des Leidens, aber *ohne emotionale Verbindung* zum Leidenden. Das Leid wird nicht mit sich selbst in Verbindung gebracht. Empathie wertet nicht und nimmt teil, ohne sich dabei mit dem Leidenden zu identifizieren. Hingegen wird überlegt, was zu tun ist, um die Situation für den Leidenden zu verbessern. Mitgefühl, Ermutigung und Unterstützung, Hoffnung und Trost – statt Emotionen und (Be-)mitleiden. *Mitleid* meint, zusammen mit dem Leidenden leiden. Wer bemitleidet, versetzt sich in die Position des Leidenden und hat zu ihm eine *emotionale Verbindung.* Es schmerzt den Mitleidenden. Dabei wertet dieser, bewusst oder unbewusst, und stellt sich gleichsam über den Leidenden, da man selbst nicht in dieser Situation ist und dies auch nicht sein möchte. Der Mitleidende wird dabei unglücklich, traurig und gelegentlich selbst krank. Emotionen, Unvermögen und Hilflosigkeit – statt Zuversicht, Hoffnung und Beistand.

Emotionale Distanz kann hilfreich sein: Wie sich Mitleid auf den Leidenden auswirkt, darüber wurde bereits gesprochen. Sicher ist, dass der Bemitleidete sich bedauernswert fühlt, erbarmungswürdig und beklagenswert, und dass dies der Stimmung wohl kaum dienlich ist. Mitleid entkräftet, Empathie dagegen macht stark, da weniger Emotionen im Spiel sind. Mitleid macht ideenlos und trübt den Blick in die Ferne, Empathie dagegen hilft dem Leidenden, weil er dabei ernst genommen wird. Emotionale Distanz ist immer hilfreich, wenn es darum geht, wirklich zu helfen. Zudem erspart sie zusätzliche Traurigkeit und Hoffnungslosigkeit – und dies gleich beiden.

10.7 Liebe und Hoffnung

10.7.1 Über die Liebe

Aspekt der Sorge: Hier soll nur sehr kurz über Liebe gesprochen werden, da das Thema der Liebe nur bedingt Gegenstand unserer Betrachtungen ist. Es sei denn, es geht um die eine Form der Liebe, nämlich die der Sorge. *Harry G. Frankfurt* hat sich in „Gründe der Liebe" mit dieser auseinandergesetzt [73]. Für ihn sind es nicht die Aspekte der Verletzungen, Enttäuschungen oder Abgründe, und noch viel weniger liegt ihm der romantische Lobgesang auf die Liebe – was ihn dagegen interessiert ist die *Liebe als Sorge*. So verstanden wird Liebe zum unbedingten Gegenstand unserer Betrachtung. Für die Betreuung und Begleitung kranker Menschen ist sie unverzichtbar. „Indem wir jemandem unsere Kraft zu seiner Entfaltung und zur Verwirklichung unserer Ziele widmen, sorgen wir uns. Sich nun um jemanden [...] zu sorgen, bedeutet, den eigenen Willen zu binden" [103], schreibt *Johan Frederik Hartle* in seinem kritischen Beitrag zu Harry G. Frankfurts „Gründe der Liebe". Es sei gerade für die Liebe zwischen Menschen plausibel, dass die Liebe das Potenzial dessen vergrößert, dem sie gilt (in Analogie zu Spinozas Definition der Liebe).

Die Orientierung des Subjekts an äußeren Zwecksetzungen, wie beispielsweise an der Liebe, ist eine Bedingung der psychischen Integrität und Selbstliebe. Alles was wir tun, muss irgendein Endziel haben – nicht nur, um es zu erreichen, allein schon, um ein solches zu haben. Endziele zu haben, wie beispielsweise den Glauben an einen überindividuellen Sinn, ist intrinsisch und instrumentell zugleich. Es geht uns besser, wenn wir uns „etwas um seiner selbst willen" widmen. Etwas zu verschenken ist somit ein lohnendes Kalkül. Die Gründe der Liebe bieten uns in diesem Sinne Gründe der Orientierung unseres Daseins, der integren Ausrichtung unserer Identität, so Harry G. Frankfurt.

Lieben heißt, den geliebten anderen in seinem Vermögen zu bestärken und sein Potenzial weiter auszubauen. Lieben wird zum Schlüssel zu einem erweiterten Begriff seiner Selbsterhaltung. Dabei finde auch ich selbst zu höherem Glück. Lieben heißt aber auch, zu eigenem Vorteil (intrinsisch) etwas Gutes zu tun. Er meint damit, „ein moralisch gutes Leben, das sich auch gut anfühlt" [103]. So lässt sich auch die Selbstliebe verstehen: Auch sie versteht sich als eine „intrinsische und interessefreie Unterstützung des Geliebten bei der Realisierung eigener Zwecke" [103].

Liebe folgt keiner rationalen Argumentation, vielmehr entspringt sie sich selbst, sagt Harry G. Frankfurt, denn Liebe ist eine Quelle von Gründen, die selbst grundlos ist. Auch wenn sie Gründe für die Ausrichtung unseres Lebens gibt, hat sie selbst aber keinen, sie kommt gleichsam aus dem Nichts. Demnach gibt es keinen Grund, jemanden zu lieben, und jegliche Argumentation darüber ist sinnlos. Und demzufolge wären wir „alle in letzter Instanz nur grundlos liebenswert, und der Kampf darum, geliebt zu werden, zum Scheitern verurteilt" [103]. Dazu *Johan Frederik Hartles* Kommentar: „Das ist Frankfurts ungewollte Dekonstruktion der Liebe im Zuge ihrer höchsten Rechtfertigung." [103]

Liebe als Sorge, so also *Harry G. Frankfurts* Verständnis von Liebe. Eine Interpretation, welche im Kontext von Krankheit tatsächlich Sinn macht. Eine Liebe, die keiner rationalen Argumentation entspringt und aus dem Nichts kommt. Eine Interpretation von Liebe, die in dieser Art auch ganz besonders im Pflegeberuf zu suchen und zu finden ist und welche bei den Diakonissinnen und den (Kranken-)Schwestern im Sozialdienst der Kirche wohl ihren Anfang nahm.

Liebe als heilende Kraft: Für *Platon* hat die Liebe in der Medizin hingegen eine ganz andere, eine viel fundamentalere Bedeutung: Die *Liebe als heilende Kraft*. Zu Beginn von Kap. 18 „Auf der Suche nach der genuinen Medizin" kommentiert *Christoph Quarch* in der Rubrik „Die Stimme der Philosophen" die Heilkraft der Liebe von Platon. Im Dialog Symposium gibt Sokrates dort zum Besten, was er von Diotima, dieser Frau und Heilerin, über den Eros gelernt habe. Die Liebe sei diejenige Kraft des Lebens, die dafür sorgt, dass „das Ganze mit sich selbst verbunden ist".[40] Die Liebe als heilende Kraft. In ihr bewährt sich Psy-

40 Platon. Symposion. (Symp 202a).

ché als tragendes und erhaltendes Prinzip des Lebens. Mehr darüber jedoch erst in Kap. 18.

10.7.2 Über die Hoffnung

Der Begriff Hoffnung: Die Begriffsbestimmung ist einmal mehr schwierig, denn auch unter Hoffnung verstehen viele sehr Unterschiedliches: von Wünschen bis Erwarten und immer von Optimismus getragen. Ob realistisch oder unrealistisch, immer aber auf eine bessere Zukunft gerichtet. Bei der Hoffnung auf Genesung in Anbetracht einer schweren Krankheit sieht nun aber vieles ganz anders aus. Denn hier geht es um Existenzielles, um Leiden, Leben und Tod.

Hoffnung wächst aus unterschiedlichen Gründen und in differenten Formen. Sie gründet auf Immanenz (von den Möglichkeiten der Medizin bis hin zur konkreten Hilfe und Unterstützung durch die Familie) und Transzendenz zugleich (vom Glauben bis zu abstrakten Konzepten wie Vorhersehung, Gerechtigkeit, Schicksal, Natur). Je nach Situation verstärkt sich die Hoffnung, sie verflüchtigt sich oder sie stirbt. Zudem ist die Hoffnung auf Genesung passive Haltung und aktive Anstrengung zugleich. Ein geduldiges Warten auf eine positive Veränderung und ein Sichverwenden und Kämpfen für die Erfüllung seiner Hoffnungen. Letzterem kommt gerade im Krankheits- und Genesungsprozess eine große Bedeutung zu. Bereits der griechische Philosoph *Hesiod* warnte vor der „leeren Hoffnung eines untätigen Mannes, dessen optimistische Zukunftserwartung durch nichts gerechtfertigt ist und sich als Täuschung erweisen muss“ [188]. Auch *Ernst Blochs* stark politisch ausgerichtetes Verständnis von Hoffnung betont, dass die Kraft und das Schicksal des Menschen in seiner Kompetenz zur Antizipation liegen. Er weist darauf hin, „dass der Mensch im Kern nicht von seinem Wissen und auch nicht von seinem Tun her zu verstehen sei, sondern eben im Hoffen seine Auszeichnung finde“ [258] (zitiert [29]). Hoffnung ist demnach viel mehr als bloß ein zukunftsorientierter Erhaltungsaffekt des Selbsterhaltungstriebes. Sie ist Ausdruck aktiver Auseinandersetzung mit den anstehenden Schwierigkeiten und Problemen, sucht gangbare Wege zur Besserung der bestehenden Situation und leitet entsprechende Handlungsschritte ein.

Hoffnung im Christentum: Im Christentum hat Hoffnung eine sehr große Bedeutung, denn Hoffnung und Glaube an Gott sind sehr nahe beieinander. Sie ist hier die Erwartung einer guten Zukunft und entspringt der Verheißung Gottes. Die *christlich geprägte Philosophie* lehnte sich lange an diese Begriffsbestimmung von Hoffnung an, bis sich dann die Philosophie in der Aufklärung kritischen, aber relevanten Fragen stellen musste: Wie kann ein irrationales Moment für eine rationale, zielorientierte Problemlösung förderlich sein? Wie kann man sich erklären, weshalb Hoffnung ausgerechnet da die stärkste Kraft entwickelt, wo die Situation als ausweglos scheint? Für den Philosophen *Markus Gabriel* ist Hoffnung eine anthropologische Konstante, die wesentlich mit der Freiheit zusammenhängt. „Hoffnung heißt, dass die Dinge anders sein können.“ [79] Dem Christentum wirft er vor, dass dieses, historisch betrachtet, die Hoffnung gewaltsam übernommen habe, nämlich in Bezug auf die Rückkehr Jesus und auf die Ewigkeit, wie es das noch mit vielen anderen Begriffen gemacht habe. Für Markus Gabriel aber ist Hoffnung etwas, das sich in jedem Menschen regt und das das Christentum nicht für sich in Anspruch nehmen sollte.

10.7.3 Hoffnung im Kontext von Krankheit und Medizin

Was Hoffnung für die moderne Medizin bedeuten kann, darüber schreibt *Giovanni Maio* in seinem Buch „Den kranken Menschen verstehen“.

Sehr ausführlich geht er in Form einer systematischen Analyse der Frage nach, was das Hoffen für die moderne Medizin bedeutet [142]. Im Krankheitsfall über Hoffnukon auf Genesung zu sprechen, ist oft schwierig. Der Grund liegt darin, dass in einer Zeit der Planung und des Garantiedenkens der Mut zu hoffen weitgehend abhandenkommt. Für die naturwissenschaftlich orientierte Medizin „ist die Zukunft eine durch Berechnung verlängerte Gegenwart – und keine wirklich offene Zukunft" [142]. In einem Weltverständnis dieser Art macht sich jeder verdächtig, der von Hoffnung spricht. An ihrer Stelle tritt heute das Bewältigen, das „Hinkriegen" und „Auf-die-Reihe-Bringen". Dieses naturwissenschaftliche Denken beschränkt sich jedoch bloß auf das Feststellbare, auf das Messbare und engt damit zwangsläufig den Horizont beträchtlich ein – es reduziert.

Konkrete Hoffnung und Grundhoffnung: Im Folgenden soll Hoffnung als prominenter Player im Spiel von Erkrankung und Genesung genauer betrachtet werden. Für Giovanni Maio gibt es einerseits die *konkrete Hoffnung* und andererseits die allgemein gehaltene *hoffnungsvolle Grundstimmung*. Die Erstere kann man auch als gegenständliche Hoffnung, als „hoffen, dass ...", der Grundhoffnung, dem „Hoffend-Sein" gegenüberstellen. Während es bei der ersten Form um das Erwarten eines bestimmten zukünftigen Gutes im Sinne einer Alltagshoffnung geht, handelt es sich bei der zweiten um eine existenzielle Tiefenschicht, die das konkrete Hoffen überhaupt erst möglich macht. Die französische Sprache macht hier den Unterschied zwischen *espoir* als der ersten und *espérance* als der zweiten. Zentral dabei ist, dass *espoir* nur auf dem Boden der *espérance* entstehen kann – dass wir nur konkret hoffen können, wenn ein Fundament von Grundhoffnung vorhanden ist.

Sechs Aspekte der Hoffnung

Giovanni Maio hat Hoffnung weiter analysiert und dabei verschiedene Aspekte herausgearbeitet [142] (s. auch die Literaturhinweise im genannten Werk von Giovanni Maio).

(1) Hoffnung und ihr realistischer Zukunftsbezug: Der Mensch lebt im Modus der offenen Zukunft und im Modus des Hoffens. Dabei kann ein *per se* unerreichbares Gut nicht Gegenstand des Hoffens sein. Denn Hoffen hat nichts zu tun mit Wunschtraum, Illusion oder Utopie. Hoffen bezieht sich auf etwas, das grundsätzlich realisierbar ist. Hoffnung befähigt, den rein kalkulatorischen Zugang auf die Welt zu übersteigen und unter Vernunft mehr zu verstehen als rein instrumentelles Berechnen. Hoffnung ist grundsätzlich vernunftorientiert und erkennt auch die widrige Realität. Fehlt die Vernunft, wird Hoffnung rasch trügerisch oder gar blind.

(2) Hoffnung und die Unverfügbarkeit der Zukunft: Die Zukunft ist ein Widerfahrnis. Der Eintritt des Erhofften lässt sich weder restlos planen, noch ist er garantiert. Hoffnung setzt Unsicherheit voraus, denn im Fall von hoher Wahrscheinlichkeit spricht man von Erwartung. Zudem ist Hoffnung angewiesen auf Umstände, die kaum oder gar nicht zu beeinflussen sind. Aber auch auf eine glückliche Fügung, wie sie auch immer zustande kommt, oder auf die Hilfe von anderen Menschen. Das Hoffen erkennt die Grenzen der Verfügungsgewalt an und bezieht sich auf Inhalte jenseits des eigenen Machtbereichs. Der Hoffende befindet sich in der Schwebe: Er weiß von der Grenze der eigenen Verfügungsgewalt, er ist aber überzeugt, dass die Zukunft realisierbar erscheint.

(3) Hoffnung bleibt offen für das, was kommt: Die Hoffnung legt nicht fest, was kommen soll, und der Hoffende stellt keine Bedingungen. Er ist offen gegenüber dem, was kommt, und kapriziert sich nicht auf einen eng umschriebenen oder gar vorgegebenen Inhalt, von dem er dann den Sinn seines Lebens abhängig macht. Die Hoffnung richtet sich demnach weniger auf *etwas,* sondern eher auf sich *selbst.* Der Hoffende ist offen, er lässt die Zukunft auf sich zukommen und ist bereit, sie als *seine* Zukunft anzunehmen. Die moderne Medizin soll planbar sein und sie stellt mittels Berechnungen Prognosen auf, um diese Offenheit der Zukunft in irgendeiner Weise zu meistern. Eine Offenheit, die sie selbst nur schlecht aushält. Indem sie Therapieziele festlegt, engt sie damit „sowohl ihren eigenen als auch den Blick des Patienten auf eine allein unter Gesichtspunkten der Wahrscheinlichkeit betrachtete Zukunft ein" [142] (S. 151). Wissenschaftlich-technisches Herangehen an das Kranksein engt den Radius unserer Vorstellungskraft ein und legt uns fest auf diejenigen Inhalte und Ergebnisse, welche medizintechnisch machbar sind. Eine derart verengte Perspektive birgt jedoch die Gefahr, sich auf sie zu fixieren. „Während der Verzweifelte die Gegenwart auf das Noch-Nicht einschränkt, also in ihr gefangen bleibt, erkennt der Hoffende durch die defizitäre Gegenwart hindurch die grundsätzliche Möglichkeit des Guten. Der Hoffende hat somit mehr Zukunft als der Nicht-Hoffende, weil er die Gegenwart als eine Möglichkeit von Zukunft begreift und sie sich also im Jetzt zu vergegenwärtigen weiß." [142] (S. 154). In der modernen Medizin muss ökonomisiert werden und es fehlt die Zeit für geduldiges Abwarten und für das Zulassen eines für den Kranken oft sehr wichtigen Reifungsprozesses. Wo aber für das Sich-Zeit-Lassen nicht gesorgt wird, bleibt weder für Hoffnung noch für Trost genügend Raum. Wenn aber Hoffnung ausbleibt, dann setzt rasch mal Aktionismus ein.

(4) Hoffnung als Teil des Handelns und des Gestaltens: Hoffnung meint das Gegenteil von bloßem Abwarten. Der Theologe *Ralf Lutz* formulierte es als „Hoffnung ist tätiges Auslangen nach Zukunft" [140], und der Philosoph *Paul Ricoeur* nennt die Hoffnung die „Leidenschaft für das Mögliche" [186]. Dem Hoffenden ist es ein Anliegen, mehr noch eine Verpflichtung, an seiner hoffentlich guten Zukunft mitzuwirken. Im Gegensatz zum schicksalsergebenen Fatalisten liefert er sich nicht seiner Zukunft aus, sondern setzt sich im Rahmen seiner Möglichkeiten für sie ein. So gesehen hat Hoffnung viel zu tun mit Freiheit. „Erst durch den Mut zur Handlung, den die Hoffnung verleiht, wird der Mensch dazu befähigt, seine Freiheit in Anspruch zu nehmen. Die Hoffnung bewahrt vor Resignation, also davor, in der Antizipation des Scheiterns die noch bestehende Handlungsfreiheit gar nicht erst in Anspruch zu nehmen." [142] (S. 154).

(5) Hoffnung ist weder verklärend noch beschönigend: Hoffnung tritt insbesondere dann auf, wenn eine existenzielle Bedrohung vorliegt und Angst sich bemerkbar macht. Aus diesem Grund ist sie besonders für den kranken Menschen zentral. Hoffnung setzt Bedrohung, Gefährdung und/oder Sorge voraus – eben *Hoffen und Bangen.* Oder wie *Gabriel Marcel* es zusammenfasst: „Die Basis der Hoffnung ist das Wissen um eine Situation, die uns verzweifeln lässt." [146] In dieser existenziellen Fraglichkeit und infolge des Bangens stößt der Hoffende in die Tiefenstruktur des eigenen Seins vor. Es wird ihm bewusst, dass selbst bei Aussichtslosigkeit, Vergeblichkeit und im Scheitern nicht alles sinnlos sein muss. Optimismus ist nicht Hoffnung. Während der Optimist die Realität unter Ausklammerung ihrer möglichen Tragik betrachtet und leichtfüßig oder gar unerschrocken handelt, ist es beim Hoffenden ganz anders. Bei ihm sind Leichtigkeit und Unbeschwertheit längst zerrissen. Und er will alles sehen, die Fraglichkeit und die Gefährdung seiner Existenz, aber auch seinen Möglichkeitshorizont. Es ist gerade diese Ambivalenz zwischen Angst und Zuversicht, welche ihm ein tieferes Verständnis für sein Dasein ermöglicht.

(6) Wer hofft, bringt Lebenssinn zum Ausdruck: Hoffnung verweist auf einen Grund, der uns trägt, auf einen tragenden Grund des Seins. Und sie verweist auf die Motivation weiterzumachen. Der eigentliche Grund des Hoffens ist das Vertrauen in eine lebenswerte Zukunft, wie diese immer auch sein mag, stellt Giovanni Maio fest. Hoffnung sei die Antwort auf die existenzielle Befindlichkeit des Menschen, dem eine letzte Sicherheit nie zukommen wird. Wenn der eigentliche Grund des Hoffens Vertrauen ist, dann kann sich dieses auf kein nachweisbares Wissen beziehen. „... es ist vielmehr eine Ahnung, die aus der Tiefe der Person kommt, oder ein implizites Wissen. *Gabriel Marcel* bezeichnet es als ‚supralogisches Wissen'. Man könnte es auch schlicht Überzeugung nennen, denn in Überzeugung fließt mehr ein als rationales Kalkül." [142] (S. 160). Es sei eine Art Vorschuss oder Kredit, den der Mensch gewährt, weil er sich nach Einheit sehnt und nicht anders kann, als sich auf die Zukunft auszurichten. „Dieser Vorschuss berührt die *Conditio humana:* Der Mensch strebt nach Erfüllung, und Erfüllung heißt Ganzheit erfahren, das fragmentarische des Seins überwinden. Im Hoffen kommt dieses Urbedürfnis des Menschen zum Tragen und wird im zuversichtlichen Handeln umgesetzt." [142] (S. 160). Hoffnung ist für ihn eine anthropologische Konstante und kein Resultat äußerer Verhältnisse. Es geht letztlich um die Frage nach dem Sinn – nicht des Partikularen, sondern nach dem Sinn des Ganzen. Es wird nur gelingen, die widrige Realität zu überschreiten, wenn der Hoffende diesen letzten Sinn in seine ‚realen Bestrebungen' *(Paul Ricoeur)* einzubauen weiß.

So weit eine Übersicht über *Giovanni Maios* sorgfältige Aufarbeitung der Literatur zu diesem Thema.

Hoffnung als Ressource

Hoffnung im Kontext von Krankheit und Medizin ist demnach eine elementare und unverzichtbare Ressource, falls und solange sie vorhanden ist. Doch, woher nehmen? Von außen kann sie nicht herangetragen werden und bleibt letztlich unverfügbar. Im Falle einer schweren oder gar lebensbedrohlichen Krankheit glaubt man zunächst an Heilung. Erst im Zuge der Bewusstwerdung etwaiger Unheilbarkeit einer Krankheit beginnt der Erkrankte zu hoffen. Dort wo Heilung kaum mehr möglich ist, werden Kummer und Verzweiflung immens und der Betroffene beginnt auf Genesung zu *hoffen,* beginnt die Suche nach einem tragenden Grund. Hoffnung ist ein prozessuales Geschehen, namentlich ein Prozess des Sich-Findens in einer existenziell bedrohlichen Situation. Dem Erkrankten muss aufgezeigt werden, dass es sich lohnt, sich nach einem solchen Grund zur Hoffnung umzusehen und das faktisch Vorhandene danach zu durchforsten. Neben gegenständlichen und nachweisbaren Gründen geht es in erster Linie um den wesentlichen Grund, der im Erkrankten selbst liegt – namentlich in dessen Einstellung zur Welt: sei es eine geliebte Person oder eine wertvolle Begegnung mit anderen Menschen oder sei es das Bewusstsein, etwas zu hinterlassen, das weiter Bestand haben wird. Ein Gegenüber, eine Beziehung zu anderen Menschen zu pflegen, ist dabei unerlässlich. Für eine Medizin *für* den Menschen sind die Pflege zwischenmenschlicher Beziehungen und die Möglichkeit regelmäßiger Gespräche unverzichtbar. Hoffnung schöpfen oder verzweifeln – beides liegt in der Natur des Menschen.

10.8 Trost und Trauer

10.8.1 Über den Trost (in) der Philosophie

Der Begriff Trost: In seelische oder körperliche Not geratene Menschen trauern. Zum Beispiel dann, wenn ihre Not durch schwere Krankheit oder Tod entstanden ist. Sie suchen Trost, auf welche Art auch immer. Doch was ist das eigentlich, Trost? Mit Trost wird die *hingebungsvolle zwischenmenschliche Zuwendung* an einen Menschen bezeichnet, bei dem solche Not oder Gründe zur Trauer vorliegen. Trost kann verbal oder averbal erfolgen, meist mit aufbauenden und zusprechenden Worten, aber auch bloß als Gesten der Anteilnahme. Trost zielt in erster Linie auf den zu Tröstenden, aber auch auf den *Trostspendenden* selbst. Einerseits sollen damit die Not und die Traurigkeit des *Trauernden* gelindert und dessen seelische Verfassung gestärkt werden. Andererseits gibt Trost dem Trostspendenden die Möglichkeit, dem zu Tröstenden in einer der schweren Situation angepassten Form zu begegnen. Darauf weist bereits die Etymologie des Begriffs Trost hin: Im Indogermanischen Sprachraum hängt Trost stark mit *innerer Festigkeit* und *Treue* zusammen, zielt demnach auf den Trauernden, im Griechischen dagegen bedeutet Trost auch *Ermutigung*, was eher auf den Trostspendenden zielt. Das Ziel des Trostspendens ist, die Traurigkeit, die seelische und/oder die körperliche Not des Getrösteten zu lindern, seine Verfassung zu stärken. Ihm soll vermittelt werden, dass er in seiner schweren Situation nicht allein gelassen wird.

Trost der Philosophie: Die Thematik des Trostspendens wird in Literatur und Philosophie seit langer Zeit behandelt. Das lateinische *Consolatio Philosophiae*, der Trost der Philosophiemeint sowohl Trost als auch Trostschrift. In der sogenannten *Konsolations-Literatur* berühmt geworden sind zwei Schriften mit dem identischen Titel „Trost der Philosophie“. Die erste stammt aus der Spätantike und steht in einem christlichen Kontext *(Schrift von Boethius)*, die zweite aus der Zeit des zweiten Weltkriegs und legt Reflexionen über das Dasein und den Tod vor *(Tagebuch und Briefe von Boris Vildé)*. Im Christentum beziehen Christen Trost aus ihrem Glauben durch das Beten und Rezitieren von Psalmen. Es soll ihnen Halt und Kraft geben. Die Philosophie dagegen sucht nach Argumenten und glaubt, diese in Gedanken und Erkenntnissen zu finden. Die beiden erwähnten Texte werden im Folgenden vorgestellt und kurz kommentiert.

Boethius: Da ist zuerst einmal der berühmte Text „De consolatione philosophiae“ des römischen Philosophen Boethius, damals im Dienst des ostgotischen Königs, verfasst um 520 nach Christus [31]. Sein philosophisches Denken basiert auf *Platon* und den *Neuplatonikern.* In der Form eines Dialogs führt er mit der personifizierten Philosophie in Gestalt einer ihm erscheinenden Frau ein Gespräch. Bei diesem Dialog geht es im Wesentlichen um das schwere Schicksal, das Boethius unmittelbar bevorsteht: Boethius wird unbegründet des Hochverrats wegen Konspiration mit dem oströmischen Kaiser beschuldigt und zum Tode verurteilt. Angesichts des Todes erkrankt dieser in seiner Seele, ist der Verzweiflung nahe und soll nun durch die Belehrung der Philosophie getröstet werden. Diese Belehrung und der mögliche Trost durch die Philosophie, sinnbildlich dargestellt in der Person einer würdevollen Frauengestalt, sind Inhalt dieser Trostschrift. Interessant dabei ist der Umstand, dass Boethius als Christ seinen Trost nicht in der christlichen Glaubenslehre sucht, sondern im Anblick seiner bevorstehenden Hinrichtung ausschließlich philosophischen Argumentationen nachgeht und dort den gesuchten Trost auch findet. Es ist unklar und heute auch umstritten, weshalb Boethius in seinem Werk philosophisch und nicht religiös argumentierte. Denkbar ist, dass er aufgrund seiner nur oberflächlichen Christianisierung gegen Ende seines Lebens in erster Linie neuplatonisch dachte. Möglich wäre aber auch, dass er zeigen wollte, dass seine auf Vernunft basierenden Argumente mit dem christlichen Glauben problemlos in Übereinstimmung gebracht werden konnten. Auch sind *synkretistische* Erklärungen denkbar: Seine Religion war philosophisch bzw. seine Philosophie war religiös – demzufolge eine Synthese verschiedener Lehren.

Aufgebaut ist Boethius' „Trost der Philosophie" aus zwei Teilen, die in besonderer Form ineinander übergehen: einem ersten Teil (Thema: die Vergänglichkeit, Wertlosigkeit des Materiellen und Sinnlosigkeit), einem Übergang und Wendepunkt (das berühmte neunte Gedicht des dritten Buchs *O qui perpetua*) und einem zweiten Teil (Thema: die Suche nach dem einzig wahren Gut, dem Guten schlechthin). Obwohl es sich um einen christlichen Text handelt, fehlen hier ganz offensichtlich klare Bezüge zur christlichen Glaubenslehre. So geht es in diesem Werk um die Unterstützung und Genesung des in dieser Ausweglosigkeit seelisch leidenden Boethius. Ohne auf den genaueren Inhalt der in fünf Büchern abgefassten Trostschrift einzugehen, empfiehlt die Philosophie von Boethius jedem Leidenden per se folgende *Belehrungen und Anweisungen:*

- Treue gegenüber dem Reich der geistigen *Werte*, einem Reich, aus dem niemand vertrieben werden kann.
- *Es gibt kein Recht auf stetes Glück.* Im Gegenteil: das Glücksrad drehe sich im Spiel, sodass durch dessen Schwung das Tiefste und Höchste immer wieder die Plätze tauschen.
- *Was auf den ersten Blick wie ein Unglück aussehe, könne sich später als Vorteil erweisen,* und auch das Umgekehrte sei wahr – was auf den ersten Blick wie Glück aussehe, könne sich später als Nachteil erweisen.
- *Nicht nach irdischer Glückseligkeit sei zu streben,* sondern nur nach der wahren und vollendeten Glückseligkeit, denn sie ist das höchste Gut. Der Ursprung dazu sei aber Gott.
- Alle Menschen, die guten und die bösen, streben nach dem *Guten*, aber *nur die guten Menschen können es erreichen*. Das Gute trage demnach seine Belohnung allein in sich selbst.
- *Ein zugefügtes Elend mache nicht das Opfer elend, sondern den Täter.*
- *Schicksalsordnung* könne der Mensch nur begrenzt verstehen, aber jedes *sei ganz und gar gut*.
- *Zudem sei Zufall ein leeres Wort*, da sämtliche Ereignisse in Ursachenverkettungen eingeordnet seien. Und trotzdem gebe es Willensfreiheit in dieser determinierten Welt. Der Mensch könne aufgrund seiner Vernunft das Wünschenswerte vom Schädlichen unterscheiden.

So viel zu Boethius' „Trost der Philosophie".

Boris Vildé: Von ganz anderer Form und Inhalt sind die beeindruckenden Texte des französischen Dichters und Intellektuellen Boris Vildé. Bei dieser zweiten Schrift mit dem gleichnamigen Titel „Trost der Philosophie" handelt es sich um die von diesem in Haft aufgezeichneten Tagebücher und Briefe [253]. Dieses Tagebuch stammt aus der Zeit des zweiten Weltkriegs und legt Reflexionen über das Dasein und über den Tod vor – in Anbetracht der bevorstehenden Hinrichtung. Boris Vildé, russischer Emigrant in Frankreich, war 1941 und 1942 während ungefähr einem Jahr im Gefängnis. Die Anklage lautete Spionage, Fluchthilfe und Feindbegünstigung durch eine im Untergrund arbeitende und zum Widerstand gegen die Besatzer aufrufende Zeitung *(Résistance)*. Sie hat der französischen Widerstandsbewegung bekanntlich den Namen gegeben. Die im deutschen Militärgefängnis von Fresnes bei Paris abgehaltene Gerichtsverhandlung gegen die Initiatoren der Schrift war eine Inszenierung mit von Beginn an feststehendem Urteil. Von 17 Angeklagten wurden zehn zum Tode verurteilt. Das Urteil von drei Frauen wurde in Haftstrafen und Deportation umgewandelt. Am 23. März 1942 wurden sieben Männer, darunter der Hauptangeklagte Boris Vildé, wegen „schwerster Vergehen gegen die deutsche Armee und das deutsche Volk" in der Nähe von Paris von sieben Männern füsiliert.

Während der Haft schrieb *Boris Vildé* ein *Journal, Briefe an seine Gattin* und in der ersten Nummer von *Résistance* einen *Aufruf an seine Mitbürger.* In seinem Denken entwickelte er, ähnlich wie auch *Berthold Brecht,* ein Einverständnis mit dem Tod, welches ihn befähigte, aus den Gedanken Kraft und Stärke zu schöpfen. Seine Gedanken befreien sich entsprechend, sodass er über verschiedenste Themen nachdachte und sich Notizen machte. Dabei bezog er sich auf philosophische, soziologische und religionswissenschaftliche Texte. Sein Tagebuch wird zu einem einzigartigen Dokument des Willens zum Leben. Es wird zum Ausdruck von Freiheit und Macht in einer Situation der Ohnmacht, einer Haltung, wie Qual und Tod begegnet werden kann. Philosophie und Denken sind sein Trost. Und dabei wird das Gefängnis gleichsam zur Metapher für seine existenzielle Gefangenschaft, für den Kerker seines *Ichs.* Die inneren Dialoge und auch Traumprotokolle, die Boris Vildé notierte, handeln nicht zufällig „von Fluchten und Befreiungen, die das Ich transzendieren“ schreibt der *Rezensent A. M.* der *Neuen Zürcher Zeitung* [161]. Und er fügt dem hinzu, dass Boris Vildé sich im bürgerlichen Leben als Bohemien betrachtet habe, im Gefängnis aber sei er zum Gelehrten geworden: eine Art Heimzahlung an die Welt, die ihn nicht werden ließ, was er wollte. Er las Goethe, Nietzsche und die Bibel, beschäftigte sich mit russischer Philosophie, aber auch mit der altgriechischen Philosophie und dem Buddhismus. Die Aufzeichnungen aus der Haft verwandelten sich zu einer neuen Ausdrucksform des Widerstands, eine Form der Auflehnung gegen seine Peiniger und gegen den Tod. Hier fand er Trost, seine Art von Trost, denn er habe sich auf diese Art verweigert, das an sich zu vollziehen, was seine Peiniger ihm zugedacht haben. Er bleibe zwar Opfer, sei aber nicht zum Lamm geworden. Das war seine Form von Trost. Boris Vildé formulierte es selbst so: „Damit man Licht hat, muss etwas brennen. So ist's mit der Seele.“ [253] (S. 37ff).

Wege zum Trost: So viel zu Trost (in) der Philosophie. Diese beiden Schriften mit identischem Titel sind übrigens nicht die einzigen, die sich „Trost der Philosophie“ nennen (s. Exkurs). Sie alle zeigen auf, wie Trost unterschiedlich interpretiert und verstanden wird, insbesondere wenn er sich nicht einzig auf den Glauben, sondern auch auf die Philosophie stützt. Im Christentum und in anderen Religionen beziehen die Gläubigen Trost aus ihrem Glauben und erfahren diesen im Gespräch mit Gott. Der Trost, wie die Hoffnung auch, ergibt sich bei ihnen aus dem Glauben an etwas, was jenseits unserer Erfahrungswelt steht und was sie mit Gott in Verbindung bringen. Für die Agnostiker und Atheisten dagegen existieren diese Mittel und Wege nicht in dieser Form, um zu Trost und Hoffnung zu kommen. Auch wenn sich viele mit dem Gedanken an die Existenz von etwas jenseits unserer Erfahrungswelt noch anfreunden könnten, die Vorstellung von einem (gütigen?) Gott ist für sie *undenkbar* – wörtlich *„nicht denkbar“*. Trotzdem aber besteht auch für sie die Möglichkeit, Trost und Hoffnung in ihrem Leben, in ihrer Krankheit zu erfahren. Sie finden solche zwar nicht in Gott, sondern sie finden Trost und Hoffnung in Erkenntnissen, zu denen sie allein durch Denken, Fühlen und Erfahren gelangen. Dies, ohne dabei zu glauben oder gar zu wissen. Ist das gemeint, mit Trost der Philosophie? Vielleicht.

Exkurs

Weitere Schriften zum „Trost der Philosophie“

Da gibt es noch den britisch-schweizerischen Schriftsteller und Philosophen *Alain de Botton*, der unter dem Titel „Trost der Philosophie“ eine Art von *Gebrauchsanweisung,* wie er sein Buch selbst nennt, geschrieben hat. Ebenfalls lesenswert ist *David Humes* Buch „Vom schwachen Trost der Philosophie“, eine Sammlung von sechs Essays, in welchen dieser witzig und scharfsinnig zugleich der Frage nachgeht, ob Philosophie eigentlich trösten kann. Auf diese beiden Bücher kann hier nicht näher eingegangen werden.

10.8.2 Über die Trauer

Der Begriff der Trauer: Der Mensch wird mit unterschiedlichsten Formen von Trauer konfrontiert. Vom leisen, quälenden Gram über intensiven Trennungsschmerz mit Klagen und Tränen bis hin zu Trauerfeiern beim Verlust eines Mitmenschen. Der Verlust eines Geliebten aus unmittelbarer Nähe löst wahre Trauer aus, während die Kenntnisnahme von fernen Schreckensereignissen den Trauerbegriff dagegen bis zur Unkenntlichkeit und Gleichgültigkeit abstrahiert. Trauern wir wirklich, wenn es um fremde Opfer von Krieg und Gewaltherrschaft geht? Es ist die Distanz und Abstraktion, die uns dabei hilft, uns vor permanentem Trauern zu schützen.

Trauer ist ein emotionaler Zustand und ein Prozess der Bewältigung von Trennung, Krankheit und Tod zugleich. Die Lebensfreude geht verloren, oft erfolgt ein Rückzug aus der Gemeinschaft, und der Trauernde ist dabei immer auch in irgendeiner Weise gekränkt.

Modelle der Trauerphasen: Der Prozess zur Bewältigung des Traurigen wird in unterschiedlichen Modellen beschrieben, so beispielsweise im Modell von *Verena Kast,* welches nahe dem Modell der Sterbephasen von *Elisabeth Kübler-Ross* steht. Dieses geht von vier sich teils überlagernden und individuell unterschiedlich gewichteten Phasen aus. Ein anderes Modell ist das nach *Yorick Spiegel,* bei dem es sich zwar ebenfalls um ein Vier-Phasen-Modell handelt, welches sich aber von Verena Kasts Modell unterscheidet.

Grundsätzlich geht es darum, dass nach einer *ersten* Phase der Verleugnung des Verlusts und der Erstarrung in Anbetracht des Geschehenen sich eine *zweite* Phase anschließt, die sehr stark emotional bestimmt ist – von Überwältigung durch die Emotionen bis hin zu deren Kontrolle. In einer *dritten* Phase wird das Geschehene in die Wirklichkeit integriert, was oft einen vorübergehenden gesellschaftlichen Rückzug zur Folge hat, um dann in einer *vierten* Phase den Selbstbezug neu zu gestalten und die Rückkehr ins (veränderte) Leben anzutreten. Das Durchstehen dieser Trauerphasen kann für den Trauernden eine große Anstrengung sein, denn sie erfordert sehr viel Arbeit. Sie ist jedoch die notwendige Voraussetzung dafür, den Trauerprozess irgendwann einmal abzuschließen. Ohne adäquate Auseinandersetzung mit dem Geschehenen läuft der Trauernde Gefahr, dieses existenzielle Ereignis entweder gar nicht oder aber krankhaft zu verarbeiten. Die Folgen sind chronische Trauer, Somatisierung, gesellschaftlicher Rückzug und Depression.

Rolle der Resilienz: Zeit heilt Wunden – das gilt in den allermeisten Fällen auch für die Trauer. Trauernde mit hoher Resilienz und seelischer Widerstandkraft brauchen deutlich weniger Zeit, das Geschehene hinreichend zu bewältigen. Trauernde, die über eine hohe Resilienz verfügen, erstarren nicht in der Trauer, sondern finden in kurzer Zeit den Weg zu sich selbst und zu ihrer Welt. Sie verdanken dies gewissen Charaktereigenschaften und Kompetenzen, wie beispielsweise ein gesundes Selbstvertrauen, Optimismus und die Freude, sich selbst aktiv ins Leben einzubringen. Bei kaum oder nur schwach resilienten Menschen hingegen wirkt sich dieser Mangel für die Aufarbeitung des Geschehenen ungünstig aus. Sie versinken in ihrem Leid, ziehen sich zurück und finden kaum mehr Sinn in ihrem Leben. Einer Abwärtsspirale gleich fallen sie in ein Stimmungstief, aus welchem sie sich aus eigener Kraft kaum mehr befreien können. Zudem gibt es Trauernde, die sich gleichsam verpflichtet fühlen, ‚genügend' lange zu leiden. Sie glauben, dass der Wert der Beziehung zum Verstorbenen sich im Wesentlichen durch die Länge ihres Trauerprozesses darstellen lässt.

Trauer und Religionen: Die *Trauerfeier* für einen Verstorbenen wird in unserer Kultur mehrheitlich delegiert an die kirchlichen Institutionen, oft auch dann, wenn der Verstorbene und dessen Trauergemeinde sich gar nicht zu irgendeinem Gottesglauben bekennen. Das kommt nicht von ungefähr. Es ist besonders die Trauer um einen Verstorbenen, in welcher, gleichsam archetypisch, Empfindungen einer transzendenten Wirklichkeit und Ehrfurcht vor einer letzten Ordnung aufkommen. Die Religionen haben hier etwas anzubieten und sie nehmen sich des Trauernden an.

Für den Philosophen und Atheisten *André Comte-Sponville* ist die große Stärke der Religionen nicht die Beruhigung der Gläubigen angesichts ihres eigenen Todes. Sie kommt vielmehr dann zum Ausdruck, wenn es um den Tod des anderen geht. Angesicht des eigenen Todes sei die Aussicht auf die Hölle viel beängstigender als die Aussicht auf das Nichts, denn es sei unsere Fantasie, die ersticke, und die Vernunft, die beruhige [47]. Vom Nichts sei definitionsgemäß auch nichts zu befürchten, schreibt er in seinem Buch „Woran glaubt ein Atheist? Spiritualität ohne Gott“. Ganz anders sehe es aber aus, wenn es um den Tod der anderen gehe, denn der sei realer und schmerzhafter. Hier spendet die Religion dem Gläubigen Trost und verfügt zudem über die nötigen Rituale wie Gesänge und Gebete, Grabreden und Sakramente. Alles Mittel, dem Schrecken irgendwie beizukommen, ihn mindestens zu lindern. Diese fehlen dem Atheisten. Für ihn gibt es weder Wiedergutmachung noch Trost, höchstens „ein wenig Linderung bei dem Gedanken, dass der andere wenigstens nicht mehr leiden, das Entsetzliche nicht mehr ertragen muss …“ [47] (S. 23). Wie beneidet man jetzt die Gläubigen und wie gerne würde man jetzt an Gott glauben, gesteht André Comte-Sponville, um aber gleich wieder zu kontern: Nein, das kann kein Grund sein zu glauben – eher ein Grund, sich zu verweigern, weil Stolz und Verzweiflung einen daran hindern. Der Schrecken ist dem Atheisten näher als der Trost. Das sei jedoch kein Grund, auf gemeinsame, genau festgelegte Handlungen, auf Rituale und Zeremonien zu verzichten. Was das Hochzeitsfest für die Liebe ist, sei das Begräbnis für den Tod. Auch wenn innere Sammlung, Schweigen und Tränen zwar genügen könnten, stellt er fest: „Laizistische Begräbnisse haben fast immer etwas Ärmliches, Künstliches, Flaches, wie eine Kopie, bei der man ständig ans Original denken muss.“ [47] (S. 24). Die Stärke der Religion sei in solchen Momenten nichts anderes als unsere Schwäche gegenüber dem Nichts. Und das mache die Religion für viele unentbehrlich. Die Kirchen seien für die Gläubigen da, wenn es darum geht, bei allzu schmerzlichem Verlust eines geliebten Menschen Trost zu spenden und hilfreiche Riten bereitzustellen.

11 Unsicherheit, Kontingenz und Serendipität im Kontext von Krankheit

Einführende Bemerkungen

- *Ungewissheit und Unsicherheit* (Kap. 11.1) sind im Kontext einer Erkrankung, aber auch im Rahmen medizinischer Untersuchungen und Behandlungen oft schwierig zu ertragen. Auch wenn diese letztlich als eine *Conditio humana*, als eine Grundbedingung des Menschseins, zu betrachten sind und ihnen deshalb nicht zu entkommen ist. Einleitend wird ausführlich auf Sicherheit und Unsicherheit eingegangen, da eine Debatte über Krankheit und moderne Medizin immer auch eine über Sicherheit, Unsicherheit und Risiko ist. Ihnen begegnet man im Rahmen des Krankheitsgeschehens selbst, bei Abklärung, Diagnostik und Therapie und ganz besonders dann, wenn es darum geht, eine Prognose zu stellen. Es stellt sich demnach die Frage, *wie* mit Ungewissheit und Unsicherheit umzugehen ist.
- Im Zusammenhang mit der Entstehung und dem Verlauf von Krankheiten werden rasch einmal Fragen nach deren *Ursächlichkeit (Kausalität)* und/oder *Zufälligkeit (Kontingenz)*, insbesondere nach der *Möglichkeit des Auch-anders-sein-Könnens*, auftreten und es stellt sich auch die Frage, wie damit umzugehen ist (Kap. 11.2). Nach einer kurzen theoretischen Einführung zum Thema Kontingenz folgen anschließend Überlegungen zur Kontingenz im Kontext der Krankheit und Medizin. Es zeigt sich, dass vieles weder voraussehbar noch voraussagbar ist, geschweige denn planbar. Dies zu wissen und zu akzeptieren, ist im Fall einer Erkrankung wichtig und kann für den Betroffenen hilfreich sein.
- In diesem Zusammenhang ebenfalls interessant ist das Phänomen der *Serendipität* (Kap. 11.3), namentlich die Feststellung, dass eine zufällige und unerwartete Entdeckung von etwas, nach dem man gar nie gesucht hat, für den Betreffenden einen erheblichen Mehrwert bedeuten kann. Die Kenntnis dieses Phänomens kann auch rund ums Kranksein nützlich sein.

11.1 Ungewissheit und Unsicherheit

Rund ums Kranksein herrscht Unsicherheit und Ungewissheit über vieles. So beispielsweise über Ursache eines Krankheitsausbruchs, über Notwendigkeit und Sinn gewisser Untersuchungen, über noch ausstehende und oft mit Sorge erwartete Abklärungsergebnisse, über Diagnose und adäquate Behandlung. Und insbesondere auch über die Prognose der Krankheit: Werde ich sie überleben? Falls ja, wie? Und mein Partner, meine Familie, meine Berufswelt? Wie geht es mit ihnen weiter? Mit Ungewissheit und Unsicherheit konfrontiert wird man ständig und überall. Sie ist nur schwer zu ertragen, oft noch schwerer als die Krankheit selbst. Sie dominieren die Gedanken über das Gegenwärtige und das Kommende, denn nichts mehr ist gewiss und alles ist offen. Das macht Angst!

11.1.1 Grundlegendes über Sicherheit und Unsicherheit

Sicherheitsfragen sind omnipräsent, weil Unsicherheit allgegenwärtig ist. Sicherheit ist zudem immer relativ. Sicherheit meint frei sein von Risiken und Gefahren aller Art, doch diese Risiko- und Gefahrenfreiheit gibt es nicht. Es ist bestenfalls möglich, die Risiken zu minimieren. Aber auch das nur für eine bestimmte Situation und für eine bestimmte Zeit. Solches zu tun ist sinnvoll und hat sich im Alltag als eine effiziente Strategie bewährt, mit dem Ziel, möglichst frei von Schaden zu bleiben und zu überleben. Immer wird aber ein Rest an Unsicherheit und Ungewissheit im Leben bleiben - auch hier eine *Conditio humana* gleichsam, der nicht zu entkommen ist.

Individuelle Unsicherheit: Unsicherheit ist relational und ist begrifflich weit offen. In unserem Kontext geht es in erster Linie um den Aspekt der individuellen Unsicherheit, insbesondere um den Aspekt einer potenziellen Erkrankung eines Menschen zu irgendeiner Zeit. Es ist nie sicher, ob wir weiterhin gesund bleiben, und es ist ebenfalls nicht sicher, ob wir uns, falls wir einmal krank werden, wieder davor erholen.

Allgemeine Unsicherheit: Ausdruck einer allgemeinen Unsicherheit ist die Etablierung einer *Politik der individuellen (und auch kollektiven) Sicherung,* welche erstmals mit dem Erlass der sogenannten „Dampfkesselverordnung" von 1831 für alle sichtbar wurde. Erklärtes Ziel dieser Direktive war, mit einer Sicherheitsverordnung weitere Unfälle durch explodierende Dampfkessel zu vermeiden. Weitere Beispiele für staatliche Risikominimierung sind die Versuche, vorerst die automobile und später dann auch die atomare, die bio- und die informationstechnologische Sicherheit ständig zu optimieren. Aber auch dieses stetig zunehmende Sicherheitsbewusstsein und der Ausbau unendlich vieler Sicherheitsstandards in allen Lebensbereichen wird nie dazu führen, Unsicherheit jemals gänzlich zu eliminieren.

Das Streben nach Sicherheit: In diesem Zusammenhang ist es interessant zu wissen, dass der angloamerikanische Sprachraum zwischen verschiedenen Konzeptionen von Sicherheit unterscheidet und sich entsprechend unterschiedlicher Begriffe bedient. Der Begriff *security* meint Schutz im Zusammenhang mit Technik und Schutz eines Objekts vor der Umgebung, *safety* dagegen meint Sicherheit des öffentlichen Lebens und Schutz der Umgebung vor einem Objekt. Und mit *certainty* ist Sicherheit im Sinne von Gewissheit gemeint. Ohne auf diese drei Sicherheitsformen weiter einzugehen, sei hier nur erwähnt, dass all diese Konzeptionen etwas gemeinsam haben: Eine mögliche Verbindlichkeit von Sicherheit im Allgemeinen wird grundsätzlich relativiert. Hingegen wird im heutigen Diskurs und insbesondere in diesem Kontext *Unsicherheit als systemimmanenter Bestandteil von Risiken* verstanden Das Streben nach Sicherheit produziert neue Unsicherheit, der durch weiteres Streben nach neuer Sicherheit begegnet wird. Es entsteht eine sich selbst hochschraubende Unsicherheits-Sicherheits-Spirale: „Je höher das Sicherheitsniveau und die Sicherheitsansprüche, desto mehr *neue* Unsicherheiten werden entdeckt, die ihrerseits nach mehr Anstrengungen bei der Herstellung von Sicherheit verlangen", so *Wolfgang Bonss* zum Thema „(Un-)Sicherheit in der Moderne" [32]. Dieser Prozess ist insbesondere auch in der Medizin zu beobachten und hier liegt der Schluss nahe, dass stetiges Emporschaukeln von Sicherheitsansprüchen faktisch einer Eigendynamik unterworfen ist, die aufgrund unseres Sicherheitsdenkens nie zum Abschluss kommen wird.

Der Begriff des Risikos: Wenn es keine Sicherheit gibt, stellt sich die Frage, wie mit Unsicherheit und Risiko am besten umzugehen ist. Es gibt mehrere Formen von Unsicherheitsbewältigung, auf die hier nicht im Detail eingegangen werden kann. Hier interessiert vielmehr die Thematik des Risikos und damit wiederum der Begriff des Risikos. Risiko meint eine kalkulierende Einstellung gegenüber Unsicherheiten. Beim Risiko geht es somit nicht um eine schicksalshafte Bedrohung, sondern um ein mehr oder weniger berechenbares Wagnis – um ein Abenteuer. Und damit wird das Verständnis von Unsicherheit grundsätzlich gewechselt, nämlich vom *passiven, schicksalshaften Ausgesetztsein* hin zum *aktiven, handlungsorientierten Verhalten*. Unsicherheit als Folge von Ungewissheit ist als solche zu erkennen. Es gilt, hier genauer hinzuschauen, das Unsicherheitspotenzial realistisch abzuschätzen und erst dann zu entscheiden, ob die Unsicherheit akzeptiert oder nicht akzeptiert werden kann. Diese kalkulierende Einstellung gegenüber Unsicherheiten, welche mit dem Begriff Risiko gemeint ist, setzt immer eine subjektbezogene Entscheidung für eine bestimmte Unsicherheit voraus. Eine Entscheidung, die das Subjekt direkt betrifft, die unterschiedlich kalkulierbar ist und für die das Subjekt selbst die Verantwortung übernimmt.

Unsicherheit als Element des Fortschritts: Unsicherheit und Ungewissheit werden mehrheitlich als negativ erlebt, denn beide haben etwas Bedrohliches an sich. Zudem kann ungenügendes oder gar fehlendes Wissen in einer bestimmten Situation sehr ungemütlich sein, da eine adäquate Kontrolle kaum mehr möglich ist. Dass Unsicherheit und Ungewissheit jedoch nicht *per se* schlecht sind, das zeigt die Alltagserfahrung sehr deutlich, werden sie doch immer wieder gesucht – und dies sehr oft in eindeutiger Absicht: meistens, um mittels Beherrschung von Unsicherheit Sicherheit zu finden. Das Verwandeln von Unsicherheit in Sicherheit kann mit Lust verbunden sein und so gesehen ist Ungewissheit ein „... unverzichtbares und prinzipiell positives Element des evolutionären Fortschritts", meint Wolfgang Bonss. So verstanden ist Unsicherheit ein unverzichtbares Element und ein wesentlicher Faktor, welcher neue Möglichkeiten eröffnet, ohne die weder Innovation noch gesellschaftliche Entwicklung möglich wäre. Permanente Sicherheit, die es ja gar nicht gibt, würde Stillstand, Stagnation und Erstarrung bedeuten.

Risikofreudigkeit und -aversion: Werfen wir kurz einen Blick auf die Risikoforschung, denn deren Geschichte zeigt Wesentliches auf über die heutige Interpretation von Risikobereitschaft. Diese stellt fest, dass ab ca. 1950 das sogenannte *„risk management"* von wissenschaftlich objektivierbaren Risiken ausging. Aufgrund von neuen und komplexen Risiken, wie wir sie bei Atomkraftwerken und nuklearer Waffentechnologie kennen, kommt die Einsicht, dass eine wirkliche Objektivierung dieser Risiken kaum mehr möglich ist. Die Folge ist eine *subjektive Wahrnehmung* von Risiken. Dabei hat sich herausgestellt, dass die Menschen umso *risikofreudiger* sind,

- je mehr die Unsicherheit als bekannt und potenziell beherrschbar eingestuft wird,
- je mehr sich Menschen aufgrund eigener Entscheidungen und freiwillig der Gefahr oder dem Risiko aussetzen und
- je kleiner das Schadenspotenzial ist, z.B. wenn das Risiko nicht von vornherein tödlich zu sein scheint.

Risikoaversion findet sich somit immer dann, wenn den Menschen Risiken aufgedrängt werden, wenn solche als fremd und unbeherrschbar erscheinen und wenn sie mit einem einer Katastrophe ähnlichen Schadenspotenzial verbunden sind.

Alte und neue Risiken – Risikokultur: Der Umgang mit Risiken nimmt eine neue Form an, indem nun zwischen alten und neuen Risiken unterschieden wird. Man argumentiert, dass die klassischen Risikokonzepte sich kaum auf komplexe Risikosysteme wie Atomkraftwerke, Gentechnologie oder globale Aktienmärkte anwenden lassen, da bei diesen die infrage stehenden Unsicherheiten weder bekannt noch kalkulierbar oder prüfbar sind. Hingegen ist zu rechnen mit kritischen Fragen in Bezug auf Ursächlichkeit, Verantwortlichkeit und Sicherheitsmanagement. Auch sind die potenziellen Schäden von ihrer Art und Dauer her kaum einzuschätzen und sie lassen sich finanziell kaum kompensieren. Galt bei den alten Risiken noch *Mut zum Risiko und Risikofreudigkeit,* weil damals die adäquate Sicherheit gewiss war – gilt bei den neuen Risiken *Angst vor der Gefahr und Risikovermeidung,* weil nun die Unsicherheit gewiss ist.

Hier ist ein Paradigmenwechsel festzustellen, namentlich von einer *sicherheitsorientierten* zu einer *unsicherheitsorientierten Risikokultur.* Im ersten Fall ist Unsicherheit permanent zu minimieren, mit dem Ziel, durch beharrliches Sicherheitsbestreben die Sicherheit dauernd zu verbessern. Im zweiten Fall dagegen, also im Fall der unsicherheitsorientierten Risikokultur, werden die *alten* Risiken weniger unter dem Gesichtspunkt der Beherrschbarkeit oder gar Beseitigung beurteilt, sondern eher kreativ, nämlich im Hinblick auf potenzielle Neugestaltung und Neuschöpfung, immer aber basierend auf kalkulierbaren Risiken. Bei den *neuen* Risiken geht es um eine ganz neue und andere Kultur der Unsicherheit. Es geht darum, erstens Sicherheit in jedem Fall zu relativieren und zweitens Unsicherheit als zum Menschen gehörendes Faktum zu akzeptieren. Dies nicht zuletzt, weil „sich die Fixierung auf Eindeutigkeit und eine Ausmerzung jeglicher Ambivalenz nur um den Preis tödlicher Ausgrenzung durchhalten lässt und zu immer mehr Problemen und Aporien führt“ [32] (S. 54ff).

Konsequenzen für die Medizin: Diese Ausführungen zum Begriff Risiko wurden bewusst ausführlich gehalten. Dies, weil Wolfgang Bonss Überlegungen ebenso im Kontext von Gesundheit, Krankheit und Medizin für jeden von uns beachtliche Konsequenzen haben. Wir müssen lernen, mit Unsicherheiten anders umzugehen. Anstelle des endlosen Schraubens an der Unsicherheits-Sicherheits-Spirale braucht es den Mut und die Einsicht, auch einmal im Stadium der Unsicherheit anzuhalten. Und wir müssen lernen, mit Unsicherheit kompetenter umzugehen. Dazu gehört zwingend, sich des bestehenden Risikos bewusst zu sein, dieses (situativ) zu akzeptieren und sich mit diesem – und das ist der Punkt – als vernunftbegabter und selbstbestimmender Handelnder auseinanderzusetzen. Die Beschäftigung mit Risiken (und deren Akzeptanz) umfasst die Auseinandersetzung mit objektivierbaren und nicht objektivierbaren Faktoren. Zu letzteren gehören beispielsweise die Kompetenz für ein nicht reflektives Erkennen und ahnendes Erfassen von vorerst noch unklaren gesundheitlichen Beschwerden. Das bedeutet, dass beim Umgang mit Unsicherheit neben dem Bestreben nach Unsicherheitsbeseitigung zusätzlich auf die *Intuition,* auf die *Erfahrung* und letztlich auch auf das *Vertrauen* gesetzt werden muss. Neben Unsicherheitskontrolle im Sinne adäquater Sicherheitsanforderungen braucht es zusätzlich die Bereitschaft, sich auf das eigene Gespür und auf das Bauchgefühl verlassen zu können. Dass das angezeigt und sehr oft sinnvoll ist, zeigen Untersuchungen von *Gerd Gigerenzer,* doch davon später. Und dass eine gesunde Intuition auch im Hinblick auf eine erfolgreiche Auseinandersetzung mit Krankheit nützlich ist, lässt sich wiederum in der ärztlichen Sprechstunde feststellen.

Das bedeutet in keiner Weise eine Absage an das Streben nach Sicherheit, ans Messen und Kontrollieren in der Medizin, um sich fortan und hauptsächlich nur noch auf die Intuition der an der Behandlung beteiligten Akteure zu verlassen. Auch erlaubt das keineswegs, Unsicherheiten am Krankenbett (beim Patienten und beim Arzt) nicht zu thematisieren. Es geht in erster Linie darum, eine *unsicherheitsorientierte Risikokultur* anzustreben und eine entsprechende Denk- und Handlungspraxis zur Geltung kommen zu lassen, in welcher die Akteure sowohl *risikobewusst sind* als auch *sich risikomündig verhalten.* Damit gemeint ist, dass Experten (Ärzte) und Laien (Patienten) sich im Umgang mit Unsicherheit nicht nur auf Kontrolle und Messbarkeit, sondern auch auf Erfahrung und Vertrauen stützen. Sicherheit wird begriffen als eine Risiko-Frage bzw. als eine Uncertainty-Frage, die nie definitiv, sondern immer nur situativ und nur auf Zeit beantwortet werden kann. Solche Lösungen stehen am Ende eines demokratischen und fachlichen Kommunikationsprozesses, der sich nicht an *unsicheren Sicherheiten,* sondern an *sicheren Unsicherheiten* zu orientieren hat.

11.1.2 Die Sicherheitsdebatte oder Unsicherheit als Conditio humana

In der Moderne galt es ganz besonders, auch den Schutz und die Sicherheit des Menschen in seiner Welt zu verbessern. Das Versprechen von Wohlstand wurde zumindest in unserer westlichen Zivilisation teilweise eingelöst. Beim Versprechen von Sicherheit dagegen wurde es deutlich schwieriger. Eine permanente, den Menschen in seiner ersehnten Geborgenheit erschütternde Unsicherheit lässt sich nicht einfach eliminieren. Im Gegenteil: Was früher als gewiss, sicher und als stabil galt, ist heute unsicher, ungewiss und steten Veränderungen unterworfen. Was einst aufgrund einer fundamentalen, gleichsam immunisierenden Unanzweifelbarkeit von Kritik weitgehend verschont wurde, wird heute kritisch hinterfragt, angezweifelt oder abgelehnt. Diese Unsicherheitsdebatte ist einerseits die paradoxe Folge der neuen, grundsätzlich nach mehr Sicherheit strebenden Technologien, da vermeintliche Sicherheiten sehr oft neue Unsicherheiten hervorbringen. Zudem aber ist Unsicherheit auch eine Möglichkeit, um dem Verlangen nach einem Nervenkitzel, einem besonderen „Kick“ nachzukommen. In diesem Fall wird Unsicherheit mit Absicht gesucht, insbesondere dann, wenn bewusst und gewollt größere oder nur schlecht kalkulierbare Risiken eingegangen werden. Solches Verhalten kann süchtig machen.

Leben mit Unsicherheit: Leben heißt, mit Unsicherheit zu leben, sie zu eliminieren ist nicht denkbar: „Unsicherheit ist ein Element in allen menschlichen Dingen. Wollte der Mensch sich von aller Unsicherheit befreien, müsste er aufhören, ein denkendes Wesen zu sein“ [49], ein Zitat von *Benjamin Constant* (1767–1830). Unsicherheit ist ihrem Wesen nach immer relativ, persönlich und oft auch rätselhaft. Unser Verhältnis zu ihr ist zwiespältig, ambivalent und sie wird von ganz unterschiedlichen Emotionen und Ängsten begleitet, sehr stark abhängig von individuellem Erleben und eigener Geschichte.

Wenn Benjamin Constant sagt, dass Unsicherheit ein Element in allen menschlichen Dingen ist und denkende Wesen auszeichnet, so stellt sich die Frage, wie dieser Unsicherheit im Alltag zu begegnen ist. Statt sie zu meiden und sie zu bekämpfen, wäre es denkbar, ihr *anders* zu begegnen. Die Unsicherheit müsste neu gedacht und anders verstanden werden. Sicher müsste sie dort, wo sie sich dem Menschen als Gefahr oder gar lebensfeindlich entgegenstellt, minimiert oder eliminiert werden. Hier ist zweifellos Sicherheit gefordert, die mit Vernunft und Gemüt zu suchen ist. Überall dort, wo aber Unsicherheit nicht in existenziell bedrohlicher Weise auftritt, und dort, wo Sicherheit sich ohnehin nicht finden lässt, müsste der Mensch sich vermehrt darum bemühen, ein gewisses Maß von Unsicherheit zu akzeptieren und in sein Leben zu integrieren. Er müsste bestrebt sein, eine Art von *Unsicherheitskompetenz* zu entwickeln und sich diese anzueignen, denn eine solche wird sich für sein Leben, ob gesund oder krank, als hilfreich und wichtig erweisen. Unsicherheitskompetent zu sein bedeutet, sich durch Unsicherheit nicht verunsichern zu lassen, sich durch sie nicht zu falschen Entscheidungen drängen zu lassen, ihrem Druck und ihrem Denkansporn genügend Raum und Zeit zuzugestehen und nicht zuletzt auch ihr kreatives Denken abzuringen. Unsicherheit beflügelt die Fantasie, statt Angst kann sie auch Mut und Selbstbewusstsein hervorrufen, Tugenden, auf die bei Krankheit nur schwer zu verzichten ist.

Entscheidungsprozesse in Unsicherheit

Entscheidungsprozesse in Unsicherheit sind für den Entscheidenden sehr oft gewinnbringend. Für den Philosophen *Wolfgang Welsch* sind dabei mindestens drei Faktoren von Belang:

- der Sinn für einen vernünftigen Realismus,
- der Abbau von Stabilitätserwartungen und
- die Einsicht in das Faktum der Kontingenz und deren Akzeptanz [260].

Diese drei Elemente werden im Folgenden beschrieben und im Kontext der Medizin betrachtet. Was braucht es, damit Entscheide in Unsicherheit für den Arzt und den Patienten gewinnbringend sind?

(1) Der Sinn für einen vernünftigen Realismus: Es geht in erster Linie darum, zu verstehen, dass innerhalb unserer Kultur unterschiedlichste Orientierungsweisen sowie verschiedenste Denk- und Lebensformen existieren – Stichwort „Kultur-Relativismus" [260]. Wenn in unseren Äußerungen (relativ zu den Prämissen) und Handlungen (relativ zu den Lebensformen) Relativität besteht, sprechen wir von *Relativismus*. Dieser geht davon aus, dass es einen absoluten Metastandpunkt, also eine übergeordnete Sichtweise, welche die einzige Wahrheit zur Darstellung bringt, nicht geben kann. „Nichts was man tut, lässt sich endgültig verteidigen. Sondern nur in Bezug auf etwas anderes Festgesetztes" [267], stellt *Ludwig Wittgenstein* fest und macht darauf aufmerksam, dass sowohl Äußerungen als auch Handlungen bestimmte Rahmenbedingungen nie überspringen. Auch wenn sie innerhalb einer Situation oder einer Kultur als verlässlich erscheinen, sind sie nie absolut gültig und stabil. Gerade auch dieses Faktum eines nicht existenten *view from nowhere* und dessen Konsequenzen erlauben uns, Unsicherheit besser zu tolerieren, da Sicherheit selbst immer nur relativ ist.

Hier ist daran zu erinnern, dass gerade im Kontext von Krankheit und Medizin sehr oft Entscheidungen in Unsicherheit getroffen werden. So basieren beispielsweise Entscheidungen in Bezug auf medikamentöse und operative Behandlungen, die Voraussage eines zu erhoffenden Behandlungsergebnisses oder die Einschätzung der Prognose des weiteren Krankheitsverlaufs immer auf Beurteilungen in Unsicherheit. Trotzdem ist es unvermeidlich, immer wieder solche Entscheidungen zu treffen – durch den Arzt und Patienten. Auch ist vieles von all dem, was da im Laufe der Krankheit noch kommen wird, ziemlich unsicher. In der Medizin ist sehr vieles ungewiss und relativ, weil die Medizin selbst eine relationale ist, weil es ja um den Menschen geht, dem bekanntlich Ungewissheit und Unsicherheit eigen sind.

Damit die Entscheidungsprozesse auch für den Kranken in seiner Situation erfolgreich und gewinnbringend sind, müsste (1) sich der Kranke an das Faktum des Relativismus halten, in welchem es *keinen Metastandpunkt* gibt. Es gibt keinen Standpunkt, der sagt, wie es *wirklich* ist. Denn in der Medizin ist es oft auch schwierig, prospektiv einzuschätzen, ob eine Behandlung überhaupt angebracht und sinnvoll ist. Ob ein operativer Eingriff dem Patienten mehr als beispielsweise eine medikamentöse Behandlung bringt oder ob besser auf irgendeine Behandlung ganz zu verzichten ist. Es gibt vielfach keinen Standpunkt von richtig und falsch, von notwendig oder nicht notwendig, von sinnvoll oder nicht sinnvoll. Wenn (2) der Kranke diese

Unsicherheit akzeptiert, und für das weite Feld möglicher Entwicklungen offen ist, dann kann für diesen auch ein in Unsicherheit getroffener Entscheid gewinnbringend sein. Denn was auch immer dabei herauskommt, der Kranke hat einiges davon aufgrund seines Sinns und seiner Kompetenz für relativistisches Denken bereits teilweise vorweggenommen. Er tat dies im Sinne eines ganz bewusst eingegangenen und kalkulierten Risikos und eines bereits zu Beginn in Erwägung gezogenen, anders als erwartet verlaufenden Krankheitsverlaufs. Die Akzeptanz für all das, was noch kommen wird, ist in diesem Fall mit Sicherheit deutlich größer.

(2) Der Abbau von Stabilitätserwartungen: Wir sind kulturell und traditionell verankert in der Erwartung einer überzeitlichen Ordnung, die es aber als solche nicht gibt. Eine Erstarrung in einer *fiktiven Ewigkeitlichkeit,* wie *Wolfgang Welsch* dies nennt, ist „für die Orientierung von uns Menschen offensichtlich ganz unangemessen und unnötig. Was wir aufgrund unserer Lebenszeit brauchen, sind weitaus kurzlebigere Stabilisierungen" [260]. Wir müssen offen sein für all die Unbeständigkeiten in unserem Leben und auch dazu bereit sein, die für die Zukunft sich abzeichnenden Möglichkeiten von Wandel und Neugestaltung zu erkennen und zu packen. Oder wie *Friedrich Nietzsche* dazu meint: „deshalb darf er sein Herz nicht all zu fest an alles Einzelne anhängen; es muss in ihm selbst etwas Wanderndes sein, das seine Freude an dem Wechsel und der Vergänglichkeit habe" [166] (S. 730). Ist es nicht so, dass Unverbindlichkeit als Lebensgrundsatz für die oft zitierte *Y-Generation (Gen-Y, Generation Me oder Millennials)* bezeichnend ist, der angehört, wer im Zeitraum zwischen etwa 1980 und 2000 geboren ist?[41] Ist es nicht die Maxime der Y-Generation, auf genau diese kulturellen und traditionellen Stabilitätserwartungen zu reagieren? Anstelle von Beständigkeit und Dauerhaftigkeit als Voraussetzung für Erfolg im Beruf und für Prestige setzt die Y-Generation ihre Prioritäten ganz anders. Für sie wichtig und erstrebenswert sind das Erhalten von Freiräumen, das Offenhalten von Optionen und die Möglichkeit zur immer wieder neuen Selbstverwirklichung. Diese sind Ausdruck einer (gelegentlich überzogenen) Reaktion auf genau diese kulturellen und traditionellen Stabilitätserwartungen und Antwort auf eine fiktive „Ewigkeitlichkeit", die es nicht gibt. Stabil bleibt dagegen weiterhin und vielleicht umso mehr das Bedürfnis nach Begegnung, nach Beziehung, nach einem Ort des Seins, nach einem Zuhause.

Auch im Kontext von Krankheit und Medizin sind falsche Vorstellungen von Dauerhaftigkeit und Beständigkeit auszumachen, von der irrigen Annahme einer überall gegebenen und zu jeder Zeit herrschenden Stabilität. Dabei ist gerade im Fall von Krankheit und Leiden die Erkenntnis unerlässlich, dass alles einem steten Wandel unterliegt und dass dieser Wandel auch die menschliche Vergänglichkeit ausmacht und letztlich im Sterben und im Tod kumuliert. Die Kenntnis der Instabilitäten des Lebens und das Wissen von der Vergänglichkeit des Menschen sind hilfreich, wenn es darum geht, Entscheidungen in Unsicherheit zu treffen. Gewissheit herrscht einzig dort, wo es um die Vergänglichkeit des Menschen selbst geht. Wer sich an *Stabilitätsillusionen* klammert, der wird es im Krankheitsfall nicht einfach haben. Denn hier sind Anpassungsfähigkeit, Akzeptanz für Veränderungen und der Mut für körperliche und geistige Neuausrichtung geboten.

(3) Die Einsicht in das Faktum der Kontingenz und deren Akzeptanz: Dass der Zufall weitgehend unser Leben bestimmt, ist Realität. Er konstituiert unsere Herkunft, unsere Gegenwärtigkeit und unsere Zukunft. Auch wenn wir grundsätzlich bestrebt sind, all die konsistenten

41 Der Buchstabe Y wird englisch *Why* (= Warum) ausgesprochen, was auf das charakteristische Hinterfragen der Generation Y verweisen soll.

Elemente, die unser Dasein konstituieren, immer wieder mit unseren Lebensplänen abzugleichen, stellt sich die Frage: Wie entstehen denn eigentlich unsere Lebenspläne? Woher stammen unsere Ideen, Wünsche und Präferenzen? Und weshalb entscheiden wir so und nicht anders? Dazu nochmals Wolfgang Welsch: „Wir neigen zur Vorstellung, unser Wesen sei anfänglich, gleichsam genetisch, schon festgelegt gewesen und habe sich dann – durch alle Kontingenzen hindurch – zunehmend ausgefaltet, mehr oder weniger voll entwickelt. Aber das ist eine inadäquate und offensichtlich nicht von humanen, sondern von botanischen Modellen her genommene Vorstellung. In Wahrheit ist es so, dass wir Menschen, was uns da als ‚Wesen' erscheint, aus dem Spiel (und auch Kampf) der Kontingenzen erst *gebildet* haben." [260] Unser Leben ist demnach viel mehr als ein Programm, das wie der Fluss in seinem Bett (ab-)fließt. Es ist eine formbare Matrix, die allmählich unter der Einwirkung und der Reibung mit den Kontingenzen permanent am Entstehen ist. Die Richtung des Lebensflusses kann sich dabei jederzeit und ungefragt ändern. Und nochmals *Friedrich Nietzsche:* „dass man wird, was man ist, setzt voraus, dass man nicht im Entferntesten ahnt, *was* man ist. Aus diesem Gesichtspunkte haben selbst die *Fehlgriffe* des Lebens ihren eigenen Sinn und Werth, die zeitweiligen Nebenwege und Abwege, die Verzögerungen, die ‚Bescheidenheiten', der Ernst, auf Aufgaben verschwendet, die jenseits *der* Aufgabe liegen. Darin kann eine große Klugheit, sogar die oberste Klugheit zum Ausdruck kommen" [164]. Und so kann man daraus schließen, dass in der Kontingenz mehr Weisheit liegen kann als in den Projekten selbst, und „dass ihnen sich anzuvertrauen – zumindest von Zeit zu Zeit – höchst vernünftig sein kann" [260]. Wolfgang Welsch schlägt deshalb vor, unseren *Horror contingentiae* abzulegen, von alten Sicherheits-Hypertrophien abzurücken und uns stattdessen mit den Kontingenzen, die unser Leben ausmachen, zu versöhnen.

Das Faktum der Kontingenz und deren Akzeptanz sind im Kontext von Krankheit und Medizin von Bedeutung. Für den Betroffenen bedeutet das im Krankheitsfall, dass auch hier und jetzt der Zufall mitspielt und dass dieser den Verlauf jeder Krankheit und deren Prognose mindestens teilweise mitprägt. Zu wissen, dass der Zufall allgegenwärtig ist und unser Leben mitbestimmt, ist für gewisse Menschen belastend, für viele dagegen erleichternd. Es ist gerade diese Unberechenbarkeit, diese Unbestimmbarkeit, die von uns Menschen unterschiedlich erlebt und gewertet wird. Für den einen ist es schwer zu ertragen, dass auch in der Medizin nicht alles messbar, planbar und kontrollierbar ist. Für den anderen dagegen ist es eine Beruhigung zu wissen, dass gewisse Dinge im Leben jenseits unserer Lenkung und Machbarkeit liegen. Entscheidungsprozesse in Unsicherheit sind in der Medizin häufig und sie werden ungemein erleichtert, wenn auch die Kontingenz als Mitspielerin im Team der an der Optimierung des Krankheitsverlaufs Mitbeteiligten einbezogen wird. Denn, *dass* sie im Spiel jeder Krankheit mitspielt, ist kaum zu bestreiten und unvermeidbar. *Wie* jedoch ihr Beitrag in diesem Spiel sein wird, das bleibt oft sehr lange offen.

Entwicklung einer Unsicherheitskompetenz

Der Sinn für einen vernünftigen Realismus, der Abbau der Stabilitätserwartungen und die Einsicht in das Faktum der Kontingenz und deren Akzeptanz sind grundlegende Vorkehrungen, um mit Unsicherheit anders umzugehen. Einer Conditio humana in der Art der Unsicherheit sollte sich der Mensch nicht entgegenstellen, denn dieses Unterfangen ist äußerst anstrengend und kaum Erfolg versprechend. Viel besser ist es, sich eine angemessene Unsicherheitskompetenz anzueignen und mithilfe dieser Tugend das Leben mit mehr Gelassenheit und Leichtigkeit zu nehmen.

11.1.3 Optimierung von Entscheidungen in Unsicherheit

Erfahrung und Intuition: Wenn im Alltag mit Unsicherheit umzugehen ist, dann muss auf Erfahrung und Intuition gesetzt werden. Das bedeutet, dass neben einer adäquaten Kontrolle von Unsicherheit und einer angemessenen Unsicherheitskompetenz zusätzlich auch die Bereitschaft vorhanden sein muss, sich auf das eigene Gespür, auf das „Bauchgefühl" und auf seine Erfahrung verlassen zu können. Dass der Rückgriff auf Intuition gerade bei komplexen Unsicherheiten und nicht berechenbaren Risiken zu besseren und rascheren Entscheidungen führen kann als eine maximale logistische Regression (ein hochkomplexes statistisches Verfahren), hat *Gerd Gigerenzer,* Direktor des *Harding-Zentrums* für Risikoforschung am *Max-Planck-Institut* für Bildungsforschung, in verschiedenen Studien mehrfach nachgewiesen [88]. Im Zentrum seines Interesses steht die Frage, wie man trotz begrenzter Information und wenig Zeit effizient und rational entscheiden kann. Gerd Gigerenzer zeigt die Schwächen der gängigen kognitiven Modelle auf, die zumeist auf rationalen Entscheidungen aufgrund möglichst vieler Informationen und komplexen Algorithmen basieren. Diese kognitiven Modelle stehen abseits von den alltäglichen, bewährten Mechanismen der Entscheidungsfindung, die meistens auf Intuition beruhen. Solche (Bauch-)Entscheidungen seien gerade dann besonders erfolgreich, wenn die Unsicherheiten komplexer Natur sind und wenn gleichzeitig Fachwissen zugrunde liege (Parallelen zur Medizin). In solchen Fällen kann das Weglassen von Informationen paradoxerweise die Trefferquote erhöhen. Dementsprechend ist Gerd Gigerenzer überzeugt, dass man bereit sein muss, gewisse Informationen zu ignorieren, wenn man zu guten Intuitionen kommen will. Das Paradoxon erklärt sich dadurch, dass längst nicht alle Informationen für die Vorhersage relevant sind. Es stimmt nicht, dass mehr Informationen, mehr Berechnungen und mehr Zeit zu immer besseren Resultaten führen. Diese Annahme ist offensichtlich in vielen Fällen falsch.

Take-the-best-Strategie: Entscheidungen in Unsicherheit und mit weniger Information (also Entscheidungen, welche auf Faustregeln basieren) sind laut Gerd Gigerenzers Studien häufiger richtig als Entscheidungen, denen mehr Information zugrunde liegt. Er illustriert diese Erkenntnis am Beispiel der *Take-the-best-Strategie,* die einem einfachen Entscheidungsbaum folgt: Nimm zuerst das beste Kriterium und entscheide, nötigenfalls dann das zweitbeste Kriterium und entscheide. Dieses einfache System der Entscheidungsfindung ist zufolge seiner Untersuchung mit 71 % richtigen Vorhersagen etwas besser als das *System der multiplen Regressionsanalyse,* welches Entscheidungen anhand von komplizierten Berechnungen trifft und bei dem nur 68 % der Vorhersagen richtig sind [88]. Dass Intuition in der Entscheidungsfindung von komplexen Fragestellungen gleich gut oder besser abschneidet als komplizierte Berechnungen, erstaunt und ist selbst kontraintuitiv.

Der Begriff Intuition: Doch was ist Intuition? Mitunter wird Intuition als *gefühltes Wissen* beschrieben, bei welchem man zwar spürt, wo es hingehen soll, aber ohne die tieferen Gründe dazu zu kennen. Es ist plötzlich da, und wenn es da ist, ist es kaum noch zu ignorieren und setzt sich durch. Es erleichtert den Handlungsentscheid enorm. Intuition ist ein Entscheid aus dem Bauch, sie läuft über das Unbewusste, man kann sie kaum begründen und sie hat mit Logik nichts zu tun. Insbesondere bei komplexen Unsicherheiten, bei denen weder die Wahrscheinlichkeiten noch die Konsequenzen genauer bekannt sind, lohnt sich die Intuition. Gefühltes Wissen als ein Verfahren, um Probleme zu lösen (Heuristik), als ein Vorgehen, das lehrt, wie zu entscheiden ist. Intuition beruht auf persönlicher Erfahrung und hat weder mit göttlicher Erfahrung noch mit einem sogenannten sechsten Sinn etwas zu tun. Denn erfolgreiche Intuition basiert auf einfachen Regeln und einem simplen Verfahren, um Probleme zu lösen. Oder anders gesagt: Ein komplexes Problem wird auf eine einfache Weise (Blickheuristik) gelöst.[42]

Regeln für richtiges Entscheiden: Für Gerd Gigerenzer gelten folgende Regeln für richtiges Entscheiden in Ungewissheit:

- Man muss Informationen ignorieren.
- Man muss akzeptieren, dass komplexe Probleme nicht immer komplexe Lösungen erfordern.
- Eine positive Fehlerkultur soll zudem vor defensivem Entscheiden schützen.
- Und man soll den Mut zu Bauchentscheiden aufbringen, denn es gibt viele gute Gründe dafür.

Grundsätzlich gilt: Weniger Berechnungen führen immer dann zu besseren Ergebnissen, wenn die Vorhersagbarkeit niedrig und die Anzahl der Optionen hoch ist.

Wie wir mit Fehlern umgehen, ist übrigens stark abhängig von Kultur, Gesellschaft und vom sozialen System. Mit dem Begriff *Fehlerkultur* ist die Art und Weise gemeint, Fehler zu betrachten, zu bewerten und mit ihnen umzugehen. Positiv ist sie dann, wenn mit Fehlern konstruktiv umgegangen wird, sich daraus Lehren ziehen lassen und sich im besten Fall sogar Innovationen ergeben.

Gerd Gigerenzers Regeln für richtiges Entscheiden in Ungewissheit haben auch in der Medizin ihre Gültigkeit und können auch dort in gewissen Situationen erfolgreich angewendet werden. Im nächsten Kapitel soll näher darauf eingegangen werden.

Defensives Entscheiden: Zunächst jedoch eine kurze Erklärung des Begriffs defensives Entscheiden: Damit ist gemeint, dass man zwar spürt, dass A die richtige Entscheidung ist, dass man aber ein zweitrangiges B vorschlägt und wählt, welches man *wissenschaftlich oder statistisch belegen* kann. Solche Entscheide werden typischerweise in streng hierarchischen und autoritären Führungsstrukturen getroffen, da mangels korrekter Fehlerkultur sich jeder beim Entscheidungsprozess mit Zahlen, Berechnungen und Statistiken absichern muss oder will. So konnte beispielsweise im Bankenwesen festgestellt werden, dass die Rating-Agenturen in der Regel mathematische Berechnungsmodelle anwenden, die davon ausgehen, dass „die Zukunft so sein wird, wie sich die Vergangenheit präsentiert hat". Auch dann, wenn sich diese Annahme längstens als eine Illusion erwiesen hat und dieser Irrtum allgemein bekannt ist: Man bleibt dabei, die Prognosen weiterhin nach diesen Berechnungsmodellen zu erstellen. Und sogar auch dann, wenn die in dieser Weise berechneten Prognosen eine sehr schlechte Voraussagequalität und somit eine tiefe Trefferquote haben. Sie sind trotz (oder wegen) Big Data schlecht, werden aber wegen der vorherrschenden Kultur der defensiven Entscheidungen (Abgabe der eigenen Verantwortung an eine komplexe, statistische Berechnung) weiterhin praktiziert. Diese Methoden werden auf eine Welt der Ungewissheit angewendet und führen nur zu einer Illusion von Gewissheit. Einfache Heuristiken (Faustregeln), weniger Datenmaterial (dafür sichere Information) und weniger Berechnungen würden oft bessere, billigere und raschere Prognosen ermöglichen.

42 Beispiel: Blickheuristik beim Ballspiel: Zum Erwischen eines Balls im Flug orientiert man sich nur am Blickwinkel (dieser wird konstant gehalten).

11.1.4 Der Aspekt der Ungewissheit und Unsicherheit in der Medizin

Im Folgenden soll nun versucht werden, einige dieser Erkenntnisse auf das Gebiet der Medizin zu übertragen. Kranke Menschen sind Ungewissheit und Unsicherheit ganz besonders stark und in unterschiedlichster Art ausgesetzt.

Unsicherheit einer grundsätzlich offenen Zukunft: Neben der Unsicherheit einer grundsätzlich offenen Zukunft kommt beim Kranken die Ungewissheit bedingt durch die Krankheit noch dazu. Sie ist von ihrem Wesen her sehr vielfältig: Da herrscht zu Beginn der Erkrankung oft Unklarheit hinsichtlich der Diagnose und meistens bestehen auch Schwierigkeiten in Bezug auf die Voraussehbarkeit des zu erwartenden Krankheitsverlaufes. Dazu kommen Unsicherheit betreffend Notwendigkeit und Sinn weiterer diagnostischer und therapeutischer Interventionen, die Unklarheit bei der Interpretation gewisser Krankheitsbefunde und Abklärungsresultate, die Unvorhersehbarkeit der krankheitsbedingten psychischen und sozialen Implikationen und noch vieles mehr.

Unsicherheiten dieser Art machen Angst, denn es geht oft um Existenzielles. Es betrifft nicht nur den Patienten selbst, sondern die ganze Familie, das private, soziale und berufliche Umfeld. Unsicherheiten, wie sie beispielsweise in banger Erwartung eines noch ausstehenden, wichtigen Untersuchungsresultates oder angesichts eines bevorstehenden operativen Eingriffs zu ertragen sind, lösen bei den (Mit-)leidenden Angst und Verzweiflung aus. Es ist wichtig, sich in Bezug auf Diagnose, Diagnostik und Therapie Klarheit zu verschaffen. Ein Irrtum aber ist es zu glauben, dass in jedem Fall mit endlosen Abklärungen und Unmengen von Ergebnissen die Diagnose sicherer und der Heilungsverlauf besser wird. Wenn nämlich neben notwendigen und unumstrittenen Untersuchungen immer auch eine ganze Menge schlecht indizierter Abklärungen durchgeführt werden, nimmt sowohl die Wahrscheinlichkeit für falsch positive (und falsch negative) Resultate als auch die Menge absolut bedeutungsloser Befunde zu. Falls zutrifft, was Gerd Gigerenzer festgestellt hat, nämlich dass weniger Parameter und weniger Berechnungen oft zu besseren Entscheidungen führen, dann hat das auch für die Medizin Konsequenzen. Und wenn das besonders dann zutrifft, wenn die Vorhersagbarkeit niedrig und die Anzahl an Optionen hoch ist, dann ist die Übertragbarkeit dieser Erkenntnis auf die Medizin zweifelsfrei gegeben. Namentlich deshalb, weil gerade in den Bereichen Krankheitsgeschehen, Abklärung und Behandlung die Fakten oft sehr komplex und die Unsicherheiten gross sind.

Beispiel Thoraxschmerz: Gerd Gigerenzer und sein Team haben das am Beispiel des im medizinischen Alltag häufig anzutreffenden Problems des akuten, unklaren Thoraxschmerzes nachgewiesen. Dabei klagt der Patient über plötzlich aufgetretene Schmerzen im Herzbereich, die manchmal tatsächlich herzbedingt sind, aber lange nicht immer: Sehr oft werden solche und ähnliche Beschwerden durch die Speiseröhre, den Magen, die Lunge oder durch Muskelverspannungen ausgelöst. Sehr häufig sind sie auch nervösen Ursprungs. In jedem Fall aber ist eine korrekte Diagnose erforderlich, da andernfalls eine schwere Erkrankung wie ein Herzinfarkt, eine Lungenembolie oder ein Magenulkus verpasst werden könnten. In dieser Studie wurden nun die Ergebnisse zweier unterschiedlicher medizinischer Abklärungsweisen von akuten, unklaren Thoraxschmerzen verglichen:

- die Verwendung eines sehr aufwendigen und komplizierten Klassifikationsinstruments (Regressionsmodell) von sieben Cues (Hinweise) *versus*
- die Verwendung eines einfachen Entscheidungsbaums von nur drei Cues.

Sensitivität und Spezifität: Im medizinischen Kontext sind beim Abklärungsprozess die Vermeidung von falsch-negativen Testergebnissen (gemeint sind damit Diagnose-Versäumnisse) am wichtigsten und die Vermeidung von falsch-positiven Testergebnissen (gemeint sind damit falsche Alarme) am zweitwichtigsten. „Es zeigte sich, dass der einfache Entscheidungsbaum genauso gut ist wie eine logistische Regression maximal sein kann, die auf den gleichen drei Cues beruht." [52] Hier muss aber angefügt werden, dass das Regressionsmodell mit sieben Cues doch eine leicht bessere Leistung zeigte. Die Sensitivität war genau gleich wie beim einfachen Entscheidungsbaum (keine Versäumnisse), die Spezifität war allerdings leicht besser (zwei falsche Alarme weniger). Diese Untersuchung war zudem eine rein retrospektive aufgrund von vorliegenden Daten und sagt nichts darüber aus, wie gut die Modelle prospektiv abschneiden würden. Es muss demnach folgender Schluss gezogen werden: Erstens ist der einfache Entscheidungsbaum bei Verwendung von drei Cues dem komplizierten Regressionsmodell praktisch ebenbürtig. Und zweitens bringt die Verwendung von mehr als doppelt so vielen Cues mit dem komplizierten Regressionsmodell bezüglich Sensitivität gar nichts und bezüglich Spezifität nur sehr wenig.

Das ist aber noch nicht alles. „Einfachere Modelle erweisen sich in der Regel als robuster ..." [52] (S. 16–19), wie folgendes Beispiel zeigt.

Take the best: Bei der Heuristik „Take the best" handelt es sich, wie bereits kurz erwähnt, ebenfalls um ein Verfahren zur Problemlösung für komplexe Entscheidungen. Es geht darum, herauszufinden, welche von zwei Alternativen den höheren Wert in Bezug auf ein bestimmtes Kriterium hat. Die drei expliziten Regeln für „Take the best" sind:

- 1. Regel (= Suchregel): „Take the best" sucht Cues in der Reihenfolge ihrer Vorhersagegüte.
- 2. Regel (= Stoppregel): Wenn eine Alternative einen positiven Wert und die andere keinen positiven Wert hat, dann wird die Suche abgebrochen.
- 3. Regel (= Entscheidungsregel): Gewählt wird die Alternative, auf die der erste diskriminierende Cue hinweist.

Diese einfache Heuristik wurde in Computersimulationen mit rechnerisch aufwendigen Standard-Algorithmen verglichen. Obwohl „Take the best" weniger als ein Drittel der Informationen zur Verfügung hatte, erzielte diese einfache Heuristik *mehr korrekte Vorhersagen* als die multiple Regression (71 % versus 68 %) [52]. Auch hier zeigt sich, dass man besser auf einen Teil von Informationen verzichtet, wenn man unter Unsicherheit gute Entscheidungen treffen will. Die Erklärung liegt darin, dass die einfache Heuristik von „Take the best" die wenig sichere Information ignoriert. Jedem medizinischen Entscheid muss eine möglichst zutreffende Voraussage vieler aktuell noch ungewisser Krankheitsverläufe und Ausgänge vorausgehen, um nicht erst im Nachhinein feststellen zu müssen, dass eine andere Behandlung wohl die bessere gewesen wäre. Auch für die Medizin gilt, dass weniger oft mehr ist. Zudem entspricht ein einfacher Entscheidungsbaum oft viel mehr dem natürlichen Problemverständnis von Arzt und Patient, da sich dieses oft der Intuition bedient. Der gute Diagnostiker wird oft dadurch beschrieben, dass er ein „gutes Gespür", einen „Riecher" habe und sich in seiner Beurteilung nicht nur auf die Untersuchungsresultate und das Messbare stütze. Im medizinischen Alltag müssen oft Entscheide mit begrenztem Wissen und in begrenzter Zeit getroffen werden. Ein Rückgriff auf Heuristiken kann dabei behilflich sein, richtige Entscheide effizient zu treffen.

Sicherheit als Risikofrage: Ich möchte darauf hinweisen, dass die hier präsentierten Studienergebnisse von Gerd Gigerenzer in keiner Weise eine Absage an die Messbarkeit und an eine angemessene Unsicherheitsbeseitigung im Rahmen der medizinischen Praxis bedeuten. Es geht einzig darum, aufgrund der in der Medizin üblicherweise sehr komplexen Problemstellungen vermehrt von dem soeben ausführlich diskutierten *unsicherheitsorientierten* Risikodiskurs auszugehen Der Patient als Laie und der Arzt als Experte – beide sind als *risikobewusste* wie *risikomündige* Akteure zu verstehen. Sie setzen beim Umgang mit Unsicherheit nicht nur auf Kontrolle und Messbarkeit, sondern auch auf Vertrauen, Erfahrung und Intuition. Sicherheit wird demnach als eine Risikofrage *(uncertainty)* verstanden, die immer nur situativ und nie definitiv beantwortet werden kann. Voraussetzung dafür ist eine informative, verständliche und demokratische Kommunikation zwischen den Akteuren, die sich an den *sicheren Unsicherheiten* orientiert und nicht an den unsicheren Sicherheiten.

Unsicherheit im ärztlichen Alltag: Im November 2016 erschien in der Medizinischen Fachzeitschrift *New England Journal of Medicine* unter dem Titel „Tolerating Uncertainty – The Next Medical Revolution?" [231] ein Artikel, welcher sich ebenfalls mit der Thematik der Unsicherheit in der Medizin befasst. Einführend wird *John Keats,* ein englischer Arzt und Poet des 19. Jahrhunderts, zitiert. Dieser beschrieb den Aspekt der Unsicherheit des Arztes im Entscheidungsprozess bei (jeglichem) Handeln, wie es treffender wohl kaum möglich ist: „At once it struck me what quality went to form a Man of Achievement ... when a man is capable of being in uncertainties, mysteries, doubts without any irritable reaching after fact and reason." [70] (zitiert nach [231]). Das Zitat führt uns den stetigen Kampf und die Anstrengungen vor Augen, die sich aus der Tatsache ergeben, dass auch medizinische Fachpersonen immer in Grauzonen leben, in denen Unsicherheiten die Regel sind. Und zudem oft in einem Bereich, in welchem nur selten etwas ganz schwarz oder weiß ist. Auch dem, der sich dessen bewusst ist, fällt es oft schwer, dies anzuerkennen und zu akzeptieren. Wie einfach wäre doch die Medizin, wenn Symptome, Befunde und Diagnose immer zu einer klaren Lösung des Problems führten.

In Grautönen denken: Wir Ärzte haben unweigerlich die Tendenz, die oft in differenzierten Grautönen erzählten Schilderungen des Patienten in ein uns besser vertrautes Schwarz-weiß-Raster zu transformieren: klare und eindeutige Benennung, sichere und korrekte Einordnung, folgerichtige Interpretation und – Diagnose. Grauzonen dagegen sind Unsicherheitszonen, oder sie werden zumindest als solche empfunden, auch wenn sie die Regel sind und Schwarz oder Weiß bloß die Ausnahme. Natürlich sind Grauzonen aufwendige und anstrengende Zonen, denn ihre korrekte Erfassung und Beachtung brauchen oft mehr Zeit und Gespür. Sie aber zu ignorieren wäre fatal und würde einer Kapitulation eines Medizinverständnisses gleichkommen, in welchem das Individuum im Zentrum stehen soll. Trotzdem neigen wir dazu, den Grauzonen zu entfliehen, uns lieber in schwarze oder weiße Zonen zu begeben, denn hier ist alles klar und einfach. Aber man ist ziemlich weit entfernt von der Wirklichkeit des Menschen und von der Lebenswelt des Erkrankten! Unsere gängigen Checklisten und Protokolle verinnerlichen Schwarz-weiß-Aspekte. Viel besser aber wäre es, die Unsicherheit in der Medizin anzuerkennen, sie zu respektieren und mit ihr kompetent umzugehen. Beispielsweise mit neuen Checklisten und Protokollen – für Grautöne. Auch das wäre denkbar und absolut machbar. Aber solange die Akzeptanz von Grauzonen und Unsicherheit in der Medizin für viele suspekt bleibt, wird es nie gelingen, einen *unsicherheitsorientierten Risikodiskurs* zu führen und Ärzte und Patienten zu *risikobewussten und risikomündigen Akteuren* zu machen.

Toleranz gegenüber Unsicherheit: Im Arztberuf ist Toleranz gegenüber Unsicherheit und Ungewissheit gefragt. Und auch ein Interesse für all diejenigen Dinge, die wir nicht wissen. Wer als

Arzt nicht mit Unsicherheit umgehen kann, der wird durch überzogene und sinnlose Abklärungen immer mehr falsch-positive Resultate erhalten und gegebenenfalls iatrogen(!) dem Patienten durch unnötige Vereinnahmungen mehr schaden als nützen. Man denke beispielsweise an das Screening bei Mamma- und Prostatakarzinom oder an die Schwierigkeit der Interpretation der Befunde bei gewissen Tumor-Nachkontrollen. Ein gewisses Maß an Unsicherheit muss toleriert werden können, gerade im Zeitalter der technisierten Medizin, wo überall und jederzeit durch Knopfdruck alles abgeklärt und behandelt werden kann. Und es sind im Besondern auch die Grautöne in der Welt des Patienten, für welche wir uns vermehrt interessieren müssten. Denn diese sind der Wahrheit oft näher als wir, die auf reduzierte Schwarz-weiß-Denkraster eingeschworen sind.

Die Autoren des eingangs erwähnten Artikels mit dem Titel „Tolerating Uncertainty – The Next Medical Revolution?" gehen hier noch einen Schritt weiter und fordern, „our [...] assessments and evaluations will need to be modified to emphasize reasoning, the possibility of more than one right answer, and consideration of our patients' values." [231] Wir müssten im medizinischen Diskurs auch die Möglichkeit von mehr als einer richtigen Antwort zulassen. Das Kultivieren einer Toleranz für Unsicherheit werde gewinnbringend sein für das Verhalten des Arztes, für den Umgang mit den Patienten und damit für die gesamte medizinische Kultur. Und sie plädieren dafür, dass in der medizinischen Praxis viel häufiger auch *Fragen* gestellt werden, welche die Grautonskalen des Menschseins ansprechen. Auch sollten wir weniger über Diagnosen sprechen als vielmehr über *Hypothesen* und damit übertriebene Erwartungen seitens der Ärzte und Patienten möglichst vermeiden. Zudem gehen die Autoren davon aus, dass die zukünftige Medizin des 21. Jahrhunderts sich für Routineabklärungen vermehrt standardisierter Algorithmen bedienen und deshalb viel effizienter und schneller sein wird. Die Ergebnisse dieser Abklärungen werden entsprechend im binären Stil, im Ja/nein-Stil zu erwarten sein, sodass die Anstrengungen und der Wert von uns Ärzten und Ärztinnen zunehmend im Grauzonenbereich liegen werden – also genau dort, wo wir mit den Unsicherheiten der Patienten und deren Krankheiten konfrontiert werden. Dort, wo der binäre Stil kaum noch eine Chance haben wird. Auch hier wird die Qualität einer guten Arzt-Patienten-Beziehung sehr wichtig sein. Bereits Ende des vorletzten Jahrhunderts galt für den Arzt *William Osler* die Maxime „die Medizin ist eine Wissenschaft der Unsicherheit und eine Kunst der Wahrscheinlichkeit" (zitiert nach [231]). Fazit: Das Einzige, was gewiss ist, ist die Unsicherheit, denn die Sicherheit ist und bleibt eine Illusion – das gilt insbesondere auch für die Medizin.

11.2 Kontingenz

In unserem Denken und Handeln herrscht weitgehend *Kausalität* und unsere Naturgesetze sorgen für eine bestimmte Ordnung, ohne die unsere Existenz nicht diejenige wäre, die sie ist. Gemäß dem *anthropischen Prinzip* ist unsere Existenz entscheidend von den herrschenden Naturgesetzen abhängig (s. Exkurs). Das ist gut so, denn eine Welt ohne Kausalität entzieht sich unserer Vorstellungskraft. Doch jenseits des Naturgesetzlichen gibt es die *Kontingenz,* oft auch *Zufall* genannt. Auch Kontingenz hat in unserem Leben eine Bedeutung. Nicht nur im normalen Alltag, besonders auch im Kontext von Gesundheit, Krankheit und in der Medizin generell. Unerwartete und in ihrer Entstehung nicht erklärbare Ereignisse mit Zufallscharakter lassen bei vielen Menschen Fragen aufkommen. Sehr oft handelt es sich um existenzielle Fragen, auf welche gute Antworten zu finden oft schwierig ist: Wieso erkranke ich? Wieso gerade diese Krankheit? Wieso hilft keine Therapie? Im Folgenden soll ausführlicher auf den Begriff der Kontingenz, insbesondere auf Kontingenz im Kontext der Medizin eingegangen werden.

Exkurs

Anthropisches Prinzip

Damit ist die Feststellung gemeint, dass die menschliche Existenz sehr entscheidend sowohl von den in unserem Universum geltenden Naturkonstanten als auch von deren jeweiligen Größen abhängt. Die Entdeckung des anthropischen Prinzips führt zu weiteren Diskussionen, in welchen es um die Thematik der Stellung des Menschen im Kosmos geht. Muss das Universum so beschaffen sein, dass der Mensch in diesem Universum existieren kann, oder ist die menschliche Existenz so, wie sie ist, weil das Universum so beschaffen ist, wie es ist?

11.2.1 Kontingenz oder die Möglichkeit des Auch-anders-sein-Könnens

Der Begriff Kontingenz: Wenn wir von Kontingenz sprechen, dann meinen wir damit meistens den *Zufall* und wir bedienen uns dieses Ausdrucks, wenn es um die Thematik von Ordnung und Chaos geht. Bei Kontingenzgeht es aber um noch viel mehr: Es geht um eine menschliche Grunderfahrung, nämlich um die *Konfrontation mit Ordnungsbrüchen,* welchen jeder Mensch existenziell und im Laufe seines Lebens ständig ausgesetzt ist. Ob jung oder alt, ob gesund oder krank, ob religiös oder nicht religiös. Konfrontation mit Ordnungsbrüchen meint unmittelbares und ungewolltes Erleben von Unverfügbarkeit. Im Negativen in Form persönlichen Leidens bei Krankheit und/oder im Rahmen einer Lebenskrise, im Positiven in Form unverdienten Glücks, als Gesundheit oder im Erfahren einer dauerhaften Liebe. In beiden Fällen stellt sich die Frage, „warum wir dazu bestimmt zu sein scheinen, in solch einer undurchschaubaren Welt zu leben, und warum sich in ihr so viele Bedrohungen, aber nur Spuren von einer letzten Erfüllung und von einem friedfertigen Zusammenleben der Menschen finden" [274] (S. 11). Es geht um die Ratlosigkeit bei den Fragen, die bei solchen Widerfahrnissen auftauchen. Namentlich um die dabei mitgedachte *Möglichkeit eines Auch-anders-sein-Könnens,* welche im Begriff der Kontingenz erfasst wird und mit welcher sich *Kurt Wuchterl* in seinem Buch „Kontingenz oder das Andere der Vernunft, Zum Verhältnis von Philosophie, Naturwissenschaft und Religion" auseinandergesetzt hat [274]. Und es geht um die Frage, warum die Welt nicht *anders* ist. Und im Kontext von Krankheit oder Unfall geht es letztendlich um die Frage, weshalb es gerade mich getroffen hat.

Der Kontingenzbegriff bei Kurt Wuchterl

Logischer und religionsphilosophischer Kontingenzbegriff: Zum besseren Verständnis sollen zuerst einige Grundlagen geschaffen werden. Ich beziehe mich dabei auf die Ausführungen von *Kurt Wuchterl* [274] (S. 21 ff). Was verstehen wir unter Kontingenz? Offensichtlich verschiedene Dinge, denn beim Begriff der Kontingenz ist zu unterscheiden zwischen dem *logischen* und dem *religionsphilosophischen* Kontingenzbegriff. Und innerhalb des logischen Kontingenzbegriffs werden wiederum drei unterschiedliche Arten von Notwendigkeit differenziert. Wichtig ist in erster Linie, zwischen den beiden Kontingenzbegriffen, dem logischen und dem religionsphilosophischen zu unterscheiden.

- Im *logischen (allgemeinen)* Verständnis von Kontingenz ist Möglichkeit und Nichtnotwendigkeit gemeint, das heißt, kontingent ist ein Sachverhalt dann, wenn dieser *möglich und nicht notwendig* ist. In Abhängigkeit vom *Notwendigkeitsbegriff* ändert sich nun aber der Kontingenzbegriff: Kurt Wuchterl unterscheidet zwischen analytischer, naturgesetzlicher und ontologischer Notwendigkeit.

- Dem *analytischen Verständnis* von Kontingenz liegt die analytische Notwendigkeit zugrunde. Sie betrifft die logisch wahren Sätze, mathematische Theoreme (der Satz des Pythagoras) und die aufgrund ihrer Bedeutung wahren Sätze (Alle Schimmel sind weiß). Diese Sätze sind analytisch notwendig. Aussagen, die *nicht* analytisch notwendig sind, heißen *analytisch kontingent* (Bsp. „Die Lichtgeschwindigkeit beträgt ca. 300000 km/s").
- Dem *naturgesetzlichen Verständnis* von Kontingenz liegen Notwendigkeiten zugrunde, die den Naturgesetzen entsprechen. Aussagen, die *nicht* naturgesetzlich notwendig sind, heißen *naturgesetzlich kontingent* (Bsp. „Wenn es blitzt, dann donnert's", weil es elektrische Entladungen gibt, die keinen Donner bewirken).
- Dem *ontologischen Verständnis* von Kontingenz liegen dagegen Notwendigkeiten zugrunde, die den Naturgesetzen *nicht sichtbar oder gar nicht* entsprechen. Entweder handelt es sich um zurzeit noch unbekannte Naturgesetze oder um Naturgesetze anderer Universen mit völlig anderen Strukturen. Eine ontologische Notwendigkeit liegt demnach vor, wenn die Notwendigkeit einer ontologischen Ordnung entspricht. Aussagen, die *nicht* ontologisch notwendig sind, heißen *ontologisch kontingent* (Bsp. „Die Lichtgeschwindigkeit beträgt ca. 300000 km/s", sofern man nur die Bedingungen der Naturgesetze im Auge hat, ist dieser Satz zwar naturgesetzlich *notwendig,* aber ontologisch betrachtet kontingent, also *ontologisch kontingent*).

- Im *religionsphilosophischen (spezifischen) Verständnis* von Kontingenz dagegen kommt man weg vom allgemeinen Kontingenzbegriff, bei dem es um die Bezeichnung von möglichen, aber nicht notwendigen Sachverhalten geht, hin zum spezifischen Kontingenzbegriff, der sich durch Einbeziehung existenzieller Erfahrungen an religiösen und philosophischen Ansprüchen orientiert und sich dabei auf individuelle Meinungen bezieht [274] (S. 26).

Mit welchem der Kontingenzbegriffe dem logischen oder dem religionsphilosophischen, haben wir es nun in unserem Kontext zu tun? Wenn es um den plötzlichen Ausbruch einer unerwarteten Krankheit und um das erfolgreiche Gelingen oder Nichtgelingen einer medizinischen Behandlung geht? Mit welchem Kontingenzbegriff haben wir es zu tun, wenn wir damit die menschliche Grunderfahrung der *Konfrontation mit Ordnungsbrüchen* meinen, welchen jeder Mensch existenziell und wiederholt ausgesetzt ist? Bewegen wir uns innerhalb dieser Fragen im logischen Verständnis von Kontingenz oder im religionsphilosophischen?

Kontingenzformen im Kontext von Krankheit: Nach Kurt Wuchterl sind „Zufälligkeiten wie unsere Staatsangehörigkeit, unsere gesellschaftliche Stellung, ebenso Krankheit und Schicksalsschläge, aber auch Glück und Gesundheit" [274] (S. 28) mögliche Phänomene, deren Notwendigkeit zunächst nicht eingesehen werden kann, und er stuft sie deshalb als *allgemeine, logische, naturgesetzliche Kontingenz* ein. Krankheit und Glück spielen sich in unserem Leben ab und sind demnach naturgesetzlich kontingent (zufällig). Nun stellt sich die Frage, ob beim Ausbruch einer Krankheit auch eine Situation vorliegt, welche einer Konfrontation mit dem *religionsphilosophischen (spezifischen) Kontingenzbegriff* entspricht. Mit der religionsphilosophischen Kontingenz ist eine absolute Nichtnotwendigkeit von existenziell wichtigen Sachverhalten, die zu einer reflexiven Auseinandersetzung führen, gemeint [274] (S. 35ff).[43] Als Beispiel für eine absolute

43 Eine persönliche Überzeugung sei dann *religionsphilosophisch kontingent,* so Kurt Wuchterl, wenn (1) der angesprochene Sachverhalt (z.B. die Krankheit) als ontologisch kontingent beurteilt wird, (2) die Nichtnotwendigkeit nicht durch eine menschliche Hand-

Nichtnotwendigkeit wird hier das Auftreten einer genetisch bedingten Krankheit aufgeführt. Dass massives Übergewicht und eine inadäquate Ernährung zu einem Diabetes mellitus führen, ist bekannt. Hier kann wohl kaum von einer absoluten Nichtnotwendigkeit gesprochen werden. Sicher aber ist, dass im Fall des „unerwarteten Auftretens einer Krankheit" der Betroffene ein unmittelbares und ungewolltes Erleben von Unverfügbarkeit verspürt. Denn es geht in solchen Fällen immer um die existenzielle Erfahrung eines Ordnungsbruchs, mit welchem sich jeder auf seine Art auseinandersetzt. In diesem Fall wird der Betroffene auch mit dem spezifischen, religionsphilosophischen Kontingenzbegriff konfrontiert ist.

Kontingenzbewältigung: Kontingenzerfahrungen müssen in irgendeiner Art bewältigt werden. Eine Kontingenzbewältigung kann

- durch den Versuch der Einordnung in das naturgesetzliche Ordnungsschema geschehen oder
- durch den Versuch der Einordnung als Erlebnis einer Grenzsituation. Bei gläubigen Menschen kann dies ein Anlass zu Glaubensakten sein, bei nicht gläubigen Menschen dagegen kann die Kontingenz ohne ähnliche Schlüsse anerkannt werden.

Zur zweiten Möglichkeit: „*Religion* kann als *eine* Möglichkeit betrachtet werden, sich zur religionsphilosophischen Kontingenz zu verhalten." [274] (S. 40.) Für *Hermann Lübbe* ist Religion die „Kultur der Anerkennung unverfügbarer Daseinskontingenz". Und nach Kurt Wuchterl wird Religion gelegentlich auch als *Kontingenzbewältigungspraxis* charakterisiert. Erstens umfasst das allgemein religiöse Verhalten die Kultur der Kontingenzanerkennung, aber diese ist nicht hinreichende Bedingung für Religion, denn auch Skeptiker, Agnostiker und Atheisten können gegebenenfalls religionsphilosophische Kontingenzen anerkennen. Und zweitens scheint religiöse Kultur stets auf der Überzeugung aufzubauen, *das Jenseits der Grenze* nicht als definitives Nichts absoluter Dunkelheit betrachten zu müssen. Dieses wird im Gegenteil als Ort der *Begegnung mit einem „ganz Anderen"* verstanden. Als Chiffre für alles, welches sich der menschlichen Erkenntnis und Verfügbarkeit entzieht, lässt sich demnach auch die *immanente Transzendenz* denken. Das *Andere der Vernunft* ist ontologisch nicht strukturiert, weil es nicht vom *Prinzip des zureichenden Grundes* erfasst wird.[44]

Gibt es eine philosophische Kontingenzbewältigung?

Der ausführliche Bezug auf *Kurt Wuchterl* ist hier abgeschlossen. Doch man kann weitere Überlegungen dazu anstellen: So ist beispielsweise neben der *Religion* auch die *Philosophie* als Möglichkeit zum Umgang mit der Kontingenz zu betrachten. Von nicht gläubigen Menschen kann die Kontingenz auch anerkannt werden, ohne gleichzeitig Anlass zu Glaubensakten innerhalb gängiger Religionen zu geben. Die Schwierigkeit besteht darin, dass die Grenzen der wissenschaftlichen Vernunft überschritten werden und auch hier nicht von einer naturgesetzlichen Bewältigung der Kontingenz gesprochen werden kann. Die Bewältigung wäre demnach keine naturgesetzliche, sondern eher eine

lung beseitigt werden kann, wenn (3) der Sachverhalt von existenziellem Interesse ist und (4) zur argumentativen Auseinandersetzung drängt.

44 Das Prinzip des unzureichenden Grundes, *Gottfried Wilhelm Leibnitz*. „Im Sinne des zureichenden Grundes finden wir, dass keine Tatsache als wahr oder existierend gelten kann und keine Aussage als richtig, ohne dass es einen zureichenden Grund dafür gibt, dass es so und nicht anders ist, obwohl uns diese Gründe meistens nicht bekannt sein mögen."

ontologische: Die Aussage hat ihre Notwendigkeit jenseits der Gültigkeit der Naturgesetze, sie ist ontologisch kontingent. Die Voraussetzung dafür ist nicht die Existenz *anderer* Universen mit völlig anderen Strukturen und anderen Naturkonstanten, sondern beispielsweise die Existenz bis jetzt unbekannter Strukturen und Möglichkeiten innerhalb *dieses, unseres* Universums. Die Notwendigkeit, dass etwas ist oder nicht ist, wäre nicht eine naturgesetzliche, sondern eine ontologische Notwendigkeit, welche ein Jenseits der Naturgesetze innerhalb unseres Universums zulässt, ohne dass dieser Raum von einer Religion besetzt werden muss.

Dieser Modus scheint plausibel und würde einer philosophischen Kontingenzbewältigung eine taugliche Grundlage verschaffen. Dass ein Diskurs über Kontingenz und Ordnungsbrüche auch die Möglichkeit des Überschreitens der Naturgesetze zulassen muss, scheint mir ebenfalls statthaft. Und dass die unter solchen Bedingungen neu verstandenen „Ordnungen" keine konsistenten Ordnungen im üblichen Sinn sind und dass in solchen philosophischen Entwürfen ein Anspruch auf Notwendigkeit kaum noch bestehen kann, versteht sich von selbst. Eine Kontingenzbewältigung dieser Art geschieht zwar jenseits der Naturgesetze, beruft sich gleichzeitig aber auf die Natur selbst. Oder zumindest auf eine Interpretation der Natur, die Erfahrungen und Spekulationen jenseits des Rationalen und Naturgesetzlichen zulässt. Die Philosophie als eine Kontingenzbewältigung, die mit *glauben* im Sinne von *nicht wissen* viel zu tun hat, losgelöst von irgendwelchen religiösen und konfessionellen Inhalten und Überzeugungen. Eine gleichsam *metaphysische Kontingenzbewältigung,* in welcher die Möglichkeit eines *ganz Anderen* zwar existiert, dieses Andere sich jedoch weder auf einen Gottesglaube oder Frömmigkeit einengen, noch auf sonst etwas in irgendwelcher Hinsicht Gegebenes fixieren lässt. Ob hier die Verwendung des Begriffs der *philosophischen* Kontingenzbewältigung überhaupt noch seine Berechtigung hat, ist eine andere Frage. Das schließt jedoch nicht aus, dass solche Formen von Kontingenzbewältigung tatsächlich und sehr oft existieren. Denn gerade sie haben den Habitus von etwas *Philosophischem* in einem viel engeren Sinn, namentlich dem Ansinnen, sich vom Glauben und der Religion klar abzugrenzen, ohne dabei die *Option des ganz Anderen* auszuschlagen. Vielleicht müsste man den Mut haben, wieder vermehrt auf den alten *Begriff des Metaphysischen* zurückzugreifen. Dieser sagt einerseits sehr viel aus und tut dies in ganz besonderer Weise: Das *ganz Andere* „existiert" außerhalb unserer physisch fassbaren Welt. Und er sagt andererseits überhaupt nichts darüber aus, wie dieses ganz Andere in Bezug auf Form und Inhalt ist oder gar zu sein hat.

11.2.2 Kontingenz und Lebenswelt

Der Begriff Zufall: In Kap. 3 „Gesundheit, Krankheit, Medizin und Medikalisierung" wurde darauf hingewiesen, dass beim komplexen Prozess der Krankheitsentstehung oder Gesundheitserhaltung ebenfalls mit Zufall, Glück und Unglück zu rechnen ist, denn auch sie sind Faktoren, die an diesem Geschehen in irgendeiner Weise beteiligt sind und dieses konstituieren. „Gesundheit zu besitzen ist im Wesentlichen Glück, an Krankheit zu leiden im Wesentlichen Unglück." (s. Kap. 3.1.4). Glück ist bekanntlich ein mehrschichtiger Begriff. Im Volksmund gilt, dass man von *Glück* bzw von *Glück haben* spricht, wenn bei irgendeinem Ereignis der Zufall mitspielt und dieser für den Betroffenen zu einem positiven Ergebnis führt. Ist dagegen das Ergebnis negativ, dann spricht man von *Unglück* bzw. von *Unglück haben.* Doch was ist *Zufall*? Wohl am ehesten die *Gegenposition zur kausalen Erklärung* eines einzelnen Ereignisses oder des Zusammentreffens mehrerer Ereignisse. Wenn aufgrund fehlender Kausalität das Ergebnis eines Ereignisses weder voraussehbar noch berechenbar ist und sich dieses Ergebnis ohne erkennbare Ursache oder Absicht ergibt, dann liegt ein Zufall vor.

Krankheit und Kontingenz: Es ist das Mögliche, das eintreten kann, aber nicht eintreten muss. Es geht um die Thematik der Kontingenz im Kontext von Krankheit und dieses Geschehen wird verstanden als ein biologisches, als ein *auch, aber nicht nur* naturwissenschaftlich beschreibbares Geschehen. Nun ist aber unser biologisch-naturwissenschaftliche Denken bekanntlich ein kausales, ein Ursache-Wirkung-Denken, bei welchem der Zufall als ungebetene Randfigur und Störenfried erscheint. In unserem naturwissenschaftlichen Verständnis werden Gesundheit und Krankheit grundsätzlich bestimmt durch physikalische, biochemische, mikrobiologische und andere Prozesse und diese basieren in der Regel auf Kausalität. Meistens, aber eben nicht immer, denn diese Prozesse sind nicht selten auch rein zufällig. Es genügt, dass bloß ein einziger *Teilprozess* des gesamten Erkrankungs- oder Genesungsprozesses dem Zufall unterworfen ist. Dann führt der vermeintlich als Kette einzelner Kausalgeschehen interpretierte Prozess zu einem kontingenten Ergebnis, welches rein naturwissenschaftlich weder sicher erfasst noch sicher vorausgesagt werden kann. Dass Zufälle auch in der Natur vorkommen, haben Biologen, Mathematiker und Physiker längstens erfahren. Auch bleibt oft unbekannt, ob ein Ergebnis eines bestimmten Prozesses kausal oder rein zufällig entstanden ist, da die Kontingenz sich meistens weder nachweisen noch ausschließen lässt. Deshalb sind auch viele der biologischen Vorgänge weder sicher voraussehbar noch gezielt beeinflussbar oder vermeidbar. Das Ergebnis (und die Folgen) dieses prozessualen Geschehens treten unerwartet auf, sind plötzlich erkennbar da, beispielsweise in Form einer manifesten Krankheit. Wie ein Unglück, in den allermeisten Fällen ohne Selbstverschulden. Ein Unglück für den Betroffenen, ein Glück für denjenigen, den es nicht betrifft. Oder ist es Schicksal? Schicksal wäre eine unausweichliche Bestimmung durch eine höhere Macht, die ohne menschliches Zutun entscheidend auf das Leben eines Menschen oder Tieres einwirkt.

Konsistenz als konstituierendes Element: Die Kontingenz ist offensichtlich ein konstituierender Teil unsere Existenz. Auch der Zufall bestimmt unser Dasein, unser Leben und das Dasein des anderen und dessen Leben. Das ist ein Faktum. Eine Tatsache, die als beruhigend empfunden werden kann, denn auf diese Weise wird die gelegentlich „knallharte Kausalität" gelegentlich ausgehebelt. Damit ist nicht alles berechenbar und planbar. Es scheint nicht so, wie man früher noch geglaubt hat, dass der Mensch die Welt und das Leben nur genügend studieren müsste, bis ins letzte Detail „die Bewegungen der größten Himmelskörper und des leichtesten Atoms" erfassen, dann wäre alles erklärt und bestimmt, und für den Zufall würde es keinen Platz mehr geben. Es scheint wirklich nicht so zu sein, denn es sind die Mathematiker und die Physiker selbst, die uns das lehren. Der Kontingenz ist auch durch Fortschritt kaum beizukommen. Im Gegenteil! Je mehr wir wissen, umso mehr wird uns klar, dass der Zufall in unserer Lebenswelt eine entscheidende Rolle spielt.

Zufall in der Quantenphysik: „Der Quantenphysiker *Anton Zeilinger* erinnert an die Existenz des ‚objektiven Zufalls', also daran, dass sich in der Welt des Allerkleinsten manche Ereignisse einfach nicht voraussagen lassen. „Selbst der liebe Gott kennt die Ursache nicht, er kann sie nicht kennen"", zitiert *Malte Henk* in seinem Beitrag „Alles Zufall?" im Dossier der Zeitschrift *Die Zeit,* den Physiker *Anton Zeilinger* [111]. So ist beispielsweise die Brownsche Molekularbewegung, die ein Molekül durch Stöße mit anderen Molekülen beschreibt, eine rein zufällige Bewegung. Auch in der statistischen Mechanik gibt es den Zufall: Wärme ist der Ausdruck „für den Aufruhr nicht wahrnehmbarer Teile des Objekts" [111] (S. 15), wobei beispielsweise der Druck eines erwärmten Gases einem „Trommeln" dieser Teile gegen die Wände des Behälters entspricht. Die Bewegungsintensität des „Trommelns" dieser Teile ist dabei zwar temperaturabhängig und bestimmbar, deren Bewegungsrichtung ist jedoch rein zufällig.

Die *Interpretationen der Quantenphysik* beziehen sich auf Wahrscheinlichkeiten, nicht aber auf Sicherheit. Viele Dinge laufen hier *nichtdeterministisch* ab und auch die zeitliche Dynamik ist je nach Interpretation *nichtlinear.* Der Zustand eines Quantenteilchens, beispielsweise dessen Spinwert, ist nichts anderes als die Superposition (Überlagerung) zweier gegensätzlicher Spinwerte in abweichender Richtung. Erst die Messung des Zustandes führt zu einem Kollaps der Wellenfunktion, das heißt, aus der Superposition verschiedener Zustände wird durch die Messung nur ein einziger Zustand gleichsam realisiert.[45] *Welches* Ergebnis zu beobachten ist, ist nicht voraussehbar – es sei denn, die Teilchen sind quantenmechanisch miteinander *verschränkt.* In diesem Fall aber gibt es statistische Korrelationen der Messergebnisse zwischen diesen Teilchen, auch wenn diese sehr, sehr weit entfernt voneinander sind – eine *spukhafte Fernwirkung* gleichsam. Es muss eine gegenseitige, *nicht lokale* (das heißt über eine sehr, sehr weite Entfernung vonstattengehende) Beeinflussung existieren, die nicht mehr über Informationsaustausch möglich ist (denn sie würde *superluminale* Geschwindigkeiten erfordern). Ein weiterer interpretationsrelevanter Aspekt in der Quantenmechanik ist der *Indeterminismus:* Die *sog. Kopenhagener Deutung* ist *nichtdeterministisch.* Die Heisenbergsche Unschärferelation – die Unmöglichkeit einer gleichzeitigen Beschreibung von Ort und Impuls eines Teilchens – beschreibt eine *tatsächliche* Unmöglichkeit. Die Zukunft des Teilchens ist demnach *epistemologisch und ontologisch unvorhersehbar* (z. B. der Zerfall eines einzelnen Radiumatoms). Eine ganze Reihe von Aspekten und Begriffen in der Quantenmechanik bricht mit den etablierten Vorstellungen der klassischen Physik und läuft der alltäglichen Anschauung zuwider. Die Natur wird nicht allein durch die klassische Physik, sondern zusätzlich durch die Quantenphysik und die Relativitätstheorie beschrieben. Insbesondere all das, was sich im Mikrobereich abspielt. In der Quantenmechanik herrscht ganz offensichtlich ein *elementarer, natürlicher Zufall.* „Auf dieser Ebene geschieht etwas ohne Grund, aber für die Wahrscheinlichkeit, warum dieses oder jenes ohne Grund passiert, gibt es strikte Gesetze. Diese Art von Naturgesetzlichkeit ist völlig unerwartet und überraschend ..." [113]

Die Antwort auf die Frage, *ob überhaupt, wie, wann und warum* der Zufall – der im *Mikrobereich* der Quantenphysik die Regel ist – sich im *Mesobereich* menschlicher Krankheiten spürbar oder gar sichtbar auswirkt, diese Antwort ist zurzeit noch absolut offen. Auch wenn hier auf viele Fragen die „richtigen" Antworten noch fehlen, spricht dies weder gegen die Existenz von Kontingenz noch gegen eine mögliche Auswirkung von Kontingenz auf das Geschehen im *Mesobereich,* also auf den Bereich unseres Alltagsgeschehens.

Die Suche nach Zusammenhängen: Dass die Intuition für ein gelingendes (Über-)Leben grundlegend ist, daran wurde bereits beim Thema „Entscheidung in Unsicherheit" erinnert. Aber die Intuition trügt auch, denn vieles in unserem Leben ist *kontraintuitiv,* da der Mensch grundsätzlich unter Vorurteilen leidet. Ein Beispiel: Die Wahrscheinlichkeit der folgenden Geburtenabfolge von sechs Säuglingen, die nacheinander in einem Krankenhaus zur Welt kommen – jeder wird natürlich unabhängig vom nächsten geboren –, ist exakt identisch:

45 Der Kollaps der Wellenfunktion ist Bestandteil der Kollaps-Interpretationen der Quantentheorie. Es gibt daneben auch sog. Nicht-Kollaps-Interpretationen, so beispielsweise die De Broglie-Theorie und die Everett-Interpretation.

M-M-M-M-M-M und J-M-J-J-M-J; wobei mit M Mädchen und mit J Jungen gemeint ist. Das mag auf den ersten Blick zwar erstaunlich sein und entspricht nicht unserer Intuition, aber es gibt eine einfache Erklärung dafür. Der rational denkende Mensch (nicht das Tier) sucht unbewusst nach Zusammenhängen. Er halluziniert gleichsam Strukturen in Prozesse hinein, die chaotisch sind. Den Zufall würde er am liebsten ausblenden. Paranoide und einfühlsame Menschen neigen im Übrigen ganz besonders dazu – sie sind blind, für das, *was einfach passiert*. Das, was mir geschieht, soll mir nicht *nur* zufällig geschehen. Offenbar ist es grausamer, die Furcht seines Daseins nicht zu begreifen, als den Zufall als solchen zu ertragen – moniert der Soziologe *Hartmut Rosa*. „Jemand verliert ein Bein bei einem Unfall und findet: Es musste so sein. Es war gut für mich. Ständig ist da das Motiv: Das Schicksal will mir da etwas mitteilen, es meint mich." [111] (S. 17).

Und *Henk Malte* sinniert: Ist Leben auf unserem Planeten Erde ein zufälliges Ereignis? Jedenfalls muss vieles stimmen, dass Leben in der Art, wie wir es kennen, überhaupt entstehen kann. Stimmen muss die Masse des Planeten, die Temperatur, die Atmosphäre, die stabile Bahn, Wasservorkommen und vieles mehr. Die Chance, dass Leben entsteht, ähnelt der Chance, dass ein Taifun über einen Schrottplatz rast und sich aus den aufgewirbelten Teilen ein Jumbojet zusammensetzt. Vielleicht ist das irgendwo und irgendwann ein zweites Mal geschehen. Alles Zufall? Laut Henk Malte alles Zufall! Die Wahrscheinlichkeit eines erfolgreichen Ereignisses nimmt jedenfalls mit jedem Würfeln zu – und gewürfelt wird seit Langem und überall und immer wieder!

Zufall – Teil eines jeden Lebens: Im Leben passieren unfassbar viele Dinge, unvorstellbar viele Ereignisse. Wenn eine Münze billionenfach geworfen wird, kann es sein, dass eine Wahnsinnsserie eintritt. Es kann aber auch sein, dass bei der Zellteilung irgendeinmal eine Mutation, ein „blöder" Fehler auftritt. Und die Krankheit ist da. Vielleicht ein Tumor, vielleicht Glioblastom, ein maligner Hirntumor, für welchen weder genetische noch Umwelteinflüsse bekannt sind. Das ist reiner Zufall – Pech gehabt! Und nicht nur das ist Zufall oder Pech, denn der Mensch wird viel mehr vom Zufall gelenkt, als er sich dessen bewusst ist. Und diese *Zufallseffekte akkumulieren* sich. Bei jedem Menschen, ein Leben lang. Eine Dominokette, an deren Beginn bereits der Zufall mächtig mitspielt (die Zeugung – eine Eizelle und ganz viele Spermien) und an deren Ende ich stehe. Bei jedem anderen, ebenfalls ein Leben lang. Bei den Tieren, bei den niedrigeren Wesen, bei den komplexesten Strukturen des Universums, seit es dieses gibt. Diese Einsicht muss uns helfen, herauszufinden, wie wir Menschen mit der Welt um uns herum in Beziehung treten. Gerade mit all den Bereichen, die sich der Beherrschung und Verfügbarkeit entziehen. Für einige ist es Schicksal, für andere ist es Gott. In jedem Fall ist es ratsam, unser Leben, unsere Erfolge und unsere Misserfolge *auch* auf den Zufall und nicht nur auf eigene Leistungen zurückzuführen.

11.2.3 Kontingenz und Krankheit

Ausreichende Grundkenntnisse über das Wesen der Kontingenz und die Einsicht, dass dieser nie wirklich zu entkommen ist, sind Voraussetzung und Bedingung zugleich, einer schwereren Krankheit einigermassen vorbereitet und besonnen entgegenzutreten. Beide – nicht nur die Krankheit, auch die Gesundheit – sind aus dieser Betrachtungsweise zu verstehen, zu interpretieren und anzugehen. Denn es hat nicht alles und immer seine Ursachen und Gründe. Vieles kommt einfach so – sehr oft ohne irgendwelche Erklärung. Und das ist auch gut so. Denn wäre es anders, würde eine lückenlose Kausalität für sämtliche Lebensprozesse, für das gesamte Leben existieren. Das würde bedeuten, dass damit eine uneingeschränkte Voraussehbarkeit eines jeden Geschehens und eine bedingungslose (Selbst)Verantwortlichkeit postuliert werden müsste – auch für unser Kranksein. Und hier sind wir erneut bei der Schuldfrage im Kontext von Krankheit. Auf sie wurde bereits eingegangen und sie wird später erneut thematisiert.

Gerade weil nicht alles und immer seine Ursache und seinen Grund hat, kann es ratsam sein, gewisse Dinge besser zu akzeptieren, sie hinzunehmen und sich umso mehr an die gelingende Verarbeitung zu machen. Dies bewahrt den Betroffenen davor, für gewisse Dinge Erklärungen und Gründe zu suchen, die er ohnehin nie finden wird. Das hat allgemeine Gültigkeit, gilt im Besonderen aber für Gesundheit, Krankheit und Medizin. Hier ist akzeptierendes Hinnehmen und konstruktives Angehen wesentlich erfolgreicher als endloses Hinterfragen.

11.3 Serendipität

Wenn von Serendipität oder vom *Serendipitätsprinzip* gesprochen wird, dann wird darunter eine *zufällige und unerwartete Entdeckung* von etwas verstanden, nach dem man gar nie gesucht hat. Es kann sich dabei um einen ideellen und/oder materiellen (Mehr-)Wert handeln. Als Folge einer zufälligen Entdeckung und in Verbindung mit Kreativität taucht etwas *Neues und Unerwartetes* auf. Etwas, mit dem prospektiv überhaupt nicht zu rechnen war und dessen Wert erst retrospektiv erkannt wird. So kann beispielsweise ein praktisch verwendbares Produkt entstehen oder sich auch ein nicht materielles, ideelles Gut entwickeln. Der Name Serendipität steht in Anlehnung an ein persisches Märchen, in dem *drei Prinzen aus Serendip* (alte Bezeichnung für Ceylon, das heutige Sri Lanka) mehrere unscheinbare Beobachtungen machten und dabei etwas herausfanden, nach dem sie gar nie suchten.

11.3.1 Über das Phänomen der Serendipität

Die Besonderheit von Serendipität liegt im Eintreten eines Erfolgs ohne absichtsgeleitete Handlung, in der Eigentümlichkeit eines Gewinns ohne entsprechenden Einsatz, in einem *Gelingen zwischen Programm und Zufall.* Eine arbiträre, völlig unbeabsichtigte Beobachtung und/oder ein zufälliges Ereignis bedingen eine nicht zielgerichtete Suchbewegung, welche ihrerseits überraschend zu einer nie geahnten Entdeckung führt. Zu einer Entdeckung von etwas, nach welchem man andernfalls nicht bloß nie gesucht, sondern an dessen Existenz und dessen Bedeutung man gar nie gedacht hätte. Beispiele für solche Entdeckungen gibt es zuhauf, vom Banalsten wie dem Post-it, dem Klettverschluss oder der Erfindung des Nylonstrumpfs bis hin zum Genialsten wie der Entdeckung der Röntgenstrahlen, des Penicillins oder gar der Entdeckung eines ganzen Kontinentes wie Amerika. Heute besonders aktuell sind die Serendipitätseffekte beim Surfen im Internet, insbesondere wenn dabei gewisse Informationen unbeabsichtigt entdeckt werden. Wie häufig sucht man im Internet nach etwas ganz Bestimmten und stößt dann zufälligerweise auf etwas ganz anderes. Auf etwas, das sich letztlich als wesentlich bedeutungsvoller und für den Benutzer nachhaltiger erweist, als dasjenige, nach dem man ursprünglich gesucht hatte.

Kreative Offenheit: Auch hier spielt die *Kontingenz,* der Zufall, eine ganz wesentliche Rolle. Dieser Zufall allein reicht aber nicht. Für das Eintreten von Erfolg mitentscheidend ist immer auch die Bereitschaft, für Neues offen zu sein und die Fähigkeit, aus dem unerwartet Aufgetauchten die richtigen Schlüsse zu ziehen. So sind es nicht nur die Zufälligkeiten, die das Leben bereichern, sondern es braucht auch die Kompetenz, im richtigen Moment das Unerwartete zu erkennen und diesem mit Unvoreingenommenheit und kreativer Offenheit zu begegnen.

Gewohnheit und Serendipität: Was das menschliche Leben mit dem Funktionieren des Internets gemeinsam hat, ist, dass sich beide an der Vergangenheit orientieren. Wir orientieren uns an unserem zurückliegenden Verhalten, das Internet an den ihm zuvor eingegebenen Anfragen und Suchaufträgen. Was im Netz die Algorithmen sind, ist im menschlichen Leben die Gewohnheit. Was früher geschah und heute geschieht, wird als weitere Endlosschlaufe auch morgen geschehen. Vielleicht nicht genau dasselbe, aber zumindest das durch Gewohnheiten stark Mitbestimmte. Wenn Google seinen Suchalgorithmus personalisiert hat, dann hat Google eigentlich bloß das Phänomen der Gewohnheit des Menschen imitiert. Mein Blick auf die Dinge von früher soll den Blick auf die Dinge von heute und morgen bestimmen, und meine einmal getroffenen Anfragen und Entscheidungen sollen registriert und genutzt werden, um sie in gleicher Weise auch heute und morgen zu treffen, nur deutlich effizienter. Gewohnheiten sind somit nicht bloß unbewusste und automatische Handlungen, welche immer wieder und selbstverständlich ablaufen, sondern sie konstituieren unser Leben und unsere Zukunft in nie geahntem Ausmaß. Wenn da nicht die *Serendipität* wäre: Durch einen glücklichen Zufall wird die Gewohnheit ausgeschaltet. Glücklich deshalb, weil eine zufällige, in irgendeiner Weise einen Mehrwert schaffende Entdeckung und Wendung eingetreten ist.

Prinzip der Serendipität: Das Prinzip der Serendipität wird heute in den Natur- und Geisteswissenschaften zur Rechtfertigung von nicht anwendungsbezogener Grundlagenforschung herangezogen. Auch in der modernen Kunst kommt dieses Prinzip zur Anwendung. In den 1960er-Jahren haben Künstler erstmals mit innovativen technischen Mitteln und mit dazu geeigneten Computerprogrammen zu experimentieren begonnen und haben so durch die Verwendung von Algorithmen zu völlig neuen Bildgestaltungen gefunden. Bestimmend waren hier der Gebrauch von zwar rationalen, aber nur bedingt kalkulierbaren Lenkungssystemen sowie der Einsatz von Berechenbarem und Unberechenbarem.

11.3.2 „Was sehen wir eigentlich, wenn wir nichts sehen?"

Die Betrachtungsform des Schielens: „Was sehen wir eigentlich, wenn wir sehen?", fragt sich *Beat Mazenauer* in einem Essay, in welchem er auf die Thematik der *Serendipität* eingeht [151]. Unsere Bilder sind genormt und kaum weiter hinterfragt, und unsere Gedanken werden von Gewohnheiten und eingefahrenen Vorstellungen gesteuert. Unsere Bilder werden konstituiert durch unser Betrachten, doch es gibt ganz unterschiedliche Weisen von Betrachten. Die Unterschiede von Betrachtungen liegen in ihrem Zweck, ihrem Ziel, ihrer Form und in dem Ausmaß an Aufmerksamkeit und Konzentration. Auch das *Schielen* ist eine Form des Betrachtens: „Sei es aus Begehren, Neugierde oder Furcht sind wir immer wieder versucht, abweichende Blicke in die leicht verwischten Randzonen unseres Sehfeldes zu werfen. Im übertragenen Sinne: neue Erkenntnispfade abseits der breiten Wege zu versuchen, das weite Land an der Peripherie zu erkunden. Hier stoßen wir auf Ansichten und Phänomene, denen wir im Fokus unserer Aufmerksamkeit vielleicht nie begegnen. Hier erkennen wir womöglich, was andere nicht sehen." [151] (S. 2).

Der Blick in die Peripherie: Von dieser Form des Betrachtens, dem Schielen, geht Beat Mazenauer in seinem Essay aus, mit dem Ziel, das *Wesen des Serendipitätsprinzips* in einem größeren Zusammenhang zu sehen. Am Beispiel des Übergangs vom *ptolemäischen (geozentrischen)* zum *kopernikanischen (heliozentrischen)* Weltbild und der bedenklichen Rolle, die damals die Kirche in Zusammenhang mit dieser neuen und epochalen menschlichen Erkenntnis gespielt hat, nimmt Beat Mazenauer Kurs auf das Phänomen der Serendipität und weist hin auf den unersetzbaren Wert des Blicks in die Peripherie des Gesichtsfeldes, nämlich genau dorthin, wo Unschärfe klare Konturen verhindert. Ohne auf das bereits von *Thomas S. Kuhn* in „Die Struktur wissenschaftlicher Revolution" [132] aufgezeigte Grundprinzip, dass wissenschaftliche Entwicklung revolutionär verläuft, weiter einzugehen, soll hier darauf hingewiesen werden, dass auch der abweichende Blick in die oft verwischte Randzone häufig zu neuen Lösungen verhilft.

Spuren lesen und deuten: Scheinbar nebensächliche Beobachtungen und Erfahrungen tragen dazu bei, „eine komplexe Realität aufzuspüren, die nicht direkt erfahrbar ist" [89] (zitiert aus [151]): die Kunst des Spurenlesens. Diese Kunst kennt der Jäger, der Grafologe, der Kriminologe und gemäß *Sigmund Freud* sogar der Psychoanalytiker: Er glaubt, dieses Verfahren sei „mit der ärztlichen Psychoanalyse nahe verwandt. Auch diese ist gewöhnt, aus gering geschätzten oder nicht beachteten Zügen, aus dem Abhub – dem *refuse* – der Beobachtung, Geheimes und Verborgenes zu erraten" [77]. Und so ist es eben dieser *Abhub der Beobachtung,* welchem der Aspekt der Zufälligkeit eigen ist. Und falls dieser Kontingenz zudem die Bereitschaft zur geistigen und kreativen Offenheit zur Seite steht, dann sind wir wiederum genau bei dem, was *Serendipität* meint. Wir sind bei dem alten persischen Märchen dieser drei Prinzen, „Les trois princes de Serendip" [137], die immer wieder durch Zufälle neue und unerwartete Entdeckungen machten – und das an Dingen, nach denen sie gar nicht gesucht haben. Die drei Prinzen wissen zwar nicht, was ihnen genau widerfährt, aber sie sind scharfsinnig und haben die Fähigkeit, die überraschenden Situationen immer wieder erfolgreich zu meistern. Sie wissen zu deuten, was sie nur beiläufig sehen und erkennen. Und sie finden dabei etwas, wonach sie nie suchten, etwas, was ihnen und andern als wertvoll erscheint.

Serendipität in Kunst und Wissenschaft: Das Prinzip der Serendipität finden wir, wie bereits angedeutet, ebenso in der Kunst (Surrealisten mit ihren *objets trouvées*), in der Philosophie (*André Breton,* dem geistigen Schöpfer der „Surrealistischen Manifeste": Entretien – Gespräche), in den Wissenschaften (Entdeckungen in der Biologie, Chemie, Physik, Ethnologie, Astronomie, Medizin). Gemäß *Beat Mazenauer* war es *Robert K. Merton,* ein Wissenschaftssoziologe, der 1949 den Begriff des *Serendipity Pattern* prägte. Er meinte damit „unvorhergesehene, anomale und strategische" Entdeckungen, die zu einer neuen Theorie drängen: „Eine fruchtbare empirische Forschung überprüft nicht nur theoretisch abgeleitete Hypothesen; sie ist auch der Ursprung neuer Hypothesen. Man könnte dies die ‚*Serendipität-Komponente*' *der Forschung* nennen, d. h. die dem Glück oder der Klugheit geschuldete Entdeckung von gültigen Ergebnissen, nach denen nicht gesucht wurde." [153] (S. 100).

Dass aus einer *positivistischen Perspektive* Serendipität mit kritischem Vorbehalt begegnet wird, liegt auf der Hand, definiert sich diese doch über Kontingenz und Kreativität – beides Begriffe, die mit Logik und Vernunft nur wenig zu tun haben. Dazu zitiert Beat Mazenauer *Friedrich Nietzsche:* „Jene eisernen Hände der Notwendigkeit, welche den Würfelbecher des Zufalls schütteln, spielen ihr Spiel unendliche Zeit: da müssen Würfel vorkommen, die der Zweckmäßigkeit und Vernünftigkeit jedes Grades vollkommen ähnlichsehen. Vielleicht sind unsere Willensakte, unsere Zwecke nichts anderes als eben solche Würfe." [163] (zitiert nach [151]). So sind es der Zufall und die Kreativität, die Wissenschaft und Kunst beflügeln.

Lust aufs Experimentieren im Unbekannten: Doch zurück zum Schielen: Es ist ein willkürliches Erfassen von Dingen, die in der Peripherie der üblichen Blickrichtung liegen und deshalb nur unscharf erscheinen und kaum bemerkt werden. Es sind die Wucht des *Blickfangs* des Objekts und unser eigenes Interesse, welche unsere Aufmerksamkeit, das Augenmerk, die Blickrichtung bestimmen und diese zielt bekanntlich auf das Wesentliche ab und zentriert dieses. Aber was geschieht, wenn ein für uns wichtiges Objekt in der Peripherie unseres Blickfelds liegt und diesem zudem die Eigenschaft des Blickfangs fehlt? Wir verpassen es, es sei denn, wir haben die Laune und den Mut zum Schielen und sind zudem offen für Neues. So sind es nicht nur Kontingenz und Kreativität, sondern auch die *Aufmerksamkeit im Unschärfebereich* und die *Lust aufs Experimentieren im Unbekannten*, welche uns zu Erkenntnissen verhelfen, die aus einer rein objektzentrierten Blickrichtung wohl nie möglich sind. Es lohnt sich deshalb, gelegentlich bewusst daneben zu schauen. Genau dorthin, wo wir gewöhnlich gar nicht hinschauen.

11.3.3 Serendipität und Krankheit

Eine neue Sicht der Dinge: Was hat Serendipität mit Krankheit zu tun? Vielleicht mehr, als gemeinhin vermutet wird. Wenn nämlich, wie einleitend festgestellt, unser Leben sehr stark durch Gewohnheiten und uns kaum bewusste Handlungen bestimmt ist und diese unser Leben und unsere Zukunft weitgehend konstituieren, dann werden diese im Fall einer Erkrankung oder eines Unfalls plötzlich, unerwartet und zufällig ausgeschaltet. Im Gegensatz zur Serendipität ist es hier jedoch ein *unglücklicher Zufall,* der diese Gewohnheiten und Automatismen ausschaltet. Unter dem Druck des Leidens und in Anbetracht der krankheitsbedingten neuen Situation kann sich jedoch auch hier eine ganz neue Perspektive ergeben. Eine neue Sicht der Dinge, die ohne Erkrankung nie freigeworden wäre. *Heidegger* spricht in diesem Zusammenhang von der *Eigentlichkeit,* die erst in Anbetracht des Leidens und der Vergänglichkeit die *Uneigentlichkeit des Alltags* zu verdrängen mag, doch davon später. Es kann sich dabei um eine Entdeckung und plötzliche Wendung handeln, welche dem Betroffenen zu einem unerwarteten Mehrwert verhilft. Auch hier braucht es die Bereitschaft, für Neues offen zu sein. Denn Offenheit ist wie ein Katalysator, der einen Prozess derart begünstigt, dass unerwartet etwas komplett Neues entstehen kann, so beispielsweise auch eine neue Idee, ein *ideeller Wert* im weitesten Sinn.

In Kontext von Krankheit und Leiden von einem ideellen Mehrwert zu sprechen, kann als euphemistisch, gar als zynisch kritisiert werden. Doch die Erfahrung lehrt, dass in der Folge einer plötzlichen und schweren Erkrankung tatsächlich neue, vorher unbekannte ideelle Werte und Kompetenzen entstehen. Beispiele dafür sind das unerwartete Interesse für Dinge, die vorher kaum die Neugier weckten: Kunst, Literatur, Philosophie. Oder das unerwartete Entstehen einer neuen, wertvollen zwischenmenschlichen Beziehung. Oder die intensive Beschäftigung mit irgendetwas, das für den Betroffenen plötzlich und unerwartet sehr entspannend und tröstlich sein kann. Häufig rückt der Betroffene von seiner eigenen Person ab und richtet seinen Blick und sein Interesse auf den anderen, auf seinen Mitmenschen oder auf seine Familie, auf die Umwelt oder die Natur. Die Geisteshaltung öffnet sich von einer ursprünglich eher egozentrischen zu einer uneigennützigen oder gar altruistischen Betrachtungs-, Denk- und Handlungsweise. Zudem ist oft eine Wertverschiebung beim Betroffenen festzustellen, die vorher kaum zu erwarten war.

Das Phänomen einer unerwarteten Entdeckung: Krankheit und Medizin sind Bereiche, in denen das Phänomen der *hier etwas anders interpretierten Serendipität* nicht selten eine wesentliche Rolle spielt. Auch wenn im Kontext von

Krankheit und Leiden die Begrifflichkeit von Serendipität und deren Verwendung nicht ganz den üblichen entsprechen, so geht es auch hier um das Phänomen einer unerwarteten Entdeckung, nach welcher man nie gesucht hat. Das so verstandene Prinzip der Serendipität kann den von einer Krankheit Betroffenen an Orte hinführen, welche ihm ohne diese Krankheit nie zugänglich würden. Demzufolge sind Krankheit und Unfall natürlich nicht plötzlich als ein *Summum Bonum* zu verstehen. Diese Überlegungen sind vielmehr ein Hinweis darauf, dass auch bei Krankheit und Unfall die Aussicht auf wertvolle und sogar gewinnbringende Neuentdeckungen besteht. Dass es sich hier nicht bloß um abstrakte Spekulationen oder um Wunschträume handelt, sondern dass im Praxisalltag solche Erfahrungen tatsächlich zu beobachten sind, das wird wohl jeder Arzt bestätigen, der nicht bloss Einblick in die Krankengeschichte des Patienten hat, sondern auch in dessen Lebensgeschichte.

12 Vanitas – Sterben und Tod

„Aber im Prinzip hätte ich ja nichts am Sterben auszusetzen, würde ihm nicht der Tod folgen."
Thomas Nagel, Letzte Fragen

Einführende Bemerkungen

Was kann die Philosophie dem Menschen im Angesicht des Todes bieten? Kann sie die eigene Sterblichkeit oder diejenige anderer erträglicher machen? Kann sie dem Sterbenden Trost spenden? Bemerkenswert ist, dass die Philosophie sich in erster Linie für das Problem des *eigenen* Todes interessiert, kaum jedoch für den Tod anderer.

- Das Wissen um die existenzielle Verletzlichkeit und die irdische *Vergänglichkeit des Menschen* (Kap. 12.1) ist so alt wie dieser selbst. Dieses Wissen tritt kulturell in sehr unterschiedlicher Art und Weise in Erscheinung und es existieren demnach verschiedenste Ausdrucksformen für die menschliche Vergänglichkeit (*Vanitas-Motive*).
- Das Wissen von der irdischen Vergänglichkeit weckt aber auch *Phantasien über Unvergänglichkeit und Unsterblichkeit* (Kap. 12.2), dies ganz besonders in einer Zeit grenzenloser Machbarkeitsphantasien. Auch wenn der Prozess der Alterung der menschlichen Natur eigen ist, bedeutet das nicht, dass der Mensch nicht versucht, diesen Prozess irgendwie doch aufzuhalten.
- In Kap. 12.3 soll deshalb kurz auf die *Entdeckung des sog. Unsterblichkeitsenzyms* eingegangen werden.
- *Platon* behauptet: *Philosophieren heißt sterben lernen* (Kap. 12.4), wie meint er das?
- In Kap. 12.5 wird ausführlich über Sterben und Tod nachgedacht – und dies sehr philosophisch!
- Abschließend (Kap. 12.6) geht es um das *Sterben als Machsal*, um die *Entscheidungen, die der Mensch an seinem Lebensende trifft* und um die Thematik des *selbstbestimmten Sterbens.*

12.1 Die menschliche Vergänglichkeit

Der Begriff Vergänglichkeit: Der Mensch ist dem Tod bedingungslos ausgeliefert. Das Wissen über die Begrenztheit des Lebens und über die Vergänglichkeit alles Irdischen gehört zu den existenziellsten und grundlegendsten Erkenntnissen des Menschen. Wissen um die irdische Vergänglichkeit wird im jüdisch-christlichen Kulturkreis mit dem hebräischen Wort *häväl* bezeichnet, was so viel heißt wie *Windhauch.* In der lateinischen Bibel wird dieses

Bedeutung von *Nichtigkeit* und *leerer Schein,* aber auch von *Vergeblichkeit* und *Eitelkeit* hat. Das Bewusstsein von unvermeidbarer Selbstbetroffenheit und die Spekulation über das Nachirdische, so ein solches überhaupt existiert, sind mit Hoffnung und Zuversicht, mit Furcht und Schrecken, gelegentlich auch mit Gleichgültigkeit und Desinteresse verbunden. Die menschliche Vergänglichkeit, die im Sterben und spätestens im eigenen Tod erkennbar wird, dieser Übergang vom faktischen Diesseits zum postfaktischen Nichts oder Jenseits, war schon immer Beweggrund zu mancherlei Spekulationen. Sie ist zudem im Laufe der Geschichte und innerhalb der verschiedensten Zivilisationen teils in sehr ähnlicher, teils auch in ganz anderer Weise kulturell in Erscheinung getreten. Sehr oft sind es sich entsprechende Motive, die symbolisch für Vergangenes und Vergehendes ausgewählt und künstlerisch inszeniert werden.

Vanitas-Motive: Es sind die klassischen Vanitas-Motive der bildenden und darstellenden Kunst – der Totenschädel, die Sanduhr, die verwelkte Blume und die erlöschende Kerze – die als Ausdruck menschlicher Demut immer wieder abgebildet werden. Aber auch die Präsentation passender Gegenstände aus dem täglichen Leben, Texte aller Art und das Abspielen von meist ernster Musik, welche unmittelbar verklingt, sollen auf die irdische Vergänglichkeit hinweisen. Ab dem 18. Jahrhundert befreit sich der Mensch allmählich von der Demut und Bedrückung und im Gegenzug steigt dessen Selbstbewusstsein spürbar an – dann und wann auch im Übermaß. Selbst wenn der Tod nicht überwunden werden kann, verändern sich die Vanitas-Motive in auffallender Weise, sodass nun vermehrt das ewig Beständige an die Stelle des Vergänglichen und das Bedeutende an die Stelle des Nichtigen tritt. Es scheint, als ob sich die Optik in eine ganz andere Richtung dreht: weg vom Jenseits, hin zum Faktischen, zum Diesseits. Eine mögliche Interpretation der Gründe für diese Änderung der Optik sind wohl die Erfolge des medizinischen und naturwissenschaftlichen Fortschritts.

„Lasst uns also fröhlich sein“ oder vielen besser bekannt als „Gaudeamus igitur“, das traditionelle Studentenlied mit lateinischem Text, ist paradigmatisch für den allmählichen Stimmungswechsel gegenüber der Vanitas (s. Exkurs). Statt klagloser Ergebenheit in Anbetracht des Todes zeigt der Mensch Intentionen der Eigenständigkeit und Selbstbestimmung und anstelle des Scheiterns wird nun, gleichsam als Gegenthese, das Gelingen und die *Hybris,* also die Anmaßung und Selbstüberschätzung, dargestellt. Die Vanitas-Motive verändern sich dementsprechend bis hin zur totalen Umkehrung, indem im Theater beispielsweise die Hauptfigur zwar stirbt und dies in größter Anmut, der Schauspieler dagegen überlebt und vom Publikum frenetisch gefeiert wird. Das Motiv des *sterbenden Schwans* im ausdrucksstarken Tanz-Solo aus *Camille Saint-Saëns* „Le carneval des animaux“ soll das Sterben nicht nur zu einem Akt von bezaubernder Schönheit verklären, es dient zudem auch als Symbol für Eitelkeit, Heuchelei und Scheinheiligkeit. Diese Tanznummer ist geradezu symbolisch für ein Sterben in Schönheit und Harmonie.

Exkurs

Gaudeamus igitur

Auch bekannt unter dem Titel „De brevitate vitae“, lateinisch für „Über die Kürze des Lebens“: „Wir wollen also fröhlich sein, solange wir noch junge Leute sind, solange wir noch junge Leute sind. Nach fröhlicher Jugend, nach beschwerlichem Alter wird uns die Erde haben. Wo sind jene, die vor uns auf der Welt gewesen sind? Geht zu denen da oben, steigt hinunter zu denen da unten, dort wo sie schon angekommen sind. Unser Leben ist kurz, in Kürze wird es vorüber sein, der Tod kommt schnell, rafft uns grausam hinweg, niemand wird verschont werden. Es lebe die Akademie, es leben die Professoren, es lebe jedes (Mit-)Glied, es leben alle (Mit-)Glieder. Sie sollen immer in Blüte stehen! Es leben alle Mädchen, die leichtlebigen und hübschen, es leben auch die Frauen, die zarten, liebenswerten, die guten und fleißigen. Es lebe auch der Staat und wer ihn regiert, es lebe unsere (Universitäts-)Bürgerschaft, die Fürsorge der Mäzene, die uns hier beschützt. Nieder mit der Traurigkeit, nieder mit den Hassern, nieder mit dem Teufel, mit jedem Feind der Burschen und mit allen Spöttern!"

Im letzten und in diesem Jahrhundert kommt es dann zu einer weiteren Entwicklung in der Darstellung der Vergänglichkeit. Dazu beigetragen hat einerseits die Einsicht, dass das Vergangene sehr oft schlecht war und nun endlich vergangen ist, andererseits aber auch die zunehmenden Zweifel gegenüber vielen religiösen Heilsversprechen. Neuere Formen sind künstlerische Darstellungen von wahren Katastrophen, wie beispielsweise der Untergang der Titanic oder die immer wieder gezeigten Bilder der beiden Türme des WTC nach dem Terroranschlag vom 11. September 2001. Sie greifen zwar ähnlich wie frühere Vanitas-Motive auf die Kraft der Symbolik zurück, führen aber durch ihre ständig wiederholte Vorführung zu einer Gewöhnung und Abstumpfung, was der irdischen Vergänglichkeit einen Teil ihres Schreckens nehmen soll.

12.2 Gedanken zur Unsterblichkeit

Leben durch Tod: Es ist im Wesentlichen die Erkenntnis der menschlichen Vergänglichkeit, die das Streben des Menschen nach Unsterblichkeit bedingt und entfesselt. Doch diese Vergänglichkeit ist eine *zyklische,* sozusagen eine Sterblichkeit in immer wiederkehrender Folge, und erst sie bewirkt die Unsterblichkeit in der Natur. Ohne Tod gibt es kein Leben – ohne Leben gibt es keinen Tod. Tod und Leben sind in stetem Wechsel und immer vorwärtsgerichtet. Unsere Vorfahren werden gleichsam durch uns und unsere Nachfahren in die weitere Zukunft gerettet, so wie wir durch unsere Kinder und Kindeskinder unserer Sterblichkeit zu entkommen suchen. Leben durch Tod – ein fundamentales Prinzip der Natur.

Existenzielle Unsicherheit und Rituale: Die britische Sozialwissenschaftlerin *Barbara Adam* stellt in einem Tagungsbeitrag mit dem Titel „Menschliche Vergänglichkeit und das Streben nach Unsterblichkeit" die These auf, „dass kulturelles und religiöses Sein in unserem Verhältnis zum Tod, zur Vergänglichkeit und zum Wandel wurzelt. Tod, Vergänglichkeit und Wandel lassen existenzielle Unsicherheiten entstehen, die es zu zähmen gilt" [2]. Wenn diese Art von Unsicherheit überhaupt zu zähmen ist, dann wohl am ehesten durch die persönliche Beschäftigung mit deren kulturellem Umgang und durch die persönliche Auseinandersetzung mit der Frage, wie sich unsere Beziehung zur Natur, zur Religion und zum Unendlichen verhält. Barbara Adam geht von der Feststellung aus, dass die Rhythmen der Natur zwar gerichtet sind und immer nur vorwärtslaufen, dass sie uns aber die Zukunft nur bedingt antizipieren lassen, da jeder wiederkehrende Zyklus nie das Gleiche, sondern bloß das Ähnliche beinhalte. So gesehen sind Überraschungen und Veränderungen immer zu erwarten, und sie sind es demnach auch, die diese existenziellen Unsicherheiten bewirken. Um dieser Unannehmlichkeit entgegenzuwirken, würden diese offenen, bloß ähnlichen Zyklen in geschlossene Kreise umgewandelt – Methode und Praktik unserer Kultur und Religion.

Was sie darunter versteht, erklärt sie am Beispiel des *rituellen Kreises,* welcher das Gleiche und nicht das Ähnliche symbolisiert. Jede Wiederholung verbindet die Gegenwart mit der Zukunft: Im Ritual werden Worte und Handlungen in ihrer Originalform unverändert von Generation zu Generation weitergeleitet. Unvorhersehbares wird vorhersehbar, die Zukunft wird planbar, die fundamentale Unsicherheit ist mindestens kurzfristig gezähmt. Das Ritual verhält sich gerade umgekehrt zum innovativen Denken, bei dem Unsicherheit und Offenheit die Voraussetzung für wissenschaftlichen Erfolg sind und erst Fortschritt versprechen. Diese Art von Denken will und braucht die Ungewissheit, im Gegensatz zu den seit vielen Generationen immer gleichbleibenden Worten und Handlungen, wie sie für das Ritual typisch sind und zur Wahrung von Gewissheit und existenzieller Sicherheit dienen. Auch wenn es die Vergänglichkeit ist, die alles Leben und alle Dinge auszeichnet, findet sich bei vielen Menschen der Glaube an eine Ewigkeit in irgendeiner Form, der Glaube an ein zeitloses Weiter, welches das Irdische überschreitet.

Bleibende Werte und kulturelle Güter: Es ist aber nicht nur das *Ritual* in der Religion, das verspricht, die religiösen *Spekulationen* auf ein Leben nach dem Tod zu inspirieren, um auf diese Weise den Kreis zu schließen. Es sind auch die bleibenden Werte, wie sie etwa in Liebe und Freundschaft zu finden sind oder in kulturellen Gütern aller Art, durch welche Wissen und Fähigkeiten in die ungewisse Zukunft gerettet werden. Und die überwältigenden Bilder und die bleibenden Eindrücke der Natur, insbesondere auch der Anblick des Lebens selbst, welche aus den existenziellen Unsicherheiten heraushelfen und zu mehr Sicherheit beitragen, so Barbara Adam. Trotzdem gelingt es offensichtlich nur schwer, aus dieser Unsicherheit angesichts unserer Endlichkeit und Sterblichkeit herauszufinden, denn das Begehen solcher Wege ist in der heutigen Zeit deutlich schwieriger geworden. Anhaltende Ruhelosigkeit, unbeirrbarer Machbarkeitsglaube und eine beängstigende, sich ausbreitende Kulturskepsis stellen solche Sicherheitsstrukturen infrage oder negieren sie sogar. Wer bereit sei, die Zukunft selber zu gestalten, und wer daran glaube, dass der Fortschritt keine Grenzen habe, der verabschiede sich von der Wiederholung des Gleichen. Was dabei aber auf der Strecke liegen bleibe, sei das Aufrechterhalten von zeitbindenden Strukturen, wie etwa die Verbindlichkeit und das Versprechen.

Existenzielle Unsicherheit in unserer Zeit: Zum Schluss ihres Beitrags stellt Barbara Adam fest, dass für die drei hauptsächlichen Gründe für existenzielle Unsicherheit, nämlich *Veränderung, Vergänglichkeit* und *Endlichkeit,* unsere Vorfahren ausgezeichnete kulturelle und religiöse Antworten und Gegenmittel entwickelt haben. Doch seien diese in der Moderne weitgehend ausgeschaltet oder zumindest verdrängt worden. Sie stellt sich deshalb die Frage, „wie wir heute mit diesen Unsicherheiten umgehen, das heißt, welche neuen kulturellen, religiösen oder spirituellen Lösungen wir entwickelt haben, um sie zu bändigen“, und auch die Frage, „inwieweit diese verschärften Unsicherheiten mit der Unfähigkeit, eine langzeitige, verantwortungsvolle Zukunftsperspektive zu entwickeln, zusammenhängen könnten“ [2]. Sie beendet ihren Beitrag, ohne auf diese Fragen eine Antwort zu geben. Eine solche zu suchen und zu finden, ist Aufgabe jedes Einzelnen.

12.3 Das Unsterblichkeitsenzym

Verlängerung des Lebens: Vergänglichkeit sucht nach ihrer Überwindung, sucht nach Unvergänglichkeit, nach Unsterblichkeit. Die Suche gebiert Phantasien, Unsterblichkeits-Phantasien, und diese zielen auf ein Leben ab, das weder durch Alterung noch Krankheit begrenzt ist. Dass Menschen, die heute geboren werden, deutlich älter werden als Menschen früherer Zeiten, ist bekannt. Diese fortwährende Verlängerung der Lebensspanne des Menschen im Laufe der letzten Jahrhunderte ist einer der wichtigen und bestimmenden Faktoren, wenn es darum geht, verlässliche demografische Statistiken und Prognosen in Bezug auf die weitere Entwicklung der Menschheit zu erstellen. Die Gründe für diese Verlängerung des menschlichen Lebens sind mannigfaltig und sehr unterschiedlich. In den Industrienationen sind es in erster Linie der zunehmende Lebensstandard, die Ernährung und Hygiene, aber selbstverständlich auch die immensen Fortschritte im Bereich der medizinischen Versorgung.

Die Unsterblichkeitsdiskussion: Im Zusammenhang mit der Diskussion über die Unsterblichkeit des Menschen stehen zurzeit mehrere medizinische Fachbereiche ganz besonders im Vordergrund des Interesses. Es sind dies

- die Gentherapie,
- die regenerative Medizin,
- die Zelltherapie,
- die Biomedizin und
- die Mikro- und Nanotechnologie.

Wie rasch diese neuen Technologien dann auch wirklich zu einer weiteren Lebensverlängerung der Bevölkerung führen, ist heute noch nicht ganz klar.

An dieser Stelle soll versucht werden, einen kurzen Einblick in diesen attraktiven und heute als Erfolg versprechend erachteten Ansatz zur molekularbiologischen Einflussnahme in den Alterungsprozess beim Menschen zu geben. Denn wenn im Folgenden ausführlich über die menschliche Vergänglichkeit gesprochen wird, soll kurz auch etwas über die Spekulationen und Phantasien hinsichtlich der Unvergänglichkeit des Menschen gesagt sein.

Der Prozess des Alterns: Unsere Vergänglichkeit hängt naturgemäß und unmittelbar mit dem Prozess des Alterns zusammen:

- Unter *primärem Altern* werden die Auswirkungen des Alters auf einen lebenden Organismus verstanden, welche allein durch die zellulären Alterungsprozesse bedingt sind,
- unter *sekundärem Altern* dagegen die Folgen des Lebensstils, also die Auswirkungen äußerer Einwirkungen wie Krankheit, Fehlernährung oder Bewegungsmangel.

Hier geht es um das primäre Altern, also um das physiologische Altern. Das Leben des Menschen basiert auf dem Leben seiner Organe, und dieses basiert wiederum auf dem Leben der Zellen seiner Organe. Diese Zellen besitzen grundlegende Fähigkeiten, die als Merkmale des Lebens bezeichnet werden können. Dazu gehören Vermehrung, (Energie-)Stoffwechsel, Reaktion auf Reize, Fähigkeit zur Bewegung, Wachstum, Entwicklung und Nekrose (Absterben von Zellen und Gewebe). Die permanente und adäquate Teilung von Zellen, die im Wesentlichen das Gewebe und die Organe ausmachen, ist als Bedingung für Leben und zugleich als Ausdruck dessen zu betrachten. Oder anders gesagt: ohne Zellteilung kein höheres organisches Leben.

Zellkernteilung: Der Zellkern enthält den größten Teil des genetischen Materials der *eukaryotischen Zellen* (Zellen mit Zellkern mit einer Kernhülle um die in Chromosomen organisierte DNA). Anders gesagt: Im Zellkern einer jeden eukaryotischen Zelle finden sich die *Chromosomen,* Strukturen, in welchen Gene und damit Erbinformationen enthalten sind. Sie bestehen aus *DNA-Molekülen,* die mit vielen Proteinen verpackt sind. Die Chromosomen weisen während der Zellkernteilung, auch *Mitose* genannt, die für sie charakteristische X-Form auf. Im Verlauf der Zellkernteilung kommt es dann zur *Chromosomenteilung* mit einer Teilung des in den Chromosomen gespeicherten *genetischen Materials.* Das heißt, dass erstens die Chromosomen im Laufe des Lebens sich immer und immer wieder teilen. Und dass zweitens die Chromosomen bei diesem komplexen und sehr subtilen Teilungsprozess möglichst keinen Schaden nehmen sollten, ansonsten könnte sich dies zum Nachteil der weiterzugebenden Erbinformationen auswirken.

Telomerase: Hier kommt nun das sog. *Unsterblichkeitsenzym* ins Spiel, welches in direktem Zusammenhang mit dem Alterungsprozess zu stehen scheint. Eigentlich müssten die Chromosomen bei jeder Zellteilung kürzer werden, da bei der Verdoppelung der DNA die Vorlage nie bis ganz ans Ende des Chromosoms kopiert werden kann. Das ist aber nicht der Fall, denn sonst würde ja bei jeder Zellteilung ein Teil der Information verloren gehen, das genetische Programm würde auf die Dauer unvollständiger und ginge mit der Zeit ganz verloren. Der Grund, dass das nicht passiert, liegt in einem Schutzmechanismus in Form einer Kappe am Ende der Erbgutfäden: Ähnlich den Verstärkungen an den Enden eines Schnürsenkels, die, falls sie kaputt oder gar verloren gehen, zum Ausfransen dieses Schnürsenkels führen. An den Enden der Chromosomen findet sich – zu deren Schutz – eine Art Kappe aus sich wiederholenden, kurzen Sequenzen, den sogenannten *Telomeren.* Zudem gibt es ein Enzym, die sog. *Telomerase,* welche die Endstücke der Chromosomen (Telomere) wiederherstellt und diese Enden immer wieder auffüllt. Die Entdeckung des Mechanismus dieses permanenten Instandhaltens der Chromosomenenden ist wissenschaftlich von enormer Bedeutung, da dieser Mechanismus zum ersten Mal den Alterungsprozess der Zellen und den Alterungsvorgang per se genauer beschreibt (Nobelpreis 2009).[46] Wenn nämlich die Enden der Chromosomen nur noch ungenügend oder gar nicht mehr aufgefüllt werden, würden sie eine kritische Länge unterschreiten, die Chromosomen könnten sich nicht mehr verdoppeln und die Zellen würden langsam aber sicher absterben.

Das Enzym *Telomerase* konnte übrigens nur in Zellen nachgewiesen werden, welche sich immer wieder erneuern müssen, so in den Keim- und Stammzellen, in den Haut- und Schleimhautzellen und in hoher Konzentration auch in den Krebszellen. Die Erkenntnis, dass Zellen mit viel Telomerase kaum altern, nährt einerseits Hoffnungen auf ewige Jugend und Spekulationen über ein Leben in Unsterblichkeit. Andererseits ist sie auch in ihrer Umkehr im Fachbereich der Onkologie von enormem Interesse, erhofft man sich doch auch hier neue Erkenntnisse in Bezug auf das Verständnis von Tumorkrankheiten. Weitere Einzelheiten über die Entdeckung des Unsterblichkeitsenzyms und wie Telomerase unsere Zellen vor Alterung schützt, sind dem gleichnamigen Buch „Die Entdeckung des Unsterblichkeitsenzyms“ von *Tuuli Urban* zu entnehmen [250].

Doch wenden wir uns nun wieder der *Vergänglichkeit* zu, dem Sterben und dem Tod.

12.4 Phaidon – Philosophieren heißt sterben lernen

Im berühmten Dialog *Phaidon* geht es dem griechischen Philosophen *Platon* um die Thematik des Sterbenlernens [276]. Phaidon, selbst Philosoph und Augenzeuge des Geschehens, schildert seinen Freunden, wie *Sokrates* wegen angeblichen Frevels und Verführung der Jugend zum Tode durch den Giftbecher verurteilt wird. Phaidon beschreibt, wie der verurteilte Sokrates im Kreis seiner Freunde den letzten Tag, also den Tag seiner Hinrichtung, ruhig und gefasst im Gefängnis verbringt und mit diesen ausführlich über den Tod spricht. Der Dialog *Phaidon* ist die Wiedergabe einer philosophischen Diskussion über das Sterben und stellt gleichzeitig Sokrates’ Ansicht über seinen eigenen Tod und den Tod im Allgemeinen dar. Seine Zuhörer sind erstaunt, dass Sokrates dem Tod so gelassen und voller Zuversicht entgegentreten kann. *Platon,* Philosoph und Verfasser dieses Textes, glaubt an die Unsterblichkeit der Seele und geht davon aus, dass jedem, der im Leben Gutes tut

46 Der Nobelpreis für Medizin ging 2009 an die Molekularbiologen Elizabeth Blackburn, Carol Greider und Jack W. Szostak für ihre Entdeckung, wie Zellen und die darin enthaltenen Erbinformationen vor Alterung geschützt werden.

und auf der Suche nach Weisheit ist, nach dem Tod eine bessere Existenz zukommen werde.

Bedeutungen des Todes: Für *Platon* hat der Tod zwei Bedeutungen: Einerseits ist er für ihn ein *Prozess* der Lösung von Seele und Körper, also des Trennens. Und andererseits auch ein *Zustand,* nämlich das tatsächliche Getrenntsein. Für ihn ist das Sterben und die Begegnung mit dem Tod Ausdruck und Symbolik seines ganzen philosophischen Lebens. Dieses besteht, wiederum gemäß Sokrates, aus der Reinigung der Seele, erfordert Wachsamkeit und Gelassenheit und bedingt das Einüben der Lösung der Seele vom Körper als bewusstes Einüben des Todes bereits im Leben. Ein philosophisches Leben beinhalte, diesen Ablösungsprozess vorzubereiten und sich durch die stete Beschäftigung mit dem Tod gewissermaßen mit diesem vertraut zu machen.

Bedeutung der Philosophie: Erst die Beschäftigung mit der Philosophie und mit den musischen Künsten, worunter Platon insbesondere die Musik und Dichtung versteht, würden den Menschen in die Lage versetzen, sich angemessen auf den Tod vorzubereiten. Zuversicht und Hoffnung angesichts des bevorstehenden Todes ermögliche zudem, diesem mit Ruhe und Gelassenheit entgegenzutreten. Deshalb sei sein Todestag kein Grund zur Trauer, kein Grund zum Weinen, belehrt er seine Zuhörer. Die Philosophie helfe, ein sinnvolles Leben zu führen, die Furcht vor dem Tode abzulegen und sich auf den Tod vorzubereiten. Somit ist „das Nachdenken über den Tod nichts anderes als ein Nachdenken über die Wahrheit und über das Sein des Menschen" [245] (S. 72). Für Sokrates gilt: Philosophieren heißt sterben lernen. Doch drängt sich hier die Frage auf, ob das Sterben tatsächlich und ausschließlich bloß eine Angelegenheit der Vernunft ist, so wie Sokrates idealisierend feststellt, oder ob im und um das Sterben nicht auch die Welt der Gefühle angesprochen werden müsste. Warum tut er das nicht?

12.5 Das Sterben und der Tod – ein Beitrag der Philosophie

Sterben und Tod sind Themen der Medizin *und* der Philosophie. Mit dem *Sterben* befasst sich in erster Linie die Medizin, mit dem *Tod* dagegen die Philosophie. Das hängt einerseits damit zusammen, dass die Medizin ein letztes Mal noch auf den Lebenden Einfluss nehmen kann, was sich beim Tod definitiv erübrigt. Und es hängt andererseits auch damit zusammen, dass Fragen rund um den Tod zum ureigensten Kerngeschäft der Philosophie gehören und dass auch das Nachdenken darüber ein Teil ihres Selbstverständnisses ist, was man für das Sterben wohl kaum behaupten kann. Dieser allerletzte Lebensabschnitt wird mit Vorliebe den Medizinern überlassen. Im Folgenden soll über den Tod gesprochen werden. Der Philosoph *Héctor Wittwer* hat sich intensiv mit dieser Thematik auseinandergesetzt und ich werde mich bei den folgenden Ausführungen stark auf ihn beziehen, insbesondere auf sein Buch „Philosophie des Todes" [270].

12.5.1 Über das Leben und den Tod

Der Begriff Leben

Um über den Tod zu sprechen, wäre es angebracht, den Begriff Leben vorerst zu klären. Doch was ist Leben? Auf diese Frage hat bis jetzt niemand eine wirklich brauchbare Antwort gefunden und wohl gerade deshalb existieren die unterschiedlichsten *Vorstellungen* davon.

Dualistisches Verständnis: Weithin anerkannt ist der Gedanke, dass der Körper durch die immaterielle Seele belebt wird und der Mensch demnach ein zusammengesetztes Wesen ist. Dieses dualistische Verständnis von Leben ist stark verbreitet, findet sich in verschiedensten

Kulturen und überdauert beinahe alle Epochen, ist aber aus theoretischer Sicht nicht unproblematisch. Der Körper selbst ist eine träge Masse. Seine Rolle ist es, ein Werkzeug der Seele zu sein. Mittels der Wahrnehmung stellt der Körper den Kontakt zur Umwelt her und in Form von Handlungen führt er die Absichten der Seele aus. Die Seele wiederum nimmt mittels des Körpers wahr, sie denkt, erinnert sich, fühlt und will etwas. Sie ist es denn auch, die den Körper in Bewegung versetzt. Zur Umwelt steht sie – immer gemäß dualistischem Verständnis von Leben – mittels „ihres" Körpers in einem Verhältnis, also nur indirekt. Zudem ist die Seele grundsätzlich auf den Körper angewiesen und kann selbst keine direkte Interaktion mit der Umwelt aufbauen. Bei diesem dualistischen Begreifen des Lebens gibt es nun zwei unterschiedliche Ansichten über das Wesen der Seele:

- *Die Seele ist unvergänglich (Platon, Seelenwanderung).* Die Seele kann nicht entstanden sein, weil sie nicht aus Teilen zusammengesetzt werden kann. Und als immaterielle Substanz kann sie auch nicht zerstört werden, weil sie nicht aus Teilen besteht. Folglich wird die Seele durch den Tod nicht berührt, sondern sie existiert weiter. Und sie muss daher auch schon vor der Zeugung existiert haben. Es gibt deshalb auch keine persönliche Bindung einer Seele an einen Körper, keine Erinnerung an frühere Verkörperungen und wahrscheinlich auch keine Erinnerung an die jetzige Existenz. Demnach gibt es auch keine persönliche Unsterblichkeit.
- *Die Seele wird für jeden Menschen eigens aus dem Nichts erschaffen (Christentum).* Gott erschafft für jeden Menschen zum Zeitpunkt der Zeugung oder kurz danach eine Seele. Das hat Folgen für das Verhältnis der Seele zum Leben und zum Tod: Jede Seele wäre demnach genau einem Menschen zugeordnet, es gibt keine pränatale Existenz der Seele, hingegen eine postmortale im Sinne einer persönlichen Unsterblichkeit. Entweder stirbt die Seele mit dem Leib und ersteht mit diesem auf (ursprüngliches Christentum), oder sie „wartet" bis zur Auferstehung auf den Leib.

Natürlich gibt es viele andere Vorstellungen über den Verbleib der Seele nach dem Tod. Sie gehen aus den Inhalten unterschiedlicher Glaubenslehren und verschiedenster, nicht an eine Religion gebundener Annahmen hervor. Sie sollen hier nicht weiter besprochen werden.

Leben als Selbstorganisation: Ein ganz anderer Gedanke ist gemäß *Aristoteles* die Vorstellung des Lebens als Selbstorganisation, nach welcher jedes Leben nach Verwirklichung seines Wesens strebt. Bei dieser *teleologischen,* auf einen bestimmten Zweck hin gerichteten Vorstellung ist die Seele weder vom Körper getrennt noch etwas „Psychisches" im heutigen Begriffsverständnis. *Aristoteles' Dreistufenschema* geht davon aus, dass das Leben eine basale Schicht ist, auf welche höhere Schichten aufbauen können. Das Dreistufenschema geht demzufolge von drei an Komplexität zunehmenden Stufen aus:

- Die erste ist die basale Schicht, er nennt sie die *vegetative Seele:* Ernährung, Wachstum, Fortpflanzung (Pflanze).
- Die zweite ist die höhere Schicht, er nennt sie die *sensitive Seele:* Sinneswahrnehmung, Ortsbewegung, Streben (Tiere).
- Und die dritte Schicht ist die höchste Schicht, er nennt sie die *vernünftige Seele:* Denken, Erkennen, Handeln (Menschen).[47]

47 Für Immanuel Kant ist Leben als wechselseitige Erhaltung des Ganzen und der Teile zu verstehen. Die Zweckmäßigkeit kommt von innen, nicht von außen. Beim Menschen: „wir können sie nicht anders begreifen als selbstorganisierend ...". Organismen sind sich selbst organisierende Wesen und „von sich selbst Ursache und Wirkung" = Nexus finalis: Verknüpfung *idealer* Ursachen; Ursache → Wirkung. (Im Gegensatz zum Nexus effectivus: Verknüpfung *realer* Ursachen; Ursache ← → Wirkung).

Vitalismus: Eine weitere Vorstellung von dem, was Leben ausmacht, ist die des Vitalismus. Aristoteles kann in gewissem Sinn als Vorläufer des Vitalismus bezeichnet werden. Der Vitalismus geht von der Annahme aus, dass jedem Lebewesen eine besondere Kraft innewohnt, eine Art Lebenskraft oder eine Seele als eigenes Prinzip. Dieses sorgt für das Wachstum und Funktionieren des Lebewesens. Der Vitalismus war besonders im 19. Jahrhundert ein Gegenentwurf zum damals immer stärker werdenden mechanistischen Verständnis von Leben. Heute werden beide, der *Vitalismus* und die *mechanistische Weltanschauung*, gemeinhin als weitgehend überholte Theorien betrachtet und in aller Regel von einer der Zeit entsprechenden *systemtheoretischen Betrachtungsweise* abgelöst.

Das Wesen des Menschen: Um den Tod zu verstehen – so Héctor Wittwer – müssten wir das Leben kennen. Aber nicht nur das. Wir müssten uns auch Gedanken darüber machen, was uns Menschen im Wesentlichen ausmacht. Letztlich geht es um die etwas provokative Frage, ob wir denkende Tiere oder verkörperte Bewusstseinssubjekte sind. Oder gar etwas Drittes. Es ist zu unterscheiden zwischen der Position des Personalismus und der des Animalismus.

- Die *Position des Personalismus* lautet: Es ist die Personalität, die den Menschen im Wesentlichen ausmacht, dazu gehören das Denken, die Erinnerung, das Bewusstsein und Selbstbewusstsein, die Interessen, aber auch die Emotionen.
- Die *Position des Animalismus* dagegen lautet: Wir Menschen sind im Wesentlichen Organismen. Es ist nicht die Personalität oder das Bewusstsein, sondern es sind die Lebensfunktionen, die wir mit anderen Lebewesen gemeinsam haben, also Stoffwechsel, Reproduktion, Temperaturregulation und Wachstum.

Auf welche dieser beiden Positionen wir uns festlegen, hat große Auswirkung auf Verständnis und Interpretation von Leben und Tod. Beim *Personalismus* geht es zudem um zwei unterschiedliche Ebenen: „Man muss zwei Begriffe des Lebens und des Todes unterscheiden: biologisches Leben und biologischer Tod sowie personales Leben und personaler Tod“, meint Héctor Wittwer [269]. Dies erfordert demzufolge weitere Begriffe wie „Partialtod des Gehirns“ und „Ganztod“. Beim *Animalismus* dagegen geht es ausschließlich um das Erhalten und den Verlust der Selbstorganisation: „Der Mensch stirbt, wenn sein Körper die Fähigkeit verliert, sich selbst als Ganzes zu erhalten. Es gibt nur einen Tod.“ [269]

Der Begriff Tod

Damit sind wir beim Tod. Auch ihn zu definieren ist nicht ganz einfach, wie sich im Folgenden zeigen wird. Trotzdem kommen wir nicht darum herum, denn mit der Erfindung der Herz-Lungen-Maschine und der Einführung der künstlichen Ernährung in die Medizin ist es möglich geworden, den Tod artifiziell hinauszuschieben und damit das Leben zu verlängern. Als nicht geplantes Nebenprodukt dieser medizintechnischen Errungenschaft ist die Medizin, und damit auch die Gesellschaft, nun mit der Problematik des *Coma dépassé* konfrontiert, also mit der Situation, in welcher ein Mensch mit einem irreversiblen Bewusstseinsverlust maschinell beatmet und künstlich ernährt wird. Auch aus diesem Grund brauchen wir verbindliche Kriterien für eine angemessene Definition des Todes. Wir, das heißt die Gesellschaft, haben uns mehrheitlich für die *Hirntodkriterien* entschieden. Besonders in der Transplantationsmedizin ist die Definition des Todes von substanzieller Bedeutung. Man hat sich hier auf die sogenannte *Dead-Donor-Rule* geeinigt (s. Exkurs). Sie gilt auch in der Schweiz.

Exkurs

Dead-Donor-Rule

Wolfram Höfling, Jurist und Mitglied des Deutschen Ethikrates über Transplantationsmedizin und die Dead-Donor-Rule [112]: Die Dead-Donor-Rule (DDR) bildet die axiomatische Basis der Transplantationsmedizin. Dabei ist jedoch fragwürdig, ob das herrschende Hirntodkonzept (HTK) eine konsistente und verfassungsrechtlich tragfähige Begründung für die Geltung der Dead-Donor-Rule (DDR) liefert. Für die Gleichsetzung von Hirntod und Tod des Menschen werden im Wesentlichen zwei Argumentationsmuster vorgeschlagen. Dies ist zum einen das *organismische Begründungsmodell,* bei dem das Gehirn als Steuerungsorgan des gesamten Organismus verstanden wird; zum anderen das *mentalistische Begründungsmodell,* demzufolge das Gehirn die Grundlage des Geistigen und damit der Person bildet. Das mentalistische Begründungsmodell legt einen Todesbegriff zugrunde, der auf durchgreifende verfassungsrechtliche (und ethische) Bedenken stößt. Demgegenüber verwendet das organismische Begründungsmodell auf einer ersten definitorischen Ebene einen zustimmungswürdigen Todesbegriff, dieser wird jedoch auf einer zweiten, kriteriologischen Ebene nicht durch das Hirntodkriterium abgebildet. Der vor einiger Zeit vom *President's Council on Bioethics* unterbreitete Vorschlag begegnet sowohl auf der ersten als auch auf der zweiten Ebene erheblichen Bedenken.

Fünf Kriterien: Gemäß dem Philosophen *Dieter Birnbacher* braucht es fünf Kriterien für die Angemessenheit einer Definition des Todes [25]:

- *Univozität:* Die Fragen, wann das Leben beginnt und wann es endet, sollten jeweils nur eine richtige Antwort haben.
- *Speziesneutralität:* Der Todesbegriff muss auf alle Lebewesen anwendbar sein, deren Leben endet.
- *Vollständigkeit der Alternativen:* Für jeden organischen Körper soll gelten, dass er zu jedem Zeitpunkt entweder lebendig oder tot und nichts anderes ist.
- *Endgültigkeit:* Zwischen Anfang und Ende des Lebens kann ein Organismus nicht tot sein.
- *Symmetrie zwischen Anfang und Ende des Lebens:* Für den Beginn und das Ende des Lebens müssen die gleichen Bedingungen gelten.

12.5.2 Die Wertung des Todes

Wenn wir über das Leben sprechen, dann tun wir das anders, als wenn wir über den Tod sprechen. Das eine lieben wir, den anderen fürchten wir. Zudem spricht derjenige, der den Tod fürchtet, ganz anders darüber, als derjenige, der ihn *nicht* fürchtet. Unseren Äußerungen geht immer eine Wertung voraus und diese hat sehr viel mit uns selbst und unserer eigenen Geschichte zu tun. Darüber hinaus gibt es noch viele andere Kriterien, die für die Wertung des Todes von Bedeutung sind. Auf sie soll im Folgenden weiter eingegangen werden.

Grundsätzliche Fragen

Die Philosophie ist an zwei Fragen besonders interessiert:

- Ist der Tod (immer) ein Gut, ein Übel oder keines von beiden? Wobei die Frage nur auf den betroffenen Menschen selbst bezogen gestellt wird – also für mich.
- Ist es vernünftig, den eigenen Tod zu fürchten?

Die zweite Frage steht in direktem Zusammenhang mit der ersten, denn Furcht ist nur vernünftig, wenn der Tod etwas Schlechtes ist. Antworten auf diese beiden Fragen sind abhängig davon, wie einerseits das *Leben bewertet* wird und wie andererseits der *Tod verstanden* wird. Optimisten sind der Meinung, das Leben ist immer lebenswert, wie beispielsweise der Philosoph *Thomas Nagel*. Pessimisten dagegen finden, das Leben ist niemals lebenswert, wie die *Antinatalisten*, so beispielsweise *David Benatar* [17] (s. Exkurs).

Exkurs

Antinatalisten

Antinatalisten stehen der menschlichen Fortpflanzung ablehnend gegenüber. Die Gründe sind in erster Linie Überbevölkerung und Umweltprobleme. Die Beschränkung der Kinderzahl diene letztlich dem Überleben der Menschheit, da die Ressourcen der Erde beschränkt sind. *David Denatar* ist der Meinung, dass jedes neu erschaffene Menschenkind immer unter seiner Existenz leiden müsse, auch dann, wenn sich die Lebensbedingungen der heutigen Welt extrem verbessern würden. Zudem sei der Mensch offensichtlich nicht in der Lage, sein Verhalten zu ändern, was sich aktuell in dessen überschiessenden Konsumverhalten zeigt (Ökologie). Für viele Antinatalisten bedeutet Leben grundsätzlich Leiden und solches soll noch nicht geborenen Menschen besser erspart bleiben. Für die antinatalistische Position gibt es aber auch religiöse Überzeugungen.

Dualismus oder Monismus: Differenziertere Antworten auf die erste Frage nach der Bewertung des Todes sind abhängig davon, ob der Dualismus oder der Monismus wahr sind. In Anlehnung an Héctor Wittwers „Bewertung des Todes" [269] sind betreffend Dualismus und Monismus verschiedene Einwände zu machen und damit stellen sich auch neue Fragen:

(A) angenommen, der Dualismus ist wahr: Es ist wahr, dass der Körper durch die immaterielle Seele belebt wird und der Mensch demnach ein zusammengesetztes Wesen ist, und es ist wahr, dass die Seele den Tod überdauert. Hier *drei Einwände dagegen,* dass das Überleben der Seele wahrscheinlich oder wahr ist:

- 1. Einwand: *Das Problem der psychischen Diskontinuität:* Die Seele ist immateriell und kann deshalb weder entstehen noch vernichtet werden (Platon).
- 2. Einwand: *Das Problem der Handlungsunfähigkeit:* Was könnte die körperlose Seele tun? Sie könnte wohl denken, erinnern, zweifeln, da es sich insgesamt um geistige Kompetenzen handelt. Handeln aber könnte sie nicht, da Handlungen eine Physis voraussetzen.
- 3. Einwand: *Das Problem der isolierten Existenz:* Religiöser Dualismus (eine Seele und ein Körper; Beginn bei oder nach der Zeugung) ist *philosophisch* absurd, da das Gesamte aus dem *Nichts* entsteht. Dies würde einem Wunder gleichkommen, was philosophisch jedoch inakzeptabel ist. Gedanken, Erinnerung, Überzeugung brauchen Träger, also eine Substanz (Körper). In der religiösen Interpretation des Dualismus beruht die Seele auf Offenbarung. In der philosophischen Interpretation des Dualismus dagegen wird zwischen Seele, Geist und Psyche kein Unterschied gemacht (Substanzbegriff).

(B) angenommen, der Monismus ist wahr: Es ist wahr, dass das Leben Selbstorganisation ist, nach welcher jedes Leben nach Verwirklichung seines Wesens strebt. Bei dieser teleologischen Vorstellung ist die Seele weder vom Körper getrennt noch etwas Psychisches im heutigen Sinn. Dann ist mit dem Tod des Menschen alles vorbei, die Existenz geht mit dem Tod zu Ende.

Fragen zur Bewertung des Todes

Nach diesen Überlegungen können wir uns an die eigentliche Thematik der Bewertung des Todes heranwagen. Vorab stellen sich auch hier einige Fragen, namentlich die, ob Gefühle in Bezug auf den Tod (z.B. Furcht) angemessen sind und ob sich Gefühle durch rationale Argumente überhaupt beseitigen lassen. Es ist plausibel, dass nur, wenn der Tod etwas Schlechtes ist, auch die Furcht vor ihm vernünftig ist. Und ebenfalls ist plausibel, dass die Frage, ob der Tod gut oder schlecht ist, stark davon abhängt, wie das Leben zu bewerten ist, wie das Dasein der Seele nach dem Tod zu bewerten ist und wie der Vergleich zwischen beiden ausfällt.

Furcht: Furcht ist nur dann rational, wenn der Tod tatsächlich etwas Schlechtes ist. Und dennoch: Wenn jemand einsehen würde, dass der Tod kein Übel ist, würde er ihn nicht dennoch weiterhin fürchten? Hier ist zu unterscheiden zwischen der *akuten Todesfurcht* (Lebensgefahr) und der *situationsunabhängigen Todesfurcht* (Wissen um die Sterblichkeit). Die Philosophie interessiert sich primär für die zweite Form, die situationsunabhängige, kognitiv-emotionale Todesfurcht und sie erhofft sich, mittels philosophischer Argumentation die individuellen und kollektiven Einstellungen zum Tod zu bewegen und gegebenenfalls zu verändern.

Und ihr Interesse gilt ebenso den Argumenten für und gegen die Schlechtigkeit des Todes. Diese sollen nun als Nächstes aufgeführt werden. Sie entstammen ebenfalls der Arbeit von Héctor Wittwer „Die Frage nach der Bewertung des Todes“ [269].

Argumente für die Schlechtigkeit des Todes: Die Frage nach der Bewertung des Todes betrifft nicht das Sterben. Sterben wäre nicht schlecht, wenn es nicht mit dem Tode endete. Oder ist es nicht gerade umgekehrt: Der Tod wäre nicht schlecht, wenn da nicht das Sterben wäre? Der Tod als *Ereignis* und das Totsein als *Zustand* müssen streng auseinandergehalten werden – beide können als gut oder als schlecht betrachtet werden.

Argumente gegen die Schlechtigkeit des Todes: Sie votieren dafür, dass der Tod weder etwas Schlechtes noch etwas Gutes sein kann.

- Das Argument der *Nichterlebbarkeit des eigenen Todes* von *Epikur:* Nur was erlebbar ist, kann gut oder schlecht sein (Erlebbarkeitsbedingung). Da niemand seinen eigenen Tod erleben kann, ist der eigene Tod für niemanden gut oder schlecht.
- Das Argument des *unlösbaren Rätsels des Zeitpunkts* (timing puzzle): Da man nicht angeben kann, wann das vermeintliche Übel des Todes eintritt, ist es vor dem Tod zu früh und nach dem Tod zu spät (Erlebbarkeitsbedingung).
- Das *Symmetrieargument* von *Lukrez:* Weil die Zeit vor der Geburt (Zeugung) nicht schlecht ist, kann auch die Zeit nach dem Tod nicht schlecht sein.
- Das Argument der *Unendlichkeit des Totseins* von *Lukrez:* Die Qualität des Todes hängt nicht davon ab, wann ein Mensch stirbt, da jeder von uns unendlich lange tot sein wird und durch einen früheren Tod die Zeit des Totseins nicht verlängert wird.

Natürlich müssen diese Argumente hinterfragt werden. Das tut beispielsweise *Thomas Nagel,* indem er das Argument der *Erlebbarkeitsbedingung* wie folgt kritisiert: Etwas kann für einen Menschen schlecht sein, auch dann, wenn er es nicht erleben kann. Nämlich dann, wenn das Ereignis in einem bestimmten Verhältnis zu seinem Leben steht und für ihn beispielsweise rufschädigend ist (relationales Übel). Er hinterfragt auch das *Symmetrieargument:* Die Zeiten vor der Zeugung und nach der Geburt sind nicht symmetrisch, weil erstens eine frühere Zeugung nicht möglich ist, da in einem solchen Fall ein anderer Mensch geboren würde, und weil zweitens unsere Wünsche und Pläne nur auf die Zukunft gerichtet sind.

Argumente für die Schlechtigkeit des Todes: *Thomas Nagels* persönliches Argument für die

Schlechtigkeit des Todes lautet: Leben ist immer lebenswert, auch wenn die schlechten Erfahrungen die guten bei Weitem überwiegen. Die unter dem Begriff der *Deprivationsthese* bekannte Ansicht besagt, dass uns der Tod etwas „beraubt", er enthält uns etwas vor. Es ist genau diese Beraubung, die uns nicht behagt, da sie uns den gewaltsamen Verzicht auf Leben, insbesondere auf potenzielle Lebensinhalte, abverlangt.

Überzeugend und viel diskutiert sind auch *Bernard Williams'* Argumente für die Schlechtigkeit des Todes [264]. Ob der Tod im Einzelfall gut oder schlecht ist, hängt davon ab, ob der betroffene Mensch noch *kategorische Wünsche* hat. Mit kategorischen Wünschen sind genau diejenigen Wünsche gemeint, die über das (Über-)Leben hinausgehen. So ist etwa der Wunsch, die Enkelkinder aufwachsen zu sehen oder einen bestimmten Ort noch besuchen zu können, ein kategorischer Wunsch.[48] Wer keine kategorischen Wünsche mehr hat, für den ist der Tod kaum schlecht, da für ihn das bloße Leben keinen *intrinsischen* Wert mehr hat – meint Bernard Williams.

12.5.3 Der Sinn des Lebens in Anbetracht des Todes

Eigentlichkeit: Für *Martin Heidegger,* der sich mit der Bedeutung des Todes für die Lebensgestaltung des Menschen ausführlich auseinandergesetzt hat, wird jedem Menschen erst durch die gedankliche Vorwegnahme des eigenen Todes seine Endlichkeit bewusst [110]. Sie löst eine unbestimmte *Angst* aus, letztlich eine Angst vor dem *Nichts.* Dadurch sollen sich neue Möglichkeiten des Seins für den Menschen eröffnen, neue Wege, neue Perspektiven und neue Optionen. Ein neues Denken führt zu einem anderen Leben. Martin Heidegger spricht von der Eigentlichkeit, von der *eigentlichen Existenz* und meint damit, das sinnvolle Nutzen der noch verbleibenden Zeit. Er denkt dabei in erster Linie an die Beschäftigung mit Philosophie, Religion und Kunst, doch letztlich wird jeder Einzelne selbst darüber entscheiden, was für ihn die Eigentlichkeit seiner Existenz ausmacht.

Sterblichkeit: Sterblichkeit und Lebenssinn sind relational verknüpft. Sterblichkeit verleiht unserem Leben Reiz und Wert und sie motiviert zur Handlung. Und sie gibt – immer gemäß *Martin Heidegger* – dem Menschen die Möglichkeit, dem Leben, insbesondere dem *restlichen* Leben, einen Sinn zu verschaffen. Das bedeutet jedoch nicht, dass der Tod deshalb kein Übel ist. Denn *Sterblichkeit als Eigenschaft* von Lebewesen ist nicht dasselbe wie der *Tod als Ereignis,* durch welches ein Leben beendet wird. Obwohl es gut sei, sterblich zu sein, sei der Tod in der Regel schlecht. Zudem bestehe immer die Gefahr, dass wir entweder zu früh oder zu spät sterben.

Es ist zu vermuten, dass Martin Heideggers Konzeption der Eigentlichkeit in Anbetracht des Todes und die Intention zur Selbstverwirklichung besonders für ältere Menschen wohl kaum passend ist. Bei vielen älteren Menschen ist der Blick zurück in die Vergangenheit und die Erinnerung an frühere und vermeintlich bessere Zeiten dasjenige, welches ihre Gegenwart beherrscht – die Zukunftsperspektive dagegen ist für die meisten eingeschränkt und ziemlich düster.

12.5.4 Strategien der Todesbewältigung

Unsere Sterblichkeit ist uns gewiss und der bevorstehende Tod bleibt für immer unverfügbar. Wir werden uns demnach gegenüber unserem Tod irgendwie positionieren müssen. Und das tun wir auch, wenn wir uns dem Widerfahrnis

48 Im Gegensatz dazu gibt es *hypothetische Wünsche*: Man wünscht sich etwas, weil es für das Überleben nötig ist, beispielsweise der Wunsch nach einem Arbeitsplatz etc.

des Todes gegenüber passiv verhalten. Denn auch Gleichgültigkeit und Untätigkeit sind letztlich Ausdruck einer Haltung.

Was sagt die Philosophie dazu? Sie fragt nach dem *vernünftigen* Verhalten und schlägt dazu unterschiedlichste Strategien der Todesbewältigung vor. Ich beziehe mich hier erneut auf *Héctor Wittwer*, insbesondere auf die Arbeit „Sterben und Tod als Themen der Philosophie", welche 2014 im *Ethik Journal* erschienen ist [271]. Er erwähnt hier drei Methoden zur Bewältigung des Todes:

Strategie der Entübelung des Todes: Bereits dem Philosophen *Epikur* und später besonders dem Dichter *Lukrez* ging es darum, den Menschen von der Furcht des Todes zu befreien. Beide versuchten aufzuzeigen, dass der Tod nichts Schlechtes sein kann: „Der Tod, darum, ist uns nichts, geht nicht das Geringste uns an, nun, da wir begriffen haben: Die Seele ist ihrer Natur nach sterblich." [139] Und sie erhofften sich dabei, dass ein Mensch, sobald er einmal eingesehen hätte, dass sein Tod nichts Schlechtes ist, diesen auch nicht mehr zu fürchten brauchte.

Strategie des Memento mori der Stoiker: „Sei eingedenk, dass du sterben wirst!" oder anders gesagt: „Denke stets an den Tod, um ihn nie zu fürchten!" Das stete Vor-Augen-Haben des Todes zwecks Bekämpfung der Furcht vor diesem. Nicht nur wichtig sei das regelmäßige Denken an den Tod, sondern auch das allabendliche Hinterfragen seiner eigenen Taten im Hinblick darauf, ein besserer Mensch zu werden. Doch ist ein Leben nur halbwegs unbeschwert, wenn der Mensch ständig den eigenen Tod vor Augen hat? Vielleicht schon, nämlich genau dann, wenn für ihn der Tod nichts Schlechtes ist. Aber muss er ihn deswegen ständig vor Augen haben?

Strategie des Mori discere, des Sterbenlernens: Für *Platon* und *Cicero* war es die partielle Vorwegnahme des Todes im Leben, eine antike Lehre, die zu Beginn der Neuzeit von *Michel de Montaigne* wieder aufgegriffen worden ist. Da für die Philosophie bis vor Kurzem der Leib noch ein Hindernis auf dem „Weg zur Schau der Ideen" war, stellte für diese der Tod als Trennung der Seele vom Leib eine Befreiung dar. Letztlich handelt es sich auch hier um eine Gewöhnung an den Gedanken des eigenen Todes – mit dem Ziel aber, ein *sorgenfreies Leben* zu führen: „Wer die Menschen sterben lehrte, der würde sie leben lernen." [157]

12.5.5 Das Motiv des Absurden

Absurdität des Lebens und des Todes: Die Akzeptanz der eigenen Sterblichkeit und des eigenen Todes bereiten dann keine Mühe, wenn sie für irgendwen und/oder irgendwas Sinn machen. Doch was wäre, wenn die Sterblichkeit und der eigene Tod keinen Sinn ergeben würden? Wären sie dann nicht *absurd*? Gemäß *Albert Camus* [43] befindet sich der Mensch in der Tat in einer absurden Situation. Einerseits aufgrund einer seiner Ansicht nach sinnwidrigen Welt und andererseits in Anbetracht einer ergebnislosen Suche des Menschen nach dem Sinn in dieser Welt. Das Leben ist absurd, weil wir im Universum einsam sind und weil dieses schweigt. Albert Camus spricht in diesem Zusammenhang von der *kosmischen Einsamkeit.* Wir können zwar vieles erklären, aber verstehen tun wir es nicht. Für ihn ist die Natur selbst absurd. Ist diese *Absurdität* erstmals erkannt, folgt die Anerkennung derselben und letztlich die Revolte gegen sie. In dieser Revolte gegen das Absurde erst kann sich der Mensch selbst verwirklichen. Sisyphos ähnlich, welcher ausgerechnet in seiner sinnlosen und absurden Tätigkeit seine Selbstverwirklichung gefunden hat: „Was bleibt, ist ein Schicksal, bei dem allein das Ende fatal ist. Abgesehen von dieser einzigen fatalen Unabwendbarkeit des Todes ist alles, sei es Freude oder Glück, nichts als Freiheit. Es bleibt eine Welt, in der der Mensch der einzige Herr ist.“ [43]

Für *Jean-Paul Sartre* ist bereits das Geborenwerden absurd. Und ebenso absurd ist auch die menschliche Sterblichkeit, denn der Mensch kann weder darüber verfügen noch selbst entscheiden. Geburt und Tod sind Fakten außerhalb unserer Entscheidung und genau das ist für Sartre der entscheidende Punkt für ihre Absurdität [200]. Oder, wie *Wilhelm Kamlah* sich ausdrückt: „Der Tod als Ereignis ist keine Handlung, kein Sichverhalten, sondern pures Widerfahrnis. [...] Zu verstehen gibt es da nichts, hinzunehmen umso mehr.“ [124] (S. 13).

Natürlichkeit des Todes: Kann die Philosophie uns angesichts des Todes zu größerer *Gelassenheit* verhelfen? *Seneca* und später *Ludwig Feuerbach* betonen die Natürlichkeit und Notwendigkeit des Todes. „Das Leben nämlich ist unter der Bedingung des Todes gegeben, auf diesen hin geht man: ihn zu fürchten, ist daher eine Art eines Unverständigen, weil man auf Gewisses wartet, Ungewisses fürchtet.“ [230] (S. 257). Und weiter: „So natürlich es nun ist, dass wir als Jünglinge, als Kinder vergehen, so wenig über diese Vergänglichkeit uns entsetzen, so wenig haben wir Grund, deswegen die Hände über dem Kopf zusammenzuschlagen, dass wir endlich sterben. So wenig bösartig die Vergänglichkeit überhaupt, so wenig ist es der Tod.“ [64] Weil der Tod naturgegeben ist und niemand ihm entweichen kann, macht es philosophisch keinen Sinn, ihn zu fürchten.

Das Weiterleben der anderen: Wie steht es nun aber mit der Sinngebung meines Lebens und meines Todes, wenn diese Frage etwas anders gestellt wird, nämlich in Bezug auf die Bedeutung des *Weiterlebens anderer Menschen* nach meinem Tod [268]? Sollte es hier vielleicht gar nicht um mich gehen? Hat die Sinnfrage in meinem Leben und bei meinem Tod vielleicht einen Zusammenhang mit den anderen, mit der Menschheit? Um eine taugliche Antwort darauf zu finden, gilt es mindestens zwei Betrachtungsweisen voneinander zu unterscheiden: die evolutionäre und die individuelle Betrachtungsweise.

- Bei der *evolutionären Betrachtungsweise* geht es um den Zusammenhang zwischen dem Tod des Einzelnen und dem Fortbestand der Spezies Mensch. Der Tod des Einzelnen und die Geburt neuer Menschen gibt der Spezies die Möglichkeit, sich anzupassen und zu verbessern. Das Sterben und der Tod als Chance zur Erneuerung innerhalb der menschlichen Kultur. Kurz gesagt: Die Alten machen Platz für die Neuen.
- Bei der *individuellen Betrachtungsweise* dagegen geht es um den Zusammenhang zwischen meinem Tod und dem Leben meiner Nachkommen. Ich lebe *in ihnen* gleichsam weiter, sodass nach meinem Tod etwas *von mir* weiterlebt. Ich sterbe zwar, aber die Erinnerung an mich wird mich auf dieser Welt überleben. In diesem Sinn kann das Wissen um Nachkommenschaft ein Trost sein.

Zum Schluss ein originelles *Gedankenexperiment* von *Samuel Scheffler,* aus seinem Buch „Der Tod und das Leben danach“ [203]. In diesem stellt er sich die Frage, wie es mit der Sinngebung meines Lebens in Bezug auf die Bedeutung des Weiterlebens anderer Menschen *nach* meinem Tod steht. Angenommen, das Folgende trifft ein: Die Menschheit wird dreißig Tage nach meinem natürlichen Tod vernichtet. Frage: Wie würde sich dieses Wissen auf meine Haltung zum Leben auswirken? Samuel Schefflers Vermutung: Kaum jemanden wird das Wissen vom Weltuntergang gleichgültig lassen, obschon die eigene Lebensspanne ja nicht verkürzt wird. Nur wenige würden nach dem Motto „Nach mir die Sintflut!“ leben. Falls Samuel Scheffler mit seiner Antwort Recht hat, „dann ist das Wissen, dass andere Menschen nach meinem Tod weiterleben werden, notwendige Bedingung dafür, dass ich mein Leben als sinnvoll betrachten kann“, meint Héctor Wittwer [268].

12.6 Über das Sterben heute

Mit dem Tod befasst sich in erster Linie die Philosophie, mit dem Sterben dagegen die Medizin. Zum letzten Mal nimmt sie Einfluss auf den todkranken Menschen, auf den Sterbenden. Dieser allerletzte Lebensabschnitt wird der Medizin überlassen. Und dem Seelsorger. Und auch die Philosophie hat etwas zu sagen: Sie macht dem Menschen klar, *dass* er sich gegenüber der Sterblichkeit zu verhalten hat.

Gestaltung des eigenen Sterbens: Auch wenn der Schicksalshaftigkeit des Todes nicht zu entkommen ist, es gibt immer ein gewisses Maß an Selbstbestimmung im Sterben. Der Mensch hat die Möglichkeit, sich in die Gestaltung seines Sterbens aktiv einzubringen – es sei denn, der Tod sei im Rahmen eines Unfalls, ganz plötzlich und unerwartet eingetreten. So ist Sterben heute nicht mehr ein bloß fremdbestimmtes, passives Hinnehmen. Im Gegenteil: Es wird immer häufiger zu einem selbstbestimmten Projekt, dessen Planung rechtzeitig in Angriff genommen wird. Natürlich setzt das eine zureichende Urteilsfähigkeit des Kranken voraus, wird ihm diese jedoch attestiert, gilt der Wille des Patienten. Im Fall der Urteilsunfähigkeit des Kranken ist es Aufgabe und Pflicht der Angehörigen und des Arztes, dessen mutmaßlichen Willen zu erfahren und gemäß diesem sein Sterben zu gestalten. Die Möglichkeit, das Sterben nun selbst für sich und für andere zu arrangieren, verschafft einen gewissen Handlungsspielraum, verlangt indessen Autonomie und bedingt die Bereitschaft, (Selbst)Verantwortung zu übernehmen. Denn es wird darum gehen, die individuellen Vorstellungen und die im Raum stehenden Fragen aufzunehmen und für diese passende Lösungen und Antworten zu suchen:

- Bin ich (oder bist du) bereit zum Sterben?
- Was will ich (oder du) noch an Abklärungen und weiteren Behandlungen?
- Was, wenn ich (oder du) nicht sterbe und pflegebedürftig bleibe?
- Was kann ich (oder du) den Angehörigen und der Gesellschaft zumuten?

Kriterien für den Tod: Eine ganz entscheidende Frage, auf die bereits kurz eingegangen wurde, ist die, wann das Sterben beginnt und wann es endet? Ab wann bin ich nun tot und bleibe dies für ewig? Was heißt eigentlich tot sein? 1968 hat die *Harvard Medical School* den Tod als irreversiblen Ausfall der Funktionen des Hirns, einschließlich des Hirnstamms, vorgeschlagen. Fällt nämlich Letzterer aus, stoppt die Atmung. Mit der Verabschiedung des *Transplantationsgesetzes der Schweiz* im Jahre 2007 war es unumgänglich, ein neues *gültiges Todeskriterium* festzulegen: Von nun an war es der *Hirntod,* welcher als notwendige Bedingung als ein geltendes und gesetzlich anerkanntes Kriterium galt, um jemanden für tot zu erklären. Doch hirntote Menschen atmen gegebenenfalls (künstlich), sie halten diverse Stoffwechselprozesse aufrecht, sie sind warm – und hirntote Frauen können Kinder gebären. Aus diesen Gründen gibt es in den USA vereinzelte Stimmen und konkrete Vorschläge, dass bereits der endgültige *Verlust der kognitiven Fähigkeiten,* also der Ausfall des Großhirns, als hinreichendes Kriterium für den Tod zu betrachten sei.

Sterben wird all dem zufolge nicht mehr bloß hingenommen, nicht mehr begriffen als unverfügbarer Abschluss eines einzigartigen Lebens, als ein nicht planbares Abtreten von dieser Welt. Sterben wird in Bezug auf den Zeitpunkt in zunehmendem Maß verfügbar, und es wird hinsichtlich der Form, der Art und Weise des Geschehens, personifiziert. Das geht nicht immer spurlos am Sterbenden vorbei, ebenso wenig an seinen Nächsten – und auch nicht am behandelnden Arzt.

12.6.1
Sterben als „Machsal"

Zufolge der *Europäischen Menschenrechtskonvention* (EMRK; Artikel 8) kommt dem selbstbestimmten Sterben die Qualität eines Menschenrechtes zu. Und laut einem Schweizer Bundesgerichtsentscheid aus dem Jahre 2006 hat der Mensch das Recht, über Art und Zeitpunkt der Beendigung des eigenen Lebens selbst zu entscheiden.[49] Unser Verhältnis zum Sterben hat sich im Laufe der letzten 50 Jahre stark verändert. Übereinstimmend mit dem bereits in Kap. 12.5.4 „Strategien der Todesbewältigung" Dargelegten ist davon auszugehen, dass heute und in Zukunft noch vermehrt über das Sterben debattiert wird. Was heißt „gutes" Sterben und was können wir dafür tun? In welcher Form und wie weit darf, soll oder muss einem Sterbenden geholfen werden (Fragen zur Palliativmedizin)?

Sterben als Gegenstand der Lebensgestaltung: Das Sterben ist Gegenstand der Lebensgestaltung – weg vom Schicksal, hin zum „Machsal" (Odo Marquard) [148]. Das Sterben als Projekt des Diesseits. Diese neue Freiheit zur Gestaltung des eigenen Sterbens erfordert Selbstbestimmung und Selbstverantwortung. Und sie fordert und beansprucht nicht nur den Sterbenden selbst und dessen Familie, sondern sie führt oft auch zu Überforderung, Druck und Konflikten innerhalb der Familie. Denn es gilt, sich zwischen mehreren Optionen zu entschließen: natürliches Sterben, passive Sterbehilfe, Sterbefasten, assistierter Suizid. Es steht heute ein breiter Fächer von Art und Ausmaß persönlicher Mitbestimmung zur Verfügung. Einerseits ein passives „Mit-sich-geschehen-Lassen", eine Bereitschaft zum Hinnehmen „so wie es kommt", ein Sich-aus-der-Hand-Geben und Über-sich-bestimmen-Lassen – und andererseits ein aktives und eigenverantwortliches Gestalten, selbstbestimmend bis zum letzten Atemzug. Keines dieser beiden Extreme entspricht in seiner Ausschließlichkeit wohl dem, was wir unter einem humanen Sterben in Würde verstehen. „Selbstbestimmung ist ein aktiver ebenso wie ein passiver Prozess, ein Tun ebenso wie ein Hinnehmen und Lassen, ein eigenes Gestalten wie auch ein Sich-Gestaltenlassen von anderen, von Umständen und von Situationen. Das Tun wird auf das konzentriert, worüber überhaupt verfügt werden kann, das Lassen aber obliegt dem Bekenntnis zur eigenen Ohnmacht, der Gelassenheit und eigenen Hinnahmefähigkeit, um sich nicht um Dinge zu bemühen, über die das Selbst nicht verfügen kann oder will", schreibt der Philosoph *Wilhelm Schmid* [209].

Sterben unter gesellschaftlichem Druck: Der Mensch ist auf der Suche nach dem *optimalen oder gar idealen Sterben* und er hat, dank den Mitteln der heutigen Medizin, auch die Aussicht, ein solches zu (er-)finden. So denkt und hofft man jedenfalls: Der Tod sollte unmittelbar und schmerzfrei sein, möglichst nicht zu früh, aber auch nicht zu spät, bei geistiger Klarheit und noch im Besitz genügender Selbstkontrolle und unabhängig von Fremdpflege. Sicher, aber mit Würde. Und so kann das Streben nach einem selbstbestimmten Sterben zu einem kollektiven Zwang werden, zu einem neuartigen „Zwang zur sozialverträglichen Bekümmernis um die letzten Dinge", eine gesellschaftliche „Vereinnahmung" und „Re-Moralisierung" des Sterbens [51]. Doch hier droht ein Unheil: Da jeder für sein würdiges Sterben nun selbst verantwortlich ist, steht er in direkter Verantwortung und Schuld der Familie, der Angehörigen und der Allgemeinheit. Selbst das Sterben steht nun unter gesellschaftlichem Druck, da jeder dies nach seinem eigenen Gusto gestalten kann und will – der (noch) Lebende und der Sterbende.

49 Bundesgericht 2A.48/2006.

12.6.2 Entscheidungen am Lebensende

Repräsentative Erhebung: Ein Projekt des *Schweizerischen Nationalfonds* hat sich während fünf Jahren mit verschiedensten Aspekten des Lebensendes beschäftigt. Dabei sollte auch eine repräsentative Erhebung bei Ärztinnen und Ärzten aufzeigen, wie sich Patientinnen und Patienten in ihrer letzten Lebensphase entscheiden, wenn es um eine medizinische Behandlung geht, die sich auf die ihnen noch verbleibende Lebenszeit auswirkt. Die Ergebnisse der 2016 im *Swiss Medical Forum* publizierten Umfrage zeigen, wie in der Deutschschweiz *„Entscheidungen am Lebensende, EaL“* oder *„Medical end-of-life decisions, ELD“*, getroffen wurden [34]. Es ging dabei stets um die Entscheidung „für oder gegen eine medizinische Behandlung“, die sich auf die noch verbleibende *Lebenszeit* auswirkt. An der Meinungsbildung hinsichtlich dieser Entscheidungen waren, wenn immer möglich, die Patienten selbst und natürlich auch die Ärzte beteiligt. In sehr vielen Fällen aber war dies alters- und gesundheitsbedingt nicht mehr möglich, sodass in erster Linie die Angehörigen an der Meinungsbildung mitbeteiligt waren.

Die Ethikerin *Samia Hurst* definiert den Begriff *EaL* bzw. *ELD* sehr präzise: „Er bezeichnet sämtliche Entscheidungen, die im Bewusstsein getroffen werden, dass sie die Lebensdauer verkürzen könnten, sei dies nun beabsichtigt oder nicht. Der Begriff bezeichnet somit auch alle medizinischen Entscheidungen, die in der Absicht getroffen werden, auf lebensverlängernde Maßnahmen zu verzichten oder die Lebensdauer zu verkürzen.“ [114]

Mit dieser Untersuchung wurde versucht, die *Thematik der Sterbehilfe* wissenschaftlich fundiert anzugehen und sie aus einer rationalen und sachlichen Perspektive zu beleuchten. Dass bei Entscheidungen am Lebensende für oder gegen eine medizinische Behandlung, die sich auf die verbleibende Lebenszeit auswirkt, die unterschiedlichen Glaubens- und Wertanschauungen der Patienten, Angehörigen und Ärzte eine zentrale Rolle spielen und dass dabei immer auch persönliche Erfahrungen mitbestimmend sind, ist selbstverständlich. Sie weisen allein schon auf die Komplexität dieser Thematik hin.

Ergebnisse: Die Resultate dieser repräsentativen Umfrage lauten: Im Jahr 2013 war bei 71 % aller Todesfälle überhaupt eine Entscheidung im Vorfeld möglich, denn bei 29 % der Todesfälle waren diese „plötzlich und völlig unerwartet“, sodass sich die Möglichkeit für EaL (bzw. ELD) gar nicht ergab. Bei den verbleibenden 71 % aller Todesfälle wurde in 82 % der Fälle mindestens eine Entscheidung getroffen, die den Todeseintritt möglicherweise oder wahrscheinlich beschleunigte – also in insgesamt 59 % aller Todesfälle (in absoluten Prozentzahlen). Wenn diese 59 % neu wiederum als ein 100 %-Kollektiv definiert werden, dann forderten 49 % einen Behandlungsverzicht oder Behandlungsabbruch *mit* der Absicht einer Lebensverkürzung (passive Sterbehilfe), 30 % eine medikamentöse Therapieintensivierung wie beispielsweise eine suffiziente Schmerzmedikation *ohne* Absicht einer damit einhergehenden Lebensverkürzung (indirekte Sterbehilfe) und 3 % eine aktive Form der Sterbehilfe (ärztlich assistiertes Sterben) = total 82 %. Nur in 18 % kam es zu keiner ausformulierten Entscheidung, also keine EaL (bzw. ELD). Im Jahr 2001 waren dies noch 25 %, was einer Zunahme von *Entscheidungen am Lebensende* (EaL) von 75 % auf 82 % entspricht.[50]

50 Zum Vergleich: Im Jahr 2013 fand ein Gespräch über EaL in 73 % mit den entscheidungsfähigen Patienten selbst statt, in 70 % mit den Angehörigen, wenn die Patienten nicht mehr entscheidungsfähig waren. Im Jahr 2001 war dies noch bei 79 % der Patienten bzw. noch bei 66 % der Angehörigen der Fall. Gar nicht diskutiert wurde ELD im Jahr 2013 bei voll oder teilweise entscheidungsfähigen Patienten in 27 %, im Jahr 2001 noch in 31 % aller Fälle.

Die Erkenntnisse dieser Studie:

- In über 50 % aller Todesfälle und in über 80 % der erwarteten (und nicht plötzlich) eingetretenen Todesfälle geht eine EaL bzw. ELD voraus.
- Die meisten betreffen den Behandlungsabbruch oder -verzicht und die Intensivierung der Symptombehandlung (Schmerzen etc.).
- Die Hälfte dieser Fälle wünschen einen Behandlungsabbruch *mit* der Absicht einer Lebensverkürzung. Ein Drittel wünschen einen Behandlungsabbruch *ohne* Absicht einer Lebensverkürzung.
- Fazit: EaL bzw. ELD haben zugenommen und müssen deshalb besser in die Aus- und vor allem Weiterbildung der Ärzte integriert werden. Dabei geht es nicht darum, Ärzte in der Suizidhilfe auszubilden, da niemand verpflichtet werden kann, diese zu leisten. Aber jeder Arzt muss dazu bereit sein, mit den Betroffenen ein offenes Gespräch zu führen, frei von Vorurteilen, und er muss in der Lage sein, den Betroffenen auch in dieser schwierigen Sache sinnvoll zu beraten.

Patientenverfügungen: Und was ist nun mit den Patientenverfügungen? Sie sind in gewissen Fällen zweifellos von großem Nutzen. Erfahrungsgemäss gibt es damit aber oft rein praktische Probleme und zudem noch immer unbeantwortete Fragen. So zeigt sich, dass bei der individuellen Ausformulierung der Verfügung oder auch beim Ausfüllen eines vorgegebenen Formulars von ganz unterschiedlichen Vorstellungen bezüglich der zur Diskussion stehenden medizinischen Interventionen ausgegangen wird. Die Betroffenen verstehen unter einer bestimmten Intervention ganz unterschiedliche Dinge, was bei existenziellen Entscheiden gelegentlich sehr heikel ist. Zum anderen ändert sich im Laufe der Krankheit die Vorstellung der Betroffenen, was noch zu tun und was nicht mehr zu tun ist, ohne dass aber die Patientenverfügungen entsprechend angepasst werden. Auch steht die für den Arzt verbindliche Patientenverfügung oft und aus unterschiedlichsten Gründen als Dokument physisch gar nicht zur Verfügung, weil sie irgendwo verlegt wird. Entsprechend dem seit 2013 gültigen Erwachsenenschutzrecht, welches die Selbstbestimmung des Betroffenen und der Angehörigen stärkt, erlangte die Patientenverfügung zwar deutlich mehr Rechtssicherheit. Andererseits aber ist aufgrund der erwähnten Probleme eine grundsätzlich gutgemeinte und bindende Verfügung im Einzelfall schwierig umzusetzen. Wenn in einer solchen Verfügung von „keine Schläuche ..." die Rede ist, dann stellt sich rasch die Frage: Welche Schläuche sind damit genau gemeint? Ab welchem Zeitpunkt soll sie in Kraft treten? Und was, wenn der Patient seine Meinung in Bezug auf die noch durchzuführenden medizinischen Maßnahmen geändert hat, dies aber aus gesundheitlichen Gründen nicht mehr mitteilen kann? Die Angehörigen sind bei solchen Fragen verständlicherweise rasch überfordert und wenden sich dann zu Recht wiederum an den Arzt. Grundsätzlich gilt, dass auch eine Patientenverfügung vom behandelnden Arzt *interpretiert* werden muss, da es dem Betroffenen nicht möglich ist, sämtliche Einzelheiten seiner aktuellen und bevorstehenden Leidenszeit zu kennen – die Entscheidungsmacht bleibt de facto also wiederum beim Arzt.

Gemeinsame Vorausplanung: „Medizinische Situationen am Lebensende lassen sich nicht so regeln, wie sich das der Gesetzgeber vorstellt", schreibt *Susanne Wenger* [261]. Eine absolutistische Patientenautonomie kann nicht funktionieren, da sie oft genau dann, wenn sie zur Anwendung kommen sollte, aus gesundheitlichen Gründen gar nicht mehr gegeben ist. Es stellt sich die Frage, ob der *ärztlichen Sorge*, der *aktiveren Begleitung des Patienten durch den Arzt* und der *vermehrten Übernahme von Verantwortung durch den Arzt* nicht wieder mehr Gewicht verliehen werden müsste. Dabei sind die Wertvorstellungen des Patienten und dessen Behandlungswünsche zum Lebensende rechtzeitig zu eruieren, wenn immer möglich mit dem Arzt zusammen. Zudem müssten diese EaL bzw. ELD (inklusive Patientenverfügung) unbedingt aktualisiert werden, denn Veränderungen der Vorstellungen darüber sind nicht selten – beim Patienten, bei den Angehörigen und beim Arzt. Kranksein ist grundsätzlich ein sehr dynamischer Prozess und was heute gilt, kann in dieser Art bereits am nächsten Tag nicht mehr zutreffen. Was es braucht, ist eine angemessene, gemeinsame Vorausplanung medizinischer Behandlungen für urteilsfähige und urteilsunfähige Personen.

12.6.3 Selbstbestimmtes Sterben

Die steigende Nachfrage nach selbstbestimmtem Sterben ist eine weitere Herausforderung für die Medizin. Sie soll Antworten geben auf all die Fragen, die sich im Umgang mit Sterben in Eigenverantwortung ergeben. Doch was meint die Philosophie dazu? Im Folgenden sollen zwei kontradiktorische Positionen kurz diskutiert werden.

Interpretationen des Autonomiebegriffs: Ausgangspunkt der vielen, oft sehr heftig und nicht selten emotional geführten Diskussionen sind die verschiedenen Interpretationen des Autonomiebegriffs und die zugrunde liegenden unterschiedlichen Menschenbilder. Dabei entscheidend ist: „Gibt es ein Selbstverständnis des Menschen ohne metaphysische, transzendente Voraussetzungen? Gibt es eine die Norm setzende, die Wahrheit behauptende und die Wirklichkeit bestimmende Wissenschaft als Grundlage für eine passende Leitlinie?" Diese Frage stellte sich *Frank Achermann,* Diabetologe und Konsiliararzt von *Exit Schweiz,* anlässlich der Frühjahrsretraite 2018 des *Forums Medizin & Philosophie* [1]. Welche Ethik wollen wir, „eine expertokratische, autoritative Pflichten- und Prinzipienethik oder eine kontextsensitive, lebensweltliche Ethik"? Seine Antwort: Es gibt keine a priori gültigen Vorschriften. Der Arzt *soll* die reale Verantwortung übernehmen und in der Frage des selbstbestimmten Sterbens nicht ablehnend oder gar blind sein aufgrund von Prinzipien. Denn der Patient allein ist der Entscheidungsträger bei solchen (Handlungs-) Entscheiden. Die Bewertung all der bei der Thematik des selbstbestimmten Sterbens zu bedenkenden Aspekte ist Sache des Betroffenen und sie ist kontingent. Er braucht keine Begründung einem Dritten gegenüber. Sein Credo: „Das Leben gehört mir und ich entscheide über den Zeitpunkt der Beendigung meines eigenen Lebens. Und ich tue das mit meiner eigenen Begründung! Oder soll ihm eine offene, formbare und adaptive Weise im Umgang mit der Welt und sich selbst verboten sein?"

Im Übrigen, so Frank Achermann, sei es klar, dass die tief verankerten Vorstellungen von Bewusstsein, Seele und religiösen Glaubensinhalten die kritische Einstellung gegenüber selbstbestimmtem Sterben erklären, einen möglichen Seitenwechsel oft verhindern und ebenso zu Miss- und Unverständnis beim Gegenüber führen. Eine selbstbestimmte Lebens- und Sterbensgestaltung im Rahmen einer säkularen Gesellschaft lasse demgegenüber ein je eigenes Lebensmodell zu. Dazu gehört Sterben – dazu gehört auch die Wahl des Todeszeitpunktes. „Das Ziel wäre demnach: Die Wunscherfüllung des *Ich* und *zum Ich* als Norm. Ein sinnbezogenes Tun ohne Dogma und Religion!"

Ganz anders sieht dies der Philosoph und Theologe *Martin Brasser,* der in dieser Debatte die Gegenposition vertritt [37]. Auch er ist zwar grundsätzlich der Meinung, dass Entscheide am Lebensende gemäß *Aristoteles* (situative Ethik) nie deduktiv vorab entschieden werden, da je nach Situation beide Entscheide richtig sein können – also weg vom Normativen! Situative Ethik ist nicht identisch mit der individuellen Anwendung von Normen auf den Einzelfall. Es gilt die Norm der Autonomie für Entscheidungen am Lebensende oder anders gesagt, der Arzt muss feststellen, *wie* autonom der Entscheid (des Betroffenen) zum assistierten Suizid tatsächlich ist. Und erst jetzt darf der nächste Schritt gegangen werden. Bei Autonomie sei nun aber zu unterscheiden zwischen

- *Autarkie:* Ich bin unabhängig von der Meinung anderer, ich bin frei von ..., ich bin autark, und
- *Autotelie:* Ich bin in der Lage, mich selbst zu bestimmen, ich bin frei zu ..., ich bin autotel. Ich stehe zu Beginn einer Ursachenkette, setze meine Ziele selbst und kann beispielsweise selbst den Hahn drehen und mir das Phenobarbital zuführen.

Martin Brasser geht davon aus, dass jeder von uns seinen spezifischen Mix hat, wie sich seine Autonomie aus *Autarkie* und *Autotelie* zusammensetzt, wie diese miteinander verwoben sind. Wir *brauchen* eine bestimmte Norm, die wir in einem spezifischen Fall umsetzen (Aristoteles). Zum Vergleich: Wirklich frei sind im antiken Griechenland nur die freien Bürger (Polis), die Sklaven dagegen sind unfrei, weil sie nicht autark sind, weil sie keine ökonomische Sicherheit haben. „Politiker können heute kaum noch frei sein. Der wirklich Freie engagiert sich für das Allgemeinwohl und nicht für Interessensvertreter. Wenn wir tun, was in der Gesellschaft erwartet wird, leben wir auch unseren Wesenskern".

Autonomie meint Autarkie *und* Autotelie

- Es kann sein, dass einer weiß, was er will (sterben), aber nicht die Autotelie hat, es zu tun. Er hat zwar den Willen dazu, braucht aber ein Rezept für Phenobarbital. Es stellt sich hier die Frage, ob wir diesen Freiraum erhöhen und ihm helfen (wollen, sollen?).
- Es kann sein, dass einer nicht so genau weiß, ob er sich umbringen und wirklich sterben will, aber in einem Land lebt, in dem es grundsätzlich möglich (legal) ist, dies zu tun.
- Und es kann letztlich auch sein, dass einer reich ist und viele Optionen hat, aber nicht weiß, welche er verfolgen soll. In diesem Fall hat er keine Autarkie. Ihm zu helfen, frei zu werden, bedeutet, ihm zu helfen, seinen wahren Willen zu finden.

Für *Martin Brasser* ist hier die *Interpretation des Autonomiebegriffs* entscheidend. Er befürchtet und moniert, dass der sog. autonome Patient oft gar nicht wirklich autonom ist, da beide Bedingungen für Selbstbestimmung, nämlich Autarkie und Autotelie, erfüllt sein müssen – dies oft aber gar nicht der Fall sei. „Jemand, der Exit braucht, ist nie autonom. Häufig ist auch die Autarkie nicht gegeben und der Sterbende bleibt ambivalent."

Autonomie, Menschenbild und Umfeld: Sicher ist, dass bei der Diskussion der Frage des selbstbestimmten Sterbens neben philosophischen und religiösen Argumenten immer auch Positionen bezogen werden, deren Entstehung und Erklärung oft und stark in der Lebensgeschichte jedes Einzelnen zu verorten sind. Zentral in dieser Diskussion sind das zugrunde liegende Menschenbild und die Interpretation des Autonomiebegriffs. In vielen Fällen prägen sie die Argumentationsweise jedes Einzelnen ganz wesentlich und bestimmen in dieser Kontroverse den abschließenden Standpunkt entscheidend. Allein diese Tatsache würde eigentlich für eine liberale Haltung in dieser Frage sprechen. Hier soll es nun aber nicht darum gehen, in dieser Thematik Stellung zu beziehen. Einmal mehr soll hier der Anstoß zu einer tieferen Auseinandersetzung mit einer zentralen Frage in Zusammenhang mit Sterben und Tod gegeben werden. Dabei darf nie vergessen werden, dass in einer solchen Diskussion neben der *Autonomie* und dem *Menschenbild* zwingend auch das *familiäre und gesellschaftliche Umfeld* des Betroffenen miteinbezogen werden.

Denn selbstbestimmtes Sterben geht nicht nur den Betroffenen etwas an, sondern auch die Familie und den Freundeskreis. Sie haben keine Wahl, sich dem Geschehen zu entziehen – sie sind alles andere als autonom! Sie werden – ganz im Gegenteil zum Betroffenen – fremdbestimmt. Sie werden oft gar nicht gefragt, ob selbstbestimmtes Sterben eines Nächsten auch für sie eine akzeptable Option ist. Und auch der Arzt wird hier gefordert – spätestens dann, wenn es darum geht, ob er mitmacht oder sich aus irgendwelchen Gründen zu distanzieren gedenkt. Doch wenn die Nachfrage nach *Exit* und *Dignitas* vonseiten der Gesellschaft steigt, werden auch wir Ärzte und Ärztinnen zunehmend in dieser Sache aufgesucht, um Rat gebeten und gegebenenfalls direkt mit einbezogen. Wir werden uns dem nicht entziehen können und (individuell?) Stellung beziehen müssen – was für viele nicht einfach sein wird. Denn hier wird unsere Standesethik hinterfragt. Für viele kommt sie ins Wanken. Auch das gilt es zu verstehen und zu respektieren. In dieser Frage eine Stellungnahme zu verweigern, ist jedoch für uns Ärzte heute kaum noch ein gangbarer Weg. Selbstbestimmung in Bezug auf Verlängerung und Erhalt von Leben steht zur Disposition, weil die Gesellschaft *selbst* sie zum Thema macht. Und auch juristisch und ethisch ist in der Schweiz seit 2013 der behandelnde Arzt in dieser Sache nicht mehr zuständig.

Zwischen Freiheit und Überforderung: Was bedeutet dieses *Recht auf Selbstbestimmung am Lebensende* im Schweizer Recht? Sicher ist, dass die Rechtswissenschaften dem Betroffenen (dem Patienten) in jüngster Zeit zunehmend Entscheidungsverantwortung aufbürdeten. Dazu die Juristin *Regina E. Aebi-Müller:* „Es geht bei der Autonomie (aber) nicht nur um Gewährung von Gestaltungsspielraum, sondern auch um Verantwortung, die dem Betroffenen überbunden wird. Diese kann für den Betroffenen eine Zumutung sein. Autonomie am Lebensende darf nicht eingefordert und abgerufen werden. Vielmehr kann es nur darum gehen, Rahmenbedingungen zu schaffen, damit sie sich möglichst wirksam entfalten kann [...] Die zu starke Betonung der Patientenautonomie läuft Gefahr, sich gegen den Betroffenen zu wenden." [4] Dieses Mehr an Selbstbestimmung ist gleichzeitig ein Mehr an Selbstverantwortung, und beide verorten sich – und das ist einer der schwierigen Punkte in dieser Debatte – irgendwo zwischen Freiheit und Überforderung. Dazu *Reimer Gronemeyer:* „Solange der Tod ‚kam', musste sich keiner rechtfertigen. Es bedurfte einer solchen Debatte nicht. Das moderne Subjekt hat sich in die fatale Lage gebracht, dass es nun selbst sein Sterben und seinen Tod zu verantworten hat." [94] (S. 177).

Teil III – Medizinverständnis

„Die Medizin begann ihre Erfolge zu feiern, als sie den ganzen Menschen aus dem Auge verlor."

Bruder Paulus Terwitte, Kapuziner (geb. 1959)

13 Medizin – Quo vadis?

Einführende Bemerkungen

Medizin – Quo vadis? Wohin steuert unsere Medizin? Macht sich die Medizin selbstständig und übernimmt allein die Definitionsmacht darüber, was krank und was gesund, was normal und was nicht normal ist, was getan und nicht getan wird? Wird die Medizin in erster Linie zu dem, was ihre Machbarkeiten zulassen, statt zu dem, was wir als Menschen wollen und was wir auch wirklich benötigen.

- Dieses Kapitel mit dem Titel „Medizin – Quo vadis?" wird mit zwei Beiträgen von Philosophen eingeleitet, die sich den Herausforderungen und Gefahren unserer modernen Medizin widmen: *Die Stimme der Philosophen* (von *Ulrich H.J. Körtner* und *Jürgen Habermas*). In Ergänzung dazu werden einige Feststellungen zum Wandel der Medizin präsentiert und die diesem ungebrochenen Fortschrittsglauben impliziten Chancen und Risiken diskutiert:
- Der französische Philosoph *Michel Foucault* hat den Begriff der *Biopolitik* eingeführt, dies im Kontext der Sorge um das Leben und um dessen Verfügbarkeit, individuell und kollektiv. Die hier wirksame Macht bezeichnete er als die *Biomacht* (Kap. 13.1).
- In Kap. 13.2 wird der *Wandel der Medizin* in der heutigen Zeit thematisiert. Dabei werden vier wesentliche Merkmale der sich aktuell stark wandelnden modernen Medizin beschrieben und diskutiert.
- Auch stellt sich dabei die Frage, ob dieser Wandel der modernen Medizin nicht letztlich zu einer gewissen Entfremdung der Medizin führt (Kap. 13.3) – weg von einer genuinen Heilkunde, hin zu einer vom Menschen entfremdeten, technisierten Disziplin.
- Am Beispiel der personalisierten Medizin (Kap. 13.4) soll dieser Wandel konkretisiert und gleichzeitig auf deren Nutzen und Gefahren befragt werden.
- Unter Self-Tracking (Kap. 13.5) versteht man das Vermessen des eigenen Körpers und irgendwann auch das des eigenen Geistes. Solches ist zwar schon längstens bekannt und hat sich in vielen Fällen auch bewährt. Kritische Einwände sind aber dann berechtigt, wenn dabei von einer „alleinseligmachenden Methodik zur guten Lebensführung" ausgegangen wird.

Die Stimme der Philosophen

Ich leite dieses Kapitel ein mit der Rubrik „Die Stimme der Philosophen". Es handelt sich um zwei Beiträge zu der in diesem Abschnitt behandelten Thematik, der erste von *Ulrich H.J. Körtner* und der zweite von *Jürgen Habermas.* Sinn und Zweck dieser Rubrik ist, die Sprache, Gedanken und Argumente der Philosophie zu Themen der Medizin *möglichst unverfälscht und authentisch* zu veranschaulichen und zu verstehen. Sie sollen exemplarisch die Art und Weise des Denkens und Argumentierens der Philosophen aufzeigen. Wirklicher O-Ton findet sich zwar nur in den Zitaten, solche aber gibt es hier mit Absicht viele. Um ein *Maximum an Authentizität* zu gewähren, hält sich die Paraphrasierung dieser beiden Texte bewusst nahe an das jeweilige Original. In beiden Texten äußern sich die Autoren kritisch über die Entwicklung unserer Medizin und weisen dabei konkret auf gewisse Risiken und Gefahren hin.

(1) Ulrich H.J. Körtner – „Leben in Menschenhand?! Die Bioethische Herausforderung"

Anlässlich der Fachtagung „Bioethik – Leben in Menschenhand?!" äußerte sich der Theologe und Medizinethiker *Ulrich Körtner* in einem Referat zu den bioethischen Herausforderungen unserer Zeit [129]. In diesem Beitrag
- geht es um Medizinethik,
- er zeigt die Widersprüchlichkeit in der modernen Medizin auf,
- nimmt Stellung zu Fragen betreffend Bioethik und Biopolitik,
- zeigt Aspekte der Medikalisierung des Lebens und
- fordert das Recht auf Unvollkommenheit des Menschen.

Die heutigen Herausforderungen der Medizinethik
Ethische Kontroversen finden sich vorab in den Biowissenschaften. Zu den angewandten Biowissenschaften, den sog. *Life Sciences,* werden neben der Biochemie und Molekularbiologie die Genetik und die Bioinformatik gezählt: Alle sind Anwendungswissenschaften und allen liegt ein absolut technisches Verständnis der Biologie zugrunde. „Das Leben wird von der Gabe zum technischen Produkt." [129] Medizinisches Denken ist technisches Denken, der Mediziner mutiert zum Anthropotechniker. Die Technisierung in der Medizin, speziell in den *Life Sciences,* nimmt durch die *Converging Technologies,* also den kombinierten Einsatz von Nano-, Bio-, Informations- und Kognitionswissenschaften und -technologien (NBIC) noch zu. Sie ermöglichen eine noch stärkere Einflussnahme in das Leben per se. So stehen elementare Menschenrechte zur Debatte, wie das Recht auf Leben, auf körperliche und geistige Unversehrtheit, das Recht auf Schutz der Privatsphäre und auf Gesundheit. Zunehmend stellen sich Fragen nach der Grenze zwischen Therapie und Manipulation. Gibt es neben dem Recht auf Heilung auch ein Recht auf Optimierung der eigenen Natur, wie beispielsweise der Aufbesserung der Gedächtnisleistung oder der allgemeinen Leistungsfähigkeit? In der Medizin stellen sich zudem neben Effizienzfragen vermehrt auch Sinnfragen: Die Frage nach dem „Wozu". Es ist die *Gesellschaft,* die Antworten auf diese Fragen geben muss. Solange die ethischen Grundlagen des Systems Medizin nicht zur Diskussion gestellt werden und solange auf diese Fragen von niemandem verbindliche Antworten gegeben werden (können), wird die Medizin alles tun, was sie kann – weil sie alles tun muss, was sie kann. Denn der behandelnde Arzt will sich nicht dem

Vorwurf der Inkompetenz oder der Unterlassung von Hilfeleistungen aussetzen und gegebenenfalls dafür gerichtlich belangt werden.

Widersprüchlichkeit in der modernen Medizin
Ratlosigkeit durch Widersprüchlichkeit besteht bereits darin, dass der medizinische Fortschritt gegen unbeeinflussbare Schicksale kämpft und damit gleichzeitig neue Erscheinungsformen schicksalshafter Widerfahrnisse hervorbringt. Und damit werden neue Kontingenzen, neue Formen von Schicksalshaftigkeiten, erzeugt. Wie etwa Organknappheit in der Transplantationsmedizin, Wachkoma-Patienten auf der Intensivmedizin, immer kleinere Frühgeburten mit dem Preis fortgesetzter Gesundheitskomplikationen in der Neonatologie. „Wer Gesundheit und Leben um jeden Preis will, erzeugt neue Formen der Krankheit und des Lebens", so Ulrich Körtner [129].

Bioethik und Biopolitik
Biopolitik ist die Politik, die sich mit den wissenschaftlichen und ökonomischen Aspekten befasst, die sich aus den laufenden Ergebnissen der *Life Sciences* ergeben. Bioethik meint die Ethik des Lebens, doch was meint Leben? Dieser Begriff ist vieldeutig und ungenau. „Zu beklagen ist ein geradezu inflationärer Gebrauch des Wortes *Leben.* Was man genau unter Leben zu verstehen hat und welches inwiefern Gegenstand menschlicher Verantwortung und ethischer Rechenschaft sein soll, wird oftmals nicht gesagt." [129] Dieser Umstand ist der ethischen Urteilsbildung freilich abträglich und die Ethik verflacht zum moralischen Appell, die aus diesem Lebensbegriff abgeleitete ethische Maxime bleibt diffus und nichtssagend. Zudem ist der Lebensbegriff häufig religiös aufgeladen. In der religiösen Überhöhung des sich selbst regenerierenden Lebens besteht sowohl für eine allgemeine philosophische als auch für die christliche Ethik eine Gefahr. „Im Sog eines unreflektierten Gebrauchs des Wortes *Leben* droht die Ethik mit einem religiösen Durchlauferhitzer für Allerweltweisheiten verwechselt zu werden. Dass alles Leben und zwar als solches heilig sein soll, wie immer wieder eingeklagt wird, klingt nur beim ersten Hören wie eine äußerste Radikalisierung der Ethik, läuft aber in Wahrheit auf ihre Abdankung hinaus", sagt Ulrich Körtner. „ Wo alles heilig ist, ist nichts mehr heilig." [246]

Die Medikalisierung des Lebens
Was sind die Folgen, wenn der Mensch und seine Gesundheit als technisch herstellbares und optimierungsfähiges Produkt verstanden werden? Die Gefahren, die von einem technizistischen Medizinverständnis ausgehen, müssen objektiv eingeschätzt werden. Propheten einer schönen neuen Biowelt und ihre Kritiker überschätzen die Möglichkeiten der Gentechnik. Das menschliche Genomprojekt lege zwar „viel Text, aber nur wenig Sinn" [185] vor, so *Jens Reich.* Die Idee eines Menschen nach Maß scheitert bereits an der Überkomplexität der Wechselwirkungen der menschlichen Gene. Zudem kann das *therapeutische Objekt* auch nicht die Gesellschaft oder gar die Menschheit sein, sondern jeweils nur menschliche Einzelsubjekte. Menschen ohne irgendeinen Gendefekt gibt es ohnehin gar nicht. Die Unvollkommenheit, auch die molekulargenetische, gehört zum Menschen. Eigentlich müsste man sagen, dass letztlich alle Menschen behindert sind – *nobody is perfect.* Und weil es auch nach gentechnischen Manipulationen weiter zu Mutationen kommt, bleibt es eine Illusion, den vollkommenen Menschen zu züchten.

Gerade *weil* das Genom eines jeden Menschen unterschiedlich ist und alle in gewisser Hinsicht abnorm sind, zwingt uns die Genetik dazu, das Konzept der Normalität neu zu überdenken. Krankheit und Gesundheit sind keine rein naturwissenschaftlich bestimmbaren Phänomene, sondern letztlich eine wesentlich komplexere Konstruktion, die neben biologisch beschreibbaren Sachverhalten noch ganz andere einschließt, wie etwa kulturelle oder soziale. Es sind nicht die Gene allein, welche eine Krankheit, eine Behinderung oder unser Schicksal bestimmen. Es ist wesentlich komplizierter, da zusätzlich immer auch andere Erkrankungsrisiken bekannt und postuliert werden. Es besteht kein linearer Determinismus.
The unpatient ist eine durch die prädiktive Medizin neu geschaffene Kategorie von Menschen, die besagt, dass es im Grunde gar keine gesunden Menschen mehr gibt, sondern nur potenziell oder manifest Kranke. Ulrich Körtner zitiert den Medizinjournalisten *Jörg Blech,* der diese Problematik in seinem Buch „Die Krankheitserfinder" thematisiert: Gesunde werden von einer medizinisch-pharmazeutischen Allianz zu Patienten gemacht [27]. Es braucht einen Begriff von Nicht-Krankheiten: „... ein menschlicher Vorgang oder ein Problem, das von manchen als Erkrankung beurteilt wird, obwohl es für die Betroffenen von Vorteil sein könnte, wenn dies nicht der Fall wäre" [233]. Als Beispiele erwähnt er das Altern, die Menopause, Haarausfall oder Tränensäcke. Nur mit der Schaffung eines solchen Begriffs könne dem bedenkenlosen Prozess der Pathologisierung und Medikalisierung Einhalt geboten werden.

Das Recht auf Unvollkommenheit
Ausgehend von den anthropologischen Grundfragen „Was ist der Mensch? Was sind Krankheiten und Gesundheit, und worin besteht für den von Krankheit, Gesundheit, Leiden und Tod betroffenen Menschen ihr *Sinn*?" geht Ulrich Körtner der Frage nach, ob neben einem Recht auf Gesundheit nicht auch ein Recht auf Vollkommenheit existiere. Eine humane Medizin ist nicht nur Technik, sondern auch Kunst.[51] Sie ist neben einer Natur- und Geisteswissenschaft eine praktische Handlungswissenschaft. „Dieses Grundverständnis darf nicht aufgegeben werden. Es muss aber unter den Bedingungen des modernen Medizinbetriebs neu buchstabiert und konkretisiert werden. Allenfalls besteht die Gefahr, dass die ohnehin problematische Vorstellung eines Rechtes auf Gesundheit [...] zur Idee eines Rechts auf Vollkommenheit überhöht wird." [129]
In Anbetracht des biomedizinischen Fortschritts wird immer mehr behindertes oder in anderer Weise unvollkommenes Leben als Zumutung empfunden – für die Betroffenen und/oder die Umgebung. Wir werden gezwungen, den Begriff des *Zumutbaren* ethisch neu zu überdenken. Der Philosoph *Hans Jonas* hat dazu angemerkt, „dass wir im letzten nicht das antizipierte *Wünschen* der Späteren konsultieren (welches unser eigenes Erzeugnis sein kann), sondern ihr *Sollen,* das nicht von uns gemacht ist und über uns beiden steht. [...] Das bedeutet aber, dass wir nicht so sehr über das Recht künftiger Menschen zu wachen haben – nämlich ihr Recht auf *Glück,* das bei dem schwankenden Begriff des Glücks ohnehin ein missliches Kriterium wäre – wie über ihre *Pflicht,* nämlich ihre Pflicht zu wirklichem Menschentum: also über ihre *Fähigkeit* zu dieser Pflicht" [118].
In der Folge macht sich Ulrich Körtner Gedanken zur Zumutbarkeit des Lebens und zu dessen Zumutungen. Ob Ungeborene die Bürde eines behinderten Lebens auch wünschen, werden sie

51 Eine humane Medizin ist „eine Medizin *für* den Menschen" – und umgekehrt.

heute hypothetisch sehr wohl gefragt. Dabei wird von der Gesellschaft in Kauf genommen, dass man sich dabei eines schwankenden Begriffs von Glück als Kriterium bedient und dass die eigenen Wünsche auf die Ungeborenen projiziert werden. Wenn man aber im Fall von körperlichen und geistigen Behinderungen argumentiere, „warum dann nicht auch mit dem Geschlecht (in Indien bereits gängige Praxis), im Blick auf die Hautfarbe, die mutmaßliche Intelligenz oder andere Eigenschaften" [129].

Wie menschlich ist eine Gesellschaft, fragt sich schließlich Ulrich Körtner, die das Recht auf Glück und Vollkommenheit zum Maßstab prädiktiver Medizin erklärt? Seine These: „Die Menschlichkeit des Menschen hängt am Recht auf Unvollkommenheit. Indikator für die Humanität einer Gesellschaft ist, wie sie das Recht auf Unvollkommenheit schützt. Im Recht auf Unvollkommenheit liegt der positive Sinn dessen, was wir im Anschluss an Jonas als Zumutung und Zumutbarkeit des Lebens bezeichnet haben." [129]

Entscheidend für die *Auseinandersetzung mit dem biomedizinischen Fortschritt* sei die Frage nach den Zielen und dem Selbstverständnis der modernen Medizin und den sie leitenden Begriffen von Gesundheit und Krankheit. Im Unterschied zu einer *kranken*orientierten, patientenzentrierten Medizin stehe eine *krankheits*orientierte Medizin, bei der der technologische Fortschritt zum Selbstzweck werde und dieser sich verselbstständige.

(2) Jürgen Habermas – „Die Zukunft der menschlichen Natur: Auf dem Weg zu einer liberalen Eugenik? Der Streit um das ethische Selbstverständnis der Gattung"

Der zweite Text wurde im Jahr 2001 erstmals publiziert [102] und wird heute oft als diskursethische Position zu Fragen der Gentechnik zitiert. Die Diskursethik[52] von *Jürgen Habermas* geht von zwei Basisintuitionen aus: Erstens sollen wir aus Einsicht moralisch handeln und nicht aus Angst vor Sanktionen. Und zweitens liefert das sogenannte *Universalisierungsprinzip des kategorischen Imperativs (Immanuel Kant)*[53] das Modell für eine rationale Begründung moralischer Normen: „Handle nur nach derjenigen Maxime, durch die du zugleich wollen kannst, dass sie ein allgemeines Gesetz werde." Dazu ergänzt der Philosoph *Dominic Kaegi,* dass es aus der Sicht der Diskursethik nicht genügt, „dass *ich* wollen kann, meine Maxime sei *allgemeines* Gesetz, vielmehr muss die gegebene Maxime aus der Perspektive aller, d. h. jedes einzelnen akzeptabel sein" [121].

Ausgangspunkt für Jürgen Habermas Stellungnahme ist die *Präimplantationsdiagnostik (PID),* welche es möglich macht, Embryonen im Acht-Zellen-Stadium einer vorsorglichen genetischen Prüfung zu unterziehen, mit dem Ziel, gegebenenfalls durch Nicht-wieder-Einpflanzen des Embryos einen späteren Schwangerschaftsabbruch zu vermeiden. Ebenso die Forschung an omnipotenten Stammzellen zur Züchtung organspezifischer Gewebe aus embryonalen Stammzellen und in Zukunft die Verhinderung von Krankheiten durch korrigierende Eingriffe

52 Unter dem Begriff der Diskursethik werden ethische Theorien verstanden, bei denen die Richtigkeit einer ethischen Aussage zwingend durch einen mit vernünftigen Argumenten und nach Regeln geführten Diskurs gewonnen wird.

53 Unter dem Begriff des kategorischen Imperativs versteht man Immanuel Kants grundlegendes Prinzip seiner Ethik. Es lautet: „Handle nur nach derjenigen Maxime, durch die du zugleich wollen kannst, dass sie ein allgemeines Gesetz werde."

im Genom. Gefordert wird Forschungsfreiheit, welche über dem Lebensschutz des Embryos steht. Die Argumentation dazu: Der Rubikon in diesen Fragen ist mit den heutigen gängigen Techniken bereits überschritten, was einmal mehr auf die normative Kraft des Faktischen hinweist, die Gesellschaft vor vollendete Tatsachen stellt und normative Klärungsprozesse der Öffentlichkeit nicht mehr zulässt. Damit wird eine liberale Eugenik verteidigt, welche merkmalverändernde Eingriffe dem Interesse des Marktes überlässt.
Ein nicht unwahrscheinliches Szenario der mittelfristigen Entwicklung könnte laut Jürgen Habermas wie folgt aussehen: In der Bevölkerung und in der Politik „setzt sich zunächst die Auffassung durch, dass der Einsatz der PID für sich betrachtet moralisch zulässig oder rechtlich hinzunehmen sei, wenn man deren Anwendung auf wenige, wohl definierte Fälle von schwerer, auch den potentiell Betroffenen selbst nicht zumutbarer Erbkrankheit beschränkt. Im Zuge biotechnischer Fortschritte und gentherapeutischer Erfolge wird die Erlaubnis später auf gentechnische Interventionen in Körperzellen (oder gar Keimbahnen) zum Zwecke der Prävention dieser (und ähnlicher) Erbkrankheiten ausgedehnt." Daraus ergibt sich die Notwendigkeit der Abgrenzung einer (angenommen gerechtfertigten) *negativen Eugenik* von einer (zunächst als ungerechtfertigt betrachteten) *positiven Eugenik.* Diese Grenze wird fließend sein, aber genau in diesem Grenzbereich sollten besonders präzise Grenzen festgelegt und durchgesetzt werden – ein grundsätzlich paradoxes Unterfangen. „Dieses Argument dient heute schon zur Verteidigung einer liberalen Eugenik, die eine Grenze zwischen therapeutischen und verbessernden Eingriffen nicht anerkennt, aber die Auswahl der Ziele merkmalsverändernder Eingriffe den individuellen Präferenzen von Marktteilnehmern überlässt." Die Bioethikerin *Regine Kollek* stellt sich hier die Frage, ob es mit der Würde des menschlichen Lebens überhaupt vereinbar ist, unter Vorbehalt erzeugt und erst nach einer genetischen Untersuchung für existenz- und entwicklungswürdig befunden zu werden [128]. Und für Jürgen Habermas stellt sich die Frage, ob wir über menschliches Leben zu Zwecken der Selektion frei verfügen dürfen, ob wir Embryonen für potenziell transplantierbare Gewebe züchten und einsetzen dürfen. Sicher aber ist, dass sich die kulturelle Wahrnehmung von vorgeburtlichem menschlichem Leben verändert und sich das moralische Sensorium für die Grenzen von Kosten-Nutzen-Kalkülen überhaupt abstumpft.
Wo bleibt hier die Unantastbarkeit der Person und die Unverfügbarkeit der Naturwüchsigkeit, fragt sich Jürgen Habermas. Wo liegt bei der PID die Grenze zwischen Selektion und Optimierung? Nimmt die Menschengattung ihre biologische Evolution bald selbst in die Hand? „*Mitspieler der Evolution* oder gar *Gott spielen* sind die Metaphern für eine, wie es scheint, in Reichweite rückende Selbsttransformation der Gattung." [102] Das beunruhigende Phänomen ist für Jürgen Habermas „das Verschwinden der Grenze zwischen der Natur, die wir *sind,* und der organischen Ausstattung, die wir uns *geben.* Die Frage nach der Bedeutung der Unverfügbarkeit der genetischen Grundlagen unserer leiblichen Existenz für die eigene Lebensführung und unser Selbstverständnis als moralische Wesen bildet die Perspektive, aus der ich die gegenwärtige Diskussion über den Regelungsbedarf der Gentechnik betrachte" [102].
Damit ist die Rubrik „Die Stimme der Philosophen" vorerst abgeschlossen.

13.1 Biopolitik und Biomacht

13.1.1 Michel Foucault

Der Begriff Biopolitik: Es war der französische Philosoph *Michel Foucault,* welcher in den 70er- und 80er-Jahren des letzten Jahrhunderts den Begriff der *Biopolitik* in Zusammenhang mit bis dahin unbeachteten Aspekten von Leben in der Moderne erstmals in die philosophischen und politischen Debatten einbrachte. Konkret geht es um Fragen rund um die Sorge und politische Verfügbarkeit von Leben, individuell und im Kollektiv. Die hier wirksame Macht wird von Michel Foucault als *Biomacht* bezeichnet, eine zwiespältige Macht mit fürsorglichen und kontrollierenden Aspekten. Bei Michel Foucaults Biopolitik geht es um die Auslotung und Erkundung von politischen Strategien, bei denen die Gattung des Menschen selbst das Thema ist: „Die ‚biologische Modernitätsschwelle' einer Gesellschaft liegt dort, wo es in ihren politischen Strategien um die Existenz der Gattung selber geht." [72] (S. 170f). Biopolitik findet nun nicht nur in den üblichen politischen Institutionen statt, sondern explizit und wohl mehrheitlich in den medizinischen Einrichtungen (Arztpraxis, Krankenhaus), in und rund um die Pharmaindustrie, am Arbeitsplatz und im privaten Leben. Und neu dabei ist, dass Leben *selbst* zum politischen Thema wird: „Zum ersten Mal in der Geschichte reflektiert sich das Biologische im Politischen." [72] (S. 170f).

Der Begriff Biomacht: Hier kommt der Faktor der Macht ins Spiel, der Biomacht: Sie unterwirft nicht nur „die politische Anatomie des menschlichen Körpers", also das Individuum, vielmehr richtet sie sich auch auf die „Biopolitik der Bevölkerung", auf das Kollektiv. Zu letzterer gehörten früher beispielsweise die Hygienemaßnahmen, später die Gesundheitskampagnen, heute sind es die Vorsorgeuntersuchungen und die statistische Erfassung, Verwaltung und Vermarktung von medizinischen Daten. Aber auch Disziplinierungen in Institutionen wie staatlichen Betrieben, Schulen oder Militär sind Ausdruck der biopolitischen Macht. Die Biomacht gibt sich nicht primär repressiv und sie tötet auch nicht, wenn man von dem unter biopolitischen Bedingungen entstandenen biologischen Rassismus absieht (Foucault) [71]. Sie steht im Dienst des Lebens, ist „eine Macht zum Leben". Sie ist, wie Michel Foucault schreibt, nicht die Macht „sterben zu ‚machen' oder leben zu ‚lassen'", sondern umgekehrt, „leben zu ‚machen' und sterben zu ‚lassen'" [71] (S. 284).

Normalität und Abnormität: Seit Michel Foucault hat im Zuge der naturwissenschaftlichen und gesellschaftlichen Entwicklung der letzten Jahrzehnte das Interesse an Themen rund um Biopolitik und Biomacht gewaltig zugenommen. Die Biomacht ist die Macht der Biopolitik, deren Ziel die Regulierung der Bevölkerung, ihrer Fortpflanzung, der Geburten- und Sterblichkeitsrate, des Gesundheitsniveaus bis hin zur Gestaltung der Wohnverhältnisse ist. Um Individuum und Kollektiv zu organisieren, braucht es Normen, an denen diese gemessen werden können. Die Definition und die Regeln der Normalität entscheiden darüber, ob sie bestehen oder nicht bestehen. Doch was normal und was bereits nicht mehr normal ist, hat schon immer die Gemüter erhitzt. Normalität ist abhängig von Gesetzen und gesellschaftlichen Konventionen, und diese sind wiederum abhängig vom soziokulturellen Hintergrund: Was in China als normal gilt, muss in der Schweiz nicht normal sein. Ist jemand physisch oder psychisch krank, wenn er nicht normal ist? Sind *Normalität und Abnormität* innerhalb eines definierten soziokulturellen Hintergrunds fixe Konstanten oder verändert sich das Normalitätsspektrum? Und wenn ja, in Abhängigkeit von was und in welchem Sinn? In Richtung einer Verengung oder einer Spreizung? Sind die Konsequenzen im Fall einer Verengung entweder Missbilligung, Diskriminierung, Ausgrenzung, Rassismus, Schande? Oder Gleichstellung, Tolerierung, Aufwertung? Und im Fall einer Spreizung Billigung, Tolerierung, Aufwertung oder gar Bewunderung?

Und wer hat die Definitionsmacht der Normalität? Für Foucault ist beispielsweise die *Sexualität* ein für die Biomacht paradigmatischer Bereich, denn sie ist für ihn längst zur Angelegenheit des Staates geworden. Was hier nicht den Regeln der Norm entspricht, wird ausgegrenzt, weil es fremd und anders ist. „Bio-Macht als Herrschaft des Souveräns über das *nackte Leben*". Die Macht über das Regulieren des Lebens löst die Macht ab, in den Tod zu stoßen, oder noch schlimmer, sie ergänzt sie gleichsam. Gleichzeitig wird mit zunehmendem Einfluss der Biopolitik die Gesundheit des Einzelnen und der Gesellschaft aufgewertet, da beide angehalten sind, sich möglichst gesund zu erhalten. Doch ist dieser Art von Sorge um die Gesundheit die Neigung zur Abgrenzung vom Abnormalen und Unerwünschten implizit.

13.1.2 Verschiedene Aspekte von Biopolitik und Biomacht

Seit dem 18. Jahrhundert hat die politische Macht den Anspruch, ihre Bürger, vom Individuum bis hin zur ganzen Gesellschaft, nicht nur zu verwalten, sondern in zunehmendem Maße auch Einfluss auf die das Leben betreffenden Prozesse zu nehmen. Gemeint damit ist eine Ausweitung ihrer Interessenssphäre in Bereiche wie Krankheit und Gesundheit, Fortpflanzung und Sexualität, Familie und Wohnverhältnisse, Freizeit und Sport. Von dieser neuen, von Michel Foucault erstmals beschriebenen und als Biopolitik bezeichneten Kontrollstruktur und von dieser ebenfalls neuen Art von Macht, der Biomacht, soll hier die Rede sein. *Nikolas Rose* hat sich in seinem kritischen Aufsatz mit der Thematik der Biopolitik ausführlich befasst. Es lohnt sich, auf drei der hier wesentlichen Aspekte von Biopolitik und Biomacht weiter einzugehen, gleichsam vorbereitend, um später den Bezug zu unserer modernen Medizin herzustellen. Ich werde mich im Folgenden streng an die Begrifflichkeiten und Argumentationen von Nikolas Rose halten. Er umfasst die heutige Biopolitik: die *Risikopolitik*, die *Molekularpolitik* und letztlich auch die *Ethopolitik* [189].

Biopolitik als Risikopolitik

Für *Nikolas Rose* ist Biopolitik zunächst einmal Risikopolitik, weil sie als eine neue Art von Determinismus zu verstehen ist, den er als „Genetizismus" bezeichnet, als Wiedergeburt des wissenschaftlichen Rassismus. Dieser basiert auf der scheinbaren Objektivität der DNS-Sequenzen und bedeutet eine neue Form von Eugenik (vorangetrieben durch Biotechnologie-Unternehmen und elterlichen Wünschen nach einem perfekten Kind). Zudem besteht mit der Biopolitik die Gefahr von neuen biologischen Kontrollpraktiken, die dazu führt, dass als defekt betrachtete biologische Anlagen als minderwertig oder gar als eliminationsnotwendig erachtet werden. Auf diese Art wird das menschliche Vermögen und/oder Unvermögen auf biologische und genetische Faktoren reduziert, es wird entsprechend evaluiert, einsortiert und gegebenenfalls eliminiert. Vorrangigkeit, Aussperrung und Ausgrenzung werden aufgrund biologischer und genetischer Parameter angeordnet und legitimiert.

Biopolitische Ziele sind, so Nikolas Rose, die Maximierung der körperlichen Leistungsfähigkeit (Disziplinierungs- und Schutzmaßnahmen zur Förderung der physischen und psychischen Gesundheit) und der Aspekt der Reproduktion (Kontrolle des Nachwuchses). Letztere sowohl als Anreiz im Fall der positiven Eugenik (Ermahnung, Familienzuschläge) als auch als Zwang in dem der negativen Eugenik (Abtreibung, Sterilisation, Euthanasie) (s. Exkurs). Nikolas Rose distanziert sich von diesen biopolitischen Zielen und erklärt, dass die heutige Biopolitik sich grundsätzlich davon unterscheidet, nicht zuletzt, weil das Ideal eines für alles zuständigen Staates in Verruf geraten ist. So geht es heute ja in erster Linie um die Gesundheit der einzelnen Bürger und Familien und nicht mehr um die Vitalität der Spezies (Nation, Bevölkerung, Rasse).

Exkurs

Eugenik

Nikolas Rose: Die Politik des Lebens selbst [189]. Eugenische Thematiken waren in vielen staatlichen Gesundheitspolitiken präsent (Sterilisationsgesetze in USA, CH, fast ganz Europa, im Osten etc.). Dies war nicht nur eine verwerfliche Anordnung von oben, sondern im Zuge einer breiten Propaganda erbaten Eltern häufig eugenische Maßnahmen für ihre eigenen Kinder. Dies wurde in der Nachkriegszeit in einer Reihe von demokratischen Staaten fortgesetzt. Es war vereinbar mit der Logik der Wohlfahrt (Schweden!), dem paternalistischen Wohlfahrtsstaat – *pastorale Ethik* – nach dem Modell der Verantwortlichkeit eines guten Hirten (krankes Schaf belastet die Herde). Staatliche Beeinflussung von Fortpflanzungsentscheiden und Fortpflanzungsmöglichkeiten gab es in vielen liberaldemokratischen Gesellschaften nach dem Grundsatz: *Gesunde Individuen sind wünschenswerter als ungesunde.* Es ging letztlich auch um die *Leistungsfähigkeit der nationalen Bevölkerung* im Vergleich mit anderen Nationen. Mithilfe von Strategien soll diese verbessert werden.

Wille zur Gesundheit: Die Leitbilder sind heute die des befähigenden und erleichternden Staates. Erreicht werden soll dies mit einer Intensivierung und Generalisierung der im 20. Jahrhundert entwickelten Strategien zur Gesundheitsförderung (private Krankenkassen, Verpflichtung der Einzelnen, Bürger als aktiver Partner). Aus diesem neuen Willen zur Gesundheit schlagen Lebensmittelläden und Pharmakonzerne zwar Kapital. Es geht aber nicht mehr ums Klassifizieren, Identifizieren und Eliminieren und auch nicht mehr darum, die Fortpflanzung derer zu fördern, die wünschenswerte Eigenschaften haben – es geht heute darum, sich um die zu kümmern, die ein *hohes Risiko* haben. Normal und pathologisch zeigt sich nun unter dem Aspekt des Risikomanagements. Risiko meint hier „eine bestimmte Art des Denkens und Handelns, das in die Gegenwart Wahrscheinlichkeits-Rechnungen in Bezug auf die Zukunft einbezieht, worauf dann in der Gegenwart Interventionen erfolgen, um auf die potentielle Zukunft Einfluss zu nehmen“ [189]. Morbidität und Mortalität waren Schlüsselphänomene für die Entwicklung der Vorstellung, dass die Zukunft berechenbar und prognostizierbar ist. Die Nachfrage nach biopolitischem Risikomanagement nimmt stark zu und wird global. Es geht nicht mehr darum, sich versicherungstechnisch mit der Bevölkerung insgesamt zu befassen, sondern um das *Risiko-Profiling:* Es interessieren probabilistische oder epidemiologische Erkenntnisse, um Faktoren zu ermitteln, die mit einem höheren Risiko für bestimmte Krankheitsformen oder Fortpflanzungsproblemen assoziiert werden. Dies immer mit dem Zweck, das Individuum anschließend in einen bestimmten *Risiko-Pool* einzuordnen So gesehen ist Biopolitik als eine Risikopolitik zu verstehen.

Entscheidungsfindung: Für Nikolas Rose erfolgt die Entscheidungsfindung im biomedizinischen Kontext innerhalb eines Bündels von Machtbeziehungen, die er als *pastoral* bezeichnet: Eine Macht, die auf das „Wohl der Herde“ bedacht ist. Sie wird aktuell weder vom Staat ausgeübt noch vollzogen, sondern: „Sie vollzieht sich in einem pluralen und umkämpften Feld, das von Vorschriften durchzogen ist, die von Ethik-Räten und Berufsverbänden formuliert werden, von empirischen Erkenntnissen, von Arbeitgeber- und Versicherungsgesellschaften, von Tests und von Ratschlägen der

Selbsthilfeorganisationen" – ja sogar von Soziologen und religiösen Organisationen. Eine Macht aber, die sich *nicht* mit der Herde als Ganzes befasst und das ist hier das Entscheidende. Diese Form von Pastoralmacht ist eine *relationale*, denn sie funktioniert über die Beziehung zwischen den Gefühlen und der Ethik des Lenkenden (des genetischen Beraters) und den Gefühlen und der Ethik der Gelenkten (Eltern). Dass adäquate Aufklärung und nichtdirektive Beratung für Einwilligung eine Voraussetzung sind, versteht sich von selbst – trotzdem ist die Schwelle zwischen Nötigung und Einwilligung im Einzelfall wohl verschwommen.

Nikolas Rose führt hier einige Beispiele auf, welche auf noch ungelöste Probleme von genetischen Testverfahren hinweisen. In der letzten Zeit wurde durch weitere und neuere Testverfahren ein Teil dieser Mängel behoben, sodass die Aussagekraft dieser Tests deutlich verbessert werden konnte. So erwähnt er die mit *prädiktiven Tests* erstellten Risikoprofile und die mittels *Chorionzottenbiopsien* feststellbaren Anomalien in der DNA selbst, welche Aufschluss über Wahrscheinlichkeiten der Entstehung einer Krankheit (Einzelgenveränderungen wie z. B. Bluterkrankungen und Stoffwechselstörungen; oder Chromosomenstörungen wie z. B. das Down-Syndrom) geben. Hier angeführt werden auch das Aufsuchen von bestimmten *Markern* (bestimmte Basenfolgen), welche mit gehäuftem Auftreten von Alzheimer und gewissen Brusttumoren assoziiert sind. Aber auch bei weiteren Fortschritten der Medizin wird es hier immer bloß bei Wahrscheinlichkeiten bleiben und es wird sich wohl kaum einmal um Gewissheiten handeln. Denn auch wenn eine sogenannte diagnostische Gensequenz vorliegt, ist damit noch nichts gesagt über deren Expression: Eine Krankheit kann immer noch nur leicht verlaufen oder gar nicht auftreten. „Es entsteht ein Raum der Ungewissheit: das expandierende Reich der asymptomatischen Krankheit oder der Krankheit vor dem Auftreten von Symptomen ..." [189] (S. 443).

Biopolitik als Molekularpolitik

Nach dem Untergang des nationalsozialistischen Reichs mit der Tötung einer großen Zahl von Menschen aufgrund ihrer Rasse (Genozid) ging es in erster Linie darum, das Wissenschaftsgebiet der Genetik per se möglichst rasch wieder in ein unverdächtiges und repressionsfreies Wissenschaftsgebiet zu verwandeln. Die genetische Gesundheit von Individuen und die Qualität des Kollektivs in seiner Gesamtheit mussten unverkennbar voneinander entkoppelt werden. Dies geschah, indem in der Genetik nur noch die medizinischen Aspekte interessierten und die Aspekte der Rassenzugehörigkeit bzw. der damit verbundenen Diskriminierung entsprechend geächtet wurden. In dieser Zeit begannen die Naturwissenschaften gerade damit, das Leben im mikroskopischen und molekularen Bereich zu ergründen. Bereits gegen Ende des 20. Jahrhunderts erkannte man im Genom das Steuerungselement des Lebens als einen digitalen Code, als die Sprache des Lebens. Ursprünglich glaubte man, das *Humangenomprojekt* werde zeigen, dass die drei Milliarden Basenpaare in 100 000 Genomen organisiert sind, was in etwa einer Informationsmenge entspricht, welche auf einer Standard-CD Platz findet. Dies erwies sich jedoch als Fehlannahme: Die Landkarte der menschlichen Erbanlagen zeigte nur rund 31 000 Genome (Sequenzen der Codierung von Aminosäureketten) – im Vergleich dazu: Die Fliege hat 13 000 Genome und der Nematoden-Wurm 20 000. In Anbetracht der Komplexität des Menschen erstaunte dies, hat man doch viel mehr Genome erwartet. Damit wurde man sich erstmals bewusst, dass die Sache mit den Genen deutlich komplizierter war, als dies ursprünglich angenommen wurde. Es brauchte insbesondere im Bereich der molekularen Ebene weitere Erklärungsmodelle, mit denen die wesentlich komplexeren Prozesse innerhalb der genetischen Mechanismen erklärt werden konnten. Dazu gehören die Entdeckung, dass neben intrazellulären Bedingungen auch extrazelluläre

Faktoren mitberücksichtigt werden müssen, aber auch die Erforschung des Phänomens der Genexpression, nach welchem ein und dasselbe Gen verschiedenartig aufgetrennt, gespleißt und transkribiert wird, was wiederum die Art der Information bestimmt und deren Gehalt vervielfacht. Das Genom ist nicht bloß simple „Software", sondern ein sensibles Organ, das mit dem Außen (Umwelt) interagiert. Um den *Code des Codes* von menschlichem Leben auf molekularer Ebene zu entschlüsseln, brauchte es aber noch viel mehr: Entsprechende Forschungsgebiete arbeiten an den Chromosomen selbst, an der In-vitro-Herstellung von Kopien ausgewählter DNA-Segmente mittels Polymerase-Kettenreaktion, an der Synthese von DNA-Sequenzen nach Plan, an der Schaffung (in-)kompletter Organismen inklusive bestimmter Gensequenzen. Was früher spezialisierten Labors vorenthalten war, wird heute in Fabriken in großem Ausmaß „konstruiert" und kommerzialisiert. Aufgrund der komplexen und sehr teuren Technologien ist es vorab die Pharmaindustrie, welche in der Lage ist, in diesen Erfolg versprechenden Wissenschaftsbereichen an vorderster Front mit dabei zu sein. „Es ist nicht nur so, dass solche Unternehmen danach streben, wissenschaftliche Entdeckungen anzuwenden oder zu vermarkten, sie prägen bereits die Ausrichtung, Organisation, das Problemfeld und die Lösungsergebnisse der Biologie selbst", schreibt Nikolas Rose in seinem Reader [189] (S. 448).

„Biowert": Wenn aus der Vitalität selbst ein Mehrwert gewonnen wird, spricht man von *Biowert,* „– man denke dabei an die Debatten über Biopiraterie, Patentierung von Genen und Handel mit menschlichem Gewebe und sei sich bewusst, wie dies damit unsere Vorstellungen vom menschlichen Leben und die ihm gewährten Schutzmaßnahmen durcheinanderbringt. Die klassische Unterscheidung der Moralphilosophie zwischen dem, was nicht menschlich ist (besitzbar, kommerzialisierbar), und dem, was menschlich ist (kein legitimes Gut für eine derartige Kommerzialisierung), scheint nicht mehr so sicher zu sein." [189] (S. 449). Kaum zur Beruhigung trägt zudem die Tatsache bei, dass in nächster Zukunft im Rahmen der Kommerzialisierung dieser Testverfahren sich die Techniken drastisch vereinfachen werden und die Preise derart sinken, dass Verfügbarkeit und Finanzierung kaum mehr Hinderungsgründe sein werden, um entsprechende genetische Untersuchungen im großen Stil durchzuführen. Es werden Testergebnisse in rauen Mengen generiert, deren „korrekte" Interpretation für die meisten sehr schwierig sein wird und deren Konsequenzen auch nur schwerlich abzusehen sind.

Denaturierung der menschlichen Natur: Die *menschliche Natur* und die *Natur des Menschen* galten bis vor Kurzem noch als unverfügbar und das genuin Menschliche, so unfassbar auch immer, war naturgegeben, weil angeboren. Von diesen Vorstellungen wird sich der Mensch wohl endgültig verabschieden müssen, denn die Wissenschaften sind eben daran, ein vermeintlich beständiges Korsett definitiv zu sprengen. Die Normen des Lebens relativieren sich im Gleichschritt mit der Verabsolutierung der biotechnologischen Möglichkeiten. Die Aussicht auf eine ständig wachsende Einflussnahme auf Körper und Geist führt unweigerlich zu einer *Denaturierung der menschlichen Natur*. Das Leben selbst ist offen für die Gestaltung und Umgestaltung auf molekularer Ebene, indem durch gezielte Interventionen verändert und verhindert werden kann, was sich auf zellulärer Ebene abspielt. „Insofern der Unterschied zwischen Behandlung und Verbesserung (Enhancement), zwischen dem Natürlichen und dem Prothetischen verschwimmt, wurden die Steuerung und Maximierung des Lebens selbst zur Lebensaufgabe, nicht nur eines jeden Individuums, sondern auch seiner Ärzte und der Wissenschaftler, Unternehmen und Firmen, die die Nachbesserung des Lebens zum Gegenstand ihres Wissens, ihrer Erfindungen und Produkte machen." [172] (zitiert nach [189] S. 451).

Biopolitik als Ethopolitik – Ethos im Sinne einer moralischen Gesamthaltung, ethischer Normen und Ideale

„Der Souverän hat seine Machtbefugnisse auf die lebendigen Körper seiner Untertanen ausgedehnt, indem er eine Allianz mit dem Juristen, dem Arzt, dem Wissenschaftler, dem Experten und dem Priester eingegangen ist.“ [5] (S. 130). Auch wenn diese etwas plakativ formulierte Feststellung von *Giorgio Agamben* von ihrer Aussage her richtig sein mag, erinnert Nikolas Rose daran, dass in den letzten zwei Jahrhunderten die Bevölkerung selbst die neuen Werte von Hygiene und Gesundheit nicht nur bedenkenlos akzeptiert hat, sie hat sich auch sehr rasch mit diesen identifiziert und die weitere Entwicklung damit stark mitgeprägt. Das erklärte Ziel war, die Körperlichkeit von Individuum und Kollektiv zu optimieren und mittels Erzeugung von Angst und Hoffnung zu vermehrter Gesundheit zu verhelfen. Es bildete sich gleichsam ein Bündnis zwischen dem politischen und persönlichen Streben, allumfassendes Wohlbefinden zu schaffen – inklusive Schönheit, Erfolg, Glück, Sexualität und vieles andere mehr. Und zudem blühte ein Sehnen nach körperlicher Bestform und Rundum-Gesundheit auf, evoziert durch geschickte Werbung und durch professionelle Vermarktung der einschlägigen Produkte in bare Münze umgewandelt. Dazu gehören eine große Zahl nicht verschreibungspflichtiger Medikamente mit fraglichem Nutzen, gewisse Formen von Zusatzversicherungen und privater Gesundheitsvorsorge, extrem gesundes Essen, Vitamine, Spurenelemente sowie die ganze Palette der alternativen und selbstheilenden Praktiken. Vieles davon in Ergänzung zur klassischen Medizin, auf deren Methoden und Therapien dann oft doch nicht ganz verzichtet werden will. An die Stelle eines frei gewählten und in eigener Verantwortung gelebten Lebens tritt heute ein von Markt und Politik bestimmtes Leben, für welches man die Verantwortung mit Vorliebe an den Professionellen delegiert. Es ist nun explizit der Körper, welcher, wenn es um die Sorge um das Selbst geht, primär interessiert.

Genau hier verschmelzt für Nikolas Rose die Biopolitik mit der Ethopolitik. Er bezeichnet damit die Wege, „wie das Ethos menschlicher Existenz – Gefühle, die moralische Natur oder leitende Überzeugungen von Personen, Gruppen und Institutionen – zu dem ‚Medium‘ wird, innerhalb dessen die Selbstregierung des autonomen Individuums mit den Imperativen guten Regierens verknüpft werden kann“. Und weiter: Der Ethopolitik geht es „um die Selbsttechniken, mittels derer die Menschen sich selbst beurteilen und denen gemäß sie handeln sollen, um sich besser zu machen, als sie sind. [...] eine Art ‚Vitalismus‘, bei dem es um Debatten über den Wert, der dem Leben selbst beizumessen ist – ‚Lebensqualität‘, das ‚Recht auf Leben‘ oder das ‚Recht auf Abtreibung‘, Euthanasie, Gentherapie, das Klonen beim Menschen und Ähnliches – geht“. Der Körper des Individuums und der Körper im Kollektiv wird zum Angelpunkt, indem er dem Menschen eine Verantwortlichkeit für diesen Körper abverlangt. Zudem durchdringt das Künstliche die menschliche Vitalordnung derart, „dass selbst das Natürliche durch eine Arbeit am Selbst hergestellt werden muss – naturbelassene Lebensmittel, natürliche Geburt und Ähnliches. Sogar die Entscheidung, nicht in Lebensprozesse einzugreifen, wird zu einer Art Intervention.“ [189] (S. 457). Die Folge davon: Nach dem „Verlust des Rahmens“ stellt sich ein ratloses Kreisen um das Selbst ein, das sich nicht mehr zu verorten weiß. Eines Selbst, dem droht, die Herrschaft über die (molekularbiologischen) Möglichkeiten zu verlieren.

Biologische Ethik: Mit Beginn der Biomedizin und Biotechnologie hat sich, so Nikolas Rose, der Sinngehalt des menschlichen Lebens, ja die Ontologie des Menschen, gewandelt. An dieser Veränderung mit beteiligt sind nicht nur die Genetiker, sondern ebenfalls das Individuum selbst und die Gesellschaft in ihrer Gesamtheit.

So wie der Übergang zwischen Gesundheit und Krankheit fließend und gelegentlich strittig geworden ist, so wird auch die Grenze zwischen notwendiger medizinischer Intervention und bloßer Stärkung der Leistungsfähigkeit durch Machbarkeit und Nachfrage bestimmt. So ergibt sich eine neue Art von körperlicher Ethik, eine *biologische Ethik*. Nach ihr haben Menschenrechte nun zusätzlich eine biologische Dimension, das heißt, jeder Mensch hat kraft seines biologischen Daseins ein universales Menschenrecht. Aber nicht jedem menschlichen Recht wird derselbe Wert beigemessen, da das biologische Leben der einzelnen Menschen immer wieder Werturteilen unterworfen ist: So beispielsweise beim Recht auf Leben schwer geschädigter Neugeborener (Konsequenzen der Fruchtwasserpunktion, genetische Beratung), bei der Euthanasie und anderem mehr. Doch wer urteilt denn hier eigentlich und wer hat die Definitions- und die Urteilsmacht? Fragen, die im Kontext der Eugenik zu verorten sind.

Der Mensch ist konfrontiert mit dem Vermögen, nicht nur über sein eigenes biologisches Leben, sondern auch über das anderer nachzudenken und technisch zu manipulieren. Das biologische Leben der menschlichen Spezies ist verfügbar geworden und damit kann der Mensch sich der Wahl und der Entscheidung nicht mehr entziehen. Und auch hier gilt: Auch keine Wahl ist eine Wahl. „Wir sind im Zeitalter der Vitalpolitik, der biologischen Ethik und der genetischen Verantwortung angekommen." Doch bloßes Jammern und Anklagen bringt uns nicht weiter. Entscheidend ist, die Problematik und die enorme Tragweite der Biopolitik rechtzeitig zu erkennen, intensiv zu überdenken und dies mit Verantwortung zu tun. Dazu ein letztes Mal *Nikolas Rose:* „Die immer wieder von Neuem vorgebrachte wehmütige Klage derer, die die Arroganz der Biomedizin verdammen, sich in solche Bereiche einzumischen, die jede Bezugnahme auf das Biologische als Reduktionismus, Individualismus und Determinismus verurteilen oder die eine neue Genetik vorhersagen, helfen uns wenig, die Probleme, um die es hier geht, zu verstehen." [189] (S. 460).

Auf die Ausführungen von Nikolas Rose wurde mit Absicht umfassend und vertieft eingegangen. Der hier vorgestellte Text zeigt einmal mehr auf, wie nah eine fundierte philosophische Reflexion an die Praxis der Medizin herankommt und wie dringend die Medizin die Philosophie braucht.

13.2 Die Medizin im Wandel

Der gesellschaftliche Wandel der Postmoderne ist auch an der Medizin nicht spurlos vorbeigegangen. Der Drang nach Freiheit und nach Selbstbestimmung des Menschen und die großen Erfolge insbesondere der Naturwissenschaften prägen zunehmend auch das moderne Medizinverständnis. Die Medizin verändert sich in verschiedenster Weise, qualitativ und quantitativ, evolutionär und revolutionär, kontinuierlich und diskontinuierlich, gemäß dem Wissenschaftstheoretiker *Thomas Kuhn* in Form von Brüchen: Die fundamentalen Annahmen, die Modelle und der Denkstil ändern sich, einem Paradigmenwechsel gleich. Der Arzt *Peter Stulz* hat sich mit diesem Wandel auseinandergesetzt und unter dem Titel „Die Medizin und ihre Paradigmen im Wandel der Gesellschaft" in *Philosophie und Medizin* publiziert [242]. Als ehemaliger Chefarzt für Herz-, Thorax- und Gefäßchirurgie hat er diesen Wandel selbst miterlebt und letztlich auch mitgeprägt. In seinem Beitrag beschreibt er vier typische Merkmale der sich aktuell stark wandelnden modernen Medizin. Sie sind entscheidend und sollen im Folgenden kurz vorgestellt werden.

13.2.1 Vier Merkmale des Wandels innerhalb der Medizin

Der Paradigmenwechsel in der Medizin

Als erstes Merkmal dieses Wandels wird der Paradigmenwechsel angesprochen. Das bisher geltende Paradigma des Kausalitätsmodells (Verhältnis von Ursache und Wirkung) wird abgelöst durch das *systemtheoretische biokybernetische Modell (Niklas Luhmann)*. Nach diesem Modell wird Gesundheit nicht mehr als normativer Idealzustand und Krankheit als Abweichung von der Norm bezeichnet. Gesundheit und Krankheit sind nach diesem Verständnis vielmehr Ergebnis sich selbst organisierender Zustände innerhalb eines Systems, die im ersten Fall (Gesundheit) in einer mehr oder weniger stabilen Ordnung stehen und die im zweiten Fall (Krankheit) durch eine Störung irgendwelcher Art destabilisiert werden. Dabei verlieren diese kybernetischen Zustände (vorübergehend) ihre Ordnung, geraten so in Unordnung und *stabilisieren sich selbstorganisierend* in einer neuen Ordnung. Diese Vorgänge basieren auf höchst komplexen physiologischen und pathophysiologischen Vorgängen, welchen ihrerseits ein selbstregulierendes System von enzymatischen, humoralen und neuronalen Interaktionsmechanismen zugrunde liegt. Im Gegensatz zum Kausalitätsmodell sind die in diesem kybernetischen System eingebundenen Faktoren weder bloß Ursache noch bloß Wirkung. Dies führt einerseits zu ganz anderen Interaktionsmöglichkeiten und erweitert die Palette primär gleichwertiger therapeutischer Optionen, was wiederum die Effizienz potenzieller Therapien verbessert. Andererseits ist natürlich auch dieses systemtheoretische kybernetische Modell nur ein Konstrukt, welches sich bloß auf die Biologie des Menschen beschränkt und deshalb dem Menschsein in all seinen Facetten wohl kaum gerecht werden kann.

Das Verhältnis zwischen Arzt und Patient

Das zweite Merkmal einer Veränderung der modernen Medizin ist das Verhältnis zwischen Arzt und Patient. Die Geschichte der Medizin zeigt uns, dass das Verhältnis zwischen Arzt und Patient sich im Laufe der Zeit mehrfach geändert hat. Traditionell ist das *paternalistische*[54] Verhältnis, nach welchem der Arzt „seinen“ (!) Patienten so führt und über diesen bestimmt, wie das ein Herrscher mit seiner beherrschten Person zu tun pflegt.

Ausdruck der gesellschaftlichen Liberalisierung in der Medizin ist der Anspruch auf vermehrte Mit- und Selbstbestimmung des Patienten. Es ist nicht mehr der Arzt, sondern der Patient selbst, welcher die Anordnungen gemäß seinen Vorstellungen erlässt und dabei eine hinreichende Information und adäquate Aufklärung verlangt. Für ihn ist klar, bei Fragen rund um Untersuchungen und Behandlung seines Leidens mitzureden und den Krankheitsverlauf selbst aktiv mitzugestalten. Und er ist bereit, Verantwortung zu übernehmen, oft auch was die durch die Abklärung und Behandlung entstehenden Kosten betrifft. Die Emanzipation des Patienten gegenüber seinem Arzt führt in der Regel zu einem *partnerschaftlichen* Verhältnis, in welchem auf gleicher Augenhöhe diskutiert und entschieden wird. Die Aufhebung der traditionellen Machtverhältnisse zwischen dem Arzt und „seinem“ Patienten ist eine Entwicklung in die richtige Richtung, birgt jedoch in ihrer Verabsolutierung die Gefahr der Überforderung des Patienten und das Risiko eines Mangels an Fürsorge und Obhut.

54 Als paternalistisch (lat. pater = Vater) gilt eine Herrschaftsordnung, welche ihre Autorität auf eine vormundschaftliche Beziehung zwischen Vater und Sohn, zwischen Herrscher und Beherrschtem, zwischen Arzt und Patient, begründet.

Die unaufhaltsame Technisierung in der Medizin

Das dritte und für unsere Zeit herausragendste Charakteristikum des Wandels ist die unaufhaltsame Technisierung in allen Bereichen, so auch in der Medizin. Die moderne Medizin ist eine wissenschaftliche und ihr diagnostisches und therapeutisches Instrumentarium ist in erster Linie ein *technisches*. Dass hier wesentliche Aspekte des *spezifisch Menschlichen* oft zu kurz kommen, wird der klassischen Schulmedizin vorgeworfen und führt bei vielen Patienten zu Unbehagen. Sie wechseln zu denjenigen Angeboten, welche ihnen genau das versprechen, was sie in der wissenschaftlichen Hightech-Medizin vermissen: alternative Abklärungs- und Behandlungsprogramme unter dem Motto einer ganzheitlichen Erfassung des Menschen. Erfahrungsgemäß reduziert jedoch auch diese Sicht in unzulässiger Weise, vertraut sie doch Methoden, deren Wirksamkeit und Erfolg weitgehend im suggestiven, spirituellen Bereich zu suchen sind. Dringend notwendige Abklärungen und/oder wirksame Behandlungen werden so dem Kranken in fataler Weise vorenthalten. Dies kann für den Betroffenen gravierende Folgen haben, sodass in solchen Fällen das Ergebnis einer Behandlung wesentlich schlechter sein kann als die potenziellen Probleme, die sich aus einer technisierten Medizin ergeben.

Die Folgen der medizintechnischen Möglichkeiten

Und als viertes und letztes Merkmal des Wandels innerhalb der Medizin nennt Peter Stulz die Folgen der medizintechnischen Möglichkeiten, die unsere herkömmlichen Werte infrage stellen und neu definieren. Wenn zu Beginn dieses Teilkapitels von Drang nach *Freiheit* und nach *Selbstbestimmung* des Menschen als Charakteristikum der Postmoderne die Rede war, dann soll nun gezeigt werden, wie sich das im Bereich der Wissenschaft und im Speziellen innerhalb der Medizin im Laufe der letzten Jahre ausgewirkt hat. Erst die Gentechnologie und heute die Biotechnologie im Allgemeinen haben uns die Möglichkeit verschafft, die Freiheit und Selbstbestimmung im Bereich der Biologie in einem bis dahin nicht bekannten Ausmaß zu erweitern. Was von der Natur vorgegeben ist, namentlich die genetische Information, welche das Phänotypische maßgeblich bestimmt, kann mittels gentechnologischer Interventionen derart manipuliert und neu synthetisiert werden, dass Natur in zunehmendem Maß verfügbar und von Grund auf herstellbar wird.

Die Errungenschaften der Postmoderne, die sich im Laufe der letzten Jahre weiter potenziert haben, stellen die Medizin und insbesondere die Gesellschaft vor grundlegend neue Fragen: Ist die Forschung an Embryonen erlaubt, wenn dabei Leben vernichtet wird? Ein menschliches Wesen ist Träger von Menschenwürde, aber von wann an? Dürfen menschliche Keimbahnen manipuliert werden und in welchem Maß? Ab wann ist der Mensch Person? Und ich füge hier noch weitere Fragen an: Wo sind in der Medizin die Grenzen und wie gehen wir mit dem Grenzfall um? Wer hat die Definitionsmacht darüber und wer übernimmt hier die Verantwortung? Wie steht es mit dem Recht auf Gesundheit und dem Recht auf Vollkommenheit. Wo endet die Gesundheit und wo beginnt die Vollkommenheit? Die neuen gentechnologischen Möglichkeiten konfrontieren uns mit völlig neuen Verantwortlichkeiten, welche uns bis vor Kurzem noch fremd waren. Antworten auf solche Fragen sind notwendig und dringend, jedoch weit und breit nicht sichtbar.

13.2.2 Gedanken zum Wandel innerhalb der Medizin

Die hier vorgestellten Merkmale des Wandels innerhalb der Medizin konzentrieren sich auf die letzten Jahre unserer Medizingeschichte.

Dieser Wandel ist im Wesentlichen Ergebnis der wissenschaftlichen Erkenntnisse auf elementarer Ebene der Materie, auf molekularer Ebene des Organischen, der Informatik usw. – und er ist erst durch die rasante Entwicklung all der daran beteiligten Disziplinen möglich geworden. Die hier vorgestellten Merkmale des Wandels sind zudem Ausdruck der Akzeleration und Dynamik unserer Zeit. Pluralität (Anerkennung des Mannigfachen), Heterogenität (der Vielheit) und Widersprüchlichkeit (der Verschiedenheit) illustrieren und umreißen die Werte und Leitbilder der Postmoderne. Paradigmen, Überzeugungen und Konzepte, fundamentale Annahmen und Modelle sind elementar für das Sich-Zurechtfinden des Menschen in dieser Welt, ohne sie wäre unser Denkstil wohl chaotisch. Den Paradigmen ist eigen, dass sie zeitlich begrenzt gültig und prinzipiell veränderbar sind. Ihnen und ihrem Wechsel ist grundsätzlich nicht zu entkommen. Die Schwierigkeit liegt darin, sich dieses neue Denken angemessen und rechtzeitig anzueignen.

Wertepluralismus und Individualisierung: Beispielsweise gehören der Wertepluralismus und die Individualisierung zu den gegenwärtigen Bedingungen medizinischen Handelns. Ihnen muss eine moderne Medizin bedingungslos gerecht werden, auch wenn dies gelegentlich sehr schwierig sein kann: Denn exakt und auch sicher zu wissen, was in einer pluralistischen postmodernen Gesellschaft moralisch geboten, erlaubt oder verboten ist, das ist oft gar nicht so einfach. Was wir brauchen sind Philosophen, Mediziner, Soziologen, Geisteswissenschaftler (Medical Humanities) und Theologen, die fachspezifisch kompetent und gewillt sind, sich immer wieder den neuen Fragen zu stellen und der Gesellschaft, die an diesem Suchprozess zwingend mitbeteiligt sein muss, unterstützend zur Seite zu stehen.

Es geht hier hauptsächlich darum, über die Gesundheit, Krankheit und Medizin *umfassend* nachzudenken und sie hinsichtlich ihrer aktuellen und zukünftigen Aufgaben und Ziele kritisch zu hinterfragen. Wie bereits wiederholt erwähnt, sollen die *ökonomischen Aspekte* der Medizin und des Gesundheitswesens hier *explizit nicht das Thema* sein. Dennoch ist an dieser Stelle darauf hinzuweisen, dass in der Medizin weniger die medizinisch-technischen Machbarkeiten limitierend sein werden als deren Finanzierung. Die Problematik und die Tragik der Medizin liegen gerade in ihrem Erfolg. Sie ist gleichsam Opfer ihres Erfolges, ihrer enormen Attraktion und Nachfrage. Die Explosion der medizinischen Leistungen zieht eine Explosion der Kosten nach sich und diese schreit geradezu nach Ökonomisierung – mit all ihren Risiken und Gefahren. So klingt das traditionelle *„Das Heil des Kranken sei höchstes Gesetz“*, „salus aegroti suprema lex“, bedauerlicherweise wenig realistisch, weil kaum noch bezahlbar. Es wird für viele Ökonomen bereits zum Albtraum.

Wirtschaftlichkeitsdenken und Arzt-Patient-Kommunikation: Die grenzenlose Sorge um das Individuum verträgt sich nur schlecht mit den Interessen eines Kollektivs, welches, bedingt durch die schier ins Uferlose steigenden Kosten, sich selbst am finanziellen Abgrund sieht. „Der Arzt gerät damit mehr und mehr in ein Spannungsfeld zwischen Individuum und Gemeinschaft ... Dem heutigen Arzt werden utilitaristische Handlungsweisen abverlangt. Bei all seinen Tätigkeiten soll er den Nutzen der Gemeinschaft über den Nutzen des Einzelnen stellen. Auf die optimale Behandlung einer Großzahl der Mitglieder einer Gesellschaft sei mehr Wert zu legen als auf die Maximalbehandlung eines Einzelnen. Dem Wirtschaftlichkeitsdenken des Arztes in all seinen Handlungen wird zunehmend größte Bedeutung zugemessen. Die ärztliche Tätigkeit wird zur Leistung mit Marktwert.“ [242] So bestehe letztlich die Gefahr, schreibt Peter Stulz weiter, dass unter dem Diktat des ökonomischen Imperativs das postindustrielle Qualitätsmanagement in der Medizin in einen Daten- und Dokumentationsfetischismus pervertiere. Und es ist tatsächlich so, dass eine aufstrebende Disziplin, die *E-HealthCare,* die Anwendung von Informations- und Kommunikationstechnologien innerhalb der medizinischen Praxis, sich unerwartet rasch ausbreiten wird. Diese neue Arzt-Patienten-Beziehung auf der Basis elektronischer Kommunikation soll es dem selbstverantwortlichen und versierten Patienten ermöglichen, mittels personifiziertem Zugriff nicht bloß auf EBM-basierte (auf Evidenz basierende Medizin) präventivmedizinische Risikorechner zuzugreifen und Self-Assessments durchzuführen, sondern sich auch direkten Zugang auf die eigene elektronische Krankengeschichte zu verschaffen. Doch was geschieht mit dem weniger versierten Patienten? Und eine weitere Sorge wird man ebenfalls nicht los: „Der Arzt wird zum Bindeglied zwischen Internet und virtuellem Patient, zum *knowledge navigator* und zum *lifetime health coatch* und in Diskussionsforen mit globalkompatiblen Patienten zum *Mit-Chatter*." [242] Wird das den Bedürfnissen des Patienten gerecht, wenn es um sein Leiden oder gar ums Sterben geht?

Dass Paradigmen und ihren Wechseln grundsätzlich nicht zu entkommen ist, wurde bereits festgestellt. Und so rätselt man bereits über die Frage, wie der nächste Paradigmenwechsel sich manifestieren wird und auf welche Weise wir damit konfrontiert werden. Seit renommierte und oft zitierte Studien mehrfach gezeigt haben, dass verbesserte Lebensumstände und adäquate Umweltmaßnahmen wesentlich mehr zu einer höheren Lebenserwartung beitragen als die Medizin selbst, wären die Voraussetzungen eigentlich gegeben, um hier einem weiteren Paradigmenwechsel zum Durchbruch zu verhelfen. Die größte Schwierigkeit liegt wohl darin, diese Erkenntnisse angemessen zu beachten und sich rechtzeitig ein neues Denken anzueignen. Oder wie Peter Stulz es in diesem wertvollen Beitrag formuliert: „Die große Herausforderung der modernen Medizin und derjenigen von morgen liegt darin, ihr dominierendes naturwissenschaftlich-technisches Paradigma mit einem philosophisch-ästhetischen zu einem komplettierenden Miteinander zu vereinen. Voraussetzung dazu ist ein philosophisch-reflektierendes Denken."

13.3 Entfremdet sich die Medizin?

Entfremdet sich die Medizin von ihrem ursprünglichen Sinn, von ihren genuinen Zielen und Aufgaben, die im originären Begriff der *Heilkunde* in ganz besonderer Art zum Ausdruck kommen? Oder tritt sie bloß aus sich heraus, entäußert sich gleichsam, um sich den aktuellen Anforderungen und den Bedürfnissen unserer Zeit anzupassen, um sich neu zu orientieren und erst so ihrem ursprünglichen Sinn weiterhin treu zu bleiben? Im ersten Fall, in dem der zunehmenden Entfremdung der Medizin von sich selbst bis hin zum letztlich endgültigen Verlassen ihres genuinen Wesens, steht uns wohl eine Verabschiedung unserer vertrauten Medizin bevor. Im zweiten Fall dagegen, im Fall einer vorübergehenden Entäußerung ihrer selbst zwecks Regeneration und Stärkung, wird uns die Medizin erhalten bleiben, wohl aber in einer ziemlich anderen Form. Auf diesen zweiten Fall ist zu hoffen.

Individuelle und institutionelle Entfremdung: Es geht hier also auch um die Frage der *Entfremdung* der Medizin In einem kurzen Artikel in der *Schweizerischen Ärztezeitung* hat sich kürzlich *Jann P. Schwarzenbach* darüber geäußert und grenzt dabei die individuelle von der institutionellen Entfremdung ab [219]. Das definitive Sich-selbst-Verlieren im Sinne der Entfremdung kann einerseits *individuell* auftreten und die Ärzteschaft und das Pflegepersonal betreffen: als gestörtes Verhältnis zu sich selbst und/oder als soziale Vereinzelung. Die Ursachen dieser Fehlentwicklung sind vielfältig, so beispielsweise Selbstüberschätzung auf verschiedenen

Ebenen, gefangen im selbstgesponnenen Netz unterschiedlichster Ansprüche und Verpflichtungen. Die Folgen dieser individuellen Entfremdung sind nach einer Phase der Euphorie eine subdepressive Gereiztheit bis hin zum Burnout, zur Depression. Die Entfremdung kann aber auch *institutionell* sein. Beispielsweise dann, wenn die Medizin sich einseitig verwissenschaftlicht, vertechnisiert und sich von den anthropologischen und kulturellen Ansprüchen und Werten distanziert. Wenn der *Patient als Mensch* und die *Medizin als Heilkunde* sich auf einer kategorial unterschiedlichen Ebene befinden, wenn diese beiden in ihrem Selbstverständnis kaum noch Gemeinsamkeiten mehr haben, dann hat sich die Letztere vom Ersten entfremdet. Sie kann nicht mehr eine Medizin *für* den Menschen sein. „*Aristoteles* beschrieb neben der Meisterschaft des Machen-Könnens und Herstellens, der *Techné,* auch die *Phronesis,* den praktischen Sinn für das Tunliche in der Anwendung der Letzteren. Das Wesen jedes Berufes umfasst beide Aspekte, und der Fachmann entfremdet sich beim Verlust einer der beiden Fähigkeiten von seinem ursprünglichen Selbstverständnis. So arbeitet der hochspezialisierte Arzt immer mehr am fachspezifischen Fließband und verliert damit zunehmend an *Phronesis,* an sinnstiftender Anwendung seines Könnens, während der allgemeintätige Mediziner das einst Gelernte immer weniger selbst ausführt und so in stets höherem Maße der *Techné,* der praktischen Ausübung seines Berufes, verlustig geht.“ [219]

Dauerhafte Entfremdung: In diesem Zusammenhang ein kleiner *Exkurs,* übernommen von Jann P. Schwarzenbach und leicht gekürzt [219]: Der Philosoph *Ludwig Feuerbach* hat sich besonders mit der Problematik einer dauerhaften Entfremdung auseinandergesetzt. Er erkennt eine solche in der Religiosität, vor allem in der dogmatischen Tradition des Christentums. So ist für ihn der Glaube an eine Gottheit, von der der Mensch sich lenken lässt und vor deren schierer Größe und allmächtiger Güte er selbst in Bedeutungslosigkeit und Sündhaftigkeit versinkt, für Feuerbach nichts anderes als eine Auslagerung positiver menschlicher Eigenschaften in ein jenseitiges Fantasieprodukt. Der Gläubige habe sich von sich selbst entfremdet, indem er gewissermaßen das Tafelsilber seiner Humanität, wie Liebe, Verstand, Willenskraft und Gerechtigkeit an Gott verpfändet hat. Ludwig Feuerbach lehnt damit aber nicht einfach – wie die Denker der Aufklärung dies oft tun – alle Religion als Irrtum und Aberglauben ab, sondern er will nur Gott als jenseitiges Wesen abschaffen und dessen Eigenschaften als innermenschliche Werte dauerhaft erhalten. „Homo homini deus est“ oder *„Der Mensch ist des Menschen Gott“*, schreibt Ludwig Feuerbach und macht so die Theologie, das Wissen um Gott, zur religiösen Anthropologie, zum Studium dessen, was Gott für den Menschen bedeutet.

Zurückholen veräußerter Werte: Dieses am Beispiel der Religion erläuterte *In-sich-Zurücknehmen* einst veräußerter Werte lässt sich auch auf die oben beschriebenen Formen beruflicher Entfremdung anwenden. Einerseits als persönliche Chance, wieder zu sich selbst zu finden, und andererseits als Auftrag an jeden Arzt, am Ideal einer weitgefächerten Tätigkeit festzuhalten [219]. Ob diese zunehmende Entfremdung der Medizin das endgültige Verlassen ihres genuinen Wesens bedeutet und wir uns von unserer vertrauten Medizin zu verabschieden haben, oder ob es sich um eine nur vorübergehende Entäußerung ihrer selbst zwecks Regeneration und Stärkung handelt und sie uns in etwas anderer Form weiterhin erhalten bleibt, wird sich in nächster Zukunft weisen. Zu hoffen ist auf den zweiten Fall, dass die Medizin den Sinn fürs Angemessene, den Sinn für das, was der Kranke wirklich braucht, aus ihrer eigenen Urteilskraft weiterhin erfolgreich verteidigen wird. Letztlich konstituiert sich die Medizin nicht bloß aus den Machbarkeitsphantasien einzelner Technokraten, sondern stärker noch aus den Bedürfnissen und Beiträgen vieler einzelner Menschen. Sie alle werden irgendeinmal krank und selbst mit der Medizin konfrontiert. Allein schon diese Überlegung motiviert zu Angemessenheit und Sinnhaftigkeit in der Medizin, was doch optimistisch stimmt ...!

13.4 Personalisierte Medizin

Der Begriff „Personalisierte Medizin": Personalisierte Medizin verkörpert die aktuelle Interpretation einer alten Klinikerregel: *Treating patients, not the disease.* Ursprünglich meinte diese Empfehlung, dass bei jeder Abklärung und Behandlung in erster Linie der Patient als Person zu sehen ist und nicht dessen Krankheit. Dieses Begriffsverständnis ist und war für uns alle über lange Zeit gültig. Es implizierte gleichsam den Ruf nach einer Medizin, bei welcher sich der Arzt ganz persönlich und mit Hingabe um den Patienten kümmert. Es meint diejenige Medizin, die wir uns alle wünschen – die Medizin *für* den Menschen.

Heute verstehen die Verfechter der personalisierten Medizin unter diesem Begriff hingegen etwas völlig anderes: Nämlich den Patienten in Bezug auf seine individuellen Strukturen (genetische, molekulare usw.) möglichst genau kennenzulernen, um ihm – aufgrund dieser Kenntnisse – eine individualisierte Abklärung und Behandlung zukommen zu lassen. Von besonderem Interesse sind neben den Genomen die Epigenome[55], Mikrobiome[56], Exposome[57] sowie sämtliche Krankheitssymptome und alle Arten persönlicher Daten. Erst die Summe der Daten all dieser verschiedenen Ebenen ist es, die – je landkartenartig – Ausdruck der geballten Information ist und die letztendlich in ihrer Vollständigkeit erst eine genaue Beschreibung der „Mach- und Funktionsart" jedes Einzelnen verspricht. Also grundsätzlich weg von einer bloß auf Symptome gerichteten Taxonomie (Einordnung in systemische Kategorien) hin zu einer ganz neuen, auf die Erkennung der individuellen Abweichung gerichteten „New Taxonomy of Disease". Wenn unser gängiges Krankheits- und Medizinverständnis noch unvollständig und fragmentiert ist, so soll die *personalisierte Form von Medizin* endlich zu einer technowissenschaftlichen Ganzheitlichkeit führen. Personalisierte Medizin nach diesem ganz neuen und anderen Begriffsverständnis birgt das Versprechen, die Medizin noch präziser zu machen. Sie wird, so die Hoffnung, auf die individuellen Eigenschaften des einzelnen Menschen zugeschnitten. Gleichzeitig sollen Kosten gespart werden, da *vor* jeder Therapie deren Wirksamkeit im *„digitalen Zwilling"* des Erkrankten virtuell erst getestet wird. Wirkungslose Behandlungen und vermeidbare Nebenwirkungen sollen so Geschichte sein.

Suche nach dem individuellen Krankheitsgeschehen: Möglich geworden sind die beschriebenen Erkenntnisse und Kompetenzen dank molekulargenetischen Analysemethoden, welche unter dem Begriff der *„-omik"-Technologie* zusammengefasst werden: Dazu gehört neues Wissen auf dem Gebiet der *Genomik* und der *Proteomik*[58], aber auch auf dem Gebiet der *Mi-*

---

55 Epigenom ist ein Begriff aus dem Wissenschaftsgebiet Epigenetik und dient dazu, die Gesamtheit von epigenetischen Zuständen zu beschreiben.

56 Unter Mikrobiom versteht man die Gesamtheit aller Mikroorganismen der Erde (Atmosphäre, Gewässer, Erdkruste). Im engeren Sinn ist damit die Gesamtheit aller die Menschen und die anderen Lebewesen besiedelnden Mikroorganismen gemeint.

57 Unter dem Exposom versteht man die Gesamtheit aller nicht genetischen, endogenen wie exogenen Umwelteinflüsse, denen ein Individuum lebenslang ausgesetzt ist.

58 Unter Proteomik versteht man die Erforschung des Proteoms, der Gesamtheit aller in einer Zelle oder einem Lebewesen vorliegenden Proteine.

krobiomik[59], der *Metabolomik*[60] und der *Epigenomik*[61]. Doch auch das reicht bei Weitem nicht aus, um zu erklären, wie eine Krankheit genau entsteht: Zusätzlich braucht es noch bioinformations- und kommunikationstechnologische Kompetenzen, systembiologische Erkenntnisse und anderes mehr. Erst die Möglichkeit der Bestimmung von genetischen und epigenetischen Biomarkern für verschiedenste Krankheiten schafft den Weg zur klinischen Anwendung, wie dies beispielsweise in der Diabetologie, Onkologie oder Kardiologie bereits seit vielen Jahren der Fall ist. Zentral dabei ist immer die Absicht, das individualisierte Krankheitsgeschehens aufgrund hochauflösender molekulargenetischer Analysen einzugrenzen und zu beschreiben. Untersuchungen auf mögliche komplexe, polygene Krankheiten können Gesunde und Kranke bereits in eigener Regie bei *Direct-to-Consumer (DTC) Genomics Firmen* anfordern und für sich in einfacher Weise durchführen lassen. Viel schwieriger wird es dann aber, wenn es um die korrekte *Interpretation* der Ergebnisse geht, wenn es um das Verstehen von genetischen und epigenetischen Varianten geht, denn erst sie geben Hinweise auf das tatsächliche individuelle Krankheitsrisiko. Dass hier eine fachärztliche Beratung notwendig ist, scheint unbestritten. Die Frage ist nur, wer das tun wird: Ist es der Hausarzt – doch hat er das nötige Wissen dazu und die notwendige Erfahrung? Oder ist es ein noch zu schaffender Spezialarzt, ein in dieser Sache spezialisierter Genetiker – doch hat er dazu den notwendigen Bezug zur Praxis?

Konsequenzen der personalisierten Medizin: Die Optimierung der medizinischen Versorgung durch eine personalisierte Medizin ist sicher ein hehres Ziel, doch was sie alles mit sich bringt, darüber schreibt *Angela Brand,* Direktorin des *Institute for Public Health Genomics* der Universität Maastricht: „Eine wirklich personalisierte Medizin impliziert nicht nur das Management der eigenen Gesundheit, sondern auch eine Änderung unserer Lebensart und damit eine Neudefinition unserer Gesellschaft.“ [36] Mit *Public Health Genomics* (PHG) wird derjenige neue Bereich der öffentlichen Gesundheitsversorgung bezeichnet, welcher zuständig für die angemessene Implementierung der Erkenntnisse aus der Genomik in den medizinischen Alltag ist und gezielt jedes Individuum erreicht. Denn der Nutzen der personalisierten Medizin ist bezeichnenderweise nicht einer für größere Krankheitspopulationen (oder Subpopulationen mit gemeinsamem Krankheitsphänotypus), sondern explizit einer für das Individuum selbst. Dabei sind erstens die (komplexen) Volkskrankheiten als eine Summe von vielen einzelnen und seltenen Krankheiten zu verstehen, von denen jede wiederum ein komplexes System widerspiegelt. Und zweitens ist aufgrund dieser Einsicht von der traditionellen Klassifikation von Krankheitsgruppen wegzukommen, da eine solche ihren Wert und ihre Legitimation in mancher Hinsicht verlieren wird.

Eine personifizierte Medizin erfordert demnach gesundheitskompetente Menschen (Gesunde und Kranke), welche, bedingt durch die Tatsache, dass ihre Krankheit nur ihre ganz persönliche Krankheit ist, bereit und befähig sind, permanent die notwendigen Informationen zu ihrer Krankheit mittels Internet, sozialer Medien oder Online-Tools abzurufen. Sie gestalten ihre persönliche Gesundheit selbst, werden vom passiven Konsumenten zum aktiven Nutzer von permanent aktualisierten Gesundheitsinforma-

59 Unter Mikrobiotik versteht man die Erforschung des Wechselspiels zwischen den Mikroben und des menschlichen Wirts.

60 Metabolomik ist die qualitative und quantitative Erfassung des Metaboloms in einem biologischen System zu einem bestimmten Zeitpunkt. Unter *Metabolom* versteht man die Gesamtheit der Verbindungen mit niedrigem Molekulargewicht, die in einem bestimmten physiologischen Zustand oder einer Entwicklungsphase einer Zelle, eines Organs oder eines Organismus vorhanden sind.

61 Epigenomik ist die Lehre von der Gesamtheit der epigenetischen, die Aktivität eines Gens bestimmenden Modifikationen an der Erbsubstanz einer Zelle.

tionen. Das Konsortium des *European Health Literacy Project* (HLS-EU) hat bereits wesentliche Aspekte von dieser Art von Gesundheitskompetenz definiert (als Katalysator für Zugänglichkeit, Verständlichkeit, Beurteilung und Anwendung der genombasierten Informationen).

Veränderungen im Gesundheitswesen: Die Medizin und das gesamte Gesundheitswesen werden sich im Fall einer breitflächigen Implementierung der personalisierten Medizin nachhaltig verändern. Beim Verdacht auf das Vorliegen irgendeiner Krankheit oder beim Ausbruch einer solchen wird erst einmal der *virtuelle Zwilling* des Gesunden oder Kranken generiert und von nun an lebenslänglich monitorisiert und beobachtet. An diesem virtuellen Zwilling werden mithilfe modernster Informations- und Kommunikationstechnologie zwecks Optimierung des weiteren diagnostischen und therapeutischen Vorgehens komplexe Simulierungen durchgeführt, um erst jetzt die sicherste, qualitativ beste und effizienteste Behandlung auszuwählen und zu realisieren. Das klingt tatsächlich vielversprechend, doch stellt sich hier die Frage, wie beispielsweise bei einem virtuellen Zwilling Interaktionen mit der Umgebung simuliert werden können, wenn eine solche reale Umgebung im virtuellen Bereich überhaupt nicht existiert. Eine solche Interaktion mit der Umgebung ist jedoch zwingend zu berücksichtigen, denn diese erst „formt" gleichsam die Krankheit. Virtuelle Modelle unterscheiden sich für jedes Individuum als Tool für diagnostische und therapeutische Interventionen grundsätzlich von den herkömmlichen Patientengruppen, welche heute noch aufgrund ihres gemeinsamen Phänotypus als homogene Gruppen eingeschätzt und entsprechend gleich behandelt werden. Weil jedes Individuum genetisch und epigenetisch einmalig ist, ist auch jede Krankheit und jede Therapie einmalig. Dieser Quantensprung im Krankheitsverständnis ist am ehesten zu vergleichen mit der Einführung der Mikroskopie und der daraus resultierenden mikroskopischen Pathologie. Der Zuwachs an neuen Erkenntnissen war nach dieser Entdeckung enorm und der Zugewinn an diagnostischen und therapeutischen Möglichkeiten beinahe grenzenlos. Das Gesundheitswesen wird sich radikal revolutionieren, so prognostizieren die Befürworter dieser neuen Technologie der personalisierten Medizin. Auch in der Schweiz, denn sie ist bereits mit einem von sechs Pilotprojekten im europäischen Raum in Form einer Plattform beim Projekt *IT Future of Medicine* (ITFoM) mit dabei. Schon bald werden die entsprechenden Fachgruppen nicht nur die rechtlichen, sondern auch die wirtschaftlichen Rahmenbedingungen sondieren.

Ethische Aspekte und Bedeutung für die Patienten: Es ist zwingend, die ethischen Aspekte dieser Entwicklungen im Auge zu behalten, sind doch die diesem Projekt impliziten Risiken und Gefahren zurzeit noch kaum bekannt. Zudem wird sich die Frage der Akzeptanz des Produkts beim Konsumenten stellen, denn die Anforderungen an den Gesunden und noch viel mehr an den Kranken werden enorm sein, gerade im Hinblick auf die Informationsbeschaffung und deren Verarbeitung. Auch werden Lösungen für all die zu erwartenden Implementierungsprobleme zu finden sein. Unbestritten aber ist, dass die Zukunft der Medizin *heute* ausgedacht, geplant und gestaltet wird. Hier konstruktiv, aber kritisch mitzuarbeiten, ist ratsam. Auch wenn heute viele Menschen aufgrund ihres Alters überhaupt nicht oder nur marginal von diesen epochalen Veränderungen der Medizin und des Gesundheitswesens tangiert werden, die nächsten Generationen wird es mit Sicherheit betreffen.

Schon längst medizinischer Alltag ist indessen die Messung spezifischer Biomarker im Blut. Sie können wesentlich dazu beitragen, das Risiko und den potenziellen Nutzen einer Behandlung für den individuellen Patienten zu bewerten. In Entwicklung sind weitere Techniken, welche die Analyse spezifischer, krankheitsbedingt veränderter Biomarker ermöglichen. Die massenspektrometrische Erstellung von metabolischen Profilen (metabolische Marker) werden zum besseren Verständnis von Risiko und Prognose der Krankheit beitragen. Solche metabolischen Marker leisten einen wichtigen Beitrag zur Diagnosestellung und werden in absehbarer Zukunft Ziele für neue Wirkstoffe sein: Dazu gehören Steroidmetaboliten (Prädiktoren für die Mortalität bei Infektionen), Nahrungsmittelmetaboliten (Prädiktoren für Herz-Kreislauf-Krankheiten) und oxidativer Status (Prädiktoren für die langfristige Gesamtmortalität älterer und jüngerer Menschen). Offen ist dagegen, ob und in welchem Maße die Enthüllung und Kenntnis solcher Profile am *Verhalten* der Patienten etwas ändert, und falls ja, wie nachhaltig. Vermehrtes Wissen von und über sich ist das eine, die Bereitschaft jedoch, mit diesem Wissen sinnvoll und konstruktiv umzugehen ist das andere. Und ob Wissen überhaupt hilfreich ist, hängt immer auch vom betroffenen Individuum ab. Letztlich gibt es in der Medizin auch das *Recht auf Nichtwissen,* welchem in den allermeisten Fällen entsprochen werden muss. Überdies sollten wir uns im Klaren sein, dass die regelmäßige Bestimmung individueller Risikoprofile bei vielen Menschen zu einer ständigen Angst vor den jeweiligen Ergebnissen und zu einer dauernden Sorge führen wird. Prävention meint ein rechtzeitiges *Abfangen von Krankheiten.* Entsprechend der Bombe, die bereits in der Luft ist – bzw. entsprechend den Bomben, die alle bereits in der Luft sind und abzufangen sind. „In der Zeit des Abfangens von Krankheiten kann man nicht mehr gesund bleiben", *Barbara Prainsack* [181].

Die Idee dahinter ist Ausdruck einer bis jetzt zwar höchst erfolgreichen naturalistischen Denkweise. Sie ist jedoch nur bedingt richtig, denn sie ist unzureichend. Viele Krankheiten sind bedingt durch unterschiedliche genetische Varianten sowie Ergebnis verschiedenster Wechselbeziehungen zwischen der Umwelt und dem diese Krankheit bestimmenden und gegebenenfalls exprimierenden Gen – dies trotz ähnlichem und gemeinsamem Phänotypus. Es ist der komplexe Mix aus genetischen Varianten und epigenetischem Dazutun, welcher die individuelle polygene Erkrankung konstituiert[62].

13.5 „Self-Tracking" oder die Selbstvermessung des Körpers

Der Begriff „Self-Tracking": Unter dem Begriff „Self-Tracking" wird das Vermessen des eigenen Ichs verstanden, insbesondere des eigenen Körpers und irgendwann wohl auch das des Geistes. Gemessen wird so alles, was man messen kann. Und das ist viel und es wird immer mehr sein: Ernährung, Bewegung, Laune, Schlaf, eine Vielzahl körperlicher Parameter wie Puls, Blutdruck, Atmung, Körpergewicht, Blutzucker und noch vieles mehr. Generiert wird eine Unmenge an gemessenen Informationen, welche allesamt *selbst* und *freiwillig* gesammelt werden. Möglich macht dies die moderne Sensortechnik mittels Bewegungs- und Beschleunigungstechniken, Kleinst-Laboren in Armbändern, Uhren, Handys, Hightech in Kleidern und Schuhen etc. Sie liefern eine riesige Datenmenge und geben „einen immer klareren Blick in den Maschinenraum des eigenen Körpers", schreibt *Alan Niederer* in seinem Artikel in der *Neuen Zürcher Zeitung* unter dem Titel „Self-Tracking gehört zur Medizin von morgen" [162]. Sie zielte ursprünglich ab auf Erkenntnisgewinn zu sportlichen Fragestellungen. Zunehmend interessieren nun aber auch persönliche, gewohnheitsspezifische und gesundheitliche Daten. Self-Tracking liegt im Megatrend der Digitalisierung unserer Lebenswelt. Unter dem Namen *„The Quantified Self"* wurde 2007 von den amerikanischen Journalisten *Gary Wolf* und *Kevin*

62 Die Epigenetik ist das Fachgebiet der Biologie, welches sich mit der Frage befasst, welche Faktoren die Aktivität eines Gens und damit die Entwicklung der Zelle zeitweilig festlegen.

Kelly eine Bewegung neu geschaffen, die sich der Aufzeichnung, Analyse und Auswertung von Körperdaten verschrieben hat. Es gelang ihnen, in kurzer Zeit ein die halbe Welt umspannendes Netzwerk von Anwendern und Anbietern hervorzubringen. Diese tauschen sich intensiv aus: Einerseits sind es die immer subtileren technischen Möglichkeiten (Hard- und Software), andererseits die Verwertung und Vermarktung der gewonnenen Daten. Die Methoden der Self-Tracker sind unterschiedlichster Art, das Ziel jedoch immer dasselbe: Daten, Daten, Daten – über sich selbst! Die Absicht sei Selbstmotivation, Verhaltensänderung und letzlich Gesundheit. Mithilfe von Smartphones, einer Unmenge von Apps und Gadges, mit am Körper getragenen Biosensoren (beispielsweise „smart clothes" mit integrierten Sensoren), EEG-Headsets, Lifelogging-Kameras bis hin zur zirkadianen Registrierung der subjektiven Stimmung (?) erhebt der Self-Tracker seine Werte, speichert sie, vergleicht sie und tauscht sie aus: *Selbsterkenntnis durch Daten*. Ausgehend von der Frage „Wer bin ich eigentlich?" mit dem vermeintlichen Ziel der Selbstfindung Selbstoptimierung und Selbsterkenntnis.

Dass es hier um wesentlich mehr geht als bloß um Spielereien für Technikfreaks, das belegt allein schon die Feststellung, dass diverse Institutionen innerhalb des Gesundheitssystems und Krankenversicherer ein enormes Interesse an diesen riesigen Datenmengen bezeugen. Auch wenn die Bewegung der Selbstvermesser vorwiegend in den Bereichen Wellness, Fitness und Sport ihren Ausgang nahm, ist davon auszugehen, dass diese demnächst auch im Bereich der Medizin eine nicht zu unterschätzende Rolle spielen wird. Es sind beispielsweise *miniaturisierte Wearables* (direkt auf dem Körper getragene elektrochemische Biosensoren) und *Mikroimplantate* (unter die Haut eingesetzt), die in der Medizin zum Einsatz kommen. Beispielsweise in der Prävention, aber auch zur Überwachung und Behandlung chronisch kranker Menschen. Da – trotz unbestrittener Chancen – diese Entwicklung aus verschiedenen Gründen auch problematisch ist und sich vermehrt kritische Stimmen dazu äußern, soll an dieser Stelle auf die Thematik des Self-Tracking weiter eingegangen werden.

Der eigene Körper im Mittelpunkt: Bereits der Name bringt es auf den Punkt: *„Quantified Self"*. Hier geht es um Quantität und ums Ich. Was hier interessiert, ist ausschließlich *Quantität*, denn nur diese ist wirklich messbar, von der Qualität ist hier nicht die Rede. Letztere lässt sich kaum messen und interessiert bestenfalls nur indirekt. Was zählt, sind Körperdaten, die allesamt verglichen, interpretiert und geordnet werden müssen. Doch dazu braucht es Normen, die noch zu definieren sind und vielleicht gar nie wirklich bekannt sein werden. Wer hat hier die Definitionsmacht über das Normale, wer bestimmt das Anormale, das andere, das Kranke ...? Zudem geht es bei „Quantified Self" der Bezeichnung nach um *Self*, ums Ich. Nur und ausschließlich ums Ich, die anderen interessieren bestenfalls im Vergleich, zur Normierung und damit zur Ausgrenzung von Messdaten, die außerhalb des Normbereichs liegen. *Self* weist hin auf die *egozentrische, solipsistische Perspektive* auf den eigenen, allein im Zentrum stehenden Körper. Es wird nicht der andere vermessen, sondern *ich* messe *mich* selbst. Es ist nicht die Fremdperspektive auf mich, sondern die Eigenperspektive auf die Ergebnisse meiner eigenen Daten. Was mich interessiert, das sind in erster Linie meine eigenen, selbst gemessenen *Daten*. Das ist Reduktionismus pur: Bewusst und gewollt weggelassen werden das Nichtmessbare, die Qualität, der andere, die Mitwelt – und noch vieles mehr: Eine absichtliche Einschränkung des Gesichtsfeldes, teils infolge eines narzisstisch anmutenden Interesses an der eigenen Körpervermessung, teils aufgrund einer offensichtlichen Überforderung, wenn es darum geht, das Ganze zu erkennen. Statt eines holistischen Blicks, der darauf ansetzt, den Menschen in seiner Ganzheit zu erfassen, bloß ein reduktionistischer Blick, eine nur auf einige auserwählte

Daten begrenzte Information über den eigenen Körper durch simple Messwerte. Diesen wird eine enorme und in keiner Weise adäquate Bedeutung attribuiert. Viele Mediziner sind der Meinung, dass dies eine unkluge und potenziell die Gesundheit gefährdende Reduzierung und Simplifizierung ist, zumindest in der Art, wie „Quantified Self" von vielen verstanden und praktiziert wird. Mehr noch: Es besteht eine reale Gefahr der Entfremdung vom genuin Menschlichen.

Kritik an der (Ver-)Messbarkeit des Menschen: Eine fundierte philosophische Kritik an der (Ver-)Messbarkeit des Menschen am Beispiel der Quantified-Self-Bewegung hat *Kathrina Glatz* unter dem Titel „Selbstvermessen – Selbstvergessen" vorgelegt [90]. Sie stellt sich die Frage, „was im Laufe dieses Vereinfachungsprozesses geopfert wurde und welche unausgesprochenen Verheißungen diese simplen Lösungen für das perfekte Leben auf den ersten Blick so verführerisch erscheinen lassen". Es scheint so, als ob es darum gehe, mittels Selbstvermessung den Geist frei und unabhängig von dem schon von Geburt an als mangelhaft empfundenen und optimierungsbedürftigen Körper zu machen. Weg von der Vorstellung des Miteinanders eines „Mens sana in corpore sano", hin zu einem gesunden Menschen, der sich nur dann wohlfühlt, wenn er Körper und Psyche mittels technischer Unterstützung kontrollieren und von Unzulänglichkeiten befreien kann. Ein Ansinnen, ein neues säkularisiertes Heilsversprechen zu verwirklichen: mittels eines grenzenlosen technologischen Fortschritts und der Anwendung von Algorithmen die *Lebensspanne* weiter zu verlängern und das *Lebenstempo* erneut zu steigern. Nun ist das allein zwar nichts Neues. Es lässt sich womöglich mit den Aufgaben der Medizin mindestens teilweise in Einklang bringen. Die damit verbundene Übersteigerung und Selbstverfremdung hingegen, das zugrunde liegende reduktionistische Menschenbild und das Risiko einer unheilvollen Entwicklung unserer Medizin gebieten, darüber noch weiter nachzudenken. Katharina Glatz weist in ihrer Arbeit auf grundsätzliche Unterschiede zwischen der herkömmlichen Art von Vermessung und Verbesserung des eigenen Körpers und derjenigen der *Quantified-Self-Bewegung* hin. Die wichtigsten werden im Folgenden kurz dargestellt:

Von der hypothesen- zur datengetriebenen Forschung: Es findet zurzeit ein Wechsel von der hypothesen- hin zur datengetriebenen Forschung statt. „Technologische Innovation zielt heute nicht mehr ab auf ein Gleichgewicht von zueinander passenden Zwecken und Mitteln, sondern führt zu weiteren Innovationen mit fluiden Zwecken." [90] (S. 17). Neue Technologien kreieren und drängen neue Zwecke auf, einfach weil diese technisch möglich und für die meisten zahlbar sind. Die Möglichkeit, in kurzer Zeit und für wenig Geld „ein gesamtes menschliches Genom zu sequenzieren oder mittels kontinuierlicher Messungen von Körperfunktionen große Datenmengen zu produzieren, hat die bisherige Methodik der Testung einer Hypothese transformiert in eine Methodik der Hypothesengenerierung". Große Datenmengen werden nach Mustern oder Störungen abgesucht, was automatisch zu neuen Hypothesen führt (s. Exkurs). Für die biomedizinische Forschung kann das von Nutzen sein, bei Einzelpersonen dagegen problematisch, denn es birgt das Potenzial von Überdiagnosen und Übertherapien.

Exkurs

Hypothesen- versus Datengenerierung

Anstelle der Auswahl eines geeigneten Testverfahrens, mit dem eine Hypothese getestet werden soll, wird heute mit einer preisgünstigen Hochdurchsatzmethode eine große Datenmenge erzeugt. „In diesen Daten wird mittels statistischer Algorithmen nach abweichenden Mustern oder Störungen gesucht. Auf diese Weise generiert die Interpretation der Daten automatisch neue Hypothesen. Diese wissenschaftliche Methode ermöglicht unerwartete und vom Wissenschaftler nicht intendierte Entdeckungen ...“, so Katharina Glatz [90].

Die Zukunft gehört der Maschine: Quantified Self liegt eine rein szientistische Theorie im Sinne eines biomedizinischen Monismus zugrunde, in welchem Persönlichkeit reduziert wird auf genetische, epigenetische und biochemische Eigenschaften. Dieser Reduktionismus ziehe, so folgert Katharina Glatz, ein Konzept von Krankheit nach sich, „das den menschlichen Körper per se zur Krankheit erklärt. In unserer Kultur dominiert der naturwissenschaftliche Blick von außen auf die Wirklichkeit zur Erschließung der Geheimnisse der Welt und damit auch die Außenansicht auf unseren Körper ...“ [90] (S. 19).

Verlust der Fähigkeit zur Selbstwahrnehmung: Der permanente Einsatz von Biosensoren und elektronischer Gerätschaft führt dazu, dass unsere Aufmerksamkeit auf uns selbst abgelenkt und vermehrt bloß noch auf die Außenwelt gerichtet ist. „Welche Folgen sind zu erwarten, wenn den ‚Gedächtnisinhalten‘ und ‚Körperwahrnehmungen‘, die auf einem Display ablesbar sind, mehr Glauben geschenkt wird als unserem Erinnerungsvermögen und unserer Selbstwahrnehmung?“ [90] (S. 20).

Und es gibt noch einen wesentlichen Unterschied zwischen der herkömmlichen Art von Vermessung und Verbesserung des eigenen Körpers und derjenigen der Quantified-Self-Bewegung. Das spontane Experimentieren mit meist intrinsischen Handlungsoptionen wird ersetzt durch explizit extrinsisch motivierte Verhaltenssteuerungen.

Ein Fazit: Dass Selbstvermessung nicht grundsätzlich schlecht ist, und dass in der Medizin eine solche zur Kontrolle von Krankheiten (Bluthochdruck, Diabetes mellitus, Kontrolle von Antikoagulation etc.) längstens bekannt ist und sich bewährt hat, muss hier nicht weiter erläutert werden. Kritische Einwände sind jedoch dann zu erwarten, wenn von einer „alleinseligmachenden Methodik zur guten Lebensführung“ ausgegangen wird und dabei zu Unrecht übersteigerte Hoffnungen „auf absolute Kontrolle, Selbsterkenntnis und Überwindung der eigenen Endlichkeit, die von den Nutznießern dieser Entwicklung teils bewusst, teils unbewusst gehegt werden“ gemacht werden. Insbesondere dann, wenn „die Einschwörung auf eine monistische Sicht der Wirklichkeit vom biomedizinischen Fortschritt der letzten Jahrzehnte geblendet und die Verleugnung unserer Verortung in der Welt als endliche und leibliche Wesen mit einem deutlich verarmten Weltbild erkauft wird“ [90] (S. 39).

14 Situatives Nicht(s)tun in der Medizin

Wir haben die Freiheit, etwas zu tun, und wir haben die Freiheit nichts zu tun. Dies hat Gültigkeit für alle Lebensbereiche, so auch für die Medizin.

Einführende Bemerkungen

Es gilt das Grundprinzip, nach welchem situativ das Unterlassen einer Handlung die bessere Option sein kann als das Handeln. Das gilt insbesondere auch für die Medizin.

- Im Kapitel über das situative Nicht(s)tun in der Medizin geht es zuerst um die Vermittlung *handlungstheoretischer Grundlagen,* um allgemeine Erläuterungen über Tun und Nicht(s)tun (Kap. 14.1).
- Anschließend wird die Thematik der situativen Handlungsunterlassung fokussiert auf die Medizin, auf das *situative Nicht(s) tun in der Medizin,* welches zwecks Vereinfachung und besserer Lesbarkeit oft mit *SNIM* abgekürzt wird (Kap. 14.2). Insbesondere sollen die argumentativen Begründungen für Handlungen und Unterlassungen in der Medizin besprochen werden, ebenso deren Risiken und Gefahren. Hier wird auch aufgezeigt, was *Wesen und Gehalt von SNIM* sind und in welcher Art eine direkte *Beziehung zwischen SNIM und dem „guten Leben"* besteht.
- Im Weiteren geht es um die *ethischen Aspekte* des situativen Nicht(s)tuns in der Medizin (Kap. 14.3) und um die *Handlungsgründe in der Medizin* (Kap. 14.4), die grundsätzlich gut, fragwürdig oder schlecht sein können.
- *Doch was tun wir, wenn wir nichts tun?* Auch dieser Frage soll nachgegangen werden (Kap. 14.5).
- SNIM ist nicht nur eine *Chance für den Patienten,* sondern immer auch eine *für den Arzt* (Kap. 14.6).
- Abschließend einige Beobachtungen und Gedanken darüber, wie SNIM von Gesunden und Kranken *rezipiert* wird (Kap. 14.7), sowie zu den *Erkenntnissen und Konsequenzen,* die sich aus der These vom situativen Nicht(s)tun ergeben (Kap. 14.8).

Das Kerngeschäft ärztlichen Handelns wird heute getrieben durch permanente Interventionen am Kranken. Dass medizinischer Aktivismus in vielen Fällen zwingend notwendig ist, steht hier nicht zur Debatte. Hier geht es indessen um die allgemeine Feststellung, dass zu oft ein medizinischer (Hyper-)Aktivismus betrieben wird und dass dieser bedauerlicherweise in vielen Fällen überhaupt nicht zum Wohl des Patienten ist. Neben hoher Wertschätzung und großem Respekt vor all den medizinischen Spitzenleistungen der modernen Medizin macht sich bei

Gesunden und Kranken ein gewisses Unbehagen bemerkbar. Es wird im Wesentlichen durch die Befürchtung generiert, dass das enorme Potenzial an medizinisch-technischen Möglichkeiten in bestimmten Situationen und unter gewissen Bedingungen dem genuin Menschlichen in der Medizin abträglich sein könnte. All diesen Bedenken gemeinsam ist die Sorge, dass das medizinisch Machbare nicht immer auch wirklich wünschbar ist. Es geht demnach um die für die Medizin fundamentale Erkenntnis, dass in gewissen Situationen weniger mehr ist. Was wir brauchen ist eine *ausgewogene* Praxis des Handelns und des Geschehenlassens, die für den Patienten das Optimale und nicht das Maximale im Visier hat. Es geht um die *Option* des situativen Nicht(s)tuns in der Medizin, um die Einsicht, dass in gewissen Situationen besser nichts getan wird als irgendetwas, das dem Wohl des Patienten nicht dienlich ist. Die Möglichkeit des Nichthandelns existiert auch in der Medizin!

14.1 Über das Tun und Nicht(s)tun

14.1.1 Worum geht es?

Die Option des situativen Nicht(s)tuns in der Medizin ist aus Sicht inspirierend und aus praktischer Sicht eine Herausforderung, die anzunehmen für den Arzt und den Patienten geboten ist. Auf diese Option ist nicht zu verzichten, weil sie auf eine der wesentlichen Ingredienzen eines Medizinverständnisses zielt, welche die Krankheit nicht bloß als eine biologische versteht, sondern immer auch anthropologische und kulturelle Werte impliziert. Die Thematik des situativen Nicht(s)tuns hat mich im Rahmen meiner praktischen Tätigkeit besonders interessiert und ich habe mich mit ihr intensiv auseinandergesetzt [83], [84], [85]. Ein erster Beitrag über diese Thematik erschien in der *Schweizerischen Ärztezeitung* [86], ein zweiter in der Zeitung *Zentralschweiz am Sonntag* [93] und ein dritter in der *Sendung Kontext, Radio SRF 2* [22], alle im Jahre 2014.

Der Grundgedanke der Thematik des situativen Nicht(s)tuns basiert auf der Feststellung, dass ärztliches Handeln zunehmend getrieben wird durch permanente Interventionen an Patienten, durch eine Art und Weise von Aktivismus, welcher für den Genesungsprozess gelegentlich überhaupt nicht förderlich ist. Genau dann, und nur dann, ist auf medizin-technische Interventionen dringend zu verzichten, da solche dem genuinen Verständnis der Medizin widersprechen. „Situativ“ meint und fordert gleichsam, im Rahmen eines Prozesses genau hinzuschauen und diejenigen Situationen zu benennen, in welchen die Unterlassung für den Patienten die bessere Option ist als das Handeln. An diesem *Findungsprozess* beteiligt sind der Patient und der Arzt, und sollte dies dem Patienten aufgrund seiner Krankheit nicht mehr möglich sein, wird stellvertretend eine Person aus dem nächsten Umfeld diese Aufgabe übernehmen müssen.

Die These: Situatives Nicht(s)tun in der Medizin, im Folgenden auch SNIM genannt, basiert demnach auf folgender These:

„Nicht(s)tun im Sinne der Unterlassung weiterer diagnostischer und therapeutischer Interventionen im Krankheitsfall ist situativ ehrlich und konsequent. Nicht(s)tun kann und muss dann im Interesse des Patienten sein, wenn Interventionen jeglicher Art für das körperliche oder seelische Wohl des Patienten kontraproduktiv sind.“

Anders formuliert: Schlecht begründete und unnötige Diagnostik und Therapie, welche den Patienten nur belasten und ihm keinen wirklichen Nutzen bringen, sind kontraindiziert und kommen gegebenenfalls einer Verletzung der ärztlichen Pflicht gleich.

Zum richtigen Verständnis der nun folgenden Überlegungen sei vorab klargestellt:

- Mit dem Begriff „Medizin“ ist hier immer die *klassische, westlich geprägte Schulmedizin* gemeint. Deren Wert und Qualität werden grundsätzlich nicht infrage gestellt. Meine Überlegungen entspringen meiner beruflichen Tätigkeit als klassisch ausgebildeter und praktizierender Schulmediziner.

- Und es geht bei der Thematik des situativen Nicht(s)tuns in der Medizin (SNIM) explizit *nicht um ökonomische Aspekte,* nicht ums Sparen in der Medizin, sondern es geht ausschließlich darum, aufzuzeigen, dass SNIM eine genuin ärztliche Pflicht ist.[63]

Die Forderung nach situativem Nicht(s)tun in der Medizin ist als Bedürfnis *und* Erfordernis seitens des Arztes *und* des Patienten zu verstehen. Für beide ist SNIM eine attraktive und unverzichtbare Option und für beide ist SNIM ein Gewinn. Für den Arzt auf der berufsethischen Ebene und für den Erkrankten auf der Ebene des Patientenwohls und der Krankheitsbewältigung.

Die Perspektive des Arztes: Zum Handeln verleitet und gelegentlich gezwungen wird der Arzt

- infolge unterschiedlichster *treibender Kräfte* (durch den Patienten selbst, aber auch durch Institutionen, medizinische Richtlinien (Schwarzbuch), evidenzbasierte Medizin, Gesellschaft und Politik oder aufgrund sekundärer Motivationen),
- infolge *eingespielter Automatismen* (Anordnungen und Verschreibungen im Rahmen von Diagnostik und Therapie) und
- durch *fragwürdige Abhängigkeiten* (Hierarchien in den Institutionen führen oft zu Unfreiheit).

Die Gesamtheit dieser drei Faktoren und ihr Zusammenspiel treiben entscheidend zum aktiven Verhalten, zum Handeln an und damit zu einem *medizininternen Tun.* Und sie führen zugleich zu Unterlassungen genau dort, wo eigentlich ein *anderes Tun,* namentlich ein *medizinexternes Tun* gefragt wäre. Darüber soll später noch gesprochen werden.

Die Perspektive des Patienten: Bei vielen Patienten spürt man ein Unbehagen gegenüber unserer zeitweise doch sehr handlungsintensiven klassischen Medizin. Die Erfahrung zeigt, dass eine aufwendige technische Medizin nicht immer nur beruhigt, sondern vielen auch Angst und Sorge macht. Der Patient weiß genau, wie verletzlich er letztlich ist, und er spürt, dass hyperaktives Handeln mitunter bloß als ein Akt der Ratlosigkeit und Verzweiflung seitens der Ärzteschaft zu verstehen ist.

14.1.2 Handlungstheoretische Grundlegung

In der Medizin gibt es die Möglichkeit des Handelns, was dem Normalfall entspricht, und die des Nichthandelns, was eher einer Ausnahme gleichkommt. Es gibt Situationen, in denen Nichthandeln besser ist als Handeln und demgemäß auf das Handeln tunlichst zu verzichten ist. Es geht nun darum, diese *kleine Nische des Nicht(s)tuns in der Medizin* genauer anzuschauen und sich mit der Option des SNIM nicht nur medizinisch, sondern insbesondere philosophisch auseinanderzusetzen. Voraussetzung und Bedingung dafür ist eine handlungstheoretische Grundlegung, bei welcher es um die Begriffsbestimmung von „tun“, „nicht tun“, „nichts tun“, „situativ nicht(s)tun“, „handeln und unterlassen“, „Handlung und Unterlassung“ etc. geht. Und es geht auch um Fragen der *kausalen Wirksamkeit* und der *moralischen Bedeutsamkeit* von Unterlassung und Nicht(s)tun. Drei *handlungstheoretische Aspekte,* welche in Zusammenhang

63 Ich habe bewusst auf den Aspekt der Ökonomie verzichtet, auch wenn Nicht(s)tun erwartungsgemäß auch ökonomische Konsequenzen hat. Der Grund liegt darin, dass ich in meinen Ausführungen nachweisen will, dass situatives Nicht(s)tun *unabhängig von seinem Spareffekt* als ein wesentlicher Bestandteil der genuinen Medizin zu verstehen ist.

mit SNIM von Bedeutung sind, sollen im Folgenden kurz erwähnt werden.

Zur Begrifflichkeit von „handeln – Handlung" und „unterlassen – Unterlassung"

Im Wesentlichen geht es darum, den Unterschied zwischen der Tätigkeit selbst (handeln, unterlassen) und des Zustandes nach der Tätigkeit (Handlung, Unterlassung) zu erfassen. Ob ein Handeln oder Unterlassen auch eine Handlung oder Unterlassung ist, hängt zwar davon ab, ob diese abgeschlossen ist, es hängt aber nicht davon ab, ob sie tatsächlich zum Erfolg geführt hat. Die Handlungstheorie geht auf die verschiedensten Formen von *Bedingungen* für Handeln – Handlung und Unterlassen – Unterlassung ein, seien diese Bedingungen nun hinreichend oder notwendig, oder hinreichend, aber nicht notwendig. Eine differenzierte Erörterung dieser Theorie würde den Rahmen dieses Kapitels sprengen.

Zur Frage der Kausalität bei Nicht(s)tun und Unterlassen

In diesem Zusammenhang interessiert die Frage nach der *Kausalität* von Unterlassen und von Nicht(s)tun. Kann etwas von seiner Wesens- und Begriffsbestimmung her Negatives, denn irgendetwas verursachen oder gar bewirken? Kann ontologisch Negatives Ursache für etwas sein? Nicht tun und unterlassen, von ihrer Begriffs- und Wesensbestimmung ebenso verneinend, meinen entweder einen für den „Nichthandelnden" bewusst und selbst gewählten *Verzicht* auf ein bestimmtes Tun oder aber einen von einer Drittperson stellvertretend entschiedenen Verzicht auf ein bestimmtes Tun. Zweck und Ziel davon ist, sich mittels Unterlassung den Folgen des Tuns nicht auszusetzen. Dies in Kenntnis, dass letztlich jedes Tun eine Ursache hat und immer etwas bewirkt und somit der Kausalität unterworfen ist – einer Kausalität, in der zwar die Ursache bekannt, deren Wirkung dagegen nie sicher abzusehen ist. Demnach geht es um ein *Nicht(s)tun im Sinne einer selbst- oder fremdbestimmten Entscheidung*, es geht darum, in einer speziellen Situation darauf zu verzichten, etwas Bestimmtes zu tun. Dem voraus gehen immer ein Abwägen von Argumenten und ein abschließendes Urteil, aufgrund dessen schließlich entschieden wird, auf ein bestimmtes Tun zu verzichten. *Dieter Birnbacher* hat sich mit diesen Fragen intensiv auseinandergesetzt [26].

Zur Frage der moralischen Bedeutsamkeit von Nichttun und Unterlassung

Für Dieter Birnbacher ist klar, dass es bezüglich moralischer Bedeutsamkeit keinen prinzipiellen Unterschied zwischen Handeln und Unterlassen gibt. Insbesondere gilt das Argument nicht, dass der Unterlassende, der „Geschehenlassende", in geringerem Maße verantwortlich ist, weil er für den Verlauf und das Ergebnis „weniger kausal" verantwortlich ist [26]. Dieter Birnbacher präsentiert dazu eine breite Palette von Aspekten und bedient sich einer fundierten Argumentation: dazu gehören individual- und sozialpsychologische Überlegungen, linguistische Analysen, der juristische Blickwinkel. Auch hier stellt sich die Frage, *wer* sich erklären muss – derjenige, der tut, oder derjenige, der nicht tut. Erklären meint begründen, weshalb man etwas tut und weshalb nicht. Müsste sich nicht primär das Tun erklären? Die Rechtfertigung des Tuns basiert auf den Gründen für sinnvolles und notwendiges Tun, also auf *guten Gründen*. Beim Tun wird grundsätzlich etwas bewirkt, und es geschieht etwas, welches ohne das Tun nicht geschehen würde. Tun bedeutet immer Einfluss nehmen auf irgendetwas, auf eine Situation oder ein Geschehen, das ohne Tun unbeeinflusst bleibt und unbeirrt seinen Verlauf nimmt. Der spontane Verlauf des Geschehens wird beim Tun, beim aktiven Eingreifen, explizit in irgendeiner Weise verändert. Demgegenüber bleibt beim nicht Tun oder Nicht(s)tun, beim passiven Verhalten, dieser Verlauf unverändert, so, wie er sich spontan ergibt. Nun ist es aber so, dass jedes Tun in Bezug auf sein Ergebnis ungewiss ist, insbesondere was Nutzen und Schaden anbelangt. Und hier liegt das *Risiko jedes Tuns*. Es muss sich primär erklären. Indessen ist klar, dass auch beim Spontanverlauf nie sichere prospektive Aussagen möglich sind, und so bleibt auch das Nicht(s)tun immer ein Wagnis. Es nimmt einerseits die Chance eines eventuellen Nutzens nicht in Anspruch und ist andererseits zumindest vom Risiko befreit, durch irgendwelches Tun einen zusätzlichen Schaden zu bewirken.

So viel zu den handlungstheoretischen Aspekten. Was nun interessiert, ist das Tun und das Nicht(s)tun im *Kontext der Medizin*.

14.1.3 Das Tun in der Medizin und im Gesundheitswesen

Die Begriffe Medizin und Gesundheitswesen sind gesondert zu betrachten.

Die Medizin: Sie befasst sich mit den Wechselwirkungen von Krankheit und Gesundheit und ihr Anspruch ist es, Kranke zu heilen oder zumindest ihre Leiden zu lindern. Jedes Leben wird konfrontiert mit Krankheit und Tod und das Wissen darüber und die Fähigkeit, hier heilend oder zumindest lindernd Einfluss zu nehmen, ist ein urmenschliches Bedürfnis. Es avanciert im Laufe der Menschheitsgeschichte immer mehr zu einem Beruf, zu einer *Profession*. Das ursprüngliche Ziel der Medizin, namentlich Kranke zu kurieren, verschiebt und erweitert sich in den letzten 50 bis 100 Jahren immer mehr in ganz andere Bereiche, da sich das medizinische Interesse für die Qualität (Lebensgüte) und die Quantität (Lebensjahre) des Lebens ständig erweitert. Diese Entwicklung bedingt ein Vorstoßen und Eindringen der Medizin in verschiedenste Bereiche des Lebens, einerseits in Grenzbereiche zwischen krank und gesund und andererseits in solche, bei denen sich Fragen hinsichtlich Verfügbarkeit des Menschen in seinem Menschsein stellen. Dies erfordert, sich mit den sich derart ergebenden ethischen, gesellschaftlichen und politischen Konsequenzen ernsthaft auseinanderzusetzen.

Das Gesundheitswesen: Die Medizin ist mit dem Gesundheitswesen eng verbunden. Es umfasst die „Gesamtheit der Einrichtungen und Maßnahmen zur Gesundheitsförderung bzw. zur Krankheitsverhütung, Diagnostik und Behandlung von Gesundheitsstörung, Krankheit und Unfall sowie zur nachfolgenden Rehabilitation“ [225]. Staat, Krankenversicherer und die in der Medizin Tätigen sind Teil dieses Gesundheitswesens. Letzteres ist den *Gesetzen der Gesundheitsökonomie* unterworfen und diese ist nichts anderes als die Anwendung der Ökonomie auf den Umgang mit den Gesundheitsleistungen und mit der Knappheit an Ressourcen. Bei all dem findet das Gesundheitswesen nicht in einem wertfreien Raum statt. Vielmehr vertreten die in diesem Raum fungierenden Akteure je ihre eigenen Wertvorstellungen, insbesondere dann, wenn es um existenzielle Fragen und folgenschwere Entscheide geht: Was bedeutet Krankheit? Was ist normal und was nicht? Was ist gute Medizin? Wie viel Medizin braucht der junge und wie viel der ältere Mensch? Was sind die Zielvorstellungen der Medizin? Gesundheit für alle? Welche Ressourcen stehen für welche Zeit und für wen zur Verfügung? Ein optimales Gesundheitssystem kann aus diesen Gründen immer nur partiell und passager ein passendes Konstrukt für die aktuellen Erfordernisse und vorhandenen Ressourcen sein. Und es passt bestenfalls für eine bestimmte Gesellschaft und Kultur. So ist das Gesundheitssystem neben ethischen und juristischen Anforderungen immer auch politischen, wirtschaftlichen und rechtlichen Rahmenbedingungen unterworfen.

Das Tun in der Medizin und im Gesundheitswesen: In der Medizin geht es um Diagnostik, Therapie, Pflege und Prävention, im Gesundheitswesen dagegen um Organisation, Planung und Finanzierung der Medizin in ihrer individuellen und kollektiven Ausführung. Im Spannungsfeld dieser unterschiedlichen Positionen und Aufgaben kann nur durch eine sich gegenseitig achtende Kooperation ein Ausweg aus den kaum vermeidbaren Interessenskonflikten gefunden werden. Die Denkweisen, Unternehmenskulturen und Ziele in der Medizin und im Gesundheitswesen können unterschiedlicher nicht sein, mitunter sind sie diametral entgegengesetzt, sodass hier oft große Unstimmigkeiten und Differenzen bestehen. Wenn die Aufgabe der Medizin darin besteht, eine qualitativ hohe und auf den Patienten exakt abgestimmte Diagnostik und Therapie anzubieten, so besteht demgegenüber der Auftrag des Gesundheitswesens vornehmlich in der Optimierung der Effizienz und Nachhaltigkeit des ganzen Gesundheitssystems. So ergeben sich sehr oft diametral verschiedene Partialinteressen und aufgrund der sehr unterschiedlichen Ziele entstehen zwangsläufig Konflikte zwischen den Akteuren, dies ungeachtet mehr oder weniger gut funktionierender regulativer Mechanismen.

Treibende Kräfte: Die treibenden Kräfte für irgendeine medizinische Veranlassung (Handlung) oder Unterlassung (Nicht(s)tun) innerhalb der *Medizin* und des *Gesundheitswesens* sind vielfältig: der Arzt als Verordnender (gute, fragwürdige und schlechte Gründe), der Patient als Betroffener (und als Fordernder), die Institutionen innerhalb des Gesundheitswesens, die Privatwirtschaft als engagierte und mehrfach eingebundene Partnerin, die Wissenschaft und Forschung als Mitbeteiligte und dem Fortschritt verpflichtet, die Gesellschaft (als potenzielle Patienten und als Versicherte), die Politik und noch viele mehr. Bei der Mehrzahl dieser *Akteure* liegt das Interesse vornehmlich beim *Tun*, beim medizinischen Handeln. Davon ausgenommen sind einzig die Krankenversicherungen und gegebenenfalls noch diejenigen unter den Versicherten, denen klar geworden ist, dass ein übermässiger Aktivismus zu steigenden Prämien führt. Insgesamt dominiert in der Medizin und im Gesundheitswesen klar die *Handlungspräferenz*. Für den Hang zum aktiven, gelegentlich auch hyperaktiven Verhalten angesichts jeder potenziellen oder realen gesundheitlichen Störung sind hier neben den bereits erwähnten noch weitere Motivationen und Gründe zu nennen. So beispielsweise die Erwartungen und der Druck des Patienten oder der Angehörigen, das Pflichtgefühl des Arztes, die Angst vor Misserfolg und juristischen Konsequenzen im Falle einer letztlich vielleicht doch unangebrachten und folgenschweren diagnostischen oder therapeutischen Unterlassung. Aber auch persönliche wirtschaftliche Motivationen, Egoismus, wissenschaftliches Interesse, überhöhte Machbarkeitsvorstellungen und noch sehr vieles mehr. Finanzielle (Fehl-)Anreize des Arztes oder des Krankenhauses sind ein weiterer ganz wesentlicher Beweggrund, dass zugunsten des Handelns, des Tuns entschieden wird – ganz einfach deshalb, weil bekanntlich das Tun viel besser honoriert wird als das Nicht(s)tun. Mit dem Systemwechsel weg von der Vergütung von Leistungen hin zur Fallkostenpauschale wurde versucht, im Krankenhausbereich gegenzusteuern, was bekanntlich mit der Schaffung von neuen Problemen und Schwierigkeiten verbunden ist. Doch nicht nur auf der Anbieterseite existieren Anreize, auch auf der Konsumentenseite (Patienten), man denke nur an all die medizinischen Leistungen, die vom Patienten gefordert werden, da sie ohnehin von den Krankenkassen und Versicherungen bezahlt werden und deshalb für den Patienten gratis sind. In einem späteren Kapitel wird die *Thematik der Motivationen und Gründe für das Tun* speziell behandelt, denn genau diese Gründe müssen aufgedeckt und analysiert werden. Es wird darum gehen, im Einzelfall zu überlegen und zu entscheiden, ob es sich hier um einen guten oder schlechten Grund für die Anordnung einer bestimmten medizinischen Maßnahme handelt.

Diagnostische und therapeutische Automatismen: In diesem Kontext ist auch das Phänomen der diagnostischen und therapeutischen Automatismen zu erwähnen. Ich verstehe darunter all diejenigen Aktionen, die in einer bestimmten Situation gewohnheitsmäßig, gedankenlos, algorithmisch, unwillkürlich oder zwangsläufig ablaufen. Dazu gehören im Einzelfall kaum oder überhaupt nicht mehr hinterfragte Routineuntersuchungen, wie beispielsweise gewisse Labortests, Röntgenaufnahmen einschließlich CT und MRT, Ultraschalluntersuchungen, medizintechnische Abklärungen aller Art und sehr vieles mehr, welche bei der Aufnahme eines Patienten mehr oder weniger automatisch durchgeführt werden. Solche Automatismen sind in der Medizin häufig und nicht generell als schlecht einzustufen. Sie sind einerseits Ausdruck einer gewissen beruflichen Routine und Erfahrung, nach welcher sich diese Untersuchungen in Einzelfällen als sinnvoll erwiesen haben, andererseits aber sind sie zugleich oft Folge einer fachlichen Unsicherheit. Zugegebenermaßen ermöglichen diese Automatismen in vielen Fällen auch ein zügiges Arbeiten, was in Anbetracht des permanenten Zeitdrucks tatsächlich nützlich sein kann. Automatismen verhindern nun aber die Möglichkeit, in einer bestimmten medizinischen Situation etwas anderes oder gar nichts zu tun. Sie sind dem *Handlungsprimat* unterworfen und versprechen erstens, zügig und effizient zu sein, und bieten zweitens die Sicherheit, später nicht mit dem Vorwurf konfrontiert zu werden, wegen unangebrachten Verschleppens etwas Notwendiges versäumt zu haben. Doch beide Argumente haben ihre Tücken und Schwächen: Einerseits verhindert automatisches Handeln gründliches Hinterfragen von Sinn und Nutzen des Handelns im Einzelfall. Andererseits kann dem Vorwurf des Versäumens immer auch Kritik bzw. Bezichtigung kopflosen und vorschnellen Handelns entgegengehalten werden. Zudem sind Automatismen einer unkontrollierten und grundsätzlich unerwünschten Eigendynamik unterworfen, da gewisse diagnostische und therapeutische Interventionen oft die Durchführung weiterer zur Folge haben.

Gegenseitige Abhängigkeiten: Neben diesen treibenden Kräften und Automatismen gibt es in der Medizin und besonders auch im Gesundheitswesen gegenseitige Abhängigkeiten. So gilt auch hier, dass die diversen Systeme in der Medizin aus verschiedenen Teilsystemen bestehen, die einander nicht nur ergänzen, sondern die immer auch voneinander abhängig sind. So sind beispielsweise Interdependenzen mit entsprechenden Spannungen im Dreieck von Leistungsempfänger (Patient), Leistungserbringer (Arzt) und Leistungsträger (Krankenkassen und Versicherungen) bestens bekannt. Die Beziehungen zwischen dem Patienten und dem Arzt sind immer asymmetrisch, analog einem Laien-Experten-Verhältnis, aber auch das Verhältnis zwischen dem Patienten und dem Leistungsträger ist verzerrt, allein schon bedingt durch die unterschiedlichen Machtverhältnisse. Neben den medizinisch-fachlichen Faktoren sind zusätzlich sehr oft auch psychologische und soziale mitbeteiligt, die sich jeweils durch gegenseitige Dependenzen und Einflussnahme auszeichnen. Auch die (zwischen-)menschlichen Beziehungen innerhalb der Leistungserbringer, der Ärzte und Ärztinnen also, sind sehr verschieden und gegenseitige Abhängigkeiten spielen hier eine nicht zu unterschätzende Rolle. Man denke an all die Anbieter hochspezialisierter, sich zeitweise konkurrierenden Disziplinen innerhalb der Medizin. Oder an die Abhängigkeiten infolge unterschiedlicher fachlicher Kompetenzen innerhalb einer Disziplin und an die enormen Abhängigkeiten des Patienten, die allein durch den Umstand des einseitig beim Arzt lokalisierten Fachwissens gegeben sind. Oder an die Abhängigkeiten zwischen dem Krankenhausarzt und der Krankenhausverwaltung, deren primäres Interesse die optimale Auslastung der teuren Infrastruktur ist. Die resultierenden Risiken und Gefahren sind im Praxisalltag vielfältig und omnipräsent. Sie sind selbstverständlich nie ganz zu vermeiden, aber ihre Auswirkungen sind zu beachten, und es muss alles unternommen werden, damit sie nie zum Nachteil des Patienten sind.

Ein gewaltiger Druck zu handeln: Diese *treibenden Kräfte,* diagnostischen und therapeutischen *Automatismen* und *Abhängigkeiten* innerhalb der Medizin und des Gesundheitswesens generieren in ihrer Gesamtheit ein gewaltiges Handlungspotenzial in der ärztlichen Praxis. In der Form eines gewaltigen und nicht selten riskanten Impetus zum Handeln sind sie Ausdruck einer schier grenzenlosen Wucht und Vehemenz zum Tun – namentlich zum diagnostischen und therapeutischen Intervenieren in fast jeder beliebigen medizinischen Situation. Dieser Umstand führt fatalerweise dazu, dass in vielen medizinischen Situationen etwas getan wird, das wohl besser unterlassen worden wäre.

14.1.4 Die Macht in der Medizin

Macht ist allgegenwärtig. Im Beruf und im Privatleben trifft man auf sie und in einer ganz besonderen Form auch in der Medizin. Auf die Macht in der Medizin soll als Nächstes eingegangen werden, denn sie ist stark präsent und nicht immer erkennbar.

Die Medizin unterzieht sich, mehr oder weniger, den moralischen Erwartungen der Gesellschaft und sie konstituiert diese auch gleichzeitig mit. Es ist insbesondere die Machbarkeit, welche die Medizin mächtig macht. Doch diese Machbarkeit und der ihr stets inhärente Zwang zum Machen verkehren die Macht oft in ihr Gegenteil, in Machtlosigkeit, in Ohnmacht. Die Macht in der Medizin ist janusköpfig. Die Thematisierung der Macht in der Medizin im Zusammenhang mit der Thematik des Tuns und Nicht(s)tuns in der Medizin geschieht aus drei Gründen:

- Erstens *aus praktischen Gründen,* um die Machtverhältnisse zu analysieren. In der Medizin haben die Ärzteschaft, die Pflege, das Krankenhaus als Institution und die Krankenversicherung Anspruch auf Macht. Aber auch der Patient hat Macht, zwar in einer ganz anderen Form – ist er doch das Subjekt in der Medizin. So ergibt sich zwangsweise eine komplexe Konstellation aus Machtansprüchen und Machtausübungen.
- Zweitens *aus moralischen Gründen,* denn die Mächtigen tragen die Verantwortung für ihre Entscheidungen.
- Und drittens *aus evaluativen Gründen,* denn wir müssen wissen, ob Macht die Ursache für eine bestimmte Lage ist und ob die Machtlosigkeit eines Einzelnen gegebenenfalls etwas zu tun hat mit der Macht eines anderen.

Sichtweisen von Macht: Nach *Max Weber* ist Macht die Chance, „innerhalb einer sozialen Beziehung den eigenen Willen auch gegen Widerstreben durchzusetzen, gleichviel, worauf diese Chance beruht“ [255]. Damit ist *Macht als Willensdurchsetzung* gemeint. Macht als Herrschaft, bei der sich die Legitimationsfrage stellt. *Hannah Arendt* versteht demgegenüber *Macht als Handeln mit anderen im Einvernehmen.* „Macht entspricht der menschlichen Fähigkeit, nicht nur zu handeln oder etwas zu tun, sondern sich mit anderen zusammenschließen und im Einvernehmen mit ihnen zu handeln.“ [9] Für sie ist Macht als Herrschaft gerade das Gegenteil von Macht. Im medizinischen Alltag sind beide Sichtweisen von Macht präsent. Die erste Form von Macht nach *Max Weber* hat den Aspekt von Menschenfeindlichkeit, ist mehrheitlich kontraproduktiv und ist klar negativ konnotiert, die zweite dagegen nach *Hannah Arendt* hat den Aspekt von Menschenfreundlichkeit, ist eher produktiv und ist positiv konnotiert. Das heutige Medizinverständnis und das zurzeit mehrheitlich als partnerschaftlich verstandene Arzt-Patienten-Verhältnis zwingen die Akteure in der Medizin und im Gesundheitswesen dazu, *Macht als Handeln im Einvernehmen* zu verstehen und diese in entsprechender Weise auszuüben. Bedauerlicherweise findet sich in der Medizin oft immer noch *Macht als Willensdurchsetzung,* Ausdruck eines erfreulicherweise heute veralteten überzogenen und unangemessenen patriarchalisch verstandenen Arzt-Patienten-Verhältnisses. Denn bei einer solchen Form von Machtausübung werden gleichzeitig mehrere Autonomierechte des Patienten verletzt. Macht in der Medizin ist aus dieser Perspektive betrachtet ebenfalls janusköpfig, weil sie zum Nutzen und Schaden des Kranken sein kann: Sie kann konstruktiv, zweckdienlich und der Heilung zuträglich, aber auch destruktiv, zwecklos und der Heilung abträglich sein.

Formen der Macht: Nach *Heinrich Popitz* ist Macht omnipräsent und immer gemacht, also nicht von Natur aus gegeben [180]. Er unterscheidet vier Grundformen:

- *Aktionsmacht* (Verletzungskraft): Sie meint in erster Linie Gewalt und wird möglich, weil Menschen verletzbar sind. In der Medizin manifestiert sie sich nicht in Form von Gewalt, wohl aber als invasive Intervention, beispielsweise als chirurgischer Eingriff und ist in dieser Anwendung geradezu paradigmatisch.
- *Instrumentelle Macht* (langfristige Steuerung des Verhaltens des Betroffenen): Sie ist zukunftsorientiert und bedient sich der Androhung von Bestrafung, Belohnung und/oder Sanktionen. Dem dieser Form von Macht Ausgesetzten wird glaubhaft mit dauerhafter Unterwerfung gedroht. Der Betroffene ist entweder fügsam oder unbotmäßig. In der Medizin kann das geschehen durch meist unabsichtliche Einschüchterung und Verängstigung des Patienten in oft unbewusster Absicht, ihn doch in irgendeiner Weise zu beeinflussen. Aber auch absichtliche, bewusste Ausübungen von instrumenteller Macht sind in der Medizin üblich, beispielsweise die Drohung zum Ausschluss aus Krankenkasse oder Versicherung im Falle eines unbotmäßigen Verhaltens des Betroffenen.
- *Autoritative Macht* (ist nur möglich, weil der Mensch Maßstäbe braucht): Sie basiert einzig auf der Autorität und setzt willentliche Folgebereitschaft des Betroffenen und Anerkennung der Überlegenheit anderer voraus. In der Medizin beschreibt diese Form von Macht das Prestige, den Ruf des Arztes und dessen Würde, die Götter in Weiß. Die Autorität ist zudem auch eine fachliche, die allein schon durch die medizinische Terminologie gegeben ist.
- *Datensetzende Macht* (Gebundenheit an Strukturen, an technische Artefakte): Macht wird durch Gestaltung des Lebensraums, durch Normen und Organisationsformen auf den Betroffenen ausgeübt. In der Medizin bestimmt diese Form der Machtausübung beispielsweise die Festlegung von Besuchszeiten, die zeitlich knappe Verfügbarkeit des stets überlasteten Arztes bis hin zum gelegentlichen Missbrauch der immer wieder zitierten Komplexität der Medizin. Auch der „Weißkittel-Effekt" gehört dazu.

Doch die Macht des Arztes geht noch wesentlich weiter [104]. Weitere Formen sind:

- *Die Definitionsmacht:* gesund – krank; Dringlichkeitsgrad; Aufnahme oder Nichtaufnahme ins Krankenhaus; Bagatellisierung und Nichternstnehmen eines Leidens bei Fehlen von naturwissenschaftlich belegbaren Fakten.
- *Die Sanktionsmacht:* Atteste und Gutachten.
- *Die Steuerungsmacht:* Kompetenz zur Steuerung der Gesprächsführung, der Abklä-

rungs- und der Behandlungsstrategie; Beeinflussung von Patienten und Angehörigen.

- *Die institutionelle Macht:* Rituale Statusakzeptanz; Anonymität; Warteschlangen; Patienten als Bittsteller; Position gegenüber Krankenkassen, Versicherungen und Institutionen.

Ungleichgewicht der Macht: Krankheit oder Unfall führen unweigerlich zu einem Ungleichgewicht der Macht zwischen dem Heilenden und dem zu Heilenden und dieses geht im Normalfall zulasten des zu Heilenden. Das trifft allerdings nicht immer zu, denn die Machtverhältnisse können bereits zu Beginn umgekehrt sein oder sich aus irgendeinem Grund im Laufe einer ärztlichen Intervention erst ändern. Ein übermüdeter und überforderter Arzt beispielsweise steht in einer Notfallsituation den Ansprüchen eines ungeduldigen, anspruchsvollen und fordernden Patienten unter Umständen machtlos gegenüber. Dies insbesondere deshalb, weil der Patient seine Rechte hat, und die gegebenenfalls zu verteidigen ein Anwalt jederzeit und mit allen Mitteln bereit ist. Auch in dieser Spielart ist Macht gegenwärtig, nur die Rollenverteilung ist umgekehrt. Diese Form von Macht ist in der alltäglichen Praxis häufiger als vom Patienten vermutet wird. Beispielsweise dann, wenn der Arzt sich gegenüber den Erwartungen und Forderungen des Patienten bisweilen überfordert und hilflos fühlt. Ein Machtwechsel kann aber auch eintreten, wenn beim behandelnden Arzt eine spürbare Unsicherheit besteht, und noch viel mehr, wenn dieser im Rahmen seiner ärztlichen Tätigkeit objektivierbare Fehler macht, für welche er zur Rechenschaft gezogen wird. Diesen Aspekten wird im Allgemeinen kaum Rechnung getragen und sie lassen sich nur schwer vermeiden. Es ist eigentlich erstaunlich, dass über diese Form von Machtausübung kaum gesprochen wird.

Macht als treibende Kraft: Der Faktor Macht im Sinne von *Max Weber* (Willensdurchsetzung) ist in all seinen Formen und Schattierungen ebenfalls eine treibende Kraft für irgendwelche medizinische Veranlassungen (Handlungen) innerhalb der Medizin und des Gesundheitswesens, viel seltener aber für deren Unterlassungen (Nicht(s)tun). Es wird etwas getan oder nicht getan, das nicht ausschließlich durch Indikation, sondern eben durch den Faktor Macht bestimmt wird. Und auch hier geschieht dies oft automatisch und nicht immer mit Absicht. Bedingt und angetrieben durch Strukturen, Hierarchien und Traditionen und mehrheitlich in einem kaum spürbaren Ausmaß kann Macht strategisch in Form instrumenteller und autoritativer Macht wirksam werden.

Die Macht der Medizin und die Macht in der Medizin, beide sind kaum vermeidbar und je nach Form gelegentlich sogar von Nutzen. Gemäß *Hannah Arendts* Machtverständnis ist Macht, wie bereits erwähnt, positiv konnotiert. „Über Macht verfügt niemals ein Einzelner; sie ist im Besitz einer Gruppe und bleibt nur so lange existent, als die Gruppe zusammenhält. Wenn wir von jemandem sagen, er habe die ‚Macht', heißt das in Wirklichkeit, dass er von einer bestimmten Anzahl von Menschen ermächtigt ist, in ihrem Namen zu handeln." [9] Wenn Macht in der Medizin in diesem Sinn zu verstehen ist und zu einer nützlichen und erfolgreichen Zusammenarbeit zwischen Patient und Arzt beiträgt und wenn dieses Bündnis im Krankheitsverlauf noch an Stärke gewinnt, dann ist Macht weit davon entfernt, als Bedrohung oder Gefahr aufzutreten. Im Gegenteil, sie ist in dieser Form eine wichtige und hilfreiche Bedingung, um zusammen mit dem Patienten und den Angehörigen die richtigen Entscheide zu treffen.

Macht und Hyperaktivismus: Durch Macht in Verbindung mit den bereits erwähnten *treibenden Kräften,* den *Automatismen* und *Abhängigkeiten* innerhalb der Medizin und des Gesundheitswesens entstehen Aktivität und Betriebsamkeit, welche oft zu Handlungsentscheidungen führen, die nicht immer im Wunsch- und Sinnbereich des Patienten einzuordnen sind. So werden in der Medizin nicht selten Untersuchungen und Behandlungen durchgeführt, deren Notwendigkeit, Nutzen und Wert bereits im Voraus als fragwürdig erscheinen müssten. Doch hier muss fairerweise angefügt werden, dass dies oft mit vermeintlich hehren Absichten geschieht. Wie schwierig es sein kann, die Krankheit und deren Bedeutsamkeit für den betroffenen Patienten rechtzeitig und adäquat zu erfassen, weiß jeder, der sich mit medizinischer Diagnostik und Therapie beschäftigt. Es ist deshalb auch nachvollziehbar und verständlich, dass immer wieder diagnostische und therapeutische Anordnungen gemacht werden, deren Notwendigkeit und Sinngebung sich in der recht breiten Grauzone der Verhältnismäßigkeit innerhalb der medizinischen Praxis verorten. Und letztlich sind es ja auch nicht ausschließlich Ärzte, die immer wieder zu weiteren Untersuchungen und Behandlungen drängen. Es sind sehr oft die Patienten selbst, die nicht bereit sind, auf medizinischen (Hyper-)Aktivismus zu verzichten. Trotzdem ist grundsätzlich darauf zu achten, dass nicht aufgrund von Machtmissbrauch Indikationen für diagnostische und therapeutische Aktivitäten aller Art gestellt werden, die nicht dem Wohl des Patienten dienen. Denn sie verletzen erstens dessen Recht auf Integrität und zweitens ziehen sie unnötige und belastende Vereinnahmungen des Patienten in seiner ohnehin bereits belastenden Krankheit nach sich.

14.2 Das Nicht(s)tun in der Medizin

14.2.1 Was meint situatives Nicht(s)tun in der Medizin – und was nicht?

Situatives Nicht(s)tun in der Medizin (SNIM) meint die durchgedachte und überprüfte Unterlassung von medizinischen Vereinnahmungen des Patienten durch Diagnostik, Therapie und anderen (Inter-)Aktionen, die dem Wohlergehen des Patienten abträglich sind. Dazu gehören sämtliche medizinischen Interventionen, die Folge und Ergebnis von *treibenden Kräften, Automatismen und Abhängigkeiten* in der Medizin und im Gesundheitswesen sind und die einer kritischen Hinterfragung in Bezug auf korrekte Indikationsstellung nicht standhalten. Das Ziel von SNIM ist, dem Patienten situativ durch medizinisches Nicht(s)tun (nicht tun oder Nichtstun) Kollateralschäden von nutzlosen Interventionen zu ersparen und ihn vor sinnlosen Vereinnahmungen durch die Medizin zu schützen. Das bedingt, dass bei allen medizinischen Entscheidungen betreffend Indikationsstellung für diagnostische und therapeutische Interventionen und weitere Aktionen jeglicher Art zwingend auch die Option der Nichtdurchführung (Unterlassung) kompetent und konsequent evaluiert wird.

Demgegenüber ist mit diesem Begriff natürlich *nicht* das Infragestellen sämtlicher, dem Patientenwohl dienlicher diagnostischer und therapeutischer Interventionen gemeint. Unsere klassische naturwissenschaftliche Medizin ist sehr erfolgreich und sie erfüllt unsere Erwartungen in hohem Maß. Die unglaublichen Fortschritte in der medizinischen Forschung und der enorme Nutzen der Medizin für unsere Gesellschaft sind gewaltige Errungenschaften, auf die zu verzichten wohl niemand so rasch bereit wäre. Die vordringliche Aufgabe der Medizin ist es deshalb, das Sinnvolle und Nützliche für den Kranken zu erkennen und sich vom Sinnlosen und Nichtnützlichen konsequent zu verabschieden. Nur was dem Patienten wirklich dienlich ist, ist zu erhalten und weiter auszubauen, was für ihn indessen nutzlose Vereinnahmung und Belastung ist und ihm keinerlei Vorteil bringt, darauf ist definitiv zu verzichten.

Die Rolle von Intuition und Intention: „Nicht(s) tun im Sinne der Unterlassung weiterer diagnostischer und therapeutischer Interventionen ..." ist *handlungstheoretisch* als *Unterlassung* zu verstehen. Damit gemeint ist ein Nicht(s)tun, welches bewusst und mit klarer Absicht geschieht und für welches die Verantwortung zu übernehmen ist. Diese Art von Nicht(s)tun im Sinne einer selbst gewählten und reflektierten Unterlassung, hat neben rationalen auch irrationale Gründe und ist deshalb auch stark intuitiv. *Intuition* ergibt sich aus *hinschauen, betrachten, erwägen* und sie steht in diesem Kontext für ein spontanes, umfassendes Wahrnehmen einer bestimmten Gegebenheit. Dieser Prozess des Hinschauens evoziert Gedanken und Ideen, welche dem Bewusstsein nie direkt zugänglich, sondern primär *präreflektiv* sind, also ohne größere Überlegungen zustande kommen. Intuition hat viel mit *Bauchgefühl, Ahnung und Instinkt* zu tun, allesamt Qualitäten, die dem Subjektiven viel näherstehen als dem Objektiven. Sie sind zwar dem Risiko der Täuschung und des Irrtums unterworfen, haben gleichzeitig aber das enorme Potenzial, den individuellen Bedürfnissen der Person selbst zu entsprechen. Die Intuition ist letztlich auch eine unabdingbare Voraussetzung für Kreativität und Innovation, die insbesondere dann unabdingbar sind, wenn es um die Frage geht, „was tun wir, wenn wir nichts tun?" Das Nicht(s)tun im Sinne der Unterlassung stützt sich zudem auf die *Intention,* etwas bewusst und mit Bedacht zu tun oder nicht zu tun. Diese Absichtlichkeit impliziert die Bereitschaft, für eine bestimmte Entscheidung selbst die Verantwortung zu übernehmen und entspricht darüber hinaus dem wesentlichen Element eines jeden Autonomieverständnisses. Somit sind Intuition *und* Intention für die Konzeption des situativen Nicht(s)tuns in der Medizin fundamental und zwingend.

Ein aktiver Terminus: SNIM ist zudem ein aktiver Terminus. Der Philosoph *Günther Figal* erforscht die Bedeutung des Nicht(s)tuns im Alltag und geht von der Annahme aus, dass dem Handeln immer ein Nichthandeln im Sinn einer Untätigkeit vorausgeht [59]. Er bedient sich in diesem Zusammenhang des Begriffs der Muße als Zustand, in dem wir nichts tun müssen und niemand ein Ergebnis erwartet. Erst jetzt und nur so kann sich der Mensch, laut Günther Figal, auf etwas wirklich Neues einlassen, beispielsweise auf uneingeschränktes und unbehindertes Denken. Auch wenn Nicht(s)tun von der Begriffs- und Wesensbestimmung her als etwas Negatives gilt, ist es immer Ergebnis von etwas, wofür man sich bewusst entschieden hat, von etwas so Gewähltem und so Gewolltem. Das Ergebnis des konsultativen Abwägens über Tun oder (Unter-)Lassen führt dazu, in diesem bestimmten Fall mit Absicht das Tun zu unterlassen. Bereits diese beiden Aspekte demonstrieren den aktiven Charakter des *situativen* Nicht(s)tuns und so gilt es, dieses auch in der Medizin als einen aktiven Terminus zu verstehen. Vielleicht kann man von einer Art *katalytischer Wirkung* des Nicht(s)tuns sprechen. Und wenn in der Medizin diese Katalyse in Form einer Unterlassung geschieht, wird auf diese Weise Raum frei für *medizinfremde Bereiche.* So gesehen ist situatives Nicht(s)tun in der Medizin zwingend ein aktiver Terminus, eine ausschließlich dem Patientenwohl dienende, ganz andere Form von „Handlungsweise", die nie als passives oder inhaltsloses Unterlassen verstanden werden darf.

Die korrekte Indikationsstellung: Wenn von Nicht(s)tun in der Medizin die Rede ist, dann ist *situatives* Nicht(s)tun gemeint. Damit wird zum Ausdruck gebracht, dass Nicht(s)tun nur in ganz bestimmten Fällen besser ist als Tun. Das Übliche in der Medizin ist das Tun, das Handeln, aber es gibt erfahrungsgemäß Situationen, in welchen das Unterlassen die bessere Option ist. Hier geht es letztlich um die *korrekte Indikationsstellung* für eine bestimmte Diagnostik oder Therapie.[64] Wenn die Indikation zu einer Intervention in einer bestimmten Situation richtig ist, dann kann und soll auch etwas getan werden, sofern der Patient das auch wünscht. In

64 Unter Indikation wird allgemein die sich aus Symptomen oder ärztlichen Befunden ergebende Veranlassung von weiteren diagnostischen oder therapeutischen Interventionen verstanden.

diesem Fall gelingt zumindest der Einstieg in die darauffolgenden medizinischen Tätigkeiten. Und meistens sind die Indikationen für irgendein „medizinisches Tun" auch richtig (wobei hier der Begriff *richtig* nicht notwendigerweise als *absolut* zu verstehen, sondern in vielen Fällen auch als *relativ* zu interpretieren ist).

Nun kommt es nicht selten vor, dass die Indikation für ein angesagtes „medizinisches Tun", für eine diagnostische oder therapeutische Intervention beispielsweise, in einer bestimmten Situation fragwürdig oder falsch ist. Sie ist nicht erforderlich oder womöglich für den Patienten schädlich. Mitunter kann die Indikationsstellung allerdings auch erst im Nachhinein als fragwürdig oder gar fehlerhaft erkannt werden – doch im Nachhinein ist man bekanntlich immer schlauer.

Dass eine korrekte Indikationsstellung für eine Abklärung oder Behandlung von großer Relevanz ist, ist zwar allgemein bekannt, die damit verbundenen Schwierigkeiten und Risiken sind es hingegen viel weniger. Denn die Beurteilung und Einschätzung, ob eine diagnostische oder therapeutische Indikation in einer gewissen Situation korrekt ist oder nicht, wird durch eine Fülle von unterschiedlichen Aspekten und Argumenten mitbestimmt – und üblicherweise sind diese nicht allesamt absolut richtig oder absolut falsch. Sie sind oft im *Grauzonenbereich* zu verorten und deshalb stets auch verhandelbar. So ist der Arzt bei seiner praktischen Tätigkeit oft im Konflikt zwischen vermeintlich korrekter Medizin (gleichsam abgesegnet durch-based Medicine, EBM[65]) und Sinnhaftigkeit (Stimmigkeit für den Patienten) für den konkreten Fall. Denn im praktischen Alltag spielen neben harten und unumstrittenen Kriterien immer auch weiche, zweifelhafte oder gar umstrittene Argumente eine Rolle. Und zudem sind neben den rein fachspezifischen Faktoren oft auch arztspezifische, organisatorische, kulturelle und ökonomische Gesichtspunkte mit im Spiel. Situatives Nicht(s)tun hat demzufolge viel zu tun mit der sehr anspruchsvollen Aufgabe der korrekten Indikationsstellung. Bei Unsicherheit und im Falle einer fragwürdigen Indikation soll aus den hier erwähnten Gründen nicht immer und automatisch gleich medizinisch (diagnostisch oder therapeutisch) interveniert werden. Anders gesagt: Es muss nicht immer „etwas Medizinisches" getan werden. Vielmehr ist in gewissen Situationen das Unterlassen einer medizinischen Intervention als bessere Option zu erkennen und als attraktive Variante zu wählen.

65 EBM (evidenzbasierte Medizin): Sie beruht auf dem jeweiligen aktuellen Stand der klinischen Medizin auf der Grundlage klinischer Studien und medizinischer Veröffentlichungen, die einen Sachverhalt erhärten oder widerlegen – die sogenannte externe Evidenz.

14.2.2 Die argumentative Begründung des situativen Nicht(s)tuns in der Medizin

Tun und nicht tun sind die beiden handlungstheoretischen Positionen. Als entgegengesetzte und sich grundsätzlich ausschließende Handlungsoptionen implizieren sie Chance und Gefahr zugleich, sie sind janusköpfig. Ihnen gemeinsam ist das Paradoxon, dass beide Optionen vorgeben, in einem bestimmten Fall die bessere Position zu sein, ihre antagonistische Alternative aber in der Praxis nie gleichzeitig realisiert werden kann und somit das Ergebnis einer solchen Alternative auch nie bekannt sein wird. Wir haben zwar die Wahl zwischen zwei Handlungsoptionen (tun und nicht tun), müssen uns aber auf eine beschränken. Sowohl das Tun als auch das Nichttun kann in einer bestimmten Situation gelingen und misslingen.

Tun und Nicht(s)tun sind janusköpfig: Sogar das *Tun* selbst ist *janusköpfig*, denn auch wenn die Gründe für das Tun gute Gründe sind, entspricht bekanntlich das tatsächliche Handlungsergebnis nicht in jedem Fall dem erhofften und erwarteten „guten" Ergebnis. Üblicherweise ist es zwar so, dass wenn für das Tun gute Gründe vorliegen, in der Regel auch das zu erwartende „gute" Ergebnis eintreten wird – das zeigt uns die Erfahrung im Alltag. Wenn nun aber trotz guter Handlungsgründe das Ergebnis „schlecht" ist, wird man zwar enttäuscht sein, sich aber damit trösten, zumindest etwas gemacht und nichts versäumt zu haben. Gleich einem Handlungsversuch, der nun eben gescheitert ist. Auch das *Nicht(s)tun* ist *janusköpfig,* denn auch wenn die Gründe für das Nicht(s)tun gute Gründe sind, ist das tatsächliche Ergebnis nicht in jedem Fall das erwartete Ergebnis. Auch hier gilt, dass falls für das Nicht(s)tun gute Gründe vorliegen, üblicherweise auch „gute" Ergebnisse zu erwarten sind. Wenn in dieser Konstellation das Nicht(s)tun trotz guter Gründe aber ein „schlechtes" Ergebnis zur Folge hat, wird man sich *nicht* damit trösten können, man habe mindestens etwas getan, denn Fakt ist, dass man ja eben nichts getan hat – gleich einer sich im Nachhinein als falsch erwiesenen Unterlassung mit fatalen Folgen.

Hier geht es demnach einerseits um die *Gründe für das Tun* in der Medizin und andererseits um die *argumentative Begründung des SNIM* als Option. Über die Gründe für das Tun in der Medizin wird später noch ausführlich die Rede sein, hier vorerst aber die Frage, wie sich SNIM argumentativ begründen lässt.

Autonomierecht des Patienten und ärztliche Verpflichtung: Da ist einerseits der normative Aspekt im Sinn einer *ärztlichen Verpflichtung:* Wenn der Spontanverlauf für den Patienten die bessere Alternative ist, dann sind wir Ärzte und Ärztinnen dem Patienten und der Gesellschaft gegenüber verpflichtet, das medizinische Tun zu unterlassen. Dieser Aspekt ergibt sich aus der Arztperspektive. Und da ist andererseits der *Aspekt des Autonomierechts des Patienten,* der sich gleichsam aus der Patientenperspektive ergibt: Wir Ärzte sind verpflichtet, die Patienten vor unnötigen medizintechnischen Vereinnahmungen zu schützen, denn solche widersprechen klar den Autonomierechten des Patienten. Die Autonomierechte im Sinn eines Rechts auf Selbstbestimmung sind gemäß der Ethikerin *Monika Bobbert*

- das Recht auf informierte Zustimmung oder Ablehnung,
- das Recht auf Festlegung des eigenen Wohls,
- das Recht auf Wahl zwischen möglichen Alternativen,
- das Recht auf eine möglichst geringe Einschränkung des Handlungsspielraums durch den Arzt, das Pflegepersonal und die medizinischen Institutionen [30].

„Den Handlungsspielraum des Patienten nicht unnötig einzuschränken" meint insbesondere, ihn vor unnötigen medizintechnischen Vereinnahmungen zu schützen, ihn beispielsweise von sinnlosen und unnützen Untersuchungen und Behandlungen fernzuhalten. Dieses Autonomierecht legitimiert im Übrigen, *SNIM einen normativen Status* zu konzedieren. Und zudem dient dieses Fernhalten von unnötigen Vereinnahmungen dazu, dem Patienten unersetzbare *Freiräume zu verschaffen.* Ihm Zeit und Raum zu gewähren, ihn in Friede und Ruhe leben zu lassen, was es noch zu leben gibt. Zeit und Raum für die erforderliche Krankheitsverarbeitung und gegebenenfalls für die Sterbevorbereitung. An dieser Stelle sei nochmals daran erinnert, dass in der Argumentation für situatives Nicht(s)tun in der Medizin bewusst und explizit die ökonomischen Gründe nicht zur Debatte stehen. Die Unterlassung von schlecht begründeten, fragwürdigen und nicht erwünschten diagnostischen und therapeutischen Interventionen soll vielmehr als zwingender Bestandteil des genuin ärztlichen Handelns verstanden und proklamiert werden. An die Stelle sinnloser Interventionen tritt eine ganz *andere Weise von Tun:* weg vom medizintechnischen Tätigsein, hin zum Fördern und Realisieren von existenziellen Projekten des Erkrankten, so wie dies der Allgemeinzustand des Betroffenen und die krankheitsbedingten Einschränkungen zulassen.

Raum für Medizinexternes: Auch wenn die Realisierung solcher Projekte in gewissen Fällen nur in beschränktem Maße möglich und deren Ergebnisse oft nur bescheiden sind, erweist sich eine solche *medizinexterne* Handlungsweise für den Patienten wesentlich sinnvoller als nutzlose medizintechnische Vereinnahmungen. Dem Patienten ist seine eigene Lebenswelt am nächsten und eine angemessene Auseinandersetzung mit dieser ist für ihn wichtig und von großer Bedeutung. Situatives Nicht(s)tun schafft Raum dafür und dabei ist auch die Person des behandelnden Arztes gefragt. Die Thematik des SNIM ist auch eine ärztliche Thematik, insbesondere dann, wenn es um die Beratung und Besprechung dieser Option geht. Aber auch später, wenn der Patient sich für die Option der Unterlassung weiteren medizintechnischen Dazutuns entschieden hat und ihm nun Raum für Medizinexternes zur Verfügung steht. Die Initiative zur Thematisierung dieser Angelegenheit liegt beim Patienten *und* beim Arzt.

Begriff des Geschehenlassens: An dieser Stelle ist darauf hinzuweisen, dass interessanterweise der Begriff des Geschehenlassens im Stellemedizinischen Sprachgebrauch bisher nur selten auftaucht. Er könnte *Sorgfalt und Zurückhaltung* als geschätzte Tugenden wieder mehr ins Blickfeld rücken. Denn die Frage nach Zweckmäßigkeit medizinischer Maßnahmen ist auch immer mit diesen beiden Tugenden verbunden. Im Übrigen stellt sich diese Frage bei jedem, der sich zur *Durchführung* medizinischer Behandlungen befähigt fühlt – ganz besonders auch bei denen, die dies außerhalb der Schulmedizin tun!

Der Kerngedanke des SNIM lautet demnach: *Halt!* Er soll an die unerlässliche Frage nach dem Sinn unseres allzu oft und überschnell losgetretenen (Hyper-)Aktivismus erinnern. Zudem eröffnet SNIM den in vielen Situationen dringend notwendigen *Blick von außen.* Dieser sollte immer auch einer aus der Perspektive der Philosophie sein.

14.2.3 Die Risiken und Gefahren des situativen Nicht(s)tuns in der Medizin

Tun *und* Nicht(s)tun sind StelleHandlungsoptionen, die immer riskant und gelegentlich sogar gefährlich sind, da deren Folgen letztlich nie wirklich absehbar sind. Beim situativen Nicht(s)tun besteht das *Risiko,* dass erstens durch Unterlassung von Diagnostik und Therapie auf die Möglichkeit einer potenziell interventionsbedingten Besserung der Krankheit eines Patienten verzichtet wird. Zudem besteht natürlich immer die Möglichkeit, dass auch im Fall von situativem Nicht(s)tun im Rahmen des Krankheitsgeschehens unerwartete Ereignisse eintreten können. In einem solchen Fall entsteht dann rasch der falsche Eindruck, dass dieses Unvorhersehbare hätte vermieden werden können, falls rechtzeitig etwas getan worden wäre, auch wenn dieses Unvorhergesehene in keiner Weise abhängig davon ist, ob gehandelt oder nicht gehandelt wird. Schließlich kann Nicht(s)tun situativ für den Patienten auch eine *Gefahr* bedeuten, namentlich dann, wenn die Unterlassung von einer klar indizierten medizinischen Intervention einer negativen Krankheitsentwicklung Vorschub leistet oder gar eine solche bedingt. Man hat dann wirklich etwas Notwendiges verpasst und ist dafür (mit-)verantwortlich.

Tun und Nicht(s)tun – ein Wagnis: Nicht(s)tun ist demnach immer Stelleein *Wagnis,* so wie auch Tun ein Wagnis ist. Denn auch beim Tun gibt es Risiken und Gefahren, die nicht zu unterschätzen sind. Sie werden hier nicht im Einzelnen diskutiert, da jedem Arzt bestens bekannt ist, dass das Tun nicht immer schadlos ist. Für den Arzt ist es in jedem Fall aber unerlässlich, die Risiken und Gefahren von Tun und Nicht(s)tun zu (er-)kennen. Diese Überlegungen zeigen, dass die Sorgfaltspflicht des Arztes bereits bei der *Indikationsstellung* für ein bestimmtes Tun oder Unterlassen beginnt.

Unterschiedliche Akzeptanz eines schlechten Verlaufs: Bei situativem Nicht(s)tun Stellestellt sich überdies die Frage, wie ein allenfalls *schlechter* Krankheitsverlauf vom Patienten und/oder dessen Angehörigen akzeptiert wird, falls – der Option des situativen Nicht(s)tuns nachkommend – *nicht* medizinisch interveniert wird. Es zeigt sich, dass die Bereitschaft zur Akzeptanz eines schlechten Krankheitsverlaufs im Fall von Nicht(s)tun (Handlungsverzicht) *als Möglichkeit* prospektiv deutlicher höher ist als die Bereitschaft Stellezur Akzeptanz eines schlechten Krankheitsverlaufs *als Wirklichkeit* aus einer retrospektiven Position. Anders gesagt: Wenn der Krankheitsverlauf ungünstig ist, wird *im Nachhinein* Nicht(s)tun sehr oft kritisiert und bleibt für die Betroffenen negativ konnotiert, auch wenn nie bekannt sein wird, ob das Tun sich als geeigneter erwiesen hätte. Wenn man etwas tut und das Ergebnis ist trotzdem schlecht, dann hat man wenigstens versucht, etwas gegen die Krankheit zu unternehmen. Wenn dagegen nichts getan wird und das Ergebnis ist schlecht, dann entsteht sehr oft das ungute Gefühl, bei diesem Patienten etwas versäumt und verfehlt zu haben.

Gute Gründe für die Entscheidung: Diese Stelle Erfahrung, die in der ärztlichen Praxis sehr oft gemacht und über die auch viel gesprochen wird, ist tatsächlich eine Krux. Die Lösung dieses Problems kann nur darin bestehen, dass man für seinen Entscheid, etwas zu tun oder nichts zu tun, gute Gründe hat. Denn wenn für irgendeine medizinische Entscheidung gute Gründe vorliegen, gibt es kaum rationale Argumente, diese später infrage zu stellen. Und dass gute Gründe nicht immer nur rational, sondern sehr oft auch emotional sind, weist hin auf die starke Präsenz und die grosse Bedeutung des Subjektiven, wenn es um die Auseinandersetzung des Patienten mit seiner Krankheit geht. Denn Kranksein ist und bleibt ein Attribut des Lebens und jedes Leben wird maßgeblich durch die Emotionen des Betroffenen geprägt. Dass diese Emotionen unterschiedlichster Art und Ausprägung sind, führt uns der Praxisalltag immer wieder neu vor Augen. Auch irrationale Gründe können deshalb gute Gründe sein, denn sie werden durch Stelle die *Emotionen* des Betroffenen hervorgebracht. Sie treffend einzuschätzen ist schwierig, sie ganz zu übergehen wäre reduktionistisch.

Grundsätze: In Anbetracht all dieser Risiken Stelle und Gefahren des SNIM sind folgende Grundsätze zwingend zu beachten.

- Unabdingbar für verantwortungsvolles ärztliches Handeln ist die sichere und zügige *Diagnosestellung.* Zögern im falschen Moment bedeutet Zeitverlust und kann für den Patienten verheerende Folgen haben.
- Die Frage, ob man Stelle nichts tun soll, stellt sich zwar bei sehr vielen medizinischen Entscheidungen, aber die Antwort darauf ist *nie als grundsätzlicher und unumstößlicher Entscheid* zu verstehen. SNIM ist einem permanenten Such- und Findungsprozess unterworfen und erfordert Flexibilität bei Arzt und Patient.
- Beide, der Arzt und der Patient, müssen Stelleunterscheiden zwischen *dem medizintechnischen Tun* (beinhaltet Diagnostik, Therapie und/oder weitere medizinische Interventionen), für welches die Option der Unterlassung besteht, Stelleund *dem ärztlich-begleitenden Tun* (das menschliche Tun, die Anteilnahme, das Präsentsein, das Begleiten des Patienten), für welches die Option der Unterlassung *nicht* besteht. Letzteres steht hier nicht zur Debatte – ganz im Gegenteil. Ärztlich-begleitendes Tun ist immer geboten, weil es Teil der *genuin* ärztlichen Aufgabe und Pflicht ist.

Situatives Nicht(s)tun in der Medizin ist aber nicht bloß als gebotener Verzicht auf eine nur fraglich oder schlecht indizierte Abklärung oder Behandlung zu verstehen. Es soll und wird zusätzlich dem Patienten die Möglichkeit verschaffen, sich in einer ganz anderen, namentlich in einer *medizinexternen* Weise, mit seinem Leben und Leiden auseinanderzusetzen. Es geht demnach auch darum, situativ von Medizininternem auf Medizinexternes zu wechseln. Doch darüber später.

14.2.4 Über Wesen und Gehalt von situativem Nicht(s)tun in der Medizin

Rationales und Irrationales: StelleDer Glaube an das Messbare, StelleBeweisbare, Rationale hat seine Gründe und der gelegentliche Zweifel an ihnen seine Berechtigung. Letzteres hängt damit zusammen, dass auch in der Medizin Rationales und Irrationales eng miteinander verknüpft sind und dass Nichtmessbares für den Patienten und dessen Familie gelegentlich belangvoller ist als Messbares. Zudem ist daran zu erinnern, dass Krankheit in der Regel in einer *Sphäre des Nichtalltäglichen* stattfindet, in einem Bereich außerhalb des Üblichen und Normalen. Es ist eben dieses Faktum der besonderen Situation, mit welcher Patient *und* Arzt dauernd konfrontiert sind.

Der ärztlichen Tätigkeit ist eigen, dass sich der Arzt grundsätzlich mit Menschen in Ausnahmesituationen befasst und dass diese Situationen sich oft in existenzieller Form und gelegentlich in einem komplexen Kontext präsentieren. Es sind diese Ausnahmesituationen, die die Arbeit des Arztes anstrengend und bereichernd zugleich machen. Wenn es darum geht, zusammen mit Patienten und Angehörigen Entscheidungen über Diagnostik und Therapie von Krankheit, über Leben und Sterben zu treffen, dann sind solche Situationen immer wieder anders, und ob wir in jeder Beziehung richtig entscheiden, wissen wir oft nicht. Sicher ist hingegen, dass solche Entscheide nicht immer nur rational begründet sind, denn Patient und Arzt haben oft ihre eigene, oft etwas unterschiedliche Vorstellung von dem, was nun zu tun sei. Dabei spürt der Patient oft recht genau, was für ihn aktuell das Richtige ist, gelegentlich sogar viel genauer, als wir geneigt sind, dies anzunehmen. Wenn ein Bündnis zwischen Arzt und Patient gelingt, „ist das Resultat des medizinischen Handelns oder Unterlassens – ich sage das provokativ – zweitrangig, weil gut vorbereitete Patienten oder Angehörige um die Möglichkeit des Scheiterns wissen" [187].

Ehrlichkeit und Konsequenz: Zudem Stellehat Stelle situatives Nicht(s)tun als Option im Krankheitsfall viel zu tun mit Ehrlichkeit und Konsequenz, beides essenzielle Tugenden, die im Umgang mit kranken Menschen geboten sind. Und auch mit Genügsamkeit, denn der Verzicht auf eine Intervention setzt das Akzeptieren eines Status quo voraus. SNIM kann Mut und Gelassenheit verschaffen, um die bisweilen sehr belastenden Fakten zu akzeptieren und es ist zudem Ausdruck von Respekt vor dem Willen des Patienten und der Achtung des Prinzips des Nichtschadens (Nihil nocere) im Sinne der *hippokratischen Tradition.* Die Option des SNIM erfordert fachliche Kompetenz und Intuition zugleich. Die Bereitschaft dazu manifestiert Ehrlichkeit und eine Haltung, die Vertrauen schafft. Und nicht zuletzt ist SNIM auch eine intellektuelle und philosophische Herausforderung, die Implikationen der situativen Unterlassung in der Medizin genauer anzuschauen und zu analysieren und dabei die Verflechtungen des Handelns/Nichthandelns im Kontext individueller und kollektiver Perspektiven zu überdenken.

14.2.5 Situatives Nicht(s)tun in der Medizin und das „gute Leben"

Es kann hier nicht vertieft auf die Frage nach dem *guten Leben* eingegangen werden (s. hierzu Kap. 5.2). Aber diese Frage stellt sich hier, da letztlich der *Mehrwert* des situativen Nicht(s)tuns in der Medizin zur Debatte steht. Doch was ist eigentlich dieser Mehrwert, dieser Qualitätsgewinn von SNIM und wie/wo finden wir ihn überhaupt? Oder anders gesagt: Was soll das Ganze? Es soll erstens aufzeigen, dass situatives Nicht(s) tun implizit zu einer *guten Medizin* gehört. Und es soll zweitens veranschaulichen, dass situatives Nicht(s)tun dazu beiträgt, dasjenige, was im Rahmen einer Krankheit noch als Lebenswertes übrigbleibt, so zu gestalten, dass es zu einem guten Leben verhilft. Ein Mehrwert also – aber ein Mehrwert in welcher Form? Um darauf eine Antwort zu finden, ist es sinnvoll, die Thematik des *guten Lebens* in Bezug auf das Erdulden eines Leidens und eine angemessene Auseinandersetzung mit diesem genauer zu betrachten.

Das gute Leben im Krankheitsfall: In unserem Kontext steht das *gute Leben* im Hinblick auf das Erleben und Ertragen einer Krankheit zur Debatte, im Hinblick auf all das, was ein gutes Leben in der Zeit des Leidens, der Schmerzen, der Bedrückung, der Angst und des Elends ausmacht. Ob im Krankheitsfall situativ etwas zu tun oder nicht zu tun ist, wird in erster Linie bestimmt durch den Patienten und dessen Krankheit. Gemäß *Peter Bieri* geht es um Selbsterkenntnis und Selbstbestimmung – Qualitäten, die stark mit dem zu tun haben, *was* wir wollen und bestimmend sind für das, *wie* wir leben wollen. Im Krankheitsfall aber wird alles viel komplexer, denn dann geht es insbesondere und zusätzlich darum, ob wir das überhaupt noch *können,* was wir wollen und *ob wir überhaupt noch leben wollen.* Selbsterkenntnis erfordert die Auseinandersetzung mit unseren Werten, Vorstellungen und Wünschen, Selbstbestimmung setzt Unabhängigkeit und Aufklärung voraus. Im Krankheitsfall aber wird das zuweilen schwierig, denn Selbsterkenntnis kann für den Erkrankten ein sehr tristes Bild ergeben und Selbstbestimmung gleichsam als Hohn empfunden werden, da die Kraft dazu und das Vermögen längst nicht mehr gegeben ist. Das *gute Leben* im Hinblick auf das Erleben und Ertragen einer Krankheit orientiert und definiert sich demnach nur bedingt an denjenigen Qualitäten, welche üblicherweise ein gutes Leben konstituieren. Vielmehr ist es die Hoffnung auf eine Besserung, dann aber auch der Erhalt der körperlichen und geistigen Funktionen, vielleicht auch bloß die Kontrolle über Schmerzen und Angst – sie alle sind unmittelbar abhängig vom aktuellen Krankheitsverlauf und den jeweils vorgesehenen *medizininternen* Anstrengungen. Es sind nun aber zunehmend die *medizinexternen* Aspekte, die das *gute Leben* im Hinblick auf das Erleben und Ertragen einer Krankheit beinhalten. Sie bedingen eine nur aufs Notwendigste reduzierte Konfrontation des Betroffenen mit der Medizin (Verzicht auf unnötige medizinische Vereinnahmungen) und erlauben eine sinnvolle körperliche und geistige Beschäftigung im Rahmen des Möglichen, zudem Raum und Zeit für sich selbst, für seine Familie und den Freundeskreis. *Medizinexternes* zu unterstützen und zu verwirklichen, das ist der Mehrwert des SNIM: Die Bemühungen um ein *möglichst gutes Leben,* auch im Krankheitsfall.

Stärkung des guten Lebens durch SNIM: Der Mehrwert des SNIM liegt demnach auf der Ebene der Frage, wie wir leben wollen, und somit auf der Ebene, wie wir krank sein und wie wir sterben wollen. Das situative Nicht(s)tun hilft dabei, das *gute Leben* unter diesen Voraussetzungen und in dieser Form möglichst gut zu leben. Neben dieser ideellen Ebene des Mehrwerts des situativen Nicht(s)tuns gibt es eine zweite. Es ist die Ebene des konkreten Nutzens, der aus der situativen Unterlassung von medizinischen Interventionen erst entstehen kann: Dazu gehören

- verschont zu bleiben vor diagnostischen und therapeutischen Interventionen per se,
- verschont zu bleiben vor potenziell unerwünschten Nebenwirkungen und Komplikationen dieser Interventionen,
- Schutz vor weiteren schlecht indizierten Interventionen,
- Schutz vor Kenntnis neuer, den Patienten bloß belastender medizinischer Informatio-

nen, die aber kaum therapeutische Konsequenzen haben,
- das Vermeiden von unnötigen Ängsten und Sorgen beim Patienten und dessen Familie und noch sehr vieles mehr.

Auf einige dieser Punkte wurde bereits eingegangen, andere werden im weiteren Verlauf noch besprochen. Situatives Nicht(s)tun setzt immer auch den Willen voraus, sich *aktiv* am Geschehen zu beteiligen, selbst Verantwortung zu übernehmen und sich gegebenenfalls gegen ein aktives Vorgehen zu entscheiden. Das Ziel des Arztes und Patienten ist, das Gewünschte und das tatsächlich Getane maximal in Übereinstimmung zu bringen. Erst so kann der Lebensvollzug als ganzer bejaht werden. Und nur so wird es gelingen, den Anforderungen unserer Vorstellung von einem *guten Leben* auch im Krankheitsfall gerecht zu werden.

14.3 Die Ethik des Nicht(s)tuns

Und irgendwann erfährt jeder Leser die Wahrheit des Satzes „Erst durch Lesen lernt man, wieviel man ungelesen lassen kann", Wilhelm Raabe [184]

Wenn von der Ethik des Nicht(s)tuns die Rede ist, dann ist immer auch von der Ethik des Tuns die Rede. Es geht um die Frage, was die Medizin tun soll und was sie besser nicht tun soll. Und es geht um die Fragen, wie wir mit den Möglichkeiten der modernen Medizin umgehen und wie diese sich auf den Menschen und die heutige Gesellschaft auswirken wird. Entwicklungen in der Medizin sind nie als ein partikulares und separates Geschehen zu betrachten, denn sie haben nicht nur einen wesentlichen Einfluss auf den einzelnen (kranken) Menschen, sondern ebenso eine Bedeutung für die Gesellschaft und letztlich für die Gattung Mensch. Diese Effekte sind nie als bloß unidirektionale zu betrachten, sie sind immer bidirektional, indem die beim Einzelnen (und in der Gesellschaft) ausgelösten Prozesse ihrerseits auf die Medizin rückwirken. Analog einer Aktion, welche eine Reaktion bewirkt. Was kann, darf, soll der Mensch mit den gleichsam exponentiell zunehmenden Forschungsergebnissen und den inflationären Angeboten der Medizin anfangen?

Dringend erforderlich ist ein bedachter und verantwortungsvoller Umgang mit den schier grenzenlosen Möglichkeiten und Aussichten diagnostischer und therapeutischer Interventionen. Es geht hier um die Ethik des Tuns und ganz besonders auch um die Ethik des Nicht(s)tuns. Grundsätzlich ist davon auszugehen, dass in einer pluralistischen Gesellschaft wohl nie ein global gültiger medizinethischer Kodex entstehen kann. Die Grenzen zwischen Sinnvollem und Sinnlosem, zwischen Erlaubtem und Verbotenem, zwischen Nützlichem und Abträglichem sind fließend und in der Regel Ansichtssache. Statt einer Verpflichtung auf vorgegebene und universal gültige Werte wird vielmehr ein dauernder kulturspezifischer Diskurs zu bestimmten Themen notwendig sein [160].

Das Menschenbild der modernen Medizin: Das Urteil der Gesellschaft über unsere moderne Medizin ist heterogen und reicht von mehrheitlich anerkennendem Lob bis hin zu verhaltener und bisweilen harscher Kritik. Beanstandet wird, dass im medizinisch-naturwissenschaftlichen Denken der heutigen Medizin das Verständnis des *Menschen als anthropologisch-kulturelles Wesen* unterzugehen droht. Zudem wird gewarnt vor der Vorstellung einer unbegrenzten Freiheit im Umgang mit dem Menschen, vor der Vorstellung einer vorbehaltlosen Verfügbarkeit über dessen Körper und unbedachtem Experimentieren am Menschen als stets disponibles Forschungsobjekt.

Die Verfügbarkeit des menschlichen Körpers: Niemand wird wohl ernsthaft bestreiten, dass bereits heute in der Medizin die Verfügbarkeit über den menschlichen Körper an eine kritische Grenze stößt und dass diese Entwicklung für das Selbstverständnis des Menschen weitreichende Konsequenzen haben wird. Je weniger der Mensch bereit ist, das Bestehende und Gewordene zu akzeptieren, und vorzugsweise das Machbare sucht, umso mehr werden wir zum Zauberlehrling in eigener Sache. „Der Anspruch auf völlige Beherrschung der menschlichen Natur entspringt einer grandiosen Hybris, die vergessen hat, dass die Seele nicht alles mittragen kann, was der Verstand sich an Freiheit anmaßt. Wer sich als Gemachter versteht, wird am Ende als Gemachtes behandelt", meint *Klaus Goergen* [92] (S. 1). Diese Feststellung ist bedauerlicherweise richtig. Denn überall dort, wo etwas *machbar* ist, besteht die Gefahr der Beherrschung des Gemachten. Es ist der Hochmut, der uns selbst irgendwann zu Fall bringen könnte.

14.3.1 Der Umgang mit ethischen Herausforderungen

Wir sehen uns einer Vielzahl von ethischen Herausforderungen gegenüber, diese anzugehen unsere Pflicht ist. Komplexe und anspruchsvolle medizinethische Fragestellungen provozieren in der Gesellschaft im Allgemeinen drei unterschiedliche Reaktionen:

- Ablegen aller Skrupel und nutzen, was die Wissenschaft auch immer bieten wird.
- Ablehnung der Möglichkeiten der modernen Medizin und Beharren auf der Natürlichkeit von Werden und Gehen.
- Suche nach ethischer Orientierung und Beratung und abwägen im Einzelfall, ob das zur Diskussion stehende für ethisch akzeptabel gehalten werden kann.

Bei dieser letzten und wohl einzig adäquaten Haltung sind die Gesellschaft und Politik gefordert, ganz besonders aber die Philosophen, Theologen, Soziologen und Juristen. Sie müssen sich mit diesen Themen auseinandersetzen, sie müssen argumentieren, begründen und letztendlich – in einer für alle verständlichen Sprache – Stellung beziehen. Die Wahl der passenden Ethik und die Weise, in welcher Art *wir* (d.h. das Individuum und die Gesellschaft) auf sie Bezug zu nehmen gedenken, das hat jeder dann für sich selbst zu bestimmen. Üblicherweise geschieht das sehr verschiedenartig, denn unsere Moralvorstellungen sind heterogen und oft different. Eine umfassende Argumentation muss sowohl vom konkreten Einzelfall (von unten) als auch von allgemeinen ethischen Prinzipien aus (von oben) ein *Überlegungsgleichgewicht* suchen *(John Rawls)*. Nur so wird es gelingen, intuitive und theoretische Argumente möglichst widerspruchsfrei zusammenzubringen. Dieses Verfahren besteht, so *Bettina Schöne-Seifert*, „im abgleichenden modifizierenden und verwerfenden Hin- und Hergehen zwischen wohlüberlegten konkreten Intuitionen und abstrakteren Theorieteilen der Ethik sowie relevanten Hintergrundaussagen über die Natur, Gesellschaft etc. – solange, bis alles sich gegenseitig stützt, kohärent zusammenpasst" [216] (S. 28). Dieses letztlich stark subjektive Argumentationsverfahren kann auch auf die *Ethik des Nichtstuns* übertragen werden und in analoger Weise Anwendung finden. Denn die Entscheidungsfindung über Tun und Nicht(s)tun ist in jedem Fall das Ergebnis einer Pro-und-kontra-Argumentation, bei welcher konkrete medizinische Fakten und Intuition gebührend berücksichtigt und mithilfe einer patientennahen ärztlichen Beratung ermöglicht werden.

14.3.2 Argumentationen zur Ethik des Nicht(s)tuns

Im Folgenden sollen nun einige wesentliche Argumente zur Ethik des Nicht(s)tuns vorgestellt werden.

Negative Ethik: Auf den Begriff der Negativen Ethik wurde bereits im Kapitel 8.2.1 „Gelassenheit und Negative Ethik" eingegangen. Henning Ottmanns These basiert auf der Überzeugung, dass wir vieles wohl besser unterlassen würden. Negative Ethik besagt, dass bereits die traditionelle Ethik neben einer Ethik des Handelns immer auch eine Ethik des Nichthandelns ist und dass das sekundäre Interesse am Nichthandeln heute nicht mehr reicht. Er fordert eine *Negative Ethik,* für die „das Nicht-Tun und Lassen das Primäre, das Handeln aber das Sekundäre ist" [171]. Indessen darf Negative Ethik nie mit der Aufforderung zu Bequemlichkeit oder Nachlässigkeit verstanden werden! Das Nicht(s)tun soll hier als eine Art Grenzbegriff der Negativen Ethik verstanden sein, mit welcher Henning Ottmann die Tugenden der Besonnenheit, Gelassenheit, Selbstbescheidung, Selbstbeherrschung, Entsagung und Demut in Zusammenhang bringt.

Udenotherapie: In diesem Zusammenhang sei auch *Eugen Bleulers* Udenotherapie erwähnt. Unter dem Titel „Das autistisch-undisziplinierte Denken in der Medizin und seine Überwindung" kritisierte der Zürcher Psychiater bereits im Jahre 1919 die unwirksamen und sinnlosen Behandlungen in der Medizin [28]. Er empfahl seine sogenannte Udenotherapie und meinte damit „Nicht(s)tun in der Medizin". Er beanstandete das autistische (schematische, gleichsam schablonenhafte) und undisziplinierte (ungezügelte, unbeherrschte) Denken und plädierte für „Abwarten und Tee trinken". Der Begriff der Udenotherapie entstand aus *udeno* (oudeno, altgriechisch „nichts"). „Unnütze Anwendungen sind aber für Arzt und Patient und Wissenschaft dadurch schädlich, dass sie am falschen Ort beruhigen, dass sie den Ansporn ertöten und direkt verhindern, zu Heilung, Milderung oder Verhütung Nützliches zu suchen und zu tun, dass sie von der Hauptsache ablenken", moniert Eugen Bleuler. Und weiter: „Ich meine also, man sollte medizinieren, wo man weiß, dass es nötig oder nützlich ist, sonst aber nicht ..." Und abschließend: „Zusammenfassend möchte ich sagen, dass wir viel zu wenig wissen, wie manche Krankheiten ohne ärztliche Eingriffe verlaufen, und dass wir, soweit wir es wissen, diese Kenntnis in autistischer Weise von unseren medizinischen Überlegungen absperren, statt sie zur Basis unserer therapeutischen Handlungen und Forschungen zu machen." [28] (S. 15).

Wu wei: Das Analoge zur westlichen Ethik der Unterlassung, namentlich zur Negativen Ethik von Henning Ottmann, ist das fernöstliche Verständnis von Nicht(s)tun, welches im Westen unter dem Begriff *Wu wei* von *Laotse* publik wurde [135]. Gemeint mit Wu wei ist das Nicht-Handeln, das Nicht-Eingreifen, die elementare Grundlage des Daoismus. Es basiert auf der Einsicht, dass das *Dao* (aller Dinge Ursprung und Ziel, der Grund der Dinge) selbst zum Ausgleich aller Kräfte drängt.[66] Demnach formt sich die optimale Lösung eines Problems von selbst und entsteht ohne willentliches Dazutun des Menschen. Für Laotse ist somit alles Tun ein bewusstes, vom Menschen initiiertes und aktives Abweichen vom natürlichen Gleichgewicht, eine menschliche Maßlosigkeit. Jede Abweichung hat eine passive Gegenbewegung zur Folge, die das gestörte Gleichgewicht wiederherzustellen sucht. Nur wenn der Mensch ausschließlich das tut, was den natürlichen Gegebenheiten entspricht, greift er nicht in das *Dao* ein und wählt damit den richtigen Weg. Der Mensch, der nicht in das natürlich Gegebene eingreift, wird nachgiebig und weich und „überlebt wie ein junger Baum die Stürme der Zeit"

66 Das *Daodejing* („*Tao Te King*") ist eine Sammlung von Texten, in Form von Sprüchen, stammt aus der Zeit ungefähr 400 v. Chr. und wird dem legendären Weisen Laotse zugeschrieben. Das Werk gilt als die in chinesischer Schrift abgefasste Gründungsschrift des Daoismus und wird von den Anhängern aller daoistischen Schulen als kanonischer, heiliger Text angesehen.

[135] (S. 66). Mit Wu wei ist das Prinzip des geringsten Widerstandes gemeint, die konsequente Nichteinmischung in den natürlichen Verlauf, da nichts an sich böse oder schlecht ist. Es besteht lediglich ein Ungleichgewicht. Es sind in erster Linie die aktuellen Umstände, die das Verhalten des Daoisten bestimmen. Er nimmt diese wahr, indem er auf seine innere Stimme horcht. Kraft wird nie Kraft entgegengesetzt, sie wird vielmehr durch Nachgeben buchstäblich entkräftet. Für den Daoisten sind daher menschliche Korrekturen und Verbesserungsversuche unsinnige Bemühungen und führen bloß zu Chaos. Nur Nichthandeln kann zum Erfolg führen.

Aus unserer westlichen Perspektive klingt Wu wei eher fremd, ist nicht so leicht verständlich, und passt kaum zu unserer klar handlungsbestimmten Lebensweise. Hier geht es jedoch darum, aufzuzeigen, was andere Kulturverständnisse und andere Weltanschauungen zum Thema des *bewussten Unterlassens* zu sagen haben. Das chinesische Wu wei ist wohl die früheste philosophische Form des Nicht(s)tuns – des Nichteingreifens in den spontanen Verlauf.

Ethik der Besonnenheit: *Giovanni Maio* plädiert für eine Ethik der Besonnenheit. Ihm geht es darum, aufzuzeigen, dass es gut und wichtig ist, dem Machbaren grundsätzlich Grenzen zu setzen. Zudem gehe es darum, den Menschen für diese Grenzen wieder zu sensibilisieren. Nur so könne der Blick auf das Wesentliche, namentlich auf das Begrenzte, freigegeben werden. Der Mensch sollte sich weniger auf das Machen konzentrieren, denn er ist weniger das Resultat eigenen Machens als mehrheitlich das Produkt unverfügbarer Vorgaben. „Das Vorgegebene, das nicht Machbare, das einfach Seiende – das sind Vorstellungen die in einer auf Funktionalität, Planbarkeit, Kontrollierbarkeit und Effizienz ausgerichteten Medizin keinen Platz haben." [145] (S. 11). Diese Form von ethischem Denken darf als Anleitung zu einem erfüllten und guten Leben verstanden werden und nicht als Einschränkung oder als Verbot. Der Mensch brauche Grenzen, auch wenn das heute nicht mehr dem Trend entspreche. Der Soziologe und Philosoph *Zygmunt Baumann* beschreibt dieses Lebensgefühl: „Postmoderne ist die erregende Freiheit, jedes beliebige Ziel zu verfolgen und die verwirrende Unsicherheit darüber, welche Ziele es wert sind, verfolgt zu werden." (zitiert nach [145], S. 12). Grenzen sind weder Beschränkungen noch Einengungen, sondern Voraussetzung für Fülle. Denn die Freiheit *innerhalb* dieser Grenzen so zu wählen und sich so zu verhalten, dass eine optimale Kongruenz mit der eigenen Vorstellung besteht, diese Freiheit darf nicht mit dieser „erregenden Freiheit" verwechselt werden, jedes beliebige Ziel zu verfolgen. Subjektivität findet innerhalb dieser Grenzen statt: nämlich an dem Ort, wo ich auf mich selbst gestellt bin und wo ich mich hinter etwas stelle, das vorgegeben ist.

Instrumentalisierungsverbot und Menschenwürde: *Peter Schaber* befasst sich in einem Kapitel im „Handbuch Angewandte Ethik" mit der Thematik des Instrumentalisierungsverbots und der Menschenwürde. Im Alltag werden Menschen als Mittel zu unseren Zwecken behandelt, nämlich immer dann, wenn wir etwas von ihnen wollen [201]. *Immanuel Kants* sogenannte *Selbstzweckformel,* nach welcher andere und man selbst nie bloß als Mittel zu behandeln sind, ist unter der Bedingung „bloß" zu verstehen. Instrumentalisiert wird ein Mensch also dann, wenn er reines Mittel zu ihm fremden Zwecken ist. Und je weniger mir am Wohl des anderen liegt, desto stärker behandle ich ihn in der Interaktion als bloßes Mittel. Die Instrumentalisierung anderer Personen ist gemeinhin eine Verletzung der Menschenwürde, obschon dieser Begriff bekanntlich keine eigenständige normative Kraft hat.

In der Medizin werden Untersuchungen und Behandlungen an Patienten durchgeführt. Diese sind grundsätzlich das Subjekt. Eine Instrumentalisierung würde immer dann vorliegen, wenn dies nicht der Fall wäre. Dies kommt im medizinischen Alltag bedauerlicherweise vor, bewusst oder unbewusst. Die Option des Nicht(s)tuns im Sinne einer Unterlassung von diagnostischen und therapeutischen Interventionen ist in solchen Fällen eine Form, sich vor potenzieller Instrumentalisierung zu schützen. Das ist in erster Linie zum Vorteil der Patienten, aber auch zu dem der Ärzte und der Pflegenden, denn es kommt nicht selten vor, dass sich – ob zu Recht oder zu Unrecht – der Verdacht und/oder der Vorwurf einer Instrumentalisierung durch die Medizin abzeichnet.

Beziehung zwischen Wissen und Handeln: Ein weiterer interessanter Aspekt in Zusammenhang mit dem situativen Nicht(s)tun in der Medizin ist die komplexe Beziehung zwischen Wissen und Handeln in der Medizin beziehungsweise die darin verborgene Problematik: Die Theorie geht der Praxis voraus und konstituiert diese mit. *Norbert Paul* hat sich in „Geschichte, Theorie und Ethik der Medizin" dazu geäußert [173]. Das vorrangige Instrument der Wissensproduktion in der modernen Medizin ist die medizinisch-naturwissenschaftliche Forschung. Erst dieses Wissen liefert die Kriterien zur Beurteilung medizinisch-praktischer Probleme. Damit wird die Sichtweise des Klinikers bezüglich eines praktischen Problems mindestens teilweise a priori bestimmt. Diese seltsame Wechselwirkung zwischen Wissen und Handeln, zwischen Theorie und Praxis wird noch komplexer, wenn man bedenkt, dass infolge der enormen Spezialisierung zunehmend fachfremde Forschungsresultate ohne direkten Bezug zur Medizin in den medizinischen Praxisalltag einfließen. Dieses *Wissensdilemma* (das Wissen ist zu umfangreich, um für den einzelnen Arzt effektiv verfügbar zu sein) zusammen mit der *erkenntnistheoretischen Kluft* (Verhältnis von biomedizinischer Forschung und klinischem Handeln) führen dazu, dass Wissen und Handeln nicht länger als zwei voneinander unterschiedliche Sphären im Sinn der klassischen Medizintheorie erscheinen. Sie sind vielmehr ein Geflecht mit wechselseitigen Einwirkungen von Wissenschaft, Medizin und Gesellschaft. Das Wissen wird unübersehbar und seine Herkunft unklar, das Handeln wird unkontrollierbar und riskant. Damit stellt sich für den behandelnden Arzt unmittelbar die *Frage der Verantwortung*. Da diese juristisch und ethisch letztlich bei ihm zu suchen ist, bekommt der *Aspekt des Handlungsverzichts*, des situativen Nicht(s)tuns, eine weitere Facette. Hier öffnet sich tatsächlich ein medizinethisches Gebiet, in welchem die Problematik der Beziehung zwischen Wissen und Handeln in der Medizin genauer analysiert werden muss. Und auch hier kann man sich vorstellen, dass sich für situatives Unterlassen praktisch-medizinischen Handelns nicht selten gute Gründe finden, vor allem dann, wenn das Handeln ausschließlich mittels a priori theoretisch konstituierten Wissens empfohlen und legitimiert wird.

14.4 Die Handlungsgründe in der Medizin

14.4.1 Gründe und Ursachen

Gründe für eine Handlung können in eine Willens- und in eine Glaubenskomponente aufgespalten werden. In Anwendung auf die Medizin heißt das beispielsweise:

- Prämisse 1: Ich will eine Diagnose stellen.
- Prämisse 2: Ich glaube, ich kann diese Diagnose stellen, wenn ich eine bestimmte Untersuchung durchführe.
- Konklusion: Ich ordne diese Untersuchung an.

Dieser *syllogistischen, teleologischen Klärung* einer Handlung durch *Gründe* steht die kausale Erklärung durch *Ursachen* gegenüber. Ursachen führen zu einem *nichtwillentlichen Geschehen*, sie bewirken etwas. Um wiederum ein Beispiel aus der Medizin zu nehmen: Die Immobilisierung eines Patienten kann die Ursache einer postoperativen Thrombose und gegebenenfalls einer Lungenembolie sein. Diese Kausalität von Ursache und Wirkung ist von der teleologischen Klärung einer Handlung durch Gründe abzugrenzen. Anders gesagt: Für Ereignisse lassen sich demnach nur in dem Maße *Gründe* angeben, wie diese Ereignisse als absichtliche (intentionale) Handlungen aufgefasst werden.[67]

Was heißt das nun bezüglich des Tuns und Nicht(s)tuns in der Medizin?

- Das heißt erstens, dass sowohl Gründe als auch Ursachen in der Medizin eine wichtige Rolle spielen. Wenn wir etwas mit Absicht und freiwillig tun, haben wir unsere *Gründe* dafür. Diese Gründe sind mannigfaltig, sie können gut, fragwürdig oder schlecht sein und sind medizinintern und medizinextern zu suchen. Wenn dagegen etwas nicht willentlich und damit kausal geschieht, dann fehlt die Intention und das Geschehen hat eine *Ursache*. Absichtlichkeit und Freiwilligkeit fehlen dabei. Zudem ist auch hier der Aspekt der *Kontingenz* in Erinnerung zu rufen.
- Zweitens heißt das, dass in der Medizin die Gründe auch in Bezug auf ihre Dignität heterogen und entsprechend unterschiedlich zu bewerten sind. Denn es gibt oft mehrere und unterschiedliche Gründe, zweifelsfreie und zweifelhafte.
- Und drittens erfordert das, die Legitimität von Tun und Nicht(s)tun in der Medizin zwingend unter diesen Gesichtspunkten zu verstehen und zu analysieren. Denn nur bei Beachtung der tatsächlich vorliegenden Gründe und Ursachen für ein konkretes Handeln oder Nichthandeln kann die Problematik des situativen Nicht(s)tuns in der Medizin wirklich verstanden werden. Es ist indessen oft schwierig, alle an einer Handlungsentscheidung partizipierenden Gründe zu kennen und noch viel schwieriger, die zusätzlich noch möglichen Ursachen stets in ihrer Vollständigkeit zu erfassen. Dies im Einzelfall ernsthaft zu versuchen, wäre zwar sehr aufwendig, aber sicher höchst aufschlussreich. Denn eine differenzierte und vollständige Analyse von Handlungsgründen und Handlungsursachen würde zur genaueren Kenntnis der tatsächlich bestimmenden Faktoren für eine bestimmte Handlungsentscheidung sehr viel beitragen.

14.4.2 Gute, fragwürdige und schlechte Gründe

Bedingungen für eine korrekte Indikationsstellung: Es gibt gute, fragwürdige und schlechte Gründe. Es sind in erster Linie die Werte und Wünsche einer Person, welche die Handlungsgründe konstituieren und aus diesem Grund sind sie subjektiv in dieser Person verankert. Die Entwicklung realer Kriterien für *gute Gründe* setzt mindestens folgende zwei Bedingungen voraus: Erstens qualitatives Wissen, also nicht nur Fachwissen, und zweitens die ethische Referenz auf die Gründe des Lebens, also eine Vorstellung vom *guten Leben* [167]. Dazu müssen der Patient und dessen Wertvorstellungen dem Arzt selbstverständlich bekannt sein. Werden diese beiden Bedingungen eingehalten, sind die notwendigen Voraussetzungen, um für eine Durchführung von diagnostischen und/oder therapeutischen Interventionen *gute Gründe* zu haben, erfüllt. Oder anders gesagt: Die Indikation zur Durchführung dieser Interventionen ist korrekt. Dabei gilt allerdings die Conditio sine qua non: Der Patient ist in seiner Krankheit nie Mittel, sondern immer nur Zweck. Er ist immer Subjekt und nie Objekt. Bei Einhaltung dieser Bedingungen sollte es

67 Auf die in den letzten Jahrzehnten geführte Diskussion, ob sich Gründe aus Ursachen zurückführen lassen, ob also ein Grund ein spezieller Typ von Ursache ist, kann hier nicht eingegangen werden.

möglich sein, fallweise zu beurteilen, ob einer Handlung gute, fragwürdige oder schlechte Gründe zugrunde liegen. Dabei ist zu bedenken, dass die medizinische Praxis äußerst komplex ist, da praktisch immer mehrere und ganz verschiedenartige Gründe für eine bestimmte Handlung vorliegen, und dass dieser Heterogenität der Gründe zudem eine gegenseitige Wechselwirkung implizit ist. Nur wenn die genaue Prüfung der Gründe für eine medizinische Intervention diese als wirklich gute Gründe legitimiert, ist das Tun indiziert. Wenn dagegen die Gründe als schlechte entlarvt werden, ist das Tun nicht angebracht. Und wenn die Gründe fragwürdig sind, weil sie sich nicht allein aus guten, sondern auch aus fragwürdigen und schlechten Motivationen ergeben, dann ist es die Pflicht des Arztes, den Patienten entsprechend zu informieren und ihm beide Varianten, das Tun und das Nicht(s)tun als gleichwertige Optionen, offenzuhalten. Es ist nie gedankenlos und gewohnheitsmäßig dem Tun der Vorzug zu geben. Damit ist gezeigt, dass sich bereits bei der Indikationsstellung der Weg in Richtung guter und in Richtung schlechter Medizin trennt und dass die Anerkennung und Einhaltung der hier erwähnten Bedingungen für eine korrekte Indikationsstellung von zentraler Bedeutung sind.

Der faktische Grund: Auch wenn es meistens eine Vielzahl von verschiedenartigsten Aspekten und eine Heterogenität faktischer Handlungsmotivationen sind, welche letztlich als erkennbare Gründe imponieren, steht sehr oft nur *ein* Aspekt davon im Vordergrund und dieser wird als *faktischer Grund* für eine bestimmte Handlung dann auch genannt. Das heißt, dass der erkennbare und/oder geltend gemachte Grund nicht immer auch der für eine bestimmte Handlung faktische Grund ist. Eine Rechtfertigung oder ein Vorwand für ein bestimmtes Handeln können Anlass dafür geben, die faktischen, wahren Gründe vor den geltend gemachten Gründen zu verstecken.

Praktisches Beispiel: Es geht nun darum, die *Qualität der Gründe* für medizinisches Handeln genauer zu betrachten und zu versuchen, an einem praktischen Beispiel eine Auflistung und Differenzierung der für eine bestimmte medizinische Handlung vorliegenden Gründe vorzunehmen. Dazu ein Fallbeispiel: Eine 85-jährige rüstige Frau erleidet im Anschluss an einen grippalen Infekt eine Lungenentzündung und muss wegen Verschlechterung des Allgemeinzustandes hospitalisiert werden. Die Formulierung dieser Fallpräsentation ergibt sieben verschiedene Informationen, die medizinisch von Belang sind. Um alles über diesen Fall zu wissen, brauchten wir aber noch sehr viel mehr medizinische Fakten. Und um die Gründe für diese Krankenhauseinweisung korrekt zu analysieren, brauchte es ebenfalls weitere Kenntnisse. Bereits anhand dieses einfachen Beispiels kommt zum Ausdruck, dass ein bestimmtes Geschehen, das zu einer bestimmten Entscheidung führt, sehr viel komplexer ist, als gemeinhin vermutet wird. Nicht zuletzt deshalb liegen ganz unterschiedliche Gründe für medizinisches Handeln (Tun) vor. In unserem Beispiel geht es um die Gründe für die Hospitalisierung der Patientin. Also um die Frage: Warum hat man eigentlich diese 85-jährige Frau ins Krankenhaus eingewiesen? Für dieses Vorgehen können grundsätzlich sehr verschiedene Aspekte eine entscheidende Rolle spielen. Hier sind nur einige davon genannt:

- Für den *zuständigen Arzt* gibt es die Aspekte der beruflichen Verpflichtung, der Empathie, der Angst, der Ethik des Arztes, der juristischen Implikationen, der Gesellschaft, der Ausbildung und Erziehung, des Zeitmangels in der Sprechstunde, der Patientensicherheit etc.
- Für die *betroffene Patientin* gibt es die Aspekte der Angst, des Patientenwunsches, der Patientensicherheit, der Pflege etc.
- Und für die *Familie und Freunde* jene der Patientensicherheit, der Pflege, der Entlastung der Familie etc.

Hinsichtlich des Patientenwohls können all diese Aspekte als Gründe für eine Krankenhauseinweisung der Patientin verstanden und im Wesentlichen akzeptiert werden. Komplexer wird die Situation nun aber dann, wenn es um Form und Ausmaß der empfohlenen und durchgeführten diagnostischen und therapeutischen Interventionen geht. Welche Abklärungen und Behandlungen in diesem Fallbeispiel nun folgen werden, hängt wiederum von ganz unterschiedlichen Faktoren ab:

- vom Alter der Patientin,
- von ihren Begleitkrankheiten,
- von den geltenden Abklärungs- und Behandlungsalgorithmen,
- von den technischen Möglichkeiten des Krankenhauses,
- von den Vorstellungen und Wünschen der Patientin und ihrer Angehörigen,
- von den Machbarkeitsvorstellungen der behandelnden Ärzte,
- von den ökonomischen Vorgaben des Krankenhauses etc.

Hier besteht die Möglichkeit und auch die Gefahr, dass sich neben guten Gründen auch schlechte Gründe für medizinisches Handeln einnisten, zwar mehrheitlich ohne, gelegentlich aber auch mit Absicht. Damit gemeint sind solche Gründe, die nicht ausschließlich dem Wohl der Patientin zugedacht sind, sondern vielmehr Ausdruck und Ergebnis der bereits erwähnten treibenden Kräfte, Automatismen und Abhängigkeiten in der Medizin.

Fragwürdige und schlechte Gründe: Dass die meisten Gründe auf den ersten Blick *gute Gründe* sind, ist angesichts des Abklärungs- und Behandlungsauftrags und der Komplexität der Medizin plausibel. Deshalb werden hier die Handlungsgründe nur selten hinterfragt. Sind sie es aber wirklich alle? Das ist gar nicht so klar und zudem nicht immer einfach festzustellen. Aufgrund meiner eigenen Erfahrungen und Beobachtungen in der ambulanten und stationären Medizin bin ich überzeugt, dass die Mehrzahl der Gründe für medizinische Entscheidungen *gute Gründe* sind. Doch um diese geht es hier natürlich nicht. Es sind die *fragwürdigen und schlechten Gründe,* die als vermeintlich gute Gründe geltend gemacht werden, die hier interessieren. Sie finden sich immer dann, wenn der Patient von der Rolle des Subjekts in die Rolle des Objekts verschoben wird. Er gerät nie von sich aus in die Objektrolle, sondern er wird aktiv von jemandem aus irgendeinem Grund in diese Rolle versetzt. Es sind entweder wir Ärzte, die das tun, oder es ist das Krankenhaus als Institution beziehungsweise die Strukturen innerhalb des Gesundheitswesens, die diesen Vorgang mit bedingen. Aber es sind immer und vermehrt auch die Vorstellungen und Forderungen der Patienten, etwas ganz Bestimmtes zu tun – auch wenn der Nutzen dafür in diesem Fall doch eher fragwürdig ist. Damit ist auch gesagt, dass die Verantwortung für die Durchführung medizinischer Interventionen eigentlich bei allen liegt, letztlich aber von uns Ärzten (oder von im Gesundheitswesen Tätigen) getragen werden muss, abgesehen von wenigen Ausnahmen, auf die hier nicht eingegangen werden soll. Denn, auch wenn die Patienten oft selbst auf eine bestimmte medizinische Untersuchung oder Behandlung drängen, die aus medizinischer Sicht nicht unbedingt angezeigt ist, sind wir Ärzte und Ärztinnen diejenigen, die für deren Durchführung verantwortlich sind. Hier besteht tatsächlich die Gefahr, dass auch der Arzt zum Objekt wird, insbesondere dann, wenn er zum Objekt medizinischer und gesellschaftlicher Erwartungen wird. Und der Patient gerät in eine Doppelrolle – er wird zum Subjekt und Objekt zugleich. Zum Subjekt, weil er selbst die übertriebenen und nicht erfüllbaren Erwartungen hegt, und zum Objekt, weil er beim Versuch, diese falschen Erwartungen zu erfüllen, scheitert.

Wertung der Gründe: Eine Wertung der Gründe für medizinisches Handeln ist zwar nicht immer einfach, doch es ist eine ärztliche Pflicht, bei jeder diagnostischen und therapeutischen Intervention eine solche vorzunehmen. Erst eine Analyse und Wertung der Gründe gestattet, deren Heterogenität zu erfassen und einzuordnen. Ist beispielsweise der Aspekt der *Angst des Arztes oder des Patienten* oder der Aspekt der *Unsicherheit* ein guter oder ein schlechter Grund für weitere Abklärungen und Behandlungen? Sind *Wunsch und Erwartung des Patienten* gute Gründe oder könnten sie gegebenenfalls nicht auch schlechte sein? Oder können gute Gründe in schlechte drehen und umgekehrt, schlechte in gute? Und, falls ja, wann und warum? Bei all diesen oft konkurrierenden Aspekten der Begründung medizinischen Handelns fungiert in erster Linie *das Patientenwohl* als Kompassnadel für die zu treffenden medizinischen Entscheidungen. Dieses ist gleichsam das Maß zur Beurteilung der Qualität und Relevanz des Grundes für medizinisches Handeln und Nichthandeln (von einigen wenigen Ausnahmen abgesehen). Dass dabei das Patientenwohl nie völlig losgelöst von Interaktionen mit Familie und Gesellschaft ist, versteht sich von selbst. Zudem ist zu beachten, dass aufgrund der Inkonstanz des Patientenwohls auch die Wertung der Gründe unterschiedlich ausfällt, dass ihre Gültigkeit sich situationsbedingt ändern kann und dass allein schon infolge der Dynamik des Krankheitsverlaufs eine entsprechende Anpassung der Wertung der Gründe erforderlich ist.

Schmerzlich ist zudem, dass auch gute Handlungsgründe oft und kaum vermeidbar zu schlechten Ergebnissen führen können, bedingt durch die Krankheit selbst und die Grenzen der Medizin. Deren Möglichkeiten sind begrenzt und das wird wohl immer so sein. In diesem Zusammenhang wird zudem der Aspekt der Kontingenz oft übersehen und vernachlässigt: Das Krankheitsgeschehen ist nicht immer „erkennbar folgerichtig" – oft ist etwas Unerwartetes rein zufällig und nicht „erkennbar notwendig".

Abwehr fragwürdiger und schlechter Gründe: Wenn es nun aber möglich ist, die Gründe für medizinisches Handeln einer Wertung zu unterziehen, verpflichtet uns das, diese gegebenenfalls zu *erkennen* und allenfalls auch *zurückzuweisen*. Im Hinblick auf die Thematik des situativen Nicht(s)tuns in der Medizin interessieren primär die *fragwürdigen und schlechten Gründe*. Ihre Durchsetzung kann abgewehrt werden, falls das Patientenwohl bekannt ist und dieses als Richtschnur gilt. Schlechte Gründe für medizinisches Handeln liegen beispielsweise dann vor, wenn der Patient Objekt statt Subjekt ist, wenn der Handlungsumfang nicht dem Handlungsbedarf adäquat ist, wenn das Handlungsziel nicht dem Patientenwohl entspricht und/oder wenn dabei die Autonomierechte des Patienten verletzt werden.

Handlungsmotivationen: Folgende Handlungsmotivationen führen zu *fragwürdigen oder schlechten Gründen* – hier eine Auswahl und nur stichwortartig formuliert:

- *Die Angst des Patienten und des Arztes* – Angst trübt die Wahrnehmung; Gefahr der Irrationalität und Unverhältnismäßigkeit; Risiko der falschen Indikationsstellung; Möglichkeit zur Mengenausweitung.
- *Der Narzissmus des Arztes* – Der Arzt macht sich zum Subjekt innerhalb der Interaktion mit seinem Patienten; Überschätzung der ärztlichen Fähigkeiten; Kompetenzüberschreitung; Gefahr der inadäquaten und exzessiven medizinischen Interventionen; Mengenausweitung.
- *Die unterschiedliche Ethik* – Gefahr der Inkongruenz der ethischen (moralischen) Vorstellungen von Arzt und Patient; gut Gemeintes ist nicht per se für alle gut; vermeintlich Schlechtes ist nicht für alle schlecht.
- *Die juristischen Implikationen* – Angst vor Klagen; Absicherung des Arztes führt zu unnötigen Interventionen beim Patienten; das Gesetz wird zu Handlungsrichtlinien, womöglich zulasten des Patientenwohls.

- *Die Gesellschaft* – der gesellschaftlich bedingte Erwartungsdruck; Beruf, Familie, Freundeskreis; Mode und Trends; Medikalisierung.
- *Die ärztliche Konkurrenz* – narzisstische und ökonomische Beweggründe; Risiko falscher Indikationsstellung; Mengenausweitung.
- *Die Ausbildung und Erziehung* – inadäquate, suboptimale, anachronistische oder praxisferne medizinische Entscheidungen; algorithmisches statt patientenbezogenes Vorgehen.
- *Die Machbarkeit in der Medizin* – Maßlosigkeit; Mengenausweitung; Forschungsinteresse; Narzissmus.
- *Der Zeitmangel in der Sprechstunde* – überstürzte Entscheidungen; fehlerhaftes und flüchtiges Arbeiten; Missverständnisse.
- *Die persönlichen wissenschaftlichen Interessen* – Der Patient wird zum Objekt; Unverhältnismäßigkeit; Gefahr der Entfremdung des Patienten; Mengenausweitung.
- *Die Forschungsinteressen* – Der Patient wird als (Versuchs-)Objekt missbraucht; Anwendung unausgereifter Verfahren/Therapien; Indikationserweiterungen.
- *Die persönliche Bereicherung des behandelnden Arztes* – Der Patient wird zum Objekt; Missbrauch des Patienten für Gewinnoptimierung; fragwürdige und überzogene Indikationsstellung; Medikalisierung; Mengenausweitung; Unverhältnismäßigkeit.
- *Die Familie und Freunde des Patienten* – Überbehandlung; Mengenausweitung; falsche Indikationsstellung; inadäquate Therapien; Bevorteilung.
- *Die Erwartungen des Patienten* – Über- oder Unterbehandlung; Medikalisierung; falsche Indikationsstellung; Gefahr von Irrationalität und Unverhältnismäßigkeit.
- *Die Unsicherheit des Arztes* – inadäquate Indikationsstellung; Absicherung des unerfahrenen Arztes führt zu fragwürdigen Interventionen; Über-/Unterbehandlung.
- Und noch viele mehr ...

Fazit: Die Qualität der Medizin kann verbessert werden, nicht nur durch *ein Mehr an guten Gründen*, sondern auch durch ein *Weniger an schlechten*. Das Instrument dazu ist das *situative Nicht(s) tun*, die Motivation dazu das *Patientenwohl*, die Verpflichtung das *ärztliche Ethos* und die Legitimierung dafür ist die *ärztliche Profession*. Damit sind auch die Bedingungen bekannt, unter welchen die zu Beginn erwähnte These ihre Gültigkeit hat, und die Mittel, mit deren Hilfe die praktische Umsetzung des situativen Nicht(s)tuns im medizinischen Alltag erfolgen soll.

14.5 Was tun wir, wenn wir nichts tun? Oder: Eine ganz andere Weise von Tun

Angenommen, wir tun wirklich nichts. Dann überlassen wir den Krankheitsverlauf der Natur – in der Medizin spricht man vom Spontanverlauf einer Krankheit (natural history). Damit ist gemeint, dass weder qualitativ (die Symptomatik betreffend) noch quantitativ (das Zeitliche betreffend) etwas getan wird und dass demnach der Arzt in keiner Weise Einfluss auf das *Profil einer Erkrankung* nimmt. Situatives Nicht(s)tun in der Medizin meint nicht, dass grundsätzlich nichts getan wird, sondern eben nur situativ, was impliziert, dass ja meistens etwas Sinnvolles getan wird. Das Profil einer Erkrankung wird auch bei Annahme des Konzepts des situativen Nicht(s)tuns in all diesen Fällen, in denen etwas getan wird (mit sinnvollen und korrekten Indikationen), nicht verändert. Sinnvoll und absolut indiziert sind sämtliche therapeutischen Maßnahmen, die dem Patientenwohl dienlich sind, insbesondere eine suffiziente und dem Bedarf des Patienten individuell angepasste Schmerztherapie. Nichts getan wird dagegen immer nur dann, wenn dies für den Patienten auch wirklich die bessere Lösung ist. Nur die optimale Verbindung von sinnvollem Tun und sinnvollem Unterlassen kann eine Medizin *für* den Menschen zusichern.

Konsequenzen: Was sind nun die *Konsequenzen des situativen Nicht(s)tuns* in der Medizin?

- Wir wissen, dass jegliches Tun mit Erwartungen verbunden ist, die eine erwünschte Wirkung auf das Wohlbefinden des Patienten haben *(suggestive Wirkung, Placeboeffekt)*. Nicht(s)tun würde bedeuten, auf diese hilfreichen und heilenden Effekte ganz zu verzichten. Also muss es darum gehen, nicht bloß situativ das Medizininterne zu unterlassen, sondern an dessen Stelle etwas anderes zu tun.
- Situatives Nicht(s)tun ist ein aktiver Terminus. Es hat eine *katalytische Wirkung* auf eine *andere Form und Weise von Tun* – auf ein, von seinem Wesen her, immer *medizinexternes* Tun. Unter letzterem ist ein Tun oder Handeln zu verstehen, welches sich typischerweise außerhalb von medizinischen Tätigkeiten wie Abklären, Untersuchen und Behandeln im engeren Sinn ansiedelt. Es ist ein Tun, welches mit Medizin *nicht direkt* oder *gar nichts* zu tun hat, umso mehr aber mit Beschäftigungen, deren Inhalte auch jenseits des Krankseins einzuordnen sind.
- Und so geht es letztlich darum, den *Übergang von medizininternem zu medizinexternem Tun* zu schaffen und dabei dem Patienten den unentbehrlichen und vielversprechenden Effekt der Motivation und Erwartung durch ein anderes Tun zu erhalten. Oder wie *Petra Schweinhardt* es formuliert: „dass man durch psychologische Motivation ganz erhebliche Therapieerfolge erzielen kann und dass dieses Potenzial noch lange nicht ausgeschöpft ist" (zitiert nach [98]).

Ein ganz anderes Tun: Hier tut sich nun eine ganz andere Weise von Tun auf. Dieses Tun ist ausschließlich medizinextern, nicht medizintechnisch, nicht körperlich invasiv und demzufolge auch frei von interventionsassoziierten unerwünschten Wirkungen, Nebenwirkungen und Komplikationen. SNIM verschafft neue Freiräume für den Patienten. Es kann den Weg frei machen für den Blick in die Zukunft: Tun bedeutet Beschäftigung mit der Gegenwart, Nichtstun dagegen gibt Gelegenheit, sich mit der Vergangenheit, der Gegenwart und der Zukunft zu beschäftigen. Die Auseinandersetzung des Erkrankten mit seiner Krankheit und mit all dem, was sie mit sich bringt, erfordert Zeit und diese muss und kann dem Erkrankten in jedem Fall gewährt werden.

Die Erfahrung bei der Arbeit am Krankenbett zeigt, dass der Preis des vermeintlich Machbaren, welches sich im Verlauf oft als nichtmachbar erweist, bisweilen wesentlich höher ist als der Preis, *Ungemachtes* zu ertragen. Anders gesagt: Die Rechnung geht oft nicht auf, zumindest nicht für den Patienten. Ganz abgesehen davon, dass nicht selten „Ungemachtes" (Unbehandeltes) im weiteren Verlauf spontan und unerwartet doch „gemacht" ist, im Sinn einer Beruhigung und Entspannung der aktuellen Situation – einer unerwarteten Besserung ohne medizinisches Dazutun. Der Spontanverlauf ist der natürliche Verlauf und die Natur heilt gelegentlich auch dann, wenn dies kaum zu erwarten ist. Nicht immer, aber manchmal. Wir haben verlernt, uns selbst Zeit zu geben und wir haben auch verlernt, der Natur Zeit zu lassen. Unabdingbar dabei ist ein hinreichend hohes Maß an Akzeptanz und Toleranz von Unbestimmtem und Nichtvoraussagbarem in unserem Leben. Die Tugend des Erduldens und Hinnehmens, die in einer Zeit des Bestimmbaren und Planbaren immer weniger anzutreffen ist, erhält im Kontext mit dem situativen Nicht(s)tun eine zentrale Bedeutung. Der Praxisalltag zeigt, dass vielen Patienten, die über diese Qualitäten verfügen, das Erleiden ihrer Krankheit oft deutlich leichter fällt. Ganz im Gegensatz zu jenen Patienten, die in ständigem Kampf und Auflehnung sich einem permanenten und sinnlosen medizinischen Interventionismus aussetzen. Es scheint so, als ob situatives Unterlassen medizinischer Interventionen und ein Herunterfahren und kontemplatives

Sichzurücklehnen für den Patienten sehr oft die bessere Lösung ist.

Mit einer ganz anderen Weise von Tun ist auch die *Stärkung der Ressourcen* des Patienten, die Förderung von dessen Resilienz und Coping gemeint. Die Vorstellung der *Salutogenese* nach *Aaron Antonovsky* beschreibt es: Gesundheit ist nicht als Zustand, sondern als Prozess zu verstehen. Risiko- und Schutzfaktoren stehen in einem Wechselwirkungsprozess und diese Faktoren sind gewinnbringend zu beeinflussen. Eine ganz andere Weise von Tun beinhaltet auch das Bemühen, die aktuelle gesundheitliche Situation zu akzeptieren und sich allenfalls durch das Gegebene treiben zu lassen – Letzteres als ein bewusst passives Verhalten, welches weder unserer Erziehung noch unserer Mentalität entspricht. Wir kennen es vielleicht aus unserer frühesten Entwicklungsphase und haben es im Laufe des Älterwerdens und mit zunehmender Selbstständigkeit und Eigenverantwortung nahezu abgestreift. Hier zeigt sich, wie eine naturgegebene und schicksalshafte Einstellung, die als Bereitschaft zum Akzeptieren in ihrer Extremform als Fügung zu verstehen ist, sich mit unserer selbstbestimmenden und zielorientierten Denkweise nur schlecht verträgt. Bei dieser ganz anderen Weise von Tun geht es sehr stark um die Beschäftigung mit sich selbst, mit dem Leben und mit dem Tod, mit der Familie, dem Freundeskreis und mit Kultur (Literatur, Musik, Religion, Philosophie) etc.

Übereinstimmung mit der Persönlichkeitsstruktur: Die ganz andere Weise von Tun hat in Übereinstimmung mit der Persönlichkeits- und Handlungsstruktur des Betroffenen zu stehen, andernfalls droht die Gefahr von Selbstverfremdung und Misslingen. Gerade hier, wo es um den Mehrwert des situativen Nicht(s)tuns geht und der Weg frei wird für Neues, ist nochmals daran zu erinnern, dass situatives Nicht(s)tun selbstverständlich nie mit einer Empfehlung zu Verzicht oder gar Vorenthaltung sinnvoller und notwendiger medizinischer Interventionen verwechselt werden darf. Das sinnvolle Tun ist im Praxisalltag die Regel, das situative Nicht(s)tun dagegen eine sehr attraktive Option.

14.6 Nicht(s)tun als Chance für das genuin Ärztliche

Situatives Nicht(s)tun in der Medizin und die sich dabei anbietende Chance für ein Tun ganz anderer Weise sind im medizinischen Alltag nicht bloß ein Gewinn für den Patienten, sondern ebenso eine *Bereicherung für den Arzt* selbst. Die Möglichkeit des situativen Wechsels von der medizininternen Ebene des Wissens und medizintechnischen Handelns auf die medizinexterne Ebene der individuellen Nöte und Anliegen des Patienten lässt erst die Umsetzung des *genuin* ärztlichen Praktizierens in ihrer Vollständigkeit zu. Wenn für den Patienten Raum frei wird für eine andere Weise von Tun, dann betrifft das auch den behandelnden Arzt, insbesondere was die Interaktion mit seinem Patienten anbelangt.

Der Arzt wird nun in einer Weise benötigt, bei der er sich nicht allein durch sein medizinisches Fachwissen und durch verschiedenste medizintechnische Anordnungen profilieren kann, sondern in einer Weise, in welcher er sich dem Patienten als einem Menschen in seinem *Leiden* stellen muss. Und genau hier besteht die *Chance des Arztes* für das genuin Ärztliche. Dazu Maio: „Um Menschen mit ihren Lebensproblemen zu helfen, müssen Ärzte in jeder Situation Kreatives leisten. Medizin ist eine Kunst, weil sie unweigerlich Neues hervorbringt, wenn sie eine individualisierte Therapie entwirft. Medizin ist eine Kunst, weil sie die Frage, was hier zu tun ist, nicht aus Protokoll und Leitlinien und nicht aus Zahlen ablesen kann, sondern aus der Lebensgeschichte des Patienten. Und diese Zusammenführung von Fachwissen mit dem Verstehen der Lebensgeschichte ist eine kreative Leistung, die nur von einem Menschen gut erbracht werden kann, der nicht nur rational geschult ist, sondern der zugleich viel mitempfindet, viel zuhört, viel Aufmerksamkeit mitbringt." [144] Diese Haltung sollte sich nicht erst im Nicht(s)tun zeigen – sie müsste zwingend auch in allem Tun spürbar sein.

14.7 Die Rezeption von situativem Nicht(s) tun in der Medizin

In diesem Kapitel wurde versucht, auf die Thematik der situativen Unterlassung von medizinischen Interventionen tiefer einzugehen. Auch wurde gezeigt, dass es gute Gründe gibt, der Forderung nach vermehrter Beachtung von SNIM zu entsprechen und im Krankheitsfall der Option der Unterlassung von medizinischen Interventionen situativ nachzukommen. Doch wie wird nun das Thema SNIM bei Gesunden, bei Kranken, bei Jungen und bei Alten überhaupt aufgenommen?

Altersabhängigkeit: SNIM wird in Abhängigkeit vom Alter recht unterschiedlich rezipiert. Ältere Menschen, unabhängig davon, ob gesund oder krank, äußern sich meist sehr spontan, unverkrampft und wohl sehr intuitiv deutlich positiver zur Option der Unterlassung medizinischer Leistungen, als dies jüngere Menschen tun. Offensichtlich lässt ein gewisses Alter eher zu, sich mit einem bestimmten Status quo abzufinden und sich von weiterem medizinischem (Dazu-)Tun zu distanzieren oder ganz darauf zu verzichten. Vielleicht haben ältere Menschen bereits selbst Erfahrungen gemacht, die ihnen das Verständnis für die Option des situativen Unterlassens erleichtern.

Jüngere Menschen dagegen lassen sich weniger auf ein exspektatives Verhalten ein, denn sie verlassen sich darauf, dass die Medizin „es schon richten wird". Wohl auch aufgrund eines noch ungebrochenen Machbarkeitsglaubens sind – rein empirisch – die jüngeren Menschen gegenüber SNIM eher skeptisch und zurückhaltend. Sie entschließen sich sehr oft für ein aktives diagnostisches und/oder therapeutisches Vorgehen. Vielleicht hängt es auch damit zusammen, dass besonders bei Jüngeren gegenüber irgendeinem körperlichen oder seelischen Leiden eine auffallende Ratlosigkeit und Ungeduld herrscht. Die unterschiedliche Akzeptanz von SNIM von Alt und Jung ist in gewisser Hinsicht auch zu erwarten, da der Blick auf all das, was noch kommt – oder eben ohnehin nicht mehr kommt – ein ganz anderer ist.

Selbstverständlich trifft gelegentlich auch das Gegenteil zu: Ältere Menschen, die sich gegenüber SNIM eher skeptisch äussern und jüngere, denen die Option von SNIM dagegen sehr entspricht. Letztlich hängt die Akzeptanz von SNIM immer von der individuellen Persönlichkeit und der jeweiligen Lebens- respektiv Krankengeschichte ab. Letzteres gilt selbstverständlich auch für uns Ärzte und für die Pflegenden.

Abhängigkeit vom Blickwinkel: Auch zeigt sich, dass mit zunehmender Konkretisierung der Unterlassung bestimmter medizinischer Maßnahmen rasch einmal Bedenken und Besorgnis aufkommen: Sollte vielleicht doch etwas unternommen werden? Einer Verunsicherung und Befürchtung gleich, etwas zu verpassen, was für Gesundheit und Leben wichtig sein könnte. Es zeigt sich auch, dass die Idee von SNIM für viele Menschen grundsätzlich für richtig und logisch gehalten wird. Sobald es jedoch darum geht, die Option des situativen Nicht(s)tuns bei sich selbst oder bei einem Nahestehenden zu realisieren, sieht alles etwas anders aus. Dementsprechend ist es ein wesentlicher Unterschied, ob bei einem nahen Familienangehörigen oder bei einem fernen Bekannten auf diagnostische oder therapeutische Interventionen verzichtet werden soll. Auch das ist nicht erstaunlich, gilt doch, dass zu große Nähe den Blick trübt und zu große Distanz rasch zu Gleichgültigkeit führen kann.

14.8 Erkenntnisse und Konsequenzen, die sich aus der These ergeben

„Nicht(s)tun im Sinne der Unterlassung weiterer diagnostischer und therapeutischer Interventionen im Krankheitsfall ist situativ ehrlich und konsequent. Nicht(s)tun kann und muss dann im Interesse des Patienten sein, wenn Interventionen jeglicher Art für das körperliche oder seelische Wohl des Patienten kontraproduktiv sind.“

14.8.1 Erkenntnisse

Situatives Nicht(s)tun: Im medizinischen Alltag, am Krankenbett und im Gespräch mit Angehörigen spürt man intuitiv, dass situatives Nicht(s)tun, ein in gewissen Situationen bewusst passives Verhalten, welches dem Spontanverlauf des Krankheitsgeschehens den Vortritt lässt, in der ärztlichen Betreuung von Kranken eine verantwortungsvolle Haltung und ein unentbehrlicher Bestandteil einer umfassenden ärztlichen Tätigkeit ist. Offensichtlich erfreut sich situatives Nicht(s)tun im heutigen medizinischen Diskurs zunehmender Akzeptanz, auch wenn – fernab des zur Norm gewordenen Alltags – ein solches aus verschiedenen Gründen vorerst nur fragmentarisch und noch lange nicht konsequent zur Anwendung kommt.

Die Thematik des situativen Unterlassens in der Medizin hat während sehr langer Zeit kaum Einzug in die medizinischen Publikationen gefunden. Erst in den letzten Jahren sind immer häufiger Statements anzutreffen, welche die Idee der situativen Unterlassung von medizinischen Interventionen thematisieren und fordern. Die Legitimität des Tuns, eines Tuns, das über Jahrtausende Prämisse und Paradigma zugleich für Erfolg und Prosperität war und heute mehr denn je noch immer ist, verliert seine Exklusivität und sieht sich vermehrt einem ernst zu nehmenden Konkurrenten, dem situativen Nicht(s)tun gegenüber. Es geht dabei um ein philosophisches Denken, das als Gegenentwurf zu einer Lebensweise zu verstehen ist, die dem Menschen immer mehr aufbürdet und diesen zunehmend überfordert.

Zwei konträre Positionen dazu: Noch prallen zwei Argumentationen in der Praxis aufeinander. Zum einen die Auffassung, dass situativ eine Unterlassung weiterer diagnostischer und therapeutischer Interventionen ehrlich, konsequent und im Interesse des Patienten ist. Und zum anderen die Auffassung, dass eine solche Unterlassung nie die gewählte Strategie eines sich der Verantwortung bewussten Arztes sein kann. Hier gilt es, diese beiden Positionen als *gleichwertig* zu akzeptieren und zu verstehen, dass die beiden Positionen sich weder ausschließen noch gegenseitig aufheben. Aufgrund der aktuell marginalisierten Position der Strategie der situativen Nichtintervention gegenüber der Strategie der Intervention muss zwingend, im Interesse einer patientenorientierten Medizin, im Praxisalltag eine bedingungslose und zweifelsfreie Praktikabilität der ersteren garantiert sein. Und sie darf nicht nur zugesichert sein, vielmehr kann/muss diese Option der situativen Nichtintervention als verantwortungsvolle Strategie wirklich auch gewählt werden, weil sie dem Patienten eine noch bessere Medizin verspricht.

Gefahren eines falschen Aktivismus: In unserem hochtechnisierten Gesundheitswesen und vor dem Hintergrund einer riskanten Machbarkeitsillusion hinsichtlich einer raschen Heilung vieler unbehandelt letal verlaufender Krankheiten besteht die Gefahr, das Augenmaß für eine realistische Gesamtschau zu verlieren. Das Kerngeschäft ärztlichen Handelns, namentlich die Untersuchung, Behandlung und Begleitung von Kranken, wird heute getrieben durch permanente Interventionen am Kranken, sei dies nun diagnostischer oder therapeutischer Art.

Dabei besteht das Risiko, dass bei einem solchen Medizinverständnis der Patient vom Subjekt zum Objekt wird, dass der Kranke gewollt oder ungewollt von der Medizin instrumentalisiert wird. Nach dem Motto „der Zweck rechtfertigt die Mittel" ist dem kranken Menschen für seine erhoffte Genesung alles zuzumuten. Angeregt durch gute Absichten und legitimiert durch vereinzelte erfolgreiche Behandlungen nähern wir uns mit hoher Geschwindigkeit einem vermeintlich erwünschten Ziel, um später überrascht und gelegentlich mit Schrecken festzustellen, dass weder die eingeschlagene Richtung noch das Tempo richtig waren. Es ist zu befürchten, dass wir das erst dann realisieren, wenn wir alle an einem Ort landen, den zu erreichen wir gar nie ins Auge gefasst haben. So beispielsweise, wenn Untersuchungen oder Behandlungen durchgeführt werden, die die Patienten selbst in dieser Art gar nie wollten. Wenn belastende Untersuchungen durchgeführt werden, die für den Patienten weder diagnostische noch therapeutische Konsequenzen haben. Oder wenn Therapien installiert werden, die mit unerwünschten Nebenwirkungen verbunden sind, aber kaum Wirkung zeigen. Und wenn hochriskante Behandlungen durchgeführt werden, bei welchen ein Behandlungsresultat mit einer nur fraglich akzeptablen oder inakzeptablen Lebensqualität zu erwarten ist. Nicht zu reden von all den fraglich indizierten oder gar kontraindizierten Abklärungen oder Behandlungen, bei denen bereits prospektiv Nutzen und Sinn infrage gestellt werden und die überdies das Leiden des Patienten noch zusätzlich vergrößern.

Integration der situativen Nichtintervention: Die Erwartung, dass man in der Medizin immer etwas tut, und die gängige Konvention, dass man auch immer etwas tun muss, sind die Folge von Verhaltensnormen, die in ihrer Absolutheit ihre Geltung verlieren müssen. Das Prinzip der „heilvollen Unterlassung" muss in unsere erfolgreiche moderne Medizin gewinnbringend integriert werden, aus Respekt vor dem Erkrankten und in Übereinstimmung mit einer zeitgemäßen ärztlichen Ethik. Denn es kann und darf nicht die Intention des Arztes sein, durch falschen Aktivismus einen Krankheitsverlauf zu belasten. Dass hier nie auf irgendein erforderliches oder gebotenes Tun verzichtet werden darf, ist mindestens so fraglos wie, dass kein sinnloses Tun um des Tuns Willen praktiziert wird. Das ärztliche Selbstverständnis erfordert, über althergebrachte, eingefahrene Mechanismen in der Medizin und über das Arzt-Patienten-Verhältnis neu und kritisch zu reflektieren. Wir sind gezwungen, die in der Medizin geltenden ethischen Normen ausreichend zu kennen und sie zum Wohl des Patienten neu zu interpretieren, zu begründen und verständlich zu kommunizieren. Es ist dringend notwendig, dass die Ärzteschaft, die medizinischen Wissenschaften, die Versicherer und letztlich auch die Politiker die notwendigen Rahmenbedingungen dazu schaffen und sie müssen bereit sein, für moralisch richtiges Verhalten nachhaltig einzustehen. In einer demokratischen und pluralistischen Gesellschaft haben die Menschen unterschiedliche Vorstellungen von einem selbstbestimmten Leben. Jeder dieser unterschiedlichsten Lebens- und Leidensentwürfe ist zu respektieren und jedem ist nach Möglichkeit zu genügen.

14.8.2 Die praktischen Konsequenzen des situativen Nicht(s)tuns in der Medizin

Aus diesen Erkenntnissen und aufgrund meiner Überzeugung ergeben sich im Hinblick auf situatives Nicht(s)tun in der Medizin für die tägliche Praxis folgende Konsequenzen:

1. Konsequenz: Ebenbürtige Dignität der beiden Handlungsoptionen

Es braucht eine ausgewogene und paritätische Praxis des Handelns und des Nichthandelns, welche immer das Optimale für den Patienten im Visier hat. Keiner der beiden Argumentationen steht ein Primat zu, denn beide Handlungsweisen sind in ihrer Dignität ebenbürtig. Das Prinzip der heilvollen Unterlassung ist dem des heilvollen Handelns gleichzustellen. Das bedingt, dass der Option der situativen Unterlassung medizinischer Interventionen weder Leichtsinnigkeit noch Verantwortungslosigkeit vorgeworfen werden darf. Falls situatives Nicht(s)tun dem Wunsch und der Absicht des Patienten entspricht, ist das bei der Planung der bevorstehenden Untersuchungen und Behandlung zu berücksichtigen und zu respektieren.

2. Konsequenz: SNIM als effektiv disponible Option im Praxisalltag

Situatives Nicht(s)tun muss im Praxisalltag und im Krankenhaus bei Arzt und Pflege akzeptiert und legitimiert sein und es muss zudem eine faktisch verfügbare Option sein. In Ausweitung der Charta zur ärztlichen Berufsethik [225] wird dafür plädiert, dass Autonomie nicht nur dem Patienten, sondern auch denjenigen, die in der Medizin tätig sind, zugestanden wird. Diese Selbstbestimmung muss auch dem Arzt und dem Betreuenden eingeräumt werden, denn sie ist eine unabdingbare Bedingung dafür, in jeder Situation die Verantwortung für das eigene Handeln zu übernehmen. Erst so kann der Option des situativen Nicht(s)tuns in der täglichen Praxis zum Durchbruch verholfen werden. Eine vertiefte philosophische Reflexion über unsere berufliche Tätigkeit ist dabei unverzichtbar, weil nur so herauszufinden ist, wie das Profil, das Proprium des guten Arztes, auszusehen hat.

3. Konsequenz: Befreiung des medizinischen Alltags von ungesundem Aktivismus

Jede medizinische Intervention, ob diagnostisch oder therapeutisch, muss in Bezug auf Sinn, Patientennutzen und Zumutbarkeit gründlich hinterfragt werden. Interventionen sind nur dann anzuordnen und durchzuführen, wenn es dafür gute Gründe gibt. Damit soll der Patient vor unnötigen und belastenden medizinischen Vereinnahmungen geschützt werden. Zudem kann auf diese Weise erwirkt werden, dem Patienten genügend Freiraum zu verschaffen für *medizinexternes Tun,* für eine „ganz andere Weise von Tun“. Anzustreben sind Ruhe und Besonnenheit anstelle von sinnlosem und ungesundem Aktivismus.

4. Konsequenz: Respektierung des Patienten als Subjekt

Die in der heutigen Medizin wirksamen treibenden Kräfte, die vorherrschenden Automatismen und Abhängigkeiten sowie die in der Medizin herrschenden Machtstrukturen, der Machbarkeitswahn und das Phänomen der wachsenden Medikalisierung müssen erkannt und ihre Risiken und Gefahren bekannt sein. Denn all die unserer modernen Medizin eigenen Mechanismen führen dazu, dass der Patient sich plötzlich und unerwartet in der Rolle des Objekts wiederfindet. Eine solche (Fremd-)Bestimmung über den Patienten wird in den allermeisten Fällen gar nicht mit schlechter Absicht anbefohlen. Vielmehr sind es die unserer interventionistischen und technisierten Medizin impliziten Funktionsmechanismen, die den Patienten immer mehr (ungewollt?) zum Objekt des Geschehens werden lassen. Das muss und kann vermieden werden, indem der Patient für den Arzt und die Pflege immer nur zum Zweck und nie zum Mittel wird.

5. Konsequenz: Neubeschreibung eines bestmöglichen Arzt-Patienten-Verhältnisses

Das Arzt-Patienten-Verhältnis muss und kann optimiert werden. Neben einer partnerschaftlichen Komponente ist auch eine Art von paternalistischer Führung und Begleitung des Erkrankten gefragt. Damit ist nicht eine Bevormundung des Patienten gemeint. Doch ist die Beziehung vom Arzt zu seinem Patienten auch als eine fürsorgliche zu verstehen, bei der der Arzt für diesen einsteht und dessen Interessen vertritt. Dass genau das vom Patienten sehr häufig gewünscht und gelegentlich auch gefordert wird, zeigt der Praxisalltag zuweilen sehr eindrücklich. Reduziert sich das Arzt-Patienten-Verhältnis weitgehend auf ein rein partnerschaftliches oder gar auf ein Auftragsverhältnis, besteht für den Arzt die Gefahr, dem zu behandelnden Menschen in seiner Krankheit nicht mehr in vollem Umfang gerecht zu werden.

6. Konsequenz: Bekanntmachung und Ermöglichung einer „ganz anderen Weise von Tun“

Der für medizinexternes Tun dringend nötige Freiraum als Chance für eine „ganz andere Weise von Tun“ muss konkret thematisiert werden. Dem Patienten muss klar gemacht werden, dass es im Krankheitsfall neben den medizininternen Aktivitäten immer auch medizinexterne gibt. Und dass in jedem Krankheitsverlauf der Zeitpunkt kommen kann, wo das Medizininterne an Bedeutung verliert und dagegen Medizinexternes wichtiger wird. Hier ergibt sich für den Arzt eine zwar nicht neue, aber eine in Vergessenheit geratene Beratungsaufgabe außerhalb der gängigen Medizin – ein wichtiges und anspruchsvolles Betätigungsfeld, das andernfalls durch permanenten Aktivismus immer mehr verschüttet wird.

7. Konsequenz: SNIM darf weder an Bedingungen geknüpft sein noch Auswirkungen haben, die für den Patienten diskriminierend sind

Der Patient hat die Freiheit etwas zu tun, und er hat die Freiheit nichts zu tun. Das bedeutet, dass der Patient unabhängig von seinem Entscheid, ob er die Option des Nicht(s)tuns wählt, im Rahmen seiner weiteren medizinischen Betreuung in keiner Weise benachteiligt werden darf: weder durch Arzt, Pflege, Krankenhaus, Krankenkasse oder Versicherung noch durch Gesellschaft oder Politik. Der bewusste und willentliche Verzicht des Patienten (und des Gesunden!) auf die Durchführung von Laboruntersuchungen (Stoffwechsel, genetische Abklärungen etc.) und auch der willentliche Verzicht auf die Durchführung bildgebender und anderer Verfahren (Ultraschall, CT, MRT etc.) darf nicht dazu führen, dass deshalb für den Patienten irgendwelche Nachteile daraus entstehen. Weder durch Arzt, Pflege und Krankenhaus (Diskriminierung in der weiteren ärztlichen und pflegerischen Betreuung) bedingt oder verursacht, noch durch die Krankenkasse oder irgendeine Versicherung (Ausschluss, Vorbehalt oder Erhöhung von Prämien und Selbstbehalt), noch durch die Gesellschaft und Politik (Stigmatisierung, Benachteiligung durch Institutionen oder Vorenthalten von weiteren unterstützenden Zuwendungen, die andernfalls dem Patienten zugestanden worden wären).

15 Medical Humanities – Die Suche nach dem Ganzen in der Medizin

Einführende Bemerkungen

Es ist die Aufgabe und das Ziel dieses Buches, das Verständnis für Gesundheit, Krankheit und Medizin zu erweitern. Es wurde bereits hingewiesen auf die Stärken unserer modernen Medizin und auf ihre schier unbegrenzten Möglichkeiten. Es wurde aber auch aufmerksam gemacht auf diverse, nicht ganz unproblematische Aspekte und auf riskante, gar bedrohliche Entwicklungen, deren wirkliche Bedeutung zurzeit nur schwer einzuschätzen ist. Unter dem Titel „Medical Humanities – Die Suche nach dem Ganzen in der Medizin“, soll als Nächstes aufgezeigt werden, wie durch Einbezug von Geistes-, Sozial- und Kunstwissenschaften unser Krankheits- und Medizinverständnis zu erweitern ist. In unsere aktuell stark naturwissenschaftlich geprägte Medizin sollen vermehrt auch geisteswissenschaftliche Elemente einfliessen, um auf diese Weise die Medizin selbst näher an den kranken Menschen heranzubringen.

- Die *Humanities* umfassen sämtliche, den Menschen in irgendeiner Art und Weise thematisierenden Wissenschaften. Die *Medical Humanities* verstehen sich als eine Art Forum für eine sehr offene Reflexion über eine Medizin, deren Aufgaben und Ziele viel weiter gefasst werden (Kap. 15.1).
- Anhand der Medical Humanities wird der Begriff des *Ganzen in der Medizin* genauer untersucht und vom missverständlichen, gelegentlich etwas nebulösen Begriff der Ganzheitlichkeit abgegrenzt (Kap. 15.2).
- Dass die *Medizin selbst etwas dazu beizutragen hat,* wenn es um das Ganze in der Medizin geht, ist plausibel, unerlässlich und längst fällig (Kap. 15.3). Es geht um eine Thematik, über die nicht nur in der Gesellschaft und Politik diskutiert werden muss. Dies zu tun ist insbesondere Aufgabe und Pflicht all jener, die selbst beruflich im Bereich der Medizin tätig sind und dabei ihre Kenntnisse und Erfahrungen einbringen können.

15.1 Medical Humanities

Der Begriff Medical Humanities: In der letzten Zeit wird in der Medizin zunehmend von Medical Humanities gesprochen. Unter diesem Begriff, von dem es bislang kaum eine geeignete deutsche Übersetzung gibt, wird ein weitreichendes Arbeitsfeld an der *Schnittstelle zwischen Medizin und Humanities* verstanden, welches die gängigen medizinisch-naturwissenschaftlichen Disziplinen zu überschreiten sucht. *Humanities* umfasst sämtliche, den Menschen in irgendeiner Art und Weise thematisierende Wissenschaften. Dazu gehören nicht nur die Humanwissenschaften (wie Anthropologie, Psychologie, Pädagogik etc.), sondern explizit auch die Geisteswissenschaften (wie Philosophie, Literatur-, Religions-, Kultur- und Geschichtswissenschaften), die Sozial- und Wirtschaftswissenschaften, die Kunstgeschichte, aber auch die Künste selbst (wie bildende Kunst, Literatur, Theater und Film). *Medical Humanities* versteht sich demnach als ein Forum für eine breite Reflexion über die Medizin im (aller-)weitesten Sinne. Die Absicht, die Humanwissenschaften durch Geistes-, Sozial- und Kunstwissenschaften zu ergänzen, basiert auf der Erkenntnis, dass die Krankheit des Menschen mehr ist als bloß ein biologisches Geschehen. Denn der Krankheit des Menschen sind immer auch anthropologische und kulturelle Werte implizit. Ohne diese Werte würde der Begriff unserer Krankheit nicht annähernd erfasst. Mit körperlichen und seelischen Leiden zu leben und in diesem Leben oft einen Sinn zu vermissen – das ist die Krankheit des Menschen. An ihr zu leiden, ist im Wesentlichen Unglück, und sie irgendwann zu überwinden bedeutet Glück. Sie aber nicht zu überwinden, bedeutet, sich mit ihr in irgendeiner Weise auseinanderzusetzen (vgl. dazu in Kap. 3 „Gesundheit, Krankheit, Medizin und Medikalisierung" Kap. 3.1.3 und Kap. 3.1.4).

Spätestens hier sind die Geisteswissenschaften und die Künste gefragt, denn sie bemühen sich, mit den ihnen eigenen Mitteln, befriedigende Antworten auf existenzielle Fragen des Menschen in seiner Krankheit zu geben. Und sollten auch sie nicht in der Lage sein, auf viele Fragen letzte Antworten zu finden, so verhelfen sie dem Betroffenen zumindest dazu, nach solchen ernsthaft zu suchen. Die Erweiterung des Krankheitsbegriffs über das Biologische hinaus verlangt nach einer entsprechenden Erweiterung des Medizinverständnisses. Aus der Erkenntnis heraus, dass eine naturwissenschaftliche Medizin im Alleingang dem Universalanspruch eines erkrankten Menschen nie gerecht werden kann, und im Wissen um die gleichsam unbeschränkten Möglichkeiten der gelingenden Darstellung, Beschreibung, Veranschaulichung, Wiedergabe und Kontextualisierung von Krankheit als menschliches Schicksal durch die Geisteswissenschaften und Kunst – aus dieser Erkenntnis heraus erklärt sich der Ruf nach den *Medical Humanities* und ihre Legitimation.

Geisteswissenschaften und Kunst: Dass durch Einbezug von Geistes-, Sozial- und Kunstwissenschaften in eine sehr stark naturwissenschaftlich geprägte Medizin unser aktuelles Medizinverständnis erweitert und so unsere praktische Medizin näher an den Menschen herangebracht werden kann, ist mehr als bloß eine Vermutung. Laut einer Analyse im *Journal of General Internal Medicine* bringen angehende Ärzte und Ärztinnen mit Neigung zu Musik und Kunst mehr Empathie auf und gehen emotional intelligenter auf die Nöte der Kranken ein als der Fachidiot [12]. Es gehe beim guten Arzt darum, den *richtigen Ton zu treffen.* „Was für ein Arzt! Er zitiert Goethe, in seiner Freizeit spielt er Geige, und die Einladungen zur Hausmusik mit seinem Medizinertrio sind sehr begehrt. Und den richtigen Ton mit den Patienten trifft er auch, zudem zeichnen sich seine Therapieempfehlungen durch Weisheit, Wärme und große Menschlichkeit aus", schreibt *Werner Bartens* in einem Beitrag in der Tageszeitung *Der Bund* unter dem Titel „Den richtigen Ton treffen. Künstlerisch interessierte Ärzte verstehen laut einer Studie ihre Patienten besser" [12]. Er bezieht sich dabei auf das Ergebnis einer Erhebung, bei welcher mehr als 700 zukünftige Ärzte und Ärztinnen einbezogen wurden. „Kunst und Medizin haben sich in den letzten 100 Jahren immer weiter auseinanderentwickelt", zitiert Werner Bartens den Studienautor *Salvatore Mangione* von der Jefferson University in Philadelphia. „Unsere Befunde sprechen dafür, die linke und die rechte Hirnhälfte zusammenzuführen – zum Wohl der Patienten wie der Ärzte." Die Fakultäten der Medizin sollten die angehenden Ärzte daher ermutigen, sich nicht nur mit Medizin auseinanderzusetzen, sondern ebenso mit Literatur, Musik und Kunst. Und auch der Arzt und Medizinreformer *Thure von Uexküll,* von welchem noch ausführlich in Kap. 18 „Auf der Suche nach der genuinen Medizin" die Rede sein wird, hat gefordert, dass die Ärzte und Ärztinnen sich vermehrt mit Geisteswissenschaften und Kunst auseinandersetzen.

Interdisziplinäre Aus-, Weiter- und Fortbildung: Es ist davon auszugehen, dass eine solche Bereicherung des Medizinverständnisses nicht nur dem Patienten selbst zugutekommen wird, sondern ebenso dem medizinischen Fachpersonal, von der Pflege bis zum Arzt. Von nun an wird sich dieses mit Fragen, Gedanken und Interpretationen konfrontiert sehen, die sich *ohne* deren Initiierung durch die Geisteswissenschaften wohl gar nicht ergeben hätten. Der Einbezug der Medical Humanities ist als ergänzende, interdisziplinäre Aus-, Weiter- und Fortbildung zu verstehen. Ihr Ziel ist, die Einschätzung und Reflexion der eigenen Arbeit und den (Sinn-)Gehalt der praktizierten Medizin zu optimieren und derart das Wohl des Patienten zu fördern. Achtsamkeit, Gelassenheit und Empathie sind Kompetenzen, welche – so hofft man – beispielsweise durch angeleitete Lektüre von geeigneter Literatur gestärkt werden können.

Dass die Medical Humanities immer mehr Einzug in Lehre und Forschung finden, zeigt, dass das Interesse an dieser Thematik groß und ungebrochen ist. In der Schweiz werden an mehreren medizinischen Fakultäten und Universitätsspitälern im Rahmen des Medizinstudiums (Medizinethik) und auch im Rahmen der medizinischen Fort- und Weiterbildung entsprechende Kurse angeboten. Die *Schweizerische Akademie der Medizinischen Wissenschaften (SAMW)* und die *Schweizerische Akademie der Geistes- und Sozialwissenschaften* betreiben seit 2012 ein gemeinsames Projekt zur Förderung der Medical Humanities in der Schweiz. Insbesondere organisiert die SAMW regelmäßig Workshops für Medical Humanities. Im Jahre 2014 wurde an der Universität Zürich ein „Center for Medical Humanities am Institut für Biomedizinische Ethik und Medizingeschichte" ins Leben gerufen [249].

15.2 Das „Ganze" in der Medizin

Das „Ganze" statt Ganzheitlichkeit: Wenn es darum geht, von einer Medizin zu sprechen, bei der es wirklich um den Menschen geht, dann wird sehr oft der Begriff der *Ganzheitlichkeit* verwendet. Mir scheint der Begriff des *Ganzen* in der Medizin ein wesentlich besserer. In Abhängigkeit vom Sprecher und seiner medizinischen Ausrichtung kann die Redensart von einer „ganzheitlichen Medizin" oder gar „Ganzheitsmedizin" rasch einmal Ausdruck einer Argumentation sein, die sich über die eigentliche Vorstellung eines Ganzen und dessen enormem Anspruch wohl kaum im Klaren ist. Solche Redewendungen werden von vielen, die in der Medizin tätig sind, oft und nicht zu Unrecht als anmaßend und aufgeblasen perzipiert, als Floskeln, als Plattitüden und auch als Naivität. Besonders dem operativ tätigen Chirurgen, der in erster Linie sein Handwerk sauber ausübt, ist es kaum zu verübeln, wenn ihm der Begriff des Ganzheitlichen zuweilen ein verständnisloses und selbstgefälliges Achselzucken abverlangt. Aber auch dem Intensivmediziner ist es zu verzeihen, wenn er kritisiert wird, dass all die Apparate und Schläuche einer ganzheitlichen Medizin zuwiderlaufen ...! Das soll jedoch nicht bedeuten, dass der Begriff der Ganzheitlichkeit völlig unbrauchbar ist – vielmehr möchte ich darauf aufmerksam machen, dass bei diesem Begriff vor üblicherweise damit verbundenen Erwartungen, vor idealisierender Überzeichnung und leider oft auch mangelnder Bodenhaftung gewarnt sei.

Auch *Klaus Dörner* kritisiert in seinem Buch „Der gute Arzt" den Begriff der Ganzheitlichkeit, weil viele in medizinischen und sozialen Berufen nach ihrer Ausbildung an diesem Ideal in der Praxis scheitern [55]. Dieser Begriff sei aufzulösen: Erstens, weil es sich dabei um einen moralistischen und nicht um einen moralischen Anspruch handle, der zu lähmendem Schuldgefühl führe. Er impliziere eine unmögliche und unerlaubte totalitäre Inbesitznahme und Aneignung eines anderen (Arzt, Pflege), statt eine Entlastung im Sinne der Zubilligung grundsätzlicher Fehlbarkeit zu vertreten. Denn, wer in der Medizin immer wieder mit kranken Menschen zu tun habe, brauche einen Freispruch von diesem Anspruch auf Ganzheitlichkeit. Und zweitens, weil die Gefahr bestehe, die nichts vergessende Aufmerksamkeit für den gesamten Kontext eines Menschen auf einen bestimmten Patienten zu beschränken, der es am dringlichsten braucht – und erst dann sich dem Nächsten zuwenden zu können. Denn das und nur das ist im Alltag machbar. Das führt aber rasch dazu, dass dieser Nächste und mehr noch der Übernächste sich zurückgesetzt fühlen oder tatsächlich diskriminiert werden. So ist es denn genau dieser Anspruch auf Ganzheitlichkeit, welcher viele Patienten dazu bringen, sich teils unkonventionellen, alternativmedizinischen Praktiken zu unterziehen und entsprechende Therapien zu befolgen. Offensichtlich werden diese Patienten genau dort abgeholt, wo die anerkannte Schulmedizin wenig oder nichts zu bieten hat. Aber auch wenn der Schulmedizin die Beziehung zwischen Psyche und Körper und deren Interpendenz bestens bekannt ist und auch wenn sie dieses Element regelmäßig in ihre Beurteilungs- und Behandlungskonzepte aufzunehmen versucht, so tut sie das erfahrungsgemäß in vielen Fällen nur ungenügend. Wenn im Folgenden nun die Rede *vom Ganzen* sein wird und nicht von Ganzheitlichkeit, dann sind mit diesem Ganzen *die Achtung und adäquate Beachtung der anthropologischen und die kulturellen Aspekte des kranken Menschen* gemeint.

Bedeutung des „Ganzen“: Ob diesem Ganzen nun ein *dualistisches* Verständnis des Menschen (es gibt zwei unterschiedliche Entitäten, nämlich Körper und Seele) oder ein *monistisches* (es gibt nur eine Entität) zugrunde liegt, spielt hier keine Rolle und steht in keiner Weise zur Debatte.[68] Denn der Begriff des Ganzen ist als ein wesentlich bescheidenerer und praxistauglicher zu verstehen. Es geht bei der Rede vom *Ganzen,* so wie es hier gemeint ist, weder um irgendein philosophisches Modell zum besseren Verständnis des Menschen noch um eine selbstgefällige Floskel, wie das beim Begriff des Ganzheitlichen rasch einmal der Fall sein kann. Mit der Verwendung des Begriffs des *Ganzen in der naturwissenschaftlichen Medizin* soll sichtbar gemacht werden, dass auch bei diesem Medizinverständnis der Mensch ein Ganzes ist und dass es um mehr geht als bloß um die biologische, reduktionistische Perspektive der Medizin auf dessen Körper. Ohne das Ganze im Auge zu behalten, bleibt insbesondere auch die Sinngebung in der Medizin auf der Strecke. So verstanden, meint das Ganze das bessere Verständnis von Gesundheit und Krankheit des Menschen unter Einbezug all seiner individuellen Lebensbedingungen. In diesem Ganzen ist erwartungsgemäß auch die Ebene des Körperlichen, des Organischen, miteingeschlossen. Auf dieser Ebene finden im Wesentlichen die diagnostischen und therapeutischen Zugriffe auf den Körper statt, und hier gibt es sehr viel Objektivierbares und Messbares. Hier dient ein abgeflachter, funktionalistischer und somit eindimensionaler Gesundheitsbegriff als Vorlage, der sich aber mehrfach hervorragend bewährt hat. Der modernen Medizin gelang es bekanntlich, genau auf dieser Ebene ihre enorme Erfolgsgeschichte zu schreiben.

Begriffliche Schwierigkeiten: Aber auch beim Begriff des *Ganzen* treten zwei Schwierigkeiten auf:

68 Das monistische Menschenverständnis basiert auf dem Modell eines Ganzen, in welchem sich alle Phänomene und alle Vorgänge in dieser Welt auf ein einziges Grundprinzip zurückführen lassen. Es ist die Gegenposition zum Dualismus (René Descartes. Res extensa und res cogitans) und Pluralismus.

Erstens die *normative Aufladung:* Die Rede vom Ganzen impliziert, dass der Medizin etwas fehlt, das durch andere Disziplinen ergänzt werden kann oder muss. Die Lösung wäre demnach interdisziplinär/transdisziplinär. Aber wer will schon ständig auf seine Mängel reduziert werden? Um hier eine gewisse Entkrampfung zu erzielen, schlägt *Sibylle Obrecht Lösch* im „Bericht zum Workshop Medical Humanities IV" einen reflektierten Umgang mit den jeweils eigenen Prämissen und Rollenzuweisungen vor. „Wer nicht dauernd auf seine Mängel reduziert wird, lässt sich eher auf einen offenen Dialog ein." [170]

Und zweitens die *Komplementarität durch ergänzendes Orientierungswissen:* Das Konzept des Ganzen weist implizit den Geistes- und Sozialwissenschaften eine ergänzende Rolle zu – wobei noch unklar ist, wie das Ganze aussehen soll. Diese Zuweisung birgt gewisse Nachteile. So kann es beispielsweise sein, dass durch die *Idee der Komplementarität* die Medical Humanities massiv abgewertet werden, da diese mit Verfahren und Ansätzen in Verbindung gebracht werden, deren Wissenschaftlichkeit umstritten ist. Zudem stehen sie gegebenenfalls in Konkurrenz zu den etablierten Verfahren. Doch ganz unabhängig davon, wie man sich zu diagnostischen oder therapeutischen Methoden außerhalb der naturwissenschaftlich fundierten Medizin stellt: Die *Medical Humanities* gehören, so Sibylle Obrecht Lösch, schon deshalb *nicht* in dieses Spektrum, weil sie selbst auf der Zusammenarbeit zwischen etablierten Wissenschafts- und Praxisbereichen basieren und sich entsprechend auf stabilisierte Ansätze aus den beteiligten Disziplinen beziehen. Hier treffen letztlich nicht zwei fraglich inkommensurable Denksysteme aufeinander, sondern hier kooperieren zwei Wissenschaftsbereiche, die voneinander lernen können [170] (S. 34). Für beide Wissenschaftsbereiche gilt, dass die kritische Reflexion ihrer Grundlagen und die Suche nach neuen Lösungsversuchen zu ihrem Selbstverständnis gehören. Zudem steht hier die dichotomisierende Pauschalisierung einer *harten und erklärenden* naturwissenschaftlich orientierten Medizin und einer *weichen und verstehenden* Geistes- und Sozialwissenschaft zur Debatte, auf die hier nicht weiter eingegangen werden kann [170] (S. 34).

Transdisziplinarität: Wenn die *Suche nach dem Ganzen in der naturwissenschaftlichen Medizin* das Ziel sein soll, dann ist beispielsweise Transdisziplinarität eine von verschiedenen Methoden, dieses Ziel zu erreichen. Wenn heute von Transdisziplinarität gesprochen wird, dann mehrheitlich in Fällen, bei denen es sich um Forschungsfragen rund um den Menschen und dessen Lebenswelt handelt. In der medizinischen Forschung und speziell in der Nachhaltigkeitsforschung sind wir immer selbst als Spezies Mensch betroffen und es steht deshalb für uns viel auf dem Spiel. In solchen Forschungsbereichen herrschen grundsätzlich eine hohe Komplexität, Unsicherheit und Umstrittenheit. Zudem betreffen viele der zur Debatte stehenden Themen nicht nur den Menschen als Individuum, sondern immer auch das Kollektiv und sind somit auch gesellschaftlich relevant. Für ein umfassendes Studium von Bereichen, die unsere Lebenswelt direkt betreffen, und für eine erfolgreiche Problemlösung ist der Einbezug vieler, wenn möglich aller Perspektiven erforderlich. Das gilt ganz besonders auch für die Humanmedizin. Die Methodik kann dabei nur eine integrative sein, in der unter Einbezug von Gruppierungen mit unterschiedlichen Werthaltungen letztlich eine oder auch mehrere *Wertgemeinsamkeiten* gefunden und als solche von allen akzeptiert und respektiert werden. Wenn *transdisziplinär* gearbeitet wird, hofft man auf einen Mehrwert aufgrund des Zusammenwirkens verschiedener Disziplinen einschließlich ihres *Wissens* und ihrer fachspezifischen *Methoden.* Dabei können die Grenzen zwischen den beteiligten Disziplinen so weit verwischen, dass die Handschrift und die Eigenheiten der an diesem Prozess Beteiligten kaum mehr erkennbar sind.

Transdisziplinarität ist ein vielversprechender Weg, sich dem Ganzen zu nähern und dessen Realisierung in der Praxis zum Durchbruch zu verhelfen. Die in jeder Hinsicht optimale (ideale) Information, Abklärung, Behandlung und Begleitung eines kranken Menschen in einem schwierigen Umfeld usw. – all das könnte ein solches *Ganzes* sein. In der täglichen Praxis wird die erfolgreiche Realisierung des *Idealen* bloß Wunschvorstellung bleiben, denn es ist nicht realistisch, immer und in jeder Hinsicht eine ideale Medizin zu betreiben. Das Ideale ist bloß ein Phantom, dem gänzlich nachzukommen ohnehin unmöglich ist, und es eignet sich bestenfalls als Kompassnadel, um die gewünschte Richtung anzuzeigen. Viel realistischer und durchaus machbar hingegen ist das *Optimale* – allein das ist jedoch schon sehr viel! Transdisziplinarität ist zudem mehr als bloß eine Steigerungsform von Interdisziplinarität. Beispielsweise dann, wenn nicht nur Fachleute, sondern auch die Öffentlichkeit und legitimierte Entscheidungsträger aus Gesellschaft und Politik als aktive und gleichberechtigte Partner bei einer ganz konkreten Lösung eines patientennahen Problems involviert sind. Ob überhaupt und in welchem Maß das im Tätigkeitsbereich der Medizin angebracht und sinnvoll ist, müsste erst noch genauer reflektiert und diskutiert werden. Krankheit ist immer eine höchst persönliche Angelegenheit, was sich beispielsweise im *Normativ des Arztgeheimnisses* widerspiegelt, weshalb eine unbegrenzte Involvierung von Entscheidungsträgern für eine patientennahe Problemlösung nicht infrage kommt.

Es geht um die Themen Menschenbild und Selbstverständnis der Medizin, nach welchen unsere Medizin zu gestalten und in dieser Form langfristig zu erhalten ist. Dass hier Transdisziplinarität zweifellos sinnvoll ist, ist kaum zu bezweifeln. Was aber nicht zutrifft, ist die Vorstellung, je transdisziplinärer umso besser. Die bei überzogener Transdisziplinarität zu erwartende Meinungsheterogenität und die solchen Prozessen stets inhärente Langsamkeit bei der Entscheidungsfindung sind für die medizinische Praxis kaum tauglich, denn hier sind zügige Entscheidungen zwingend.

15.3 Der Beitrag der Medizin selbst

Die *Medical Humanities* tragen zu einer Medizin bei, die sich in erster Linie am Patienten selbst orientiert, und sie tun das, indem sie sich auf das *Ganze* und auf das *Ideal der Komplementarität* berufen – beide sind zugegebenermaßen eher schwer fassbare Begriffe. Aber auch ohne auf diese zurückzugreifen, haben die Medical Humanities weitere wichtige Aufgaben in der Medizin. So beispielsweise dann, wenn es um den „gesellschaftlichen Umgang mit Krankheits- und Gesundheitskonzepten und dessen Implikationen für die medizinische Praxis geht", stellt Sibylle Obrecht Lösch in ihrem Bericht-zum Workshop Medical Humanities IV fest [170] (S. 35). Der wichtigste Beitrag liege aber nicht in den Geistes- und Sozialwissenschaften oder in der Philosophie, sondern in der *Medizin selbst.* Sie verweist dabei auf das theoretische und methodische Instrumentarium der medizinischen Wissenschaften, welches typischerweise stark strukturiert und zwingend ergebnisorientiert ist. Genau dieses Rüstzeug und die erforderlichen Kompetenzen sind es denn auch, welche es der Medizin erlauben sollten, ihre eigenen Theorien und Praktiken in einem größeren Kontext zu reflektieren und zu positionieren. Dabei könnten die Spielräume und die Grenzen des eigenen Handelns erkannt werden.

Fragen an die Medizin: So müsste nach Antworten auf folgende *Fragen* gesucht werden [170] (S. 36):

- Wie sieht ein konstruktiver Umgang mit konfligierenden Referenz- und Wertesystemen aus? Wie geht der Arzt mit Situationen um, in welchen die Wertvorstellungen nicht denjenigen seiner Patienten entsprechen?

- Wie lassen sich Phänomene berücksichtigen, die zwar nicht messbar, aber trotzdem relevant sind? Wie kann vermehrt auch das nicht Messbare in die Qualitätssicherung einfließen?
- Wie gehen wir damit um, dass das eigene Wissen immer situiert ist und nicht mehr integral erfasst werden kann? Und wie kommt man damit zurecht, dass auch Wissen relativ ist und somit keinen Anspruch auf absolute Wahrheit hat?
- Und wie verändert sich die Rolle der Medizin als gesellschaftlicher Teilbereich und welche Konsequenzen resultieren daraus für die medizinische Praxis?

Antworten aus der Praxis: Reflexionen über solche Fragen sind dringend notwendig und Antworten darauf sind nicht an der Peripherie der Medizin zu suchen, sondern in deren Zentrum. Gemeint damit ist der Ort des Geschehens und der ist dort, wo die Kranken selbst sind. Dort, wo der behandelnde Arzt der Angst des Betroffenen, dem Schmerz und der Verzweiflung direkt gegenübersteht. Sicher aber nicht dort, wo infolge einer allzu großen Distanz zum Krankheitsgeschehen Teilnahmslosigkeit und Unkenntnis herrschen und wo Antworten zur Debatte stehen, die von der Realität des Praxisalltags viel zu weit weg sind. Aus diesem Grund haben wir Ärzte, Ärztinnen und Pflegenden dafür zu sorgen, dass neuartige, zeitgemäße Konzepte und erforderliche Veränderungen zur Optimierung unserer modernen Medizin in erster Linie von uns selbst stammen. Es ist die Medizin selbst, die in erster Linie in der Verantwortung steht und mit ihr auch die Gesellschaft.

16 Alternative Heilmethoden – Qualitätsbegriff

Einführende Bemerkungen

Alternative Heilmethoden sind zwar per se unwissenschaftlich, viele fordern aber trotzdem ihre grundsätzliche Anerkennung. Mehr noch – die Leistungen sollen von den Krankenkassen anerkannt und die Kosten übernommen werden.

- Einleitend einige Feststellungen in Zusammenhang mit *alternativen Heilmethoden* (Kap. 16.1). Trotz verblüffend hoher Zufriedenheit der Bevölkerung und großer Nachfrage kommt es innerhalb der Ärzteschaft und der Fachgesellschaften, aber auch zwischen diesen und der Bevölkerung immer wieder zu heftigen Kontroversen. Es geht um die Frage, ob und in welchem Ausmaß alternative Heilmethoden in die Schulmedizin integriert und ob und in welchem Maß die dabei entstehenden Kosten von den Krankenversicherungen übernommen werden sollen. Dagegen argumentiert wird sehr oft mit fehlenden Wirkungs- und Qualitätsnachweisen.
- Doch was meint *Qualität in der Medizin* genau? Es soll versucht werden, einige grundlegende Überlegungen zum Begriff der Qualität im Kontext der Medizin anzustellen und dabei aufzuzeigen, dass zwischen zwei Formen von Qualität zu unterscheiden ist: die messbare und die nicht messbare (Kap. 16.2). Vom Patienten werden zwar beide Formen eingefordert, aber im Gesundheitswesen ist meistens nur von der messbaren Qualität die Rede. Qualität ist in erster Linie ein *normativer Begriff*, aber nicht nur …!

16.1 Die Krux des Einbezugs von alternativen Heilmethoden in die Schulmedizin

Es wurde bereits zu Beginn dieses Buches darauf hingewiesen, dass die in der Schweiz vor mehreren Jahren durchgeführte Umfrage im Auftrag der *Schweizerische Akademie der Medizinischen Wissenschaften* ergab, dass sich die Bevölkerung neben Mitsprache bei wesentlichen medizinischen Entscheiden vor allem mehr Menschlichkeit in der Medizin und den *Einbezug von Alternativen zur Schulmedizin* wünscht [138]. Hier soll auf die Thematik der alternativen Heilmethoden genauer eingegangen werden. Sollten Heilmethoden, von denen bekanntlich keine Wirkung nachgewiesen werden muss, in das medizinische Angebot einbezogen werden, geht es letztlich auch um die Frage der Qualität.

16.1.1 Grundlegendes zu alternativen Heilmethoden

Alternativ- und Komplementärmedizin: Die Schwierigkeit beginnt bereits damit, dass in der wissenschaftlichen Literatur und in der Bevölkerung für die Diagnose- und Therapieformen, die außerhalb oder am Rande der klassischen Schulmedizin angesiedelt sind, keine einheitliche Begriffsbestimmung existiert. Als ihnen gemeinsam wird bisweilen eine „ganzheitliche medizinische Ausrichtung, die andere Krankheitsursachen und auch andere therapeutische Wirkungsmechanismen als die Schulmedizin kennt", attestiert [87] (S. 3ff). Im Folgenden werden solche Diagnose- und Therapieformen mit den Begriffen *alternative Medizin* (Alternativmedizin) und/oder *komplementäre Medizin* (Komplementärmedizin) bezeichnet. Ihre Medizin ist keine wissenschaftliche, weshalb sie auch in der universitären Lehre und Forschung kaum anzutreffen sind. Eine eigentliche Systematik zur eindeutigen Definition und Abgrenzung der verschiedenen Untergebiete und Beschreibung ihrer Methoden gibt es nicht. Empirische Studien wurden in den letzten Jahren einzig in den Untergebieten Naturheilverfahren, Homöopathie und Akupunktur durchgeführt, zu anderen Methoden wie Heileurythmie, Ozon-Blut-Therapie, UVB-Eigenblut-Therapie, Maltherapie, Akupressur, Fußreflexzonentherapie, hämatogene Oxidationstherapie, Neuraltherapie, Farbtherapie, Klangtherapie und noch vielen mehr fehlen solche nahezu vollständig. Innerhalb der Bevölkerung bestehen erhebliche Unterschiede in Bezug auf die Inanspruchnahme alternativer Medizin, einerseits abhängig vom Sozialstatus und andererseits vom Gesundheitsverhalten. Laut dem Gesundheitsbericht für Deutschland (Gesundheitsberichtserstattung des Bundes) konnte bereits vor fast 20 Jahren Folgendes festgestellt werden [87] (S. 14):

- Die praktische Erfahrung mit alternativer Medizin nimmt auch bei unter 45-Jährigen deutlich zu.
- in allen Studien zeigt sich, dass Frauen sehr viel häufiger als Männer alternative Methoden erproben.
- Befragte mit höherem Schulbildungsniveau nutzen alternative Methoden häufiger.
- Über 50 % der chronisch Erkrankten haben bereits alternative Medizin ausprobiert, bei nicht chronisch Erkrankten sind es nur 30 %.
- Befragte mit sehr hoher Körpersensibilität (gesundes Verhalten) haben fast doppelt so häufig alternative medizinische Behandlungsmethoden ausprobiert als solche mit sehr niedriger Körpersensibilität.

Die heutigen Erfahrungen sind nicht anders – ganz im Gegenteil. Die große Nachfrage nach alternativen Heilmethoden besteht weiterhin und sie nimmt noch zu.

Gründe und Motivationen für die Inanspruchnahme solcher Heilmethoden sind in erster Linie chronische Erkrankungen mit subjektiv als unzureichend erlebtem Heilungserfolg durch die Schulmedizin, aber auch die Vorbeugung akuter banaler Erkrankungen (grippale Infekte). Als zweiter und ebenfalls wesentlicher Bestimmungsfaktor gelten die Furcht vor Nebenwirkungen bei medikamentösen Therapien und der Wunsch nach einer sanften, natürlichen, alternativen Therapieform. Die zunehmende Popularität der Alternativmedizin wird auch erklärt mit der wesentlich intensiveren Kommunikation (doppelt so viel Zeit) und der angeblich deutlich stärkeren emotionalen Zuwendung.

Bewertung und Zufriedenheit: Eine weitere, kurze Zeit später durchgeführte Erhebung (Allensbach-Umfrage), bei welcher nach der Bewertung und Zufriedenheit bei *Naturheilmitteln* gefragt wurde, kam zu folgenden Ergebnissen [117]: 54 % der Befragten sagen, dass diese Mittel ihnen immer geholfen haben, und 38 % sagen, dass sie ihnen manchmal geholfen haben. Besonders hohe Zufriedenheit fand sich bei Erkältungskrankheiten (69 % immer bzw. 34 %

manchmal), besonders niedrige Erfolgsquoten dagegen zeigen sich bei Kreislaufstörungen (19 %), Hauterkrankungen (14 %) und Erschöpfungszuständen (15 %) [87] (S. 22). Es wäre interessant darüber zu spekulieren, weshalb gerade bei diesen Leiden die Erfolgsquoten klar schlechter sind.

Aufgrund verschiedener Umfragen wurde zudem festgestellt, dass 90 % der Befragten mit alternativen Heilmethoden zufrieden sind und diese auch anderen weiterempfehlen würden. Interessant dabei ist, dass die Schulmedizin und die alternative Medizin stark miteinander in Verbindung gebracht wurden: „61 % der Bevölkerung finden unkonventionelle Heilverfahren oft besser als Schulmedizin, gleichzeitig meinen aber 71 %, dass diese Verfahren im Vergleich zur Schulmedizin wissenschaftlich weniger abgesichert sind." Und laut einer weiteren Befragung „sind 57 % der Ansicht, dass Naturheilkunde auch in solchen Fällen schon erfolgreich gewesen sei, bei denen die klassische Medizin aufgegeben habe" [87] (S. 22).

Kontroversen zu Anerkennung und Kostenerstattung: Trotz teils verblüffend guter Umfragewerte hinsichtlich der Zufriedenheit der Bevölkerung mit der Alternativmedizin bestehen innerhalb der Ärzteschaft und Fachgesellschaften, aber auch in der Bevölkerung selbst immer wieder heftige Kontroversen. Einerseits bezüglich der Kernfrage nach Anerkennung der alternativen Medizin als geeigneter Bestandteil unserer heutigen modernen Medizin und andererseits in Bezug auf die Frage, ob Leistungen, deren Wirksamkeit nie nachgewiesen werden konnten, zulasten der öffentlichen Krankenkassen und Versicherungen zu vergüten sind. Damit eng verbunden ist der Aspekt der Qualität, denn genau diese wird bei der alternativen Medizin immer wieder angezweifelt. Der Nachweis, dass auch die wichtigsten Methoden Homöopathie, Phytotherapie, Anthroposophische Medizin und Traditionelle Chinesische Medizin (TCM) den harten *WZW-Kriterien* (Wirksamkeit, Zweckmäßigkeit, Wirtschaftlichkeit) standhalten, fehlt immer noch. Ein solcher ist für die Kostenerstattung sämtlicher konventioneller, nichtalternativer Leistungen aber Bedingung. Der Nachweis der Wirksamkeit und Sicherheit dieser alternativen Methoden hätte in der Schweiz bis Ende 2015 erbracht werden sollen. Offenbar ist in der Schweiz der Bundesrat in der Zwischenzeit zu dem Schluss gekommen, dass „dieser Nachweis für die *Fachrichtungen als Ganzes* nicht möglich sein wird". Anstelle des Wirkungsnachweises soll für sie das *„Vertrauensprinzip"* gelten und ihre Leistungen sollen *grundsätzlich* von den Krankenkassen vergütet werden. Somit wurde in der Schweiz endgültig darüber befunden, dass erstens bei der Frage nach der Finanzierung alternativer Heilmethoden, wie beispielsweise Anthroposophische Medizin, Homöopathie, Phytotherapie und Traditionelle Chinesische Medizin (TCM), die wissenschaftliche Bewertung der Wirksamkeit ausdrücklich *nicht* verlangt wird. Und dass zweitens die seit 2012 provisorisch geltende Regelung, nach welcher diese Heilmethoden Teil der Grundversicherung sind, nun langfristig Geltung haben soll. Zwar werden gewisse Bedingungen daran geknüpft, wie diejenigen, dass die zur Debatte stehende alternative Methode mindestens seit 30 Jahren in unseren Breitengraden praktiziert wird und dass der subjektive medizinische Nutzen, nicht aber die objektive Wirksamkeit mittels Studien zur klinischen Anwendung belegt werden kann.

16.1.2 Einige Überlegungen zur Implementierung alternativer Heilmethoden

Prüfung der Methoden und Therapien: Der alternativen Medizin stehen Sonderrechte zu, die der bislang sehr erfolgreichen Schulmedizin mit ihren konventionellen Methoden nicht zustehen. In einer Stellungnahme schreibt *Norbert Schmacke:* „Es stellt sich die Frage, wie die

Politik davon überzeugt werden kann, dass es kein Sonderleben für die Komplementärmedizin geben darf. Ich denke, der zentrale Punkt ist das Recht auf faire Informationen über Nutzen und Risiken *aller* angebotenen medizinischen Verfahren. Wo man das ernst nimmt, kann man die außerordentlich geringen Nutzenbelege der Komplementärmedizin nicht ignorieren.“[208][69] Aufgrund der aktuellen Entwicklung und der Positionierung der alternativen Heilmethoden ist es unerlässlich, diese ebenso populären wie strittigen Diagnose- und Therapieansätze genauer anzuschauen, zu diskutieren und zu bewerten. Welche Methodik für eine erfolgreiche Evaluation sinnvoll ist, muss im Einzelfall in Abhängigkeit der zu evaluierenden alternativen Heilmethode geprüft werden. Infrage kommen müssen *randomisierte und kontrollierte Studien,* aber auch sorgfältig geplante Beobachtungs- und Befragungsstudien.

Die Ziele sind,

- genauer herauszufinden, welche *Patientengruppe* unter welchen Voraussetzungen profitieren oder nicht profitieren würde,
- ein *minimales Anforderungsprofil* an die Heilmethoden selbst und an die diese Methoden anwendenden Heilpraktiker zu formulieren und letztlich
- sich Überlegungen betreffend deren *Finanzierung* zu machen.

Auch wenn in diesem Buch explizit nicht die Kosten in der Medizin zur Debatte stehen, sondern über Sinn, Inhalte und Ziele der Medizin gesprochen wird, muss bei der Diskussion um die alternativen Heilmethoden Folgendes beachtet werden: Heute wird oft eine Kombination von klassischer und alternativer Medizin erwartet und gefordert. Das hat zur Folge, dass die Kosten alternativer Heilpraktiken meistens noch zusätzlich zu den bereits durch die Schulmedizin bedingten sehr hohen Gesundheitskosten hinzukommen.

Pro und Contra: „Auch in der klassischen Medizin ist die Mehrheit der Behandlungsmethoden nicht evidenzgesichert. Wenn Sie heute Privatpatient sind, werden Sie vom Chefarzt nicht nur nach Leitlinien, sondern auch nach dessen Erfahrung behandelt, und genau das schätzen Sie ja als Privatpatient. Ich habe gelernt, zu akzeptieren, dass auch etwas stimmen kann, was ich nicht nachweisen kann und mich auch einfach einmal auf Erfahrungen zu verlassen“, meint *Marcus Schuermann,* Leitender Arzt am Zentrum für Integrative Onkologie des *Paracelsus-Spitals* in Richterswil in einem Streitgespräch [238]. Das stimmt natürlich. Auch in der klassischen Medizin sind gewisse Methoden umstritten, sie veralten und werden durch andere abgelöst. Die klassische Medizin darf den Anspruch auf Wissenschaftlichkeit und Wirkungsgarantie nicht in jedem Fall für sich beanspruchen, aber sie ist zumindest daran interessiert, diesen „Idealen“ möglichst nachzukommen.

Patientenzufriedenheit und das Setzen von Grenzen: „Die Komplementärmedizin scheint auf die Patientenzufriedenheit zu zielen, die Wirksamkeit der eigentlichen Therapie scheint nebensächlich. Mit Musiktherapie wird ja nicht der Krebs behandelt. Aber die Frage ist, wo setzen wir Grenzen? Inwiefern ist es gerechtfertigt, Wellnesstherapien von der Krankenkasse bezahlen zu lassen?“ fragt sich *Denis Uffer,* Arzt und Vorstandsmitglied der *Skeptiker Schweiz,* im Streitgespräch mit Marcus Schuermann [238]. Wenn Denis Uffer sich hier bei der Alternativmedizin auf die *Patientenzufriedenheit* beruft und diese der eigentlichen Therapie der Schulmedizin entgegensetzt, dann tut er das zu Recht. Trotzdem ist hier festzuhalten, dass auch die klassische Medizin sich auf die Patien-

69 Norbert Schmacke ist Professor am Institut für Public Health und Pflegeforschung der Universität Bremen und Herausgeber des Buches „Der Glaube an die Globuli“.

tenzufriedenheit beruft und dass diese selbstverständlich sehr wichtig ist. Gerade wenn es um die Behandlung und Begleitung von Patienten mit chronischen Krankheiten geht, und genau dort will sich ja die alternative Medizin etablieren, ist oft eine eigentliche Therapie nicht möglich. Hier kann die Patientenzufriedenheit bereits als beachtenswerter Erfolg gewertet werden. Die Frage nach dem *Setzen der Grenzen* ist äußerst wichtig, aber schwierig. Denn es existieren – zum Schrecken vieler Patienten und Ärzte – „sogenannte" alternative Heilmethoden, welche als Scharlatanerie, Hokuspokus und Schwindel zu deklarieren sind. Sie erweisen sich für die Betroffenen (um hier nicht von den Behandelten zu sprechen) oft erst im Nachhinein als nachteilig oder gar gesundheitsschädigend. Dass hier kranke Menschen auf übelste Art und Weise schamlos getäuscht und ausgenutzt werden, bloß um sich als Anbieter solcher Methoden finanziell zu bereichern, ist eine Schande, auf die an dieser Stelle nicht weiter eingegangen werden soll. Das Setzen von Grenzen ist unbestritten eine der dringendsten Aufgaben der Anbieter alternativer Heilmethoden: Sie haben sich selbst, verantwortungsvoll, möglichst rasch und mutig dieser Sache anzunehmen. Ansonsten könnten Sympathie und Verständnis innerhalb der Bevölkerung und insbesondere bei den (Gesundheits-) Politikern sehr rasch schwinden.

Der Glaube an die Wirksamkeit: In Kap. 7.5 „Die Krux der irrationalen Therapien" wurde bereits darauf hingewiesen, dass gemäß dem Pharmakritiker *Etzel Gysling* irrationale Therapien praktisch immer auf schlechten Gründen basieren, weil ihre Wirkung bloß gewünscht und behauptet, nie aber bewiesen wurde. So werden Heilmethoden und Mittel angepriesen, bei denen „nicht die geringste Spur einer relevanten Wirkung nachgewiesen ist" [100]. Interessant dabei ist, dass all diese fragwürdigen und umstrittenen Heilmethoden sich trotzdem einer großen Beliebtheit erfreuen, dies in Kenntnis der Tatsache, dass ihre Wirkung wissenschaftlich nie aufgezeigt wurde. Sowohl beim Anbieter als auch beim Konsumenten von alternativen Heilmethoden spielt der (feste?) Glaube an die Wirksamkeit und die Überzeugung von der heilenden Kraft des *Natürlichen* eine zentrale Rolle. Offensichtlich ist es gerade die solchen Heilpraktiken implizite *Unwissenschaftlichkeit,* die Heilung bringen soll.

Bei den Themen Medizin und alternative Heilmethoden werden die in einer Diskussion vorgebrachten Argumente rasch einmal *subjektiv,* weil es um Inhalte geht, die mit Erleben, Gefühl und Leiden zu tun haben. Hier ist auch die Debatte um die Frage, *worin* die *Krux der irrationalen Therapie* eigentlich genau liegt, anders zu führen. Auch wenn der „Wirkungsmechanismus" solcher alternativen Behandlungen mit der Ratio (noch?) nicht fassbar ist, wird sie vom Patienten oft gewünscht. Oder eben gerade deshalb? Sind nicht diese Alternativbehandlungen in gewissen Fällen dem Wohl des Patienten sogar dienlicher als irgendeine nutzlose medizintechnische Leistung, die bloß aus Ratlosigkeit und Verzweiflung angeordnet wird?

Das Argument des Placeboeffekts: In diesem Zusammenhang muss sicher auch der bereits diskutierte Placeboeffekt beachtet werden, und er ist in die Streitfrage um die Wirksamkeit einer irrationalen Therapie mit einzubeziehen. Wie sieht eine alternative, komplementäre Heilmethode aus, deren Wirkung bekanntlich nie erbracht werden konnte, wenn bei ihr der *Nutzen des Placeboeffekts das Primäre* wäre? Was, wenn die alternative Heilmethode nur eine scheinbar irrationale ist, weil der Nutzen des Placeboeffekts eine solche rechtfertigt? Lassen sich demnach alternative Heilmethoden rational begründen? Und falls ja, wie irrational darf eine alternative, irrationale Heilmethode sein, dass sie noch rational begründet werden kann? Oder anders gefragt: Ist auf den Nutzen des Placeboeffekts einer alternativen Heilmethode zu verzichten, bloß weil man dieser Behandlung keine *kausal erklärbare* Wirkung nachweisen kann – zudem bei einer solchen Behandlung der Vorteil besteht, dass aufgrund fehlender gesundheitsgefährdender Wirk- und Begleitstoffe dementsprechend keine spezifischen Nebenwirkungen zu erwarten sind? Falls der Nutzen einer alternativen Behandlung größer ist als deren Schaden und einmal der Kostenaspekt unberücksichtigt bleibt, dann gibt es wohl keinen guten Grund, eine solche nicht durchzuführen. Ob im Einzelfall der erwünschte Placeboeffekt einer solchen komplementären, irrationalen Therapie tatsächlich und zufriedenstellend eintreten wird, ist prospektiv natürlich nie sicher abzuschätzen. Das gilt in beschränktem Maß aber auch für eine Behandlung im Rahmen der klassischen Medizin, bei welcher im Einzelfall weder eine spezifische noch unspezifische Wirkung mit Sicherheit vorausgesagt werden kann.

Bei der Diskussion des Placeboeffekts wurde bereits darauf hingewiesen, dass der Effekt der *Suggestion* in der medizinischen Praxis wesentlich ist. Wenn Empathie, Worte, Mimik und Gestik, aber auch Atmosphäre und Ausstrahlung des Therapeuten in der Behandlung bewusst und gezielt eingesetzt werden – und weil wissenschaftlich bewiesen ist, dass sie alle zum Behandlungserfolg beitragen – hat dann ein solches Tun nicht auch seine Berechtigung? Wenn, dem Fazit des Placebo-Forschers *Fabrizio Benedetti* zufolge, der positive Placeboeffekt in der Medizin tatsächlich vermehrt genutzt werden sollte und auch der *wissenschaftliche Beirat der Bundesärztekammer* in Deutschland zu diesem Schluss kommt [41], müsste dann nicht dieser Empfehlung noch viel stärker nachgekommen werden? Sie hätte für unsere Medizin nicht zu unterschätzende Konsequenzen, namentlich in Bezug auf die Beurteilung von Nutzen und Sinn alternativer Heilmethoden und auf die umstrittene Frage der Kostenerstattung für solche Leistungen durch die Krankenversicherung.

16.2 Qualität im Kontext der Medizin

Qualitätsentwicklung: Der Begriff der Qualitätsentwicklung in der Medizin und im Gesundheitswesen wird geprägt durch *Avedis Donabedian,* der sich 1966 erstmals mit der Qualitätsbeurteilung in Medizin und Pflege wissenschaftlich auseinandersetzte. Für ihn waren drei Dimensionen von Qualität zentral:

- *Die Strukturqualität:* Gemeint damit sind die aktuellen Rahmenbedingungen für die medizinische Versorgung und die notwendigen Fähigkeiten der Institution. Dazu gehören personelle und materielle Ressourcen, technische Ausrüstung, bauliche Einrichtung, finanzielle Gegebenheiten.
- *Die Prozessqualität:* Also die Art und Weise, wie medizinische Leistungen erbracht werden. Dazu gehören alle ärztlichen, pflegerischen und administrativen Tätigkeiten.
- Und *die Ergebnisqualität:* Sie ist letztlich die wichtigste, denn sie beschreibt die Veränderungen des gegenwärtigen und zukünftigen Gesundheitszustandes des Patienten, die dem medizinischen Handeln zuzuschreiben sind. Die Bewertung erfolgt meist durch die Patienten selbst. Dazu gehören Zufriedenheit und Lebensqualität, aber auch der Grad der Zielerreichung und die Einhaltung von Zielvereinbarungen, insgesamt also alle relevanten Marker für den Erfolg einer medizinischen Intervention.
- Diese drei Qualitätsdimensionen können ergänzt werden durch *die Planung,* die allen anderen zeitlich vorausgeht: Dazu gehören die richtige und rechtzeitige Einschätzung von Bedarf und Bedürfnissen, aber auch die Berücksichtigung von praktischen und theoretischen (wissenschaftlichen) Erfahrungen.

Ziele: Avedis Donabedian, selbst Arzt, umfasste mit sechs Attributen die Hauptziele für das Gesundheitswesen des 21. Jahrhunderts: sicher, effektiv, patientenzentriert, rechtzeitig, effizient, gerecht. Sein besonderes Anliegen war jedoch die Verbesserung der sozialen, emotionalen und ethischen Aspekte: „Health care is a sacred mission ... a moral enterprise and a scientific enterprise but not fundamentally a commercial one. We are not selling a product. We don't have a consumer who understands everything and makes rational choices – and I include myself here. Doctors and nurses are stewards of something precious. ... Ultimately the secret of quality is love. You have to love your patient, you have to love your profession ..." [54].

Medizinische Qualitätsindikatoren: Die Beurteilung und die Kontrolle von Qualität basiert auf *Qualitätsindikatoren* (Messgrößen). In der Medizin messen medizinische Qualitätsindikatoren spezifische Eigenschaften der Gesundheitsversorgung in Form von Strukturen, Prozessen oder Ergebnissen, die im Rahmen einer *Qualitätskontrolle* bewertet werden sollen. Dabei ist der Indikator selbst kein direktes Maß der Qualität, sondern bloß das Werkzeug zur Leistungsbewertung. Die resultierende Messgröße wird mit Referenzbereichen abgeglichen und kann sich innerhalb oder außerhalb derselben bewegen. Indikatoren sind wie Mosaiksteine, die erst in hinreichender Menge eine taugliche Aussagekraft erhalten. Medizinische Qualitätsindikatoren werden auf verschiedene Weise kreiert. Sehr oft resultieren sie mittels Evidenz aus Studien oder entstehen aufgrund bereits existierender Leitlinien, die auf Evidenz und ärztlichem Konsens basieren. Sie können auch Ergebnis einer Diskussion im Sinn eines Konsensus verschiedener Meinungen sein. Alle Qualitätsindikatoren haben ihre Stärken und Schwächen. Bevor medizinische Qualitätskontrollen möglich und sinnvoll sind, muss der *Begriff der Qualität in der Medizin* eindeutig bestimmt und auch allen, die Qualität messen und kontrollieren, bekannt sein. Zudem müssen all diejenigen, die Qualität kontrollieren, bereit sein, die zuvor bestimmten Qualitätskriterien zu akzeptieren und im Rahmen ihrer eigenen Arbeit zu respektieren. Ansonsten wären die Qualitätskontrollen in der Medizin von schlechter Qualität!

16.2.1 Qualität in der Medizin umfasst messbare *und* nicht messbare Qualität

Der Qualitätsbegriff in der Medizin: Den Qualitätsbegriff in der Medizin korrekt und vollständig zu erfassen ist schwierig und bis heute wohl niemandem wirklich gelungen. Trotzdem ist im medizinischen Alltag und im Kontext unserer Thematik auf diesen Begriff nicht zu verzichten. Ganz im Gegenteil: Qualitätssicherung und Zertifizierung haben in den letzten Jahren eine immer größere Bedeutung bekommen. Ein zentrales Qualitätsmanagement zählt heute zu den elementaren Organisations-, Produktions- und Handlungsabläufen. Nicht nur in der Industrie und Wirtschaft, auch in der Medizin. Dazu muss die Qualität dieser Abläufe überprüfbar sein, denn nur so wird eine *Q-Zertifizierung* möglich. Sie steht meistens am Ende dieser Abläufe und soll umfassend und zuverlässig Auskunft über die Qualität des Produktes geben. Qualität beinhaltet neben einem *quantifizierbaren Teil,* der für Q-Systeme und Zertifizierung sehr geeignet ist, immer auch einen *nicht quantifizierbaren.* Weil eine Objektivierung hier sehr viel schwieriger ist, eignet sich Nichtquantifizierbares für Q-Systeme und Q-Zertifizierung kaum. Dieser personal-sinnhafte und eben nicht messbare Teil der Qualität in der Medizin wird wesentlich in den zwischenmenschlichen Prozessen erfahren.

Der personale Aspekt der Qualität: Für *Hansueli Schläpfer* ist dieser personal-sinnhafte, nicht messbare Teil von Qualität in der Medizin „ereignishaft flüchtig, ohne nachweisbare Kausalität, sodass er sich weder als Prozess- noch als Ergebnisqualität wirklich fassen lässt" [207]. Und er fügt dem bei: „Der Zugang zu diesem unverfügbaren Teil der Qualität ist schwierig und nur indirekt möglich und hält sich ans Konkrete, an die Kasuistik: gute Ärzte, Pflegende, gute Entscheidungs- und Indikationsprozesse, gute Ausbildung und Vorbilder usw. Dieser nicht messbare Teil der Qualität entzieht sich den *WZW-Kriterien* und kann sich damit nicht rechtfertigen." (s. Exkurs).

Exkurs

WZW-Kriterien

Damit die Versicherer Leistungen im Gesundheitswesen im Rahmen der obligatorischen Krankenpflegeversicherung in der Schweiz vergüten, müssen sie gemäß Artikel 32 des Bundesgesetzes über die Krankenversicherung wirksam, zweckmäßig und wirtschaftlich sein (WZW). Die Wirksamkeit muss mit wissenschaftlichen Methoden nachgewiesen sein. Die WZW-Kriterien werden periodisch überprüft. Die WZW-Kriterien sind nicht unumstritten.

Dieser grundlegende und nur schwer objektivierbare Aspekt der Qualität in der Medizin ist für einen qualifizierten, umfassenden und praxistauglichen Qualitätsbegriff unerlässlich und muss diesem zwingend implizit sein. Jede Qualitätsmessung, die diesen Aspekt nicht miterfasst, ist für die Qualitätskontrolle in der Medizin nur bedingt geeignet. Doch gemessen wird in der Medizin nur, was auch messbar ist, wodurch der nicht messbare Teil der Qualität in der Medizin kaum beachtet wird. Die Inhalte der nicht messbaren Qualität in der Medizin sind kein Thema und sie interessieren paradoxerweise oft gerade diejenigen am wenigsten, die sich dem Qualitätsmanagement verschrieben haben. Offensichtlich lassen sich hier weder Lorbeeren noch Bares holen. Dies, obgleich an der hohen Relevanz und Unverzichtbarkeit dieses personal-sinnhaften und nicht messbaren Teils in der medizinischen Praxis niemand zweifelt.

Solange jedoch der Qualitätsbegriff in der Medizin grundsätzlich quantifizierbar und operationalisierbar zu sein hat, wird es nie gelingen, diese nur schwer fassbaren subjektiven und personalen Aspekte der Qualität in der Medizin in eine *adäquate* Beurteilung und Sicherung von Qualität einzubauen. Immerhin gibt es verschiedene medizinische Disziplinen, die in dieser Beziehung als Vorreiter gelten: Dazu gehört sicher die (Kranken-)Pflege, für die bereits in der Vergangenheit die *Sorge um den Patienten* im Zentrum stand. Sie versteht und definiert sich selbst als eine Profession, die sich versorgend und betreuend um kranke, behinderte und sterbende Menschen kümmert. Ähnliches gilt auch für die integrierte Medizin und neueren Datums für die Palliative Care – von beiden wird noch ausführlich die Rede sein.

Diese personalen Aspekte im medizinischen Praxisalltag können kaum erzwungen, kontrolliert und reglementiert werden, denn sie entstehen gleichsam spontan und aus freien Stücken immer wieder neu. Sie sind, so Hansueli Schläpfer, eher in Form von Inseln aktiv, die im besten Fall dicht miteinander vernetzt sind, im schlechtesten Fall dagegen kaum existieren. Sie werden vom Kranken entsprechend geschätzt oder vermisst. Und sie sind bezüglich ihrer Form, Art und Weise sehr heterogen und werden ganz unterschiedlich rezipiert. Denn was für die eine Patientin gut ist, kann für den anderen Patienten schlecht sein: Wenn beispielsweise Frau X mit einem aufklärenden Gespräch betreffend Ernsthaftigkeit ihres Leidens mit ihrem Arzt sehr zufrieden und dankbar ist, kann ein solches Gespräch Herrn Y mit tiefer Entrüstung erfüllen und bei diesem auf komplettes Unverständnis und Ablehnung stoßen.

Verständnis für die Bedeutung der Qualität: Wer sich regelmäßig mit Qualitätsfragen in der Medizin beschäftigt, stellt fest, dass das Verständnis für die Bedeutung der Qualität steigt. Und nicht nur das, die *Qualität selbst steigt,* weil allein die Sensibilisierung in Bezug auf Qualitätsansprüche und deren Reflexion bereits etwas bewirken. So beispielsweise, dass Ärzte und Pflegende den Umgang mit dem Patienten und dessen Angehörigen kritisch hinterfragen und versuchen, diesen zu optimieren. Zu einer qualitativ guten Medizin, die beiden Teilen, dem messbaren und dem nicht messbaren Rechnung trägt, gehört, dass nicht nur die medizinisch-technische Leistung stimmt, sondern dass die Lebenswelt des Patienten und die Welt der Medizin für den Patienten passend zusammengeführt werden. Oder wie *Thomas Schweizer* es formuliert: „Medizinische Qualität würde meines Erachtens darin bestehen, die Lebenswelt des Patienten und die medizinische Erfahrungswelt zusammenzuführen. Es geht darum, die Subjektivität des Patienten so weit wie möglich zu verstehen und seine vorsprachlichen Prägungen mit seinem Symptomerleben und seinem Krankheitsverlauf in Zusammenhang zu bringen. Es kann indessen nicht darum gehen, Subjektivität in Opposition zu Objektivität zu stellen. [...] Medizin ist ohnehin keine Wissenschaft, die streng objektiven, somit reduktiven und abstrahierenden Kriterien genügen muss, sondern vielmehr eine Erfahrungswissenschaft, deren Erfolge gerade dadurch begründet sind, dass sie auch den nicht rational fassbaren Phänomenen der Natur höchste Bedeutung zumisst und sich den Problemen der Patienten selbstkritisch und praxisorientiert zuwendet.“ [221]

16.2.2 Normativer und nicht normativer Qualitätsbegriff

Normativer Qualitätsbegriff: In diesem Zusammenhang stellt sich die Frage, inwieweit sich für die Medizin ein Qualitätsbegriff bewährt, der ein rein normativer ist. Eine Norm ist immer eine Wertvorstellung, nach deren Richtlinien gehandelt werden soll, so beispielsweise gesellschaftlich anerkannte Konzepte, Ideen oder Vorschriften. Ein normativer Qualitätsbegriff setzt eine Messung, eine Wertung und ein Urteil voraus, gilt als Richtschnur und ist maßgebend und präskriptiv. Das ist jedoch nicht unproblematisch, wie bittere Erfahrungen aus der Welt der *Kunst* uns zeigen. Normierungen in der Kunst sind gefährlich, denn was gut oder was schlecht ist, könnte demnach in einem totalitären Staat als linientreu bzw. nicht linientreu, als „entartet“ gewertet werden. Auch wenn Kunstkritiker und Jurys über Kunst urteilen und Kunst- und Kulturpreise verleihen und auch wenn es einen Kunstmarkt gibt, auf welchem Kunstwerke monetär bewertet werden: „Es gibt aber keine Norm und keine Maßeinheit für gute und schlechte Kunst, es gibt bestenfalls den persönlichen Geschmack. Versuche totalitärer Staaten, linientreue und entartete Kunst zu trennen, führten zu verstörenden Ergebnissen. Dies muss uns für die Medizin hellhörig machen. Wie soll der Sinn einer Abklärung und Behandlung eines individuellen Patienten an einer Norm gemessen und verglichen werden, ohne ihn zu zerstören?“ [205] Ist ein normativer Qualitätsbegriff nicht geradezu eine Antinomie, ein Widerspruch in sich, weil Qualität viel mit *Qualia* zu tun hat, mit subjektiven Erlebnisinhalten des phänomenalen Bewusstseins, die auf die Außen- und Innenwelt verweisen, zu Letzterer auch erlebte Sinnesinhalte wie Schmerzen, Gedanken und Gefühle gehören? Hier eine Normierung zu verlangen scheint mir widersinnig.

Dass der Qualitätsbegriff in der Medizin bis jetzt als ein vorrangig normativer verstanden und verwendet wird, hängt damit zusammen, dass seit Mitte des 20. Jahrhunderts unser immer komplexer werdendes System der Medizin mit einfachen, messbaren und vergleichbaren Werten anhand von normierten Daten beurteilt wird. Diese Normen sind nützlich und wertvoll, sie implizieren jedoch, dass all das, was sich nicht innerhalb dieser Normen befindet und bewegt, rasch einmal vom Messenden als anormal beanstandet und abgelehnt wird. Ein normativer Qualitätsbegriff entspricht dem naturwissenschaftlich-technischen Verständnis der modernen Medizin: Die Güte der Medizin wird an ihrer Fähigkeit gemessen, Normalfunktionen wiederherzustellen, was zwar sehr oft sinnvoll ist, aber eben nicht immer. Dieses Modell verfehlt den Patienten in seinem Menschsein, in seinem sehr persönlichen Verhältnis zur Krankheit und zu seiner Lebenswelt. Ein normativer Qualitätsbegriff setzt eine Messung, eine Wertung und ein Urteil voraus. Messen bedeutet aber immer eine Reduktion auf Zahlen.

Doch was genau wird mit den Qualitätsindikatoren gemessen und wie steht es mit der Validität dieser Messergebnisse? Stimmen sie mit dem tatsächlichen Sachverhalt in seiner Gesamtheit, in seiner *Ganzheit* überein? Oder sind sie bloß ein Teil der Wahrheit, der sich dem Wesentlichen verschließt?

Nicht normativer Qualitätsbegriff: Ob die Behauptung stimmt, dass nur über eine rein normativ verstandene Qualität ein gelingender Diskurs geführt werden kann, hängt stark davon ab, von welchem Medizinverständnis man ausgeht. Richtig ist sicher, dass für gewisse Qualitätskontrollen in der Medizin ein normatives Begriffsverständnis unverzichtbar ist. Namentlich dann, wenn es um das biologisch-naturwissenschaftliche Verständnis des Körpers geht, sei er gesund oder krank. Hier ist Messen und Vermessen angesagt. Das bedeutet aber nicht, dass ein nicht normativer Qualitätsbegriff sich deshalb erübrigt oder gar nicht existiert. Ganz im Gegenteil: Ein solcher drängt sich geradezu auf. Er zielt ab auf all die Aspekte der Medizin, wo *diese selbst* weder wertend noch maßgebend sein können, sein wollen und auch gar nicht dürfen. Wie kann ein normativer Qualitätsbegriff bei solchen Aspekten überhaupt funktionieren? Dort, wo gerade *Wertfreiheit* Lebensweisen und Wahrheiten zulässt, die unabhängig vom eigenen oder fremden Wertsystemen (Vorstellungen, Ideale) bestehen müssen und die andernfalls sogar zu verteidigen sind? Dort, wo Selbst- und nicht Fremdbestimmung gefordert wird, entsprechend den Autonomierechten der Medizin? Dort, wo es um Werte geht, für deren Unverfügbarkeit die Medizin sich einzusetzen hat, will sie nicht selbst dem Vorwurf bedingungslosen Normativismus ausgesetzt sein. Wenn es bei Krankheit und Medizin um individuelle Betrachtungsweisen geht, wie die der subjektiven Interpretation der eigenen Krankheit, wie die der Art und Weise der eigenen Begegnung mit dem Leiden, oder wenn es um die Reflexionsweise betreffend Sinn und Unsinn bevorstehender medizinischer Interventionen geht – dann bleiben nicht bloß die Aussagen darüber nicht normativ, sondern auch der hier anzuwendende Qualitätsbegriff darf *kein normativer* sein.

Ein nicht normativ maßnehmender Ansatz: Es zeigt sich, dass es nicht nur darum gehen darf, „normativ-*maßgebend*" zu qualifizieren, sondern dass auch das „nicht normativ *Maßnehmende*" interessiert und zwingend in die Qualitätsbeurteilung mit einbezogen werden muss. *Qualität* in der Medizin zielt ab auf normative und nicht normative Ansätze zugleich, immer in Abhängigkeit des zu qualifizierenden Bereichs. Qualität in der Medizin bezieht sich ganz besonders dann auf den nicht normativ *maßnehmenden* Ansatz, wenn es um die Wertung anthropologischer und kultureller Aspekte des Menschseins geht – sei der Mensch gesund oder krank. Hier ist im Gegenzug zum normativen Ansatz das Gewahrwerden und Verstehen angebracht, wie dies im Übrigen die *Medical Humanities* zum Inhalt nehmen. Ein nicht normativer maßnehmender Ansatz ist unabdingbare Voraussetzung für ein gelingendes Bewältigen von komplexen psychosozialen, ethnosoziologischen und theologischen Herausforderungen.

17 Palliative Care und Spiritual Care

Einführende Bemerkungen

- Einleitend wird zwar über die *Sterbebegleitung* gesprochen, nicht aber über die verschiedenen Formen von Sterbehilfe. Hier interessiert vielmehr die *Palliative Care* (Kap. 17.1)
- Auf die *Spiritual Care* wird ausführlicher eingegangen (Kap. 17.2) – insbesondere auf die verschiedenen *Formen von Spiritualität, die religiöse, die agnostische und die atheistische.* Zudem werden zwei verschiedene Arbeiten zum Thema *Spiritualität und Neurobiologie* vorgestellt. Was in diesem Kontext besonders interessiert, ist die Spiritual Care, die Spiritualität als Element der Medizin. Dies soll anhand der Aufgaben und Zuständigkeiten von Spiritual Care aus theologisch-ethischer Sicht aufgezeigt werden.
- Abschließend werden einige Aspekte zur *Zusammenarbeit von Palliative Care und Spiritual Care* dargestellt (Kap. 17.3).

"So, you worked in Palliative Care teams?
Show me yours scars!"
Balfour Mount

17.1 Sterbebegleitung und Palliative Care

Sterbebegleitung: Unter Sterbebegleitung versteht man das Beistehen, Trostspenden und die rücksichtsvolle Betreuung von Sterbenden in den letzten Wochen, Tagen und Stunden vor ihrem Tod. Geleistet wird sie von Familie und Freundeskreis, und falls professionell, von Seelsorge, Ärzten, Pflegenden, Therapeuten oder ehrenamtlichen Sterbebegleitern. Unter dem Titel „Sterbehilfe, ärztliche Sterbebegleitung und Grenzen zumutbarer Behandlung" hat sich *Josias Mattli* mit Sterbehilfe und Sterbebegleitung intensiv auseinandergesetzt. Es soll hier nicht weiter auf die Thematik der verschiedenen Formen von Sterbehilfe eingegangen werden. Hingegen wird an dieser Stelle – und gleichsam die folgenden Themen *Palliative Care* und *Spiritual Care* einleitend – an eine für die Sterbebegleitung grundlegende Erkenntnis erinnert: Josias Mattli ruft uns in seinem Beitrag die *Inschrift im Apollotempel* zu *Delphi* ins Gedächtnis: „Erkenne dich selbst"; was so viel heißt wie „Mensch, erkenne dich selbst als Sterblichen!". Diese Inschrift soll an die Vergänglichkeit des Menschen erinnern – im Gegensatz zu den unsterblichen Göttern.

Palliative Care: Zur Palliative Care werden sämtliche Maßnahmen gezählt, welche das Leiden eines unheilbar kranken Menschen lindern und ihm zu einer bestmöglichen Lebensqualität bis hin zu seinem Tod verhelfen. Dazu gehören Behandlung, Betreuung und Begleitung. Sie beginnt spätestens dann, wenn eine Heilung als nicht mehr möglich erachtet wird, und endet nicht mit, sondern besser erst nach dem Tod des Verstorbenen. Denn zur Palliative Care gehört auch die Unterstützung der Angehörigen, auch über den Tod hinaus. Eingeschlossen sind immer die medizinische Behandlung, die Pflege sowie psychosoziale und spirituelle Unterstützung. Professionalität und viel Erfahrung sind wichtige Voraussetzungen für eine gelungene Palliative Care. Zentral dabei ist, die Qualen und Nöte des Leidenden bestmöglich zu antizipieren, um diese rechtzeitig und effektiv anzugehen. Der Einbezug der Palliative Care kann schon frühzeitig erfolgen, in Ergänzung zu kurativen und rehabilitativen Maßnahmen. Entscheidend ist hier menschliche Präsenz – der Pflegenden, der Seelsorge und ganz besonders auch die des Arztes.

Empfehlungen für die Sterbephase: Die beiden Palliativmediziner *Steffen Eychmüller* und *Barbara Grossenbacher-Gschwend* äußern sich unter dem Titel „Betreuung sterbender Menschen und ihrer Angehörigen" im *Swiss Medical Forum* dazu [57]. Auch wenn in palliativen Situationen und bei Sterbenden die diagnostische Medizin nur noch eine marginale, weil nicht mehr kurative Rolle spielt, so ist der Arzt umso mehr als Fachperson und Mitmensch gefordert. In den Lebensanfang (Geburt) wurde vonseiten der Medizin im Laufe der letzten Jahrzehnte sehr viel investiert, das Lebensende dagegen weckt deutlich weniger Aufmerksamkeit. Dem soll nun entschieden entgegengewirkt werden. Initiiert durch die Schweizerische Palliativgesellschaft (palliative.ch) arbeitet seit 2015 eine Taskforce, die sich mit der Übertragung von neuen, international beachteten Vorgehensweisen auf die Schweiz beschäftigt [226]. Es geht dabei um Empfehlungen für die Sterbephase, für die letzten vier bis sieben Lebenstage. Aus praktischen Gründen werden fünf verschiedene Stadien unterschieden:

- das Erkennen der Sterbephase,
- initiales Assessment,
- Maßnahmen,
- Verlaufsevaluation und
- Tod und Betreuung der Trauernden.

Ohne weiter auf die Bedeutung und Eigenheiten dieser fünf Stadien einzugehen, sei erwähnt, dass bei allen der *Fokus auf die Kommunikation* mit dem Patienten und den Angehörigen gerichtet ist. Dass dabei dem Zuhören eine große Bedeutung zukommt, muss hier kaum erwähnt werden. Wie sagte doch *Gian Domenico Borasio* in Anlehnung an *Bernhard Naunyn:* „Die Medizin der Zukunft wird eine hörende sein, oder sie wird nicht mehr sein." [159]

Gute Palliative Care baut demnach auf eine systematische Vorausplanung des Lebensendes und auf eine rechtzeitige und angepasste Kommunikation über das bevorstehende Sterben. Dabei wird das Gespräch über den nahen Tod dem Sterbenden zwar angeboten, ihm aber nie aufgezwungen. Selbst in der Sterbephase und trotz oft widriger Umstände lassen auch nur kleine Erfolge beim Patienten und beim Arzt Zufriedenheit und eine gemeinsame Freude aufkommen. In diesem Zusammenhang ist die enorm wichtige Rolle des im Zimmer des Schwerkranken ein- und ausgehenden *Pflegepersonals* zu erwähnen. Die Pflegenden sind, abgesehen von den Angehörigen, diejenigen Menschen, mit denen der Schwerkranke in der letzten Phase seines Lebens noch Kontakt aufnehmen kann. Es sind die letzten zwischenmenschlichen Interaktionen, die allerletzten Ereignisse und Erlebnisse dieses Menschen. In dieser letzten Phase geht es immer auch um sehr alltägliche Dinge, um „leibliche Dinge", um körperliche Nähe im Rahmen der Pflege. Doch all diese Dinge sind noch klar dem Leben zugehörig, dem Diesseitigen gewidmet.

17.2 Spiritual Care

17.2.1 Über Spiritualität in der Medizin

Religionsneutrale Sorge um die Seele: Für viele kranke Menschen ist der bloß dreidimensionale, bio-psycho-soziale Ansatz der naturwissenschaftlichen Medizin bekanntlich zu nüchtern und deshalb überhaupt nicht ausreichend. Religion und Spiritualität können hier im Sinne einer weiteren Dimension den dreidimensionalen Ansatz ergänzen und diesen zu einem vierdimensionalen bio-psycho-sozio-spirituellen erweitern. Sind bei den ersten drei Dimensionen die Verantwortlichkeiten und Kompetenzen weitgehend geregelt, so sieht es bei der vierten Dimension etwas anders aus. Zwar liegt die Zuständigkeit für die Dimension der religiösen Spiritualität in der Schweiz beim Pfarrer (Spitalpfarrer), doch wird dieses Angebot im Praxis- und Spitalalltag von vielen Kranken aus unterschiedlichen Gründen kaum genutzt, von vielen sogar abgelehnt. Eine *integrale Begleitung* des Kranken, die sich angesichts existenzieller Bedrohungen und des nahenden Todes darum bemüht, der Dimension des Geistigen im Rahmen der individuellen Bedürfnisse nachzukommen, ist mehr als nur wünschenswert. Diesem Begehren nach einer vierten Dimension, *unabhängig* von Glauben und Religion, verstanden als religionsneutrale Sorge um die Seele des Erkrankten nachzukommen, war die ursprüngliche Idee, aus welcher sich später die *Spiritual Care* entwickelte und etablierte. Dabei ist festzuhalten, dass diese Spiritual Care nicht etwa durch die christliche Seelsorge, sondern in erster Linie durch die Medizin selbst als zusätzlichen *Care-Bereich* initiiert und weiterentwickelt wurde.

Der Begriff Spiritualität: In diesem Zusammenhang ist wichtig zu wissen, dass das Begriffsverständnis von Spiritualität im angelsächsischen und im romanischen Sprachgebrauch sehr unterschiedlich ist. Das englische Wort *spirituality* geht weit über das Religiöse hinaus, es übersteigt dieses und wird viel offener verstanden als das romanische Wort *spiritualité*, das sich ganz auf das Religiöse beschränkt, also auf die Beziehung des Menschen zu Gott, und dabei ein Ausdruck von Frömmigkeit ist. Das erklärt auch, weshalb der englische Begriff Spiritual Care aus dem Umfeld der Medizin stammt und diesem Begriff dementsprechend das englische Verständnis zugrunde liegt. *Spirituality* meint vielmehr die Geistesgabe und die Bereitschaft, dasjenige zu übersteigen (zu transzendieren), was wir mit unseren Sinnen wahrzunehmen üblicherweise im Stande sind. *Unmittelbare Erfahrungen* dieser Art sind auch ohne Bezug zum Religiösen möglich. Spirituality setzt in einem religiösen Umfeld eine gewisse Aufgeklärtheit, Großmütigkeit und Toleranz voraus. Nur so gelingt es, neben der religiösen auch die Möglichkeit einer nichtreligiösen und/oder atheistischen Spiritualität zu verstehen und zuzulassen.

Nichtphysische Determinanten: Wir wissen aus eigener Erfahrung, dass besonders nichtphysische Faktoren den Blick auf unsere eigene Existenz schärfen und oft nachhaltig verändern. Wenn, wie dies bei jeder schweren Krankheit der Fall ist, die An- und Hinfälligkeit des Physischen am eigenen Körper schmerzlich erlebt wird, so rückt bei vielen Menschen rasch einmal das Meta-Physische, das Bedürfnis nach Spiritualität, in den Vordergrund. *Gian Domenico Borasio* hat diese metaphysischen Determinanten untersucht, zwei werden hier kurz vorgestellt [33]:

- Im Gegensatz zur Allgemeinbevölkerung sind beim Kranken, und mehr noch beim Palliativpatienten, die selbsttranszendenten Werte höher als die selbstbezogenen. Dieses „Über-sich-hinaus-Gehen“ kann als erster Schritt hin zu Spiritualität bzw. bereits als eine native Form von Spiritualität verstanden werden. Offenbar spielt für Palliativpatienten im Angesicht des bevorstehenden Todes die eigene Person kaum mehr eine große Rolle.

- So wie versucht wird, die Lebensqualität individuell zu definieren, wird dies auch für den *Lebenssinn* getan. Menschen, für die Religion, Spiritualität oder Natur nicht lebensrelevante Bereiche sind, weisen eine höhere Zufriedenheit mit dem eigenen Leben auf, als jene, welche Beruf und Finanzen als (lebens-)sinnstiftend angeben. Bei Palliativpatienten verliert das Thema „Beruf" klar an Bedeutung, dagegen werden Partnerschaft, Spiritualität und Natur wichtiger. „Sinnfindung ist demnach selbst bei schwerster Krankheit am Ende des Lebens noch möglich, da sich die Lebenssinnprioritäten ebenso wie die Wertvorstellungen verschieben." [33] (S. 120).

Wenn eine solche Verschiebung von Sinn und Werten mit einer höheren Lebensqualität gekoppelt ist, dann steht die Frage im Raum, weshalb der Mensch erst angesichts des Todes zu einer solchen Korrektur bereit ist. Die Antwort darauf könnte lauten, dass das Leben selbst dies nur schwer zulässt, da unter dem Druck der alltäglichen Herausforderungen und Verlockungen das Streben nach Lebenssinn in dieser Form und die Anerkennung entsprechender Werte wohl nur für wenige denkbar und lebbar ist.

17.2.2 Die religiöse Spiritualität

Frank Mathwig umreißt in „Palliative und Spiritual Care" den Anspruch und die Verpflichtung der Kirche in Sachen religiöser Spiritualität anhand der Themen

- der *Leiblichkeit,*
- des *Sinns* und
- der *Sorge.*

Sie werden hier vorgestellt, da diese Themen in der aktuellen Spiritualitätsdiskussion im Vordergrund stehen [149].

Konzept der Leiblichkeit: Für ein angemessenes Verständnis von Spiritual Care ist für *Frank Mathwig* das Konzept der Leiblichkeit die geeignetste Basis. Dass Sterben ganz und gar *dynamische Leibhaftigkeit* ist, soll die Beschreibung des Sterbensprozesses durch den Mediziner *Herbert Plügge* aufzeigen. Da dieser Text eine bemerkenswerte Einfühlsamkeit verrät und in diesem Sterbensprozess das Wesen der Leiblichkeit exakt beschreibt, soll er hier zitiert werden: „Es handelt sich hier um eine Art von langsamem Verlöschen; um den Vorgang, dass hier der Kranke seinen Leib gleichsam nach innen verlässt, das Leibliche dagegen immer mehr den Charakter des Körperlichen annimmt und damit zur Hülle wird. Diese Kranken ziehen sich fast unmerklich nach innen zurück. Der menschliche Raum, der sonst nach außen schlechthin unbegrenzt ist, schrumpft allmählich auf den Bereich alles dessen, was innerhalb der Haut liegt, zusammen. Das äußerliche, das sichtbare des Leiblichen, die Haut, die Muskulatur, der Blick, nehmen immer mehr den Charakter des Leblosen an. [...] Der Weg zu Verwandlung eines Leibes in das Körperlich-Hüllenhafte während eines langen Siechtums ist [...] kein gradliniger, sondern ein phasenhaftes Hin und Her, in dem heute mehr das Lebendig-Leibliche, morgen vorwiegend das Verwelkende, fast Abgestorbene in Erscheinung tritt. Immer ist beides sichtbar, das auch noch in extremis ermöglicht, sich der eigenen Welt, wenn auch unter Umständen nur kurzfristig und dürftig, zuzuwenden, an ihr teilzuhaben, ja: sie in begrenztem Umfang wiederherzustellen bzw. zu formen." [179] (zitiert in [149], S. 33).

Konstitution des Lebenssinns: Ein wesentlicher Aspekt der Konstitution des Lebenssinns liegt, so Frank Mathwig, in der Gemeinschaft. Der Ausgang von Sinnfragen ist dabei immer offen.

Dabei kann es vorkommen, dass Sinn fehlt und nur noch Sinnlosigkeit und Absurdität bleibt. Aber auch solches ist zu ertragen: „Gegen allzu viel oder allzu leichte Sorge um den Sinn eines Leidens braucht es Mut und Kraft, das Sinnlose auch als das Sinnlose aushalten zu können", und weiter: „Im aktuellen Boom von Sinnhaftigkeitsbegehrlichkeiten sollten Theologie und Kirchen nicht mitunter mitmischen, sondern kritisch Distanz wahren", und nochmals weiter: „Gegen überstiegene Souveränitätsphantasien, die auch noch das letzte himmelschreiende Elend in ein normatives Glücks- oder Sinnsystem einhegen wollen, bietet christliche Seelsorge eine überraschend einfache Alternative: Mut zur Sinnlosigkeitstoleranz. Wir können – und müssen manchmal – auch gegen das eigene Verstehen anleben. Leben braucht kein Verstehen, um gelebt zu werden." [149] (S. 37). Für Frank Mathwig hat die Kirche allen Grund, auch um ihrer Glaubwürdigkeit für jeden Gestrandeten willen, sich diesen Fragen zuzuwenden: „Wer, wenn nicht die kirchliche Seelsorge, sagt den Menschen in einer Leistungsgesellschaft, die nicht mehr leisten können, dass es keine Leistung braucht, weil alles schon geleistet ist? Wer, wenn nicht die kirchliche Seelsorge, sagt den Menschen, deren Energie und Geist zu schwach für Selbstfindung und spirituelle Erfahrungen geworden ist, dass es beides nicht braucht, weil sie längst gefunden wurden? Wer, wenn nicht die kirchliche Seelsorge, sagt den Menschen, die in ihrer Krankheit einsam geworden sind und keine Kraft haben, sich dagegen aufzulehnen, dass sie nicht allein gelassen sind, sondern dazugehören?" [149] (S. 38).

Die Sorge: Die Sorge wird als Ausgerichtet-Sein unseres Willens gesehen, welches weder einer moralischen Pflicht noch einem Rechtsgrundsatz folgt. Den biblisch-theologischen Grundeinsichten von der Beziehungshaftigkeit allen Lebens entsprechend gehe es bei dieser Sorge um ein Hinsehen, um ein Sein und nicht um ein Sollen, um eine Wahrnehmung und nicht um eine Tugend im aristotelischen Sinn. Für den Ethiker *Johannes Fischer* steht ein solch christliches Ethos der Wahrnehmung in direktem Bezug zur Aufgabe der *Seelsorge*. Im unmittelbaren Vollzug der Seelsorge geschehe das Entscheidende: „Nicht in dem, *was* der Seelsorger tut, sondern in dem, was sich durch sein Tun vermittelt und auf den Klienten und dessen seelische Empfänglichkeit überträgt." [149] S. 40, zitiert nach [65]).

Humanisierung der Seelsorge: Zum kirchlichen Grundauftrag und zum Kernbestand der christlichen Tradition gehören die Betreuung von Kranken und die Begleitung von Sterbenden. Dass der Pfarrer ans Sterbebett geholt wird, dass er mit dem Sterbenden betet, dass er die letzte Beichte abnimmt und die letzte Ölung erteilt – das habe über Jahrhunderte gegolten und sei selbstverständlich gewesen, so *Isabelle Noth* in „Palliative und Spiritual Care" [168]. Doch sind diese Zeiten längst vorbei? Die Autorin hat sich dieser Frage angenommen und in älteren und neueren Lehrbüchern der Seelsorgelehre nachgeschaut, was zur Sterbeseelsorge geschrieben wird. Ihr Fazit: „Ich bin auf eine bemerkenswerte Fülle unterschiedlicher Bestimmungen dessen gestoßen, was Anforderung, Inhalt und Zielsetzung von Seelsorge betrifft." [168] (S. 105). Anhand von mehreren Beispielen zeigt sie auf, dass ein grundsätzlicher Wandel im Laufe der Zeit stattgefunden habe. Nämlich weg von der Lehre, Verkündigung und Mahnung hin zur Hinwendung zum Menschen. Sie spricht in diesem Zusammenhang von einer *Humanisierung der Seelsorge*. „Der Sterbende ist nicht mehr Objekt, an dem ich meine Funktion ausübe und meine Kompetenzen erprobe bzw. demgegenüber ich mich primär als Professionelle verhalte, sondern angesichts des bevorstehenden Todes rücke ich als Nächste in den Blick. Mein eigenes Menschsein und In-Beziehung-Sein tritt in den Vordergrund." [168] (S. 105). An die Stelle der paternalistischen Verkündigung tritt solidarisches Schweigen. Die Gemeinschaft dagegen trete in den Hintergrund, bedauert sie.

All die Gedanken über *religiöse Spiritualität* in Bezug auf Betreuung von Kranken und Begleitung von Sterbenden, die sich die *christliche Kirche* macht, sind hier nur fragmentarisch und unvollständig wiedergegeben. Auch würde es den Rahmen dieses Buches sprengen, auf die Rolle der Spiritualität in anderen Religionen weiter einzugehen.

Als Nächstes soll von zwei weiteren Formen von Spiritualität die Rede sein, namentlich von der *agnostischen* und der *atheistischen* Spiritualität.

17.2.3 Die agnostische und die atheistische Spiritualität

Agnostische Spiritualität

Über die agnostische Spiritualität äußern sich *Monika Wohlrab-Sahr, Uta Karstein und Christine Schaumberg.* Ganz unverkrampft und pragmatisch postulieren sie: „Ich würd' mir das offenlassen." Ich werde mich im Folgenden sehr stark auf den von ihnen in der *Zeitschrift für Religionswissenschaft* publizierten Beitrag „Agnostische Spiritualität als Annäherung an die ‚große Transzendenz' eines Lebens nach dem Tode" beziehen [272].

Agnostizismus: Angesichts der Begrenztheit menschlichen Wissens und Verstehens gibt es die philosophische Ansicht, dass gewisse Annahmen, wie beispielsweise die Existenz oder Nichtexistenz einer höheren Instanz, weder erklärbar noch beweisbar sind. Demnach wird die Gewissheit der Existenz Gottes zwar verneint, aber der Glaube an ihn ist grundsätzlich möglich. Und so ist der *Agnostizismus* sowohl mit *Theismus* als auch mit *Atheismus* durchaus kompatibel. Ein zeitloses Dokument des Agnostizismus ist *Bertrand Russells* religionskritisches Essay „Warum ich kein Christ bin." [196]

Agnostische Spiritualität kann unterschiedlich verstanden und empfunden werden. Abhängig davon, ob von *agnostischem Theismus* (kein Wissen von der Existenz Gottes, aber Glaube an Gott) oder von *agnostischem Atheismus* (kein Wissen von der Existenz Gottes und kein Glaube) ausgegangen wird, sind Form und Inhalt der Spiritualität verschiedenartig. So müssten sich beispielsweise bei der *agnostizistisch-theistischen* Spiritualität konsequenterweise Themen und Bilder der jeweils gegebenen Konfession finden lassen, da bei dieser Form von Agnostik der Glaube an einen bestimmten Gott denkbar ist. Umgekehrt müssten sich bei der *agnostisch-atheistischen* Spiritualität solche vermissen lassen und im Gegenzug durch andere Inhalte ersetzt sein.

Begriff der agnostischen Spiritualität: Die Autorinnen des hier vorgestellten Beitrages grenzen zwei unterschiedliche Verwendungen des Begriffs der Spiritualität voneinander ab:

- Einerseits Spiritualität als ein *Frömmigkeitsstil,* bezogen auf eine institutionelle, verfasste Religion und erfahrungsbasierte Haltung.
- Und andererseits Spiritualität als eine *subjektive Haltung,* die einen Kern des Religiösen erfasst, jedoch frei von den dogmatischen Vorgaben verfasster Religionen und ihrer institutionellen Anbindung ist. Man ist dann ein spiritueller, aber kein religiöser Mensch und das Spirituelle erscheint in dieser zweiten Fassung als das Subjektive, Authentische und nicht als das durch machtförmige, institutionelle und dogmatische Vorgaben ‚Verunreinigte'.

Hubert Knoblauch hat den Begriff der Spiritualität zur Bezeichnung für den „Glauben an die leibhaftige Begegnung mit transzendentalen Wirklichkeiten" verwendet, die keiner theologischen Rahmung bedürfen, um als subjektiv relevant angesehen zu werden [127]. Der Begriff der agnostischen Spiritualität bezeichnet eine

Haltung, die einen Transzendenzbezug mehr oder weniger abstrakt aufrechterhält, „ohne ihn verbindlich religiös zu füllen und sich dabei von religiösen und von materialistischen Vereindeutigungen gleichermaßen absetzt“ [272]. Sie ist agnostisch, weil ihr ein „religiöses Erfahrungswissen“ im Hinblick auf das, was prinzipiell für möglich gehalten wird, fehlt und auch keine Anstrengungen gemacht werden, ein solches Erfahrungswissen über gemeinschaftliche oder individuelle Praktiken zu erlangen. Die relative *Abstraktion der agnostischen Spiritualität* wird hier nicht streng philosophisch vorgenommen, sondern vielmehr in der Auseinandersetzung mit verschiedenen Möglichkeiten erst generiert. Und zwar in Form einer Vermischung alter und neuer Deutungsmuster: der Religion, der Magie, der Parapsychologie, des Humanismus, der Wissenschaft und anderem. Inhaltliche Beziehungen bleiben so eher experimentell und suchend. Sie bringen deshalb weniger religiöse Glaubenshaltungen zum Ausdruck. Demnach weist die agnostische Spiritualität einerseits auf eine *Säkularisierung* im Sinne einer Erosion institutioneller Glaubensvorstellungen, und andererseits auch auf eine *De-Säkularisierung*, auf das Wiedereinbringen von Immanenz und Transzendenz in einen gleichsam aufgeklärten Materialismus.

Auseinandersetzung mit dem Tod: Fragen rund um den Tod, sei es um den eigenen oder um den des anderen, evozieren Gedanken und Äußerungen, welche sich sehr oft in die Nähe von Spiritualität verordnen. Diese Tatsache hat sich eine wissenschaftliche Umfrage in Deutschland zu Nutzen gemacht, welche von der Deutschen Forschungsgemeinschaft DFG gefördert wird. Ausgehend von der Frage „Was glauben Sie, kommt nach dem Tode?“, welche im Rahmen des Projekts „Generationenwandel als religiöser und weltanschaulicher Wandel: das Beispiel Ostdeutschlands“ gestellt und in Familiengesprächen beantwortet wurde, arbeiteten die Autorinnen verschiedene Formen der Auseinandersetzung des Menschen mit dem Tode heraus.[70] Die Autorinnen verwenden dabei den Begriff der *agnostischen Spiritualität* und verorten diese in einem Spektrum zwischen christlicher Religiosität und Atheismus. Christliche Religiosität deshalb, weil dies in dem zu behandelnden kulturellen Kontext die dominante religiöse Form ist, auf die sich etwa der Atheismus bezieht. Zwar haben sowohl Christen als auch Atheisten es zweifellos mit derselben Erfahrungslosigkeit im Hinblick auf den eigenen Tod zu tun, aber Ersteren steht eine religiöse Semantik (Bedeutung und Inhalt) zur Verfügung, die diese Leerstelle füllt, indem sie die Tatsache der Erfahrungsferne in einem gewissen Sinn verschlüsselt und damit zu überbrücken sucht. Der Atheismus dagegen verweigert dieses Angebot der *„Realitätsverdoppelung“* durch die Religion (s. Exkurs).

Exkurs

Begriff der Spiritualität

„Der Begriff der Spiritualität bringt für die Verwendung innerhalb eines wissenschaftlichen Kontexts Probleme mit sich, insofern es sich dabei nicht um eine Beobachterkategorie, sondern um eine Kategorie des religiösen Feldes selbst handelt, die die Grenzziehungen dieses Feldes unweigerlich mitführt.“ Verwende man den Terminus aber als Begriff mit doppelter Unterscheidungsfunktion und nicht als „substanzielle“ Kategorie für eine Form der Frömmigkeit, werde er analytisch durchaus brauchbar. „Er bezeichnet dann eine Haltung, die auf die Transzendenzdimension verweist, dabei aber weitgehend ohne inhaltlich-religiöse Feststellung auskommt, und die gleichzeitig gegenüber der materialistischen Abwehr transzendenter Bezüge auf der prinzipiell möglichen ‚Realitätsverdoppelung‘ beharrt“, schreiben die Autorinnen in ihrer religionswissenschaftlichen Arbeit [272].

---

70 Das Projekt wird seit April 2003 von der Deutschen Forschungsgemeinschaft DFG gefördert.

Für die agnostische Spiritualität ist die *christliche Semantik* wohl kaum anschlussfähig, aber auch der *atheistische „Materialismus"* kann hier nicht genügen. „Hier wird – metaphorisch ausgedrückt – versucht, die Tür zur großen Transzendenz einen Spalt zu öffnen, ohne dass hier die tradierten Mittel der christlichen Religion genutzt werden. An deren Stelle treten Versatzstücke wissenschaftlicher, parapsychologischer, medialer und neureligiöser Deutungsmuster." [272] Ohne hier auf die Frage (die in der wissenschaftlichen Umfrage gestellt wird), was nach dem Tod kommt, weiter einzugehen, soll direkt auf die Schlussfolgerungen dieser Studie eingegangen werden. Wesentlich sind die folgenden drei Punkte:

- Die Antworten mit *christlich geprägten Semantiken* zeigten eine auffällige Kontrastierung von Pragmatismus (immanente Haltung) und Offenheit (große Transzendenz): Vom Offenlassen der Möglichkeit eines Lebens nach dem Tode bis hin zum Auferstehungsglauben.
- Bei den Antworten mit *atheistischen Semantiken* kam, wie zu erwarten, eine explizit atheistische Haltung zum Ausdruck: Ablehnung der Vorstellung eines Weiterlebens nach dem Tod; radikale Positionen mit bildlicher Beschreibung der menschlichen Vergänglichkeit; der Tod als definitives Ende der Person.
- In unserem Kontext interessieren nun aber in erster Linie die Antworten auf die Todesfrage *bei agnostischer Spiritualität:* Sie speisen sich aus unterschiedlichen Quellen. Einerseits wird die der Frage zugrunde liegende Erfahrungsfremde kompensiert, „... indem sie Analogieschlüsse von immanenten auf transzendente Erfahrungen ermöglichen. Andererseits stellen sie neue Semantiken zur Veranschaulichung bereit, die offenbar noch nicht in gleicher Weise als ‚überholt' gelten, wie dies gegenüber volksreligiösen, aber auch christlich-theologischen Vorstellungen oft geäußert wird. Und schließlich erzeugen sie – gerade über den Anschluss an wissenschaftliche Theorien und Science-Fiction – eigene Plausibilitäten, die dem ‚Irrationalen' der Vorstellung eines Weiterlebens nach dem Tode eine neue ‚Rationalität' unterlegen." [272]

Eigene Plausibilitäten eines Weiterlebens: Dazu gehören erstens gewisse *Analogieschlüsse:* Beispielsweise die weitverbreiteten übersinnlichen Erfahrungen als Indizien für die Möglichkeit großer Transzendenz. Aber auch ein nichtmaterielles Weiterleben nach dem Tode oder Ahnungen, geistige Verbindungen und Formen von Wiedergeburt. Zweitens gehören *Todesnähe-Erlebnisse* dazu, sie fungieren als Brücken zum Erfahrungsfernen, insbesondere in der älteren Generation. Drittens die *Wiedergeburt als Science-Fiction:* Wiedergeburtsvorstellungen wurden insbesondere bei der jüngsten Generation geäußert. Weniger in Form ausgearbeiteter religiöser Theorien, vielmehr als etwas, das den Schrecken vor dem Tod mildert. Mit der Vorstellung einer Wiedergeburt wird einerseits dem Gedanken des Weiterlebens der individuellen Person nachgegangen und andererseits nach Gemeinsamkeiten von Menschen und Tier gesucht. Und viertens die Feststellung von *Semantiken von Unsterblichkeit:* Die Metapher der ‚Energiehäufchen' – ein Versuch der Beschreibung von etwas Unbeschreiblichem – und eine Vorstellung der ‚Energieerhaltung' – wie sie auch immer zu verstehen ist.

Die agnostische Spiritualität entwickelt sich letztlich aus zwei sich gegenseitig ausschließenden Positionen. Da sind auf der einen Seite die Verheißungen der *Religion,* welche inhaltlich kaum nachvollziehbar sind und als solche mehrheitlich diskreditiert werden. Und da ist auf der anderen Seite der reduktionistisch-pragmatische Ansatz des *Atheismus,* der die Möglichkeit großer Transzendenz radikal verwirft und sich höchstens noch um die Verwaltung des Leichnams kümmert.

Die von den Autoren gestellte Frage „Was glauben Sie, kommt nach dem Tode?" beschäftigt offensichtlich jeden Menschen – ob Theist, Agnostiker oder Atheist. Der Tod ist und bleibt eine grundsätzlich erfahrungsfremde Angelegenheit, und deshalb bleibt nichts anderes, als uns mit *Substituten* zu bescheiden.

Atheistische Spiritualität

Bei der atheistischen Spiritualität, einer völlig *religionsunabhängigen Spiritualität,* geht es um eine weltlich-humanistische Form von Spiritualität, welche die Stufen „der puren Negation, der Religionskritik und des Antiklerikalismus hinter sich gelassen hat", meint der Religionskritiker *Joachim Kahl* anlässlich einer Rede in Berlin zum Thema „Spiritualität ohne Religion" [122]. Er macht damit deutlich, dass es ihm dabei um eine *atheistische* Spiritualität geht, die aber nicht als *„antitheistische Frontstellung"* missverstanden werden darf. Sie basiert auf der Einsicht der menschlichen Fragilität, der menschlichen Krankheitsanfälligkeit und der menschlichen Vergänglichkeit. Hier geht es nicht um die Verehrung von Heiligkeiten, denn bei der weltlich-humanistischen Spiritualität fehlt „jeder sakrale Bezug. Ganz unfrivol gesagt: Ihr ist nichts heilig" [122]. Dankbar verehrt sie aber das Erhabene und Wunderbare der schöpferischen Natur.

Weltlich-humanistische Spiritualität: *Formal* sei Spiritualität die Verschränkung von Verstand und Gefühl, von Rationalität und Emotionalität, *inhaltlich* die Verschränkung von Relativem und Absolutem. Damit meint Joachim Kahl, dass die spirituellen Fragestellungen und Bedürfnisse sich auf die metaphysische Ebene der Wirklichkeit beziehen, und das sowohl in theologischer als auch in weltlicher, nicht theologischer Form. Die letztere als *ontologischer Metaphysikbegriff,* in welchem es um die absoluten Strukturen des Seins geht: „Die Frage nach Sinn und Wert unserer individuellen Existenz im Ganzen des Seienden, das durch Raum und Zeit und die Abfolge von Ursachen und Wirkungen determiniert ist", sei die spirituelle Grundfrage. Dabei werde das religiöse Begriffspaar *Immanenz und Transzendenz* in einer weltlich-humanistischen Spiritualität durch das Begriffspaar *Relatives und Absolutes* ersetzt. Denn gibt es dieses Transzendente überhaupt, das diesen Namen wirklich verdient? Alles, was Menschen erleben und erfahren, sind innerweltliche Vorkommnisse, und der „Übertritt in eine andere Welt ist noch nie gedanklich schlüssig als möglich erklärt worden, geschweige dann gelungen". Hier zitiert Joachim Kahl die Inschrift auf dem Eingangsportal des ehemaligen freireligiösen Friedhofs im Bezirk Pankow in Berlin: „Schafft hier das Leben gut und schön. Kein Jenseits ist, kein Aufersteh'n" und fügt an, dass Transzendenzsehnsüchten auch einfach mutig und plakativ widersprochen werden kann. Ewigkeitserwartungen ist in keinem Fall ein ewiger Bestand garantiert. Joachim Kahl bezieht sich dabei auf *Bertrand Russells* Vorwort zu seiner *Autobiographie,* ein Zeugnis weltlich-humanistischer Spiritualität aus unserer Zeit. Unter dem Titel „Wofür es sich zu leben lohnt" gewährt dieser Text „Einblicke in die Identität und Motivation einer humanistischen Spiritualität, die sich auf der Höhe der Zeit bewegt." [122]

Aus diesem Text fügt Joachim Kahl ein großartiges Zitat von *Bertrand Russell* an[71]:

„Drei einfache, doch übermächtige Leidenschaften haben mein Leben bestimmt: das Verlangen nach Liebe, der Drang nach Erkenntnis und ein unerträgliches Mitgefühl für die Leiden der Menschheit. Gleich heftigen Sturmwinden haben mich diese Leidenschaften bald hier-, bald dorthin geweht in einem launenhaften Zickzackkurs über ein Weltmeer von Qual hinweg bis zum letzten Rand der Verzweiflung.

71 „Wofür es sich zu leben lohnt." Joachim Kahls Interpretation des Vorwortes „What I have lived for" zu Bertrand Russells Autobiographie war einer der Vorträge auf dem Humanistentag in Hamburg 2013.

Nach Liebe trachtete ich, einmal, weil sie Verzückung erzeugt, eine Verzückung so gewaltig, daß ich oft mein ganzes, mir noch bevorstehendes Leben hingegeben haben würde für ein paar Stunden dieses Überschwanges. Zum anderen hab ich nach Liebe getrachtet, weil sie von der Einsamkeit erlöst, jener entsetzlichen Einsamkeit, in der ein einzelnes erschauerndes Bewusstsein über den Saum der Welt hinabblickt in den kalten, leblosen, unauslotbaren Abgrund. Und letztens habe ich nach Liebe getrachtet, weil ich in der liebenden Vereinigung in mystisch verkleinertem Abbild die Vorahnung des Himmels erschaute, wie er in den Vorstellungen der Heiligen und Dichter lebt. Danach habe ich gesucht und, wiewohl es zu schön erscheinen mag für ein Menschenleben: Ich habe es – am Ende – gefunden.

Mit gleicher Leidenschaft habe ich nach Erkenntnis gestrebt. Ich wollte das Herz der Menschen ergründen. Ich wollte begreifen, warum die Sterne scheinen. Ich habe die Kraft zu erfassen gesucht, durch die nach den Pythagoräern die Zahl den Strom des Seins beherrscht. Ein wenig davon, wenn auch nicht viel, ist mir gelungen.

Liebe und Erkenntnis, soweit sie erreichbar waren, führten empor in himmlische Höhen. Doch stets brachte mich das Mitleid wieder zur Erde zurück. Widerhall von Schmerzensgeschrei erfüllt mein Herz: verhungernde Kinder, gefolterte Opfer von Unterdrückern, hilflose alte Menschen, ihren Kindern zur verhaßten Bürde geworden – die ganze Welt der Verlassenheit, der Armut, des Leids, all das macht ein hohnvolles Zerrbild aus dem, was Menschenleben eigentlich sein soll. Es verlangt mich danach, dem Übel zu steuern, allein ich vermag es nicht, und so leide auch ich.

So war mein Leben. Ich habe es lebenswert gefunden, und ich würde es mit Freuden noch einmal leben, wenn sich mir die Möglichkeit dazu böte." [197]

Joachim Kahl geht auf dieses Zitat näher ein und meint dazu: Bertrand Russells philosophischer Blick auf das Ganze des Seins in seinem Widerspruch umfasst das Lustvollste (die Verzückung der Liebe) und das Grauenvollste (die Qual von Folteropfern), das Konkreteste (die Einsamkeit des Individuums) und das Abstrakteste (der Strom des Seins), das Innerste (das menschliche Herz) und das Fernste (die Sterne). Aus dieser Perspektive hat der Mensch den Abgrund stets vor Augen, ist aber selbst nicht im Abgrund – Illusionslosigkeit ja, Hoffnungslosigkeit aber nicht. „Wer über den *Saum der Welt*, das heißt über die Grenzen der Endlichkeit hinaus zu denken wagt, dem begegnet dort keine geistige Macht, die Halt und Orientierung spendet, vertrauenswürdig, verehrungswürdig, gar anbetungswürdig wäre. Kein Auge Gottes, [...] keine unsichtbare Hand [...] keine weise Vorsehung waltet über dem menschlichen Schicksal, sondern der Eishauch unermesslicher Gleichgültigkeit weht uns aus dem Universum entgegen ..." [122].

Aber auch in Anbetracht dieser Abgründe erschöpft sich menschliches Leben *für Bertrand Russell* nicht. In der *Leidenschaft der Liebe*, der geistigen *Aneignung der Welt in der Erkenntnis* und in der teilnehmenden *Identifikation mit den Leiden der Menschheit öffnen wir unsere Existenz. Für ihn begründen und begrenzen sich diese drei Leidenschaften wechselseitig und verhinderten, dass er sich selbst in der einen oder anderen Richtung verrannt, verzehrt hätte ... Es sind diese Erfahrungen, welche in der Religion als Transzendenz, als beseligende Begegnung mit einem göttlichen Jenseits, verklärt wurde, ergänzt Joachim Kahl.* Und es sind diese allgemeinmenschlichen Erfahrungsbereiche, mit welchen der atheistische Philosoph den nichtreligiösen Begriff von Mystik bezeichnet. Was er verwirft, ist die Religion, nicht aber die Mystik schlechthin. Für ihn ist diese nicht mit irrational, nebulös oder verschwommen gleichzusetzen, denn der Mathematiker und Philosoph *Bertrand Russell* zählt sich nicht zu den „Vertretern jener seichten Aufklärung, die das Wort *Mystik* nur tadelnd verwenden ..." [122]. Bertrand Russell hat sich zunehmend auch politisch engagiert und exponiert. Er setzte sich ein gegen Polizeistaat und Menschenrechtsverletzung, gegen Rüstungswahn und Atomkriegsgefahr. Sein weltweiter Ruhm half ihm dabei, wo auch immer zu kämpfen – denkend, redend, schreibend. Er stellte sich der Wirklichkeit der Welt, bewahrte vor unberechtigtem Optimismus und der Utopie einer vollkommenen Gesellschaftsordnung, aber auch vor dem Glauben an einen gütigen und allmächtigen Gott. „Religiöser Erlösungsglaube erschien ihm buchstäblich als weltfremd: als widerlegt durch den Zustand der Welt selbst." [122] So viel zum Beitrag von *Joachim Kahl über den* Begriff der atheistischen Spiritualität.

Atheistisch-philosophische Spiritualität: Ein Zeugnis einer etwas anderen Auffassung von atheistischer Spiritualität finden wir bei *André Comte-Sponville,* welcher sich schon bald vom dogmatisch geprägten Glauben des Katholizismus abgewandt und der Philosophie zugewandt hat. Mit seinem Buch „Woran glaubt ein Atheist? Spiritualität ohne Gott" hat er sich weit über die Grenzen Frankreichs einen Namen gemacht [47]: „Er glaubt, dass Gott nicht existiert" und sieht sich demnach nicht als militanten Atheisten. Und er ist überzeugt, dass auch Atheisten ein Anrecht auf ein spirituelles Leben haben, da dies ein konstitutives Element menschlicher Existenz sei, „denn auch sie haben die Fähigkeit, sich dem Geheimnis des Lebens zu stellen".

Für André Comte-Sponville lebt atheistische Spiritualität von der Wahrnehmung des Erstaunlichen, des Wunderbaren. Er fühlt sich als Teil des Ganzen und als Einen in der Natur, ist Teil des Geheimnisses dieser Welt, und genau das ist für ihn die mystische Erfahrung. Dabei erlebe er nichts Transzendentes, nichts Absolutes und auch nichts Göttliches. Als Philosoph gehe es ihm darum, dieses Geheimnis eben gerade nicht zu benennen, denn atheistische Spiritualität weigere sich, in diesen Erfahrungen einen absoluten Gott am Werk zu sehen. „Ich als spiritueller Atheist liebe die menschliche Bescheidenheit." Und weiter: „Ich will mich auf meine philosophische Art an den inneren Christus halten, der nichts mit dem Christus der Dogmen zu tun hat, sondern auf einer Stufe mit Buddha, Sokrates, Laotse steht. Aber Christus steht mir als Europäer besonders nahe. An seine Werte will ich mich halten, die er als Lebensmodell vorgeschlagen hat: Solidarität, Nächstenliebe, Friedfertigkeit." [47] André Comte-Sponville bezeichnet deshalb seine Philosophie als einen „treuen Atheismus" und fühlt sich stark verbunden mit Werten aus der Moral, der Kultur und der Spiritualität, die auch in den großen Religionen entstanden sind.

Auch eine atheistische Spiritualität lässt Fragen offen, so etwa die nach dem Umgang mit dem Tod eines geliebten Menschen. „Den Atheisten bleibe angesichts des Todes eher die Revolte als der Trost", zitiert *Christian Modehn* in einem Aufsatz den Philosophen *André Comte-Sponville* [156]. Eine atheistische Spiritualität habe aber praktische Themen anzugehen, wie etwa die säkulare Bestattung. Er kritisiert ihre oberflächliche Gestaltung und fragt sich auch, weshalb es so wenige *Gemeinschaften atheistischer Spiritualität* gebe. Für André Comte-Sponville sei jedenfalls dessen atheistisch-philosophische Spiritualität mehr als eine intellektuelle Spielerei. Es geht ihm darum, „wie ich überleben kann, an Leib und Seele. Aber diese unsere Welt reicht mir. Ich brauche keinen Jenseitstrost. Ich habe den Eindruck, besser zu leben, seitdem ich Atheist bin. Die Vorstellung der Hölle ist für mich störender als die Vorstellung eines Nichts nach dem Tode." [156]

Das Recht auf Selbstbestimmung: Hier fehlen Raum und Zeit, um auf die Thematik der Spiritual Care in ihren unterschiedlichsten Formen weiter einzugehen. Es geht darum, an dieser Stelle exemplarisch aufzuzeigen, dass im Fall einer lebensbedrohlichen Erkrankung neben der *kurativen/palliativen Behandlung* und der *Palliative Care* immer auch die *Spiritual Care* in irgendeiner Form Bestandteil einer adäquaten mentalen Verarbeitung existenzieller Bedrohungen sein kann. Doch auch hier gilt das Autonomieprinzip, des Rechts auf Selbstbestimmung. Es ist falsch zu glauben, *jedem* Schwerkranken und Sterbenden auf einer spirituellen Ebene begegnen zu müssen, denn Bedürfnisse dieser Art sind nicht bei jedem Menschen vorzufinden. Sicher aber ist, dass dem Wunsch nach Spiritualität, in welcher Form auch immer, mit Respekt und Würde zu begegnen ist.

17.2.4 Spiritualität und Neurobiologie

Der Begriff Neurotheologie: Unter dem Begriff Neurotheologie hat sich ein Forschungszweig etabliert, der religiöse und spirituelle Phänomene neurowissenschaftlich untersucht. Seine *Arbeitsthese* geht davon aus, dass religiöse und spirituelle Erfahrungen die Folge eines komplexen neuronalen Prozesses, möglicherweise aber auch Produkt einer Fehlfunktion des Gehirns sind. Wenn heute von Spiritualität die Rede ist, wird nicht selten auf neueste Erkenntnisse aus der neurologischen Forschung verwiesen und dabei die Spiritualität kritisch hinterfragt: Was ist und soll diese denn eigentlich? Es lohnt sich, in unserem Kontext dieser Thematik kurz nachzugehen, denn letztlich geht es auch um die Frage, weshalb Spiritualität für schwerkranke Menschen plötzlich zu einem Thema wird – Spiritualität, für die die gleichen Menschen, als sie noch gesund waren, bestenfalls ein müdes Lächeln übrighatten. Im Folgenden werde ich mich auf die Ergebnisse zweier Forschungsteams und deren Erkenntnisse beschränken.

Neuropsychologischer Naturalismus: Es geht um den Forschungsbereich der *Neurotheologie,* um neurowissenschaftliche Forschung über religiöse und spirituelle Phänomene also. Den Philosophen und Bewusstseinsforscher *Thomas Metzinger* interessierte die Frage, ob Spiritualität als wissenschaftliche Praxis überhaupt möglich ist [154]. Für ihn existiert das *Selbst* nicht, denn das bewusst erlebte Ich wird lediglich von unserem Gehirn erzeugt. Was wir wahrnehmen ist nichts als „ein virtuelles Selbst in einer virtuellen Realität“ [154]. Wenn es tatsächlich stimmt, dass unser selbsterlebtes Ich nichts anderes als ein *Produkt unserer Hirnfunktionen* ist, dann würde sich auf unsere subjektive Wirklichkeit in absehbarer Zukunft wohl zunehmend mehr Einfluss nehmen lassen. Und es würden sich grundlegende Fragen stellen in Bezug auf den freien Willen, auf den Geist und die Seele, auf (Selbst-)Verantwortlichkeit und zweifellos auch bezüglich individueller, religiöser und spiritueller Erfahrungen. Ob dieser harte *neuropsychologische Naturalismus* von Thomas Metzinger zutrifft und in seiner reduktionistischen Form als letzte Wahrheit gelten wird, kann zurzeit weder bewiesen noch ausgeschlossen werden. Tatsache aber ist, dass er als logische Konsequenz aus zahlreichen Erkenntnissen neurowissenschaftlicher Forschung betrachtet und deshalb auch weithin als besonders attraktiv eingestuft wird. Zudem ist davon auszugehen, dass weitere Erkenntnisse das Wissen des Menschen über sich selbst stark bestimmen, gegebenenfalls revolutionär verändern werden. Thomas Metzingers eigene mystische Erfahrungen, seine eigenen *Out-of-Body-Erlebnisse,* sind es denn auch, welche ihn zu einer auf Selbst-Erkenntnis ausgerichteten, nichtreligiösen Spiritualität führen. Ausgehend von seinem *Selbst-Modell vom Ich* gibt es laut Thomas Metzinger eine Art subtilen Körper, den man Seele nennen könnte. Es handle sich dabei um *reine Information,* die im Gehirn „fließt“, und wenn es in diesem Selbst-Modell zu Störungen komme, dann könne die Grenze zwischen psychischen Störungen und/oder Spiritualität sehr schmal werden.

Neurobiologischer Reduktionismus: Der kanadische Kognitionswissenschaftler *Michael Persinger* hat sich intensiv mit *elektrischer Hirnstimulation* und den sich daraus ergebenden religiösen und spirituellen Erfahrungen befasst.[72]

72 Tiefe elektrische Hirnstromstimulation wird heute in der Medizin zur Therapie von Parkinson, Tourette-

Er ging von der Erkenntnis aus, dass bei Meditierenden, die mittels Konzentration störende Umwelteinflüsse ausschalten, der *linke Präfrontalkortex aktiviert* und der *rechte deaktiviert* (supprimiert) ist. Das heißt, dass bei Meditierenden in der Hirnregion, in welcher die Verarbeitung der Informationen der Sinnesorgane stattfindet, das Reizempfinden in einem bestimmten Bereich (rechts) reduziert und damit für störende Umwelteinflüsse weitgehend ausgeschaltet ist. Michael Persinger hat diese Feststellung für seine Experimente zur Neurotheologie erneut aufgegriffen. Seiner Ansicht nach sind religiöse und spirituelle Erfahrungen auf kurzzeitige elektrische Entladungen in diesem Hirnbereich zurückzuführen. In zahlreichen Versuchsreihen wurden Probanden in dieser Hirnregion elektrisch stimuliert, was bei diesen in 80% ein spirituelles Erleben wie Engelserscheinungen, religiöse Ekstase und Nahtod-Erlebnisse bewirkt haben soll. In Schweden wurde Michael Persingers Experiment an der Universität Uppsala in einer Doppelblind-Studie überprüft: Mehr als die Hälfte der Probanden berichteten vom Auftreten spiritueller Erlebnisse. Noch interessanter war aber die Beobachtung, dass auch Probanden, deren Helm gar nicht „aktiviert" worden war und bei denen deshalb auch keine Elektrostimulation stattfinden konnte, über religiöse Erfahrungen berichteten. Handelte es sich hier einmal mehr um Suggestion, um eine Art Placeboeffekt, nach welchem allein durch die Erwartung, dass etwas passieren wird, tatsächlich auch etwas passiert? Also vom Gehirn selbst induziert?

Michael Persinger hätte mit seinem neurobiologischen Reduktionismus nun nicht nur das *„God Concept"* erledigt, sondern ebenso das *„Self Concept"*, also die Vorstellung von Willensfreiheit und Individualität! Damit würde sich konsequenterweise nicht nur Gott, sondern auch der „Ich-Begriff" als Illusion erübrigen. Ob Antworten auf Fragen zur Religiosität und Spiritualität tatsächlich mithilfe einfachster Elektrostimulation von bestimmten Hirnregionen gefunden werden können, ist fraglich. Sicher aber wird der *„Gottes-Helm"* als Kuriosität in die Wissenschaftsgeschichte eingehen. Dass von einem einzelnen *„Gott-Modul"* ausgegangen werden kann, wie das die Ergebnisse der Experimente von Michael Persinger suggerieren, konnte bis heute nie schlüssig bewiesen werden. Wenn schon hart neurobiologisch-reduktionistisch argumentiert werden soll, dann ist wohl eher davon auszugehen, dass religiöse Erfahrungen und Deutungen im komplexen Wechselspiel verschiedenster Gehirnregionen, orchestriert vom präfrontalen Kortex (Stirnhirn), entstehen.

Doch lassen wir solche Spekulationen und gehen wir zurück zur *Spiritual Care.* Die hier vorgestellten, teils recht divergenten und disparaten Aspekte betreffend Spiritualität verstehen sich als Grundlage und Einstimmung für das nun folgende Kapitel zur Thematik der Spiritualität in der Medizin, der Spiritual Care.

17.2.5 Spiritual Care als Ressource

Die Begriffe Heilen und Heiler: Einleitend einige kritische Gedanken zu den Begriffen Heilen und Heiler: Sie stammen aus dem Repertoire der Glaubenslehren und sind demzufolge Begriffe, die Wundersames implizieren und den Arzt oft noch als Retter in Weiß mit Göttlichem assoziieren. Zudem karikiert der Begriff des Heilens die Perspektive ärztlicher Selbstüberschätzung und beansprucht dabei die Ergebnisse und Leistungen des natürlichen Heilungsprozesses allein für sich selbst. Medizinisches Handeln muss dringend von allen soteriologischen Ansprüchen befreit werden, namentlich

Syndrom und Depressionen erfolgreich angewendet. Bisher ist die Funktionsweise der tiefen Hirnstimulation im Detail ungeklärt. Die Wirkungsweise ist jedoch Gegenstand intensiver Forschung. Zurzeit werden vier unterschiedliche Theorien diskutiert.

von der Vorstellung, der Arzt sei der Retter, gar der Erlöser.[73] Das heisst, dass die Heilkunst nie zur Heilslehre überhöht werden darf. Was unter Heilen im Kontext der Medizin zu verstehen ist, ist etwas ganz anderes: Hier geht es um den Prozess der Wiederherstellung körperlicher und seelischer Integrität bei Krankheit und nach einer Verletzung im Rahmen der *Genesung*, abhängig *und* unabhängig vom ärztlichen (Dazu-) Tun. Der Begriff des Heilens ist demnach doppeldeutig und missverständlich, trotzdem ist im Alltag auf ihn nicht zu verzichten. Unter Heilen im medizinischen Kontext ist ein bloß medizinisches (Be-)Handeln und Umsorgen zur *Förderung der Genesung* des Erkrankten zu verstehen. Und nichts mehr. Wirklich gesundmachen kann letztlich nur die Natur. Diese dabei zu *unterstützen*, das ist der eigentliche Beitrag der Medizin, und sie ist dabei mehr oder weniger erfolgreich. Aber auch dies reicht für eine wirkliche Genesung noch immer nicht aus. Es braucht dazu zwingend und zusätzlich die konstruktive Beteiligung des Erkrankten selbst. Dass dieser hier Wesentliches beizutragen hat, das zeigt die Erfahrung in der ärztlichen Praxis. Darüber wird später noch zu sprechen sein. Hier geht es in erster Linie um den Aspekt der Spiritualität als elementare Kraft und Unterstützung bei krankheitsbedingtem Leiden.

Die Rolle der Spiritualität: Dass Spiritualität als eine eigenständige Ausrichtung nach einer höheren Ordnung zu verstehen ist und dass sie bei der Suche nach dem Sinn von Leben und Sterben hilfreich und förderlich sein kann, darüber wurde bereits ausführlich berichtet. Die Medizin ist darauf angewiesen, dass irgendwie und irgendwo noch etwas außerhalb der Medizin bereitsteht, auf das der Kranke in seinem Leiden zurückgreifen kann – innerhalb und/oder außerhalb der Kirche. Dabei ist daran zu erinnern, dass dieses *Etwas* nicht zwingend innerhalb der Konventionen unseres alltäglichen Denkens zu verorten ist. Auch ist davon abzuraten, im medizinischen Kontext den Aufwand, die dazu benötigten Mittel und das Ergebnis von Spiritualität nach den gängigen Erfolgskriterien zu evaluieren und zu bewerten. Denn von der Spiritualität ist keine direkte körperliche Wirkung zu erwarten: Ihr Selbstverständnis ist ein geistiges. Doch wird dieses *Etwas* dem Kranken dazu verhelfen, dessen Einstellung zu sich selbst und zur Machbarkeit der Medizin in ein anderes Licht zu stellen. Das Überschreiten der Grenzen des Diesseits und die reflektierende Auseinandersetzung mit einem Jenseits, wie dieses auch immer verstanden wird, kann den Menschen in seiner Krankheit spürbar öffnen und ihn in die Lage versetzen, den verengten Blick auf sein Kranksein zu sprengen.

Spiritual Care als Ressource: Medizin meint mehr als Heilen, denn sie umfasst auch die Sorge um den Erkrankten. Doch für diese ist nicht nur die Medizin allein zuständig, auch der Betroffene hat für sich zu sorgen. Sorge um den anderen und auf sich selbst gerichtet, beide sind unabdingbare Haltungen im Krankheitsfall. Spiritual Care beschäftigt sich mit beiden Ausrichtungen der Sorge und baut auf dem auf, was bis jetzt über Spiritualität gesagt wurde. Sie ist unabhängig vom präferierten Spiritualitätsverständnis, losgelöst von religiös, agnostisch oder atheistisch. Spiritual Care wurde durch ein spezielles Setting im *medizinischen* Care-Bereich etabliert. Basierend auf den vier Dimensionen (bio-psycho-sozio-spiritueller Ansatz) einer medizinischen Betreuung, die sich dem Ganzen verpflichtet, kann der Einbezug der Spiritualität zu einer zusätzlichen Ressource für den Umgang mit Krankheit werden. Bei einem vierteiligen Ansatz der Betreuung soll gleichsam „von einer horizontalen zu einer vertikalen Sicht gewechselt und damit im Herzen einer Person ein *Beziehungsraum* geöffnet“ werden [227].

Ist Spiritual Care eine kirchliche, ist die Kirche und ihre Glaubensgemeinschaft zuständig und sie wird mit deren Regeln oder gar Dogmen assoziiert. Ist sie dagegen weltlich ausge-

73 Soteriologisch: rettend, heilend, erlösend.

richtet, steht das Ureigene, das Unverlierbare im Zentrum und es geht um Geist, Meditation, Natur und individuelle Erfahrungen. Spiritualität kann sich vom Religiösen teilweise, wie bei der agnostischen Spiritualität, oder vollständig abkoppeln, wie dies bei der atheistischen Spiritualität der Fall ist. Meist aber herrscht eine sehr offene Interpretation des Spiritualitätsbegriffs vor.

Spiritual Care kann die aktuell sehr technische Medizin „humanisieren" und Spiritualität als wichtigen *Resilienz- und Coping-Faktor* in den medizinischen Alltag integrieren. Erfahrungen und Beobachtungen bei der Behandlung und Betreuung von kranken Menschen bestätigen die Vermutung, dass Spiritualität eine wichtige Ressource beim Umgang mit Krankheit ist. Bei der *Resilienz* handelt es sich um die Fähigkeit, aus eigenen Ressourcen Krisen zu bewältigen, und *Coping* subsumiert die Gesamtheit aller Anstrengungen und Bemühungen einer Person, aus einer schwierigen Situation (Krankheit) herauszukommen. Beide Faktoren basieren auf nichtkörperlichen Kompetenzen und stehen demnach mit dem vierten Ansatz des bio-psycho-sozio-spirituellen Modells, namentlich dem spirituellen Ansatz, in engster Beziehung. Sie können sowohl das Ertragen von Krankheitsbeschwerden als auch den Krankheitsverlauf günstig beeinflussen.

17.2.6 Spiritual Care – Aufgaben und Zuständigkeiten aus theologisch-ethischer Sicht

Unter dem Titel „Worum sorgt sich Spiritual Care?" äußert sich der Theologe und Ethiker *Frank Mathwig* in einem Beitrag in *Palliative und Spiritual Care* zu den Aufgaben und Zuständigkeiten von Spiritual Care aus theologisch-ethischer Sicht [149]. Einleitend folgende Feststellung: Wenn gemäß den nationalen Richtlinien die Zielsetzung der Palliative Care die Förderung der subjektiven Lebensqualität, die Wahrung der Personenwürde, die Erfassung der existenziellen, religiösen und spirituellen Bedürfnisse und die Begleitung bei der Suche nach Lebenssinn, Lebensdeutung und Lebensvergewisserung, aber auch der Schutz der persönlichen Freiheit gegenüber religiösen und medizinischen Institutionen ist, dann ist der Begriff der Palliative Care in einem gewissen Sinn ein *„Container-Begriff"*, in den sich sehr vieles, wohl zu vieles verpacken lässt. Zusätzlich soll ja auch all das noch verstanden werden, was wir Ärzte und Ärztinnen mangels Zeit und Kompetenz für alles Geistige, dem Patienten wohl nie in adäquater Form bieten können. Für *Odo Marquard* ist es in erster Linie die Kompetenz, die uns Ärzten fehlt. Der Spiritual Care dagegen spricht er eine gewisse *„Inkompetenz-Kompensations-Kompetenz"* zu ... Denn die Spiritual Care sei sich der Inkompetenz der Ärzte zumindest bewusst und trachte immerhin danach, vermittels einer gewissen Kompetenz diese Inkompetenz zu kompensieren ... Das Thema Spiritualität im medizinischen Kontext wird offensichtlich zunächst als *Defizitwahrnehmung* erlebt, verbunden mit der Forderung nach einer entsprechenden Korrektur im Sinne einer Kompetenzerweiterung. Und die Medizin im Speziellen entdeckt ihre Inkompetenz in Bezug auf ihre Inkompetenz angesichts der Konfrontation mit Sterben und Tod. Dazu *Johannes Fischer:* „Es gab eine Zeit, in der man auch der Medizin [...] seelsorgerische Aufgaben zuerkannte. Eine mittelalterliche Definition bestimmt diese einerseits als *ars iatrike,* d.h. als ärztliche Kunst, und andererseits als *ars agapatike,* d.h. als Kunst liebender Zuwendung." [69]

Spiritual Care aus ethisch-religiöser Sicht

Frank Mathwig erwähnt mehrere Aspekte, welche für Spiritual Care aus ethisch-religiöser Sicht von Bedeutung sind. Im Folgenden werden diese vorgestellt. Auch bei ihm steht die

Sorge in der Auflistung an erster Stelle und was er damit genau meint, ist Folgendes:

Die Sorge: Sie ist die eigentliche Pointe des Care-Gedankens. Dazu *Francis Weld Peabody:* „Das Geheimnis der Sorge für den Patienten besteht in der Sorge für den Patienten." [149] (S. 30). Es geht in erster Linie um Präsenz, Begleitung und Sorge (Care vs. Cure). „Sich sorgen bedeutet, sich in ein bestimmtes Verhältnis zu der oder dem anderen zu setzen, der oder dem die Sorge gilt." Dabei geht es um das Ausgerichtet-Sein unseres Willens, das weder einer moralischen Pflicht noch einem Rechtsgrundsatz folgt. Sorge erfordert ein Hinsehen und dieses geht allen moralischen Forderungen und jeder ethischen Begründung voraus. Und dieses Hinsehen sei, so Francis Weld Peabody, weder eine Tugend noch eine Kompetenz, sondern eine Wahrnehmung - eine als „leibhaftige [...], der Sinn für Raum, für den sozialen Raum, der sich in der betroffenen Wahrnehmung öffnet. Dieser Raum ist stets getönt, geprägt und klingt so oder so. Räume sind Atmosphären. Und der Affekt ist der leibliche Sinn für die Tönung, für den Klang dieser Atmosphären." [65] (S. 30). Für *Johannes Fischer* ist entscheidend, dass Sorge auf die geistliche Empfänglichkeit eines Menschen ausgerichtet ist. „Nicht in dem, *was* der Seelsorger tut, sondern in dem, was sich durch sein Tun hindurch vermittelt und auf den Klienten und dessen seelische Empfänglichkeit überträgt." [65] (S. 31).

Die Rehabilitation der Leib-Perspektive: Sie ist die Gegenbewegung zur Dominanz der Körper-Perspektive. Spiritual Care wird bestimmt durch die unmittelbare Leiblichkeit und es ist der leibhafte Mensch, der stirbt. Sterben ist ganz und gar dynamische Leibhaftigkeit. Der Leib wird als belebter und beseelter Körper verstanden und das *Leibverständnis* bildet den Rahmen für ein angemessenes Verständnis von Spiritual Care für die Seelsorge am Lebensende und damit für die gesamtheitliche Dimension.

Die Kritik der „entkoffeinierten" Sorge: „Wir werden andere erst akzeptieren, wenn wir sie im Blick auf ihr Anderssein ‚entgiftet' hätten", entsprechend einer Äußerung von *Slavoj Zizek* in einem migrationspolitischen Zusammenhang [277]. Kaffee ohne Koffein, Rahm ohne Fett etc. Entsprechend konstruieren wir eine politisch korrekte Version des Anderen, eben des „entkoffeinierten" Anderen. So bleibt die andere Person zwar eine andere, sie ist für uns aber quasi ohne Nebenwirkungen. Gemeint damit ist eine Kritik an der *Dekontextualisierung der Person.*

In der Spiritual Care ist deshalb darauf zu achten, dass die zu umsorgende Person nicht aus ihrem Kontext herausgenommen wird und dass sie diejenige Person bleiben kann, die sie ist. Dazu *Traugott Rosers* Bemerkung: „Je nachdem, ob Spiritualität in der individuellen Lebenswelt des Patienten bedeutsam ist oder nicht, kommt der Berücksichtigung seiner individuellen Bedürfnisse eine wichtige Funktion im gesamten Betreuungskonzept zu. Spiritualität ist in diesem Sinne individualistisch verstanden: Spiritualität ist genau - und ausschließlich - das, was der Patient dafür hält."[190]. Und später: „Der Aspekt der Freiheit des Individuums gegenüber den Ansprüchen von Religionsgemeinschaften einerseits und Einrichtungen des Gesundheitswesens andererseits ist es denn auch, der den Begriff der Spiritualität attraktiv macht als Garant der Unverfügbarkeit des Individuums." [190]

Der Aspekt des Sinns: Sinn entsteht erst durch Gemeinschaft, durch Menschen, die voneinander abhängig sind und miteinander kommunizieren: Sinn als eine *soziale Kategorie.* Ein vereinzelter, von seiner Umwelt abgeschlossener Mensch kann die Frage nach der Sinnhaftigkeit seines Seins nicht aus sich selbst beantworten. Die Sinnfrage kann zwar individuell gestellt werden, ihre Antwort aber findet immer in einem sozial konstituierten Raum statt *(Norbert Elias).* Es geht um das Sich-Erfinden an einem öffentlichen Ort *(Hannah Arendt)* oder um das

Bewohnen eines gemeinschaftlichen Raums *(Dietrich Ritschl)*. Die Sinnfrage drängt sich im Leben immer wieder und unmittelbar auf, ihr Ausgang ist aber offen. Der Theologe *Fulbert Steffensky* kritisiert in diesem Zusammenhang das *„Harmoniediktat“* der *„neuen Spiritualität“*, und zwar deshalb, weil die Gefahr bestehe, dass damit die Menschlichkeit des Menschen aus dem Blick zu geraten drohe. Wir könnten eine menschliche Grundfähigkeit verlieren, nämlich das *Vermissen*. Gemeint damit ist auch das Vermissen eines Sinnes oder laut *Frank Mathwig:* „Den Mut und die Kraft, das Sinnlose auch als das Sinnlose aushalten zu können.“ [149] (S. 37). Dabei sollten im aktuellen Boom von Sinnhaftigkeitsbegehrlichkeiten die Theologie und die Kirchen „nicht mitunter mitmischen, sondern kritisch Distanz nehmen“. Wir bräuchten *„Mut zur Sinnlosigkeitstoleranz“*, und „wir könnten, müssten manchmal auch gegen das eigene Verstehen anleben. Leben braucht kein Verstehen, um gelebt zu werden.“ [149] (S. 37).

Ein praktiziertes Modell seelsorgerischer Begleitung: Eine Begleitung, die sich nicht nur auf das Lebensende beschränkt, sondern auch bei der Begleitung von chronisch Kranken zur Anwendung kommt, sieht drei Phasen vor: In einer ersten Phase gehe es um die Wahrnehmung des Leids des Kranken, also um eine *Art Zeugenschaft*. In einer zweiten Phase dann um die *priesterliche Dimension,* um die Einsicht, dass unser menschliches Ich in eine größere Wirklichkeit eingebettet ist. Und in einer dritten Phase schließlich um die *prophetische Dimension,* denn aus der ersten und zweiten Phase entsteht ein neuer Blick und es ergeben sich dadurch neue Schritte [158].

Ein künftiger Weg von Krankenhausseelsorge

Abschließend soll hier ein Beitrag des Theologen und Psychologen *Urs Winkler* vorgestellt werden, welcher unter dem Titel „Spitalseelsorge und Evidence based health care“ in der *Schweizerischen Kirchenzeitung* veröffentlicht wurde. Er zeigt einen künftigen Weg von Spitalseelsorge auf und plädiert gleichzeitig für ein engeres Zusammengehen von Seelsorge und Medizin [265]. Er stellt fest, dass der Wandel im Gesundheitswesen eine Herausforderung für die Spitalseelsorge bedeutet und dass auch das gesellschaftliche Ansehen der Kirche in der Öffentlichkeit einen Wandel durchmacht. Die Bindung der Mitglieder der Landeskirchen werde schwächer, entsprechend dem Trend der gesellschaftlichen Säkularisierung und der zunehmenden Individualisierung, sodass auch der gesellschaftliche Einfluss der Kirchen sinke. Zudem bewege sich die Spitalseelsorge oft außerhalb der pfarreilichen Strukturen und werde mit unterschiedlichsten Weltanschauungen, Kulturen und Religionen konfrontiert. Demnach existieren betreffend Spitalseelsorge ganz unterschiedliche Vorstellungen. Abhängig davon, ob die Erfahrungen mit der Kirche von Ärzten, Pflegenden oder technischem Personal gut oder schlecht waren, sei die Akzeptanz der Spitalseelsorge recht unterschiedlich. Diese ist dementsprechend immer wieder gezwungen, sich neu zu erklären und Vorurteile abzubauen. So gehört es laut Urs Winter zum diakonischen Auftrag der Kirche, an den Brennpunkten des Lebens präsent zu sein. Wenn die Kirche sich aus Gefängnissen und Spital zurückzieht, aus welchen Gründen auch immer, lässt sie damit Menschen in Krankheit, Sterben und Leid mit ihren Ängsten und ihren Fragen allein. Hier sind es dann spitalinterne Psychologen, welche für die psychosoziale Versorgung der Patienten und Angehörigen zuständig sind. Rollenkonflikte und Abgrenzungsfragen zwischen Spitalseelsorge und Spitalpsychologen sind vorgezeichnet. Dazu Urs Winter: „Denn strukturellen Einfluss auf den gesellschaftlichen und institutionellen Umgang mit Krankheit und Leid kann Spitalseelsorge nur dann haben, wenn sie sich als Teil des Systems Spital definiert und sich als integraler Bestandteil der gesundheitlichen

Versorgung versteht." Spitalseelsorge müsse sich aus diesem Grund darum bemühen, „sich in der Institution Spital ihren Platz zu sichern, damit sie weiterhin an den Übergängen des Lebens, in Situationen, wo Menschen Gottesverlassenheit und Abgründe erleben, präsent sein kann." [265] (S. 657–59). Auch müsse die Spitalseelsorge und praktische Theologie sich der Sprache bedienen, welche dort gesprochen wird. Forschungsthemen wie Religiosität/Spiritualität und Gesundheit, die Rolle des Glaubens bei der Krankheitsverarbeitung oder die Frage, ob Spiritualität in die Gesundheitsversorgung überhaupt mit einbezogen werden soll – solche Themen dürfen nicht weiter nur von Medizinern, Pflegewissenschaften, Psychologen und Soziologen behandelt werden, sondern hier müssten die Theologen unbedingt mit dabei sein. Diese Themen würden letztlich ja das Herz der Spitalseelsorge ausmachen, das sei ihr Kerngeschäft. Damit die Theologie nicht von ihren gesundheitlichen Nachbardisziplinen ausgeschlossen werde, müsse sie sich auch in der Sprache anpassen und das theologische Vokabular, das von vielen gar nicht mehr verstanden wird, ersetzen durch eine allgemein verständliche Sprache. Nur so könne sie sich für alle verständlich machen und erklären, wofür sie eintritt und was zu leisten sie bereit sei. Und nur auf diese Art könne sie sich als Anwältin für Menschen in Not und Bedrängnis in die Diskussion einmischen.

Ein systematischer und objektiver Ansatz bringt laut Urs Winter wesentliche Vorteile: Das Handeln der Kirche kann durch eine empirische Überprüfung ihres Tuns und Lassen optimiert werden. Sie kann aus Fehlern lernen und wird durch Anregungen von außen zum Vorteil der Kranken profitieren. Gerade im kollegialen Austausch auf Tagungen oder durch Publikationen kann privat generiertes Wissen in öffentliches Wissen transformiert werden. „Christlicher Glaube und Seelsorge gehen von der Annahme aus, dass Unvermögen und Misslingen ein konstitutiver Teil der Arbeit sind und dass Menschsein und menschliches Handeln immer auch heißen, Fragment sein und unvollkommen sein." [265]

17.3 Kooperation von Palliative Care und Spiritual Care

Begleitung am Lebensende: Weg vom kurativen Diskurs hin zur Begleitung – das sind die Aufgaben und Ziele von Palliative Care und Spiritual Care. Und begleitet wird in erster Linie dann, wenn sich Wesentliches nicht mehr regeln lässt und dort, wo aufgrund einer tödlichen Krankheit der Sinn am (Weiter-)Leben zunehmend verloren geht. Hier kommt man weg vom Messbaren, geht hin zum Spürbaren. Denn das Spüren ist dem Messen um die menschliche Dimension voraus, weil es dabei das Subjekt nicht ausschließt. Beide Disziplinen, die Palliative Care und die Spiritual Care, bemühen sich darum, dem von Schmerz und Angst Gepeinigten während seiner letzten Wochen, Tage und Stunden beizustehen und das, was ihm noch an Leben bleibt, bestmöglich zu gestalten. Die *Palliative Care* ist besorgt, nach Einstellung aller kurativen Aktivitäten das Leiden des Patienten medizinisch optimal zu lindern und ihn auf seinem schwierigen Weg weiter zu begleiten. Und die *Spiritual Care* kümmert sich darum, auch noch dort zu sein, wo die Medizin nicht mehr sein kann. Ihr Angebot ist viel breiter und offener, ihre Methoden und Ziele ganz anders. Neben Unterstützung von außen sucht sie nach dem Potenzial des Leidenden selbst, indem sie dessen Ressourcen aufspürt und diese im Rahmen des Möglichen zu stärken sucht. Zudem ist immer wieder daran zu erinnern, den Kranken in dieser Situation vor sinn- und zwecklosen medizinischen Vereinnahmungen zu schützen und ebenfalls die Angehörigen des Sterbenden rechtzeitig und adäquat mit einzubeziehen.

„Weg vom Kurativen" wird oft gleichgesetzt mit weg vom wissenschaftlich-therapeutisch

Erfolgreichen und Effektiven. „Hin zum Palliativen" umfasst dagegen die „sog. ‚*soft skills*', d.h. Vorgehensweisen, bei denen Leid gelindert wird und welche gleichbedeutend sind mit weniger wissenschaftlich bewiesen und deswegen weniger wichtig" [158] (S. 130). Diese Tendenz zur Marginalisierung wirke sich auf das Image der Palliative Care und Spiritual Care aus und es verfestige wiederum ihren Ort am Rand des Systems, schreiben der Palliativmediziner *Steffen Eychmüller* und der Theologe *Pascal Mösli* in ihrem Beitrag „Aktuelle Perspektiven in Medizin und Theologie" in *Palliative und Spiritual Care* [158]. Palliative Care und Spiritual Care gemeinsam ist, dass beide sich vornehmlich um die passive Seite der menschlichen Existenz kümmern: um die Erfahrung des Ausgeliefert-Seins, der Machtlosigkeit der Krankheit und dem Tod gegenüber, um Einsamkeit, Sinnlosigkeit, Angst und Schmerz, um Ohnmacht und Abhängigkeit.

Anliegen an Palliative und Spiritual Care: Für Pascal Mösli und Steffen Eychmüller gibt es in diesem Zusammenhang gewisse Anliegen, die ihnen besonders wesentlich erscheinen. Sie stehen im Kontext mit ihrer jeweiligen Disziplin. Da ist zum einen die Notwendigkeit, das *Bewusstsein der Endlichkeit* wieder in die Medizin einzuführen. Den Betreibern der Palliativstation, einer Art „biopsychosoziospirituellen Intensivstation", steht kaum noch viel Zeit zur Verfügung, da die Überlebenszeit der schwerkranken Patienten meist nur kurz ist und rasch gehandelt werden muss. Besonders die Seelsorge kümmert sich hier um die Grenzen der Endlichkeit. „Sie wird damit sozusagen an die Ränder des Lebens gedrängt, als ob die seelische Dimension des Menschseins, sofern diese Dimension überhaupt anerkannt wird, in erster Linie eine Sache des Hinübergehens in eine andere Dimension, des Sterbens sei." [158] (S. 132). Ebenfalls ein Anliegen ist die *Suche nach dem, was heilt.* Im aktuellen Medizinverständnis sind die Ingredienzen des Heilens reduziert auf die Interaktion von Medikamenten mit dem Körper. Das *SENS-Modell der Palliativmedizin des Inselspitals Bern* versucht, das Heilsame auch auf einer ganz anderen Ebene zu suchen und gezielt in die Behandlung zu integrieren (s. Exkurs). Dieses Modell orientiert sich sehr stark an den Grundprinzipien der *Salutogenese* und an der *Gesundheitsdefinition der WHO.* In dem biopsychosoziospirituellen Modell kommt aus Sicht der Seelsorge der letztgenannten *spirituellen Dimension* eine zentrale Rolle zu.

Exkurs

SENS

SENS ist eine Strukturhilfe in der Palliative Care. Bei SENS geht es im Wesentlichen darum, von der üblichen Diagnosesteuerung wegzukommen und zu einer personenbezogenen Problem- und Ressourcenorientierung zu gelangen. Das Ziel ist, die aktuelle Belastung für die Betroffenen, also für Patient, Angehörige und Freunde, erträglich und aushaltbar zu machen. Das Akronym SENS meint einerseits *Sinn.* Es zielt andererseits auf S (Symptom-Management: Symptombehandlung und Hilfe zur Selbsthilfe), E (Entscheidungsfindung: Selbstbestimmung trotz schwieriger Bedingungen), N (Netzwerk: Sicherheit durch den Aufbau eines Betreuungsnetzes – ambulant und stationär) und S (Support: Aufbau von Unterstützungssystemen für die Angehörigen, auch über den Tod hinaus).

Aufgaben: Demnach ergeben sich mindestens zwei Aufgaben:

- Erstens Spiritualität als Ressource zu erkennen, die zur Heilung eines Menschen beitragen kann. Viele Studien, vor allem aus den USA, weisen einen Zusammenhang zwischen religiöser/spiritueller und körperlicher Gesundheit nach.
- Und zweitens die kritische Betrachtung der Spiritualität als unverfügbare Dimension. „Die Vorstellung eines friedlichen, versöhn-

ten, integrierten Sterbens sollte nicht zum Maßstab eines guten oder richtigen Sterbens erhoben werden. Es muss Platz sein für menschliche Not und abgrundtiefe Verzweiflung, für alles, was vielleicht nicht geheilt werden kann, für die Widersprüche des Lebens, die nicht lösbar sind, für die laute Klage, die Wut und die Tränen und für all das, was unvollendet bleibt." [158] (S. 134).

Schutz vor Übergriffen: Ein weiteres Anliegen ist der Schutz vor Übergriffen. Der Patient ist zu unterstützen, wenn es darum geht, seine limitierte Lebenszeit nach seinen persönlichen Präferenzen und Prioritäten zu nutzen. Insbesondere ist er vor unnötigen medizinischen Vereinnahmungen zu schützen, also weg vom Medizininternen hin zum Medizinexternen. Zudem muss Spiritual Care immer auch Individualität im Kranksein verbürgen und die Funktion haben, Entwicklungsprozesse des Kranken und dessen Auseinandersetzung mit Sinnfragen vor Übergriffen schützen, so auch vor Übergriffen durch irgendwelche Religionsgemeinschaften. Mit dem Patienten soll die *Sprache, die trägt* gesprochen werden. Der krankheitsbedingte Ausschluss von weiten Bereichen sozialen Handelns und sozialen Austauschs erfordert, die Sprache (das Gespräch) als hauptsächlich verbleibendes Interaktionsmittel zu nutzen. „Der Fokus auf eine Sprache, welche die verschiedenen Dimensionen von Leid und Ressourcen des Patienten anspricht, ist für die Palliativmedizin wie für die Seelsorge gleichermaßen zentral." [158] (S. 136).

Integration von Seelsorge: Von der Spiritual Care wird erwartet, dass sie offen gegenüber jedem Glaubensbekenntnis ist – die christliche Seelsorge dagegen ist ihrem Glauben gegenüber verpflichtet. Ist es möglich, Seelsorge in ein ganzheitliches Behandlungskonzept Palliative Care zu integrieren? *Isolde Karle* verweist in diesem Zusammenhang auf die „Unschärfe des Begriffs Spiritualität", auf die Tendenz zur „Entkonkretisierung von Religion" [125]. Eine Art Funktionalisierung von Religion und Seelsorge für Gesundheit sei nicht unproblematisch. Dazu *Isabelle Noth:* „... ich kann die Sorge nachvollziehen und denke, die Gefahr besteht, dass Seelsorger zu so etwas wie Spiritualitätsbeauftragte degradiert werden und sich damit letztlich selbst den Boden entziehen und den Vertrauensvorschuss verlieren." Trotzdem aber glaubt sie, dass Seelsorge ihren Auftrag ausführen könne, ohne sich selbst untreu zu bleiben.

18 Auf der Suche nach der genuinen Medizin

„Heilkunst heißt, das Ganze zu verstehen."
Sokrates

Einführende Bemerkungen

Von einer *genuinen Medizin* wird dann gesprochen, wenn diese dem Ideal der ursprünglichen Heilkunde in vollem Umfang gerecht wird und den hierzu erforderlichen Wesensmerkmalen ausnahmslos entspricht. Sie ist eine *Medizin für den Menschen.* Eine heute als *integrierte Medizin* bezeichnete Medizin ist bestrebt, diesen Anforderungen möglichst nachzukommen.

- Dieses Kapitel mit dem Titel „Auf der Suche nach der genuinen Medizin" wird mit zwei Beiträgen von Philosophen eingeleitet, die sich Gedanken über das Ideal der ursprünglichen Heilkunde und ihrer inhärenten Wesensmerkmale machen: *Die Stimme der Philosophen* (von *Hans-Georg Gadamer* und *Christoph Quarch*).
- Als nächstes wird das Modell von *Thure von Uexküll* vorgestellt. Es handelt sich um eine der ursprünglichsten und gleichzeitig renommiertesten Formen von integrierter Medizin (Kap. 18.1).
- Es existieren aber auch andere Modelle, namentlich das *erweiterte bio-psycho-soziale Modell,* für welches *emergentes Verhalten* Voraussetzung und Bedingung ist (Kap. 18.2). Hilft vielleicht dieses erweiterte Modell dabei, den holistischen Blick auf den kranken Menschen einzufangen?
- Das Bestreben, als Behandelnder und Pflegender selbst die Perspektive des Patienten einzunehmen, ist in einer *Medizin für den Menschen* zwingend: Es geht im Wesentlichen um den Aspekt der *Subjektivität in der Medizin* (Kap. 18.3).
- Dass das hoch gehaltene und stets gepriesene *Ganze* in der Medizin nicht ein solipsistisches sein kann, sondern immer über das *Ganze im umfassenderen Sinn* gesprochen werden muss, ist für das nachhaltige Gelingen einer integrierten Medizin unabdingbar (Kap. 18.4).

Die Stimme der Philosophen

Wie bereits erwähnt, wird auch dieses Kapitel mit der Rubrik *Die Stimme der Philosophen* eingeleitet. Es handelt sich hier um zwei Beiträge von *Hans-Georg Gadamer* und *Christoph Quarch.* Das Ziel ist wiederum, die Sprache, Gedanken und Argumente der Philosophie zu Themen der Medizin *möglichst unverfälscht und authentisch* wiederzugeben und zu veranschaulichen. Wirklicher O-Ton findet sich zwar nur in den Zitaten, solche aber gibt es hier viele. Um ein *Maximum an Authentizität* zu gewähren, hält sich die Paraphrasierung dieser Texte bewusst sehr nahe an das jeweilige Original.

(3) Hans-Georg Gadamer – „Behandlung und Gespräch"

Als erster kommt der deutsche Philosoph *Hans-Georg Gadamer* (1900–2002) zu Wort. Er hat sich intensiv mit *Sprachlichkeit* auseinandergesetzt. Ihn hat in erster Linie die Sprache in Bezug auf das Gespräch als Ausdruck, Formung und Gestaltung des Menschen interessiert. Hier die wichtigsten Ansichten und Einschätzungen aus „Behandlung und Gespräch" von Hans-Georg Gadamer in verdichteter Form [81].

Die ärztliche Kunst ist in unserer modernen Welt, die eine Welt der Wissenschaft ist, zu einer besonders nachdenklichen Sache geworden. Sie war es auch schon für die Griechen und hatte sich gegen all das Heilwissen zu wehren, welches im Volke Geltung hatte. Das Ziel der Arztkunst ist das Heilen, und das Heilen liegt nicht in der Macht des Arztes, sondern in der Natur. Der Arzt weiß sich nur zur Mithilfe bei der Natur befugt, denn der modernen Wissenschaft sind von vornherein Grenzen gesetzt. Doch was ist der Anteil der Wissenschaft an der ärztlichen Kunst? Es handelt sich nur um einen Anteil! Der große Apparat der medizinischen Diagnostik von heute besteht darin, etwas Fehlendes finden zu wollen. Die Frage „Fühlen Sie sich krank?" zeugt davon, dass es sich um eine verborgene Störung handelt – weiß man häufig doch noch gar nicht, was man zum Gegenstand der Untersuchung machen soll. Die Gesundheit verbirgt sich eigentümlich: Ist Wohlsein wirklich etwas oder am Ende gar nichts? Kann man sich einen Zustand ständigen Behagens wirklich vorstellen? Die *nicht* offen zutage liegende Harmonie ist stärker als die offenliegende. Die Gesundheit ist ein solches Wunder einer starken, aber verborgenen Harmonie.

An den Arbeiten des *Alfred Prinz Auersperg,* welcher über schmerzhafte Syndrome wie Myalgie und Amputationsschmerzen publiziert hat, kann man leicht verstehen, was für eine eigentümliche Daseinsform der Schmerz hat. Er ist das ganze Ich und nimmt dieses ein. Und seine Lokalisierung ist manchmal sehr schwierig. Dazu ein platonischer Denkzusammenhang aus dem *Phaidros:* „Sokrates sagt, wir halten es mit der Redekunst wie mit der Heilkunst. In beiden muss man die Natur auseinanderlegen, die des *Leibes* (Anwendung von Arznei und Nahrung) und die der *Seele* (Anwendung von Zuspruch und geordnete Sitten)". Die Natur der Seele kann nur verstanden werden, wenn man das *Ganze der Natur* richtig begreifen kann. Die Schriften der antiken Medizin sind tatsächlich in weitem Umfang von der Schilderung der Umweltbedingungen erfüllt, unter denen der Kranke steht. Wir wissen heute, dass Gesundheit ein weitgehendes Zusammenstimmen mit der gesellschaftlichen und natürlichen Umwelt verlangt.

Wenn es ums *Maß* und ums *Messen* geht, zitiert Hans-Georg Gadamer einen platonischen Dialog (*vom Politiker*) und führt dabei zweierlei Begriffe von Maß und Messen ein. Mit Beginn der Neuzeit finden wir einen enormen Wandel der Messgesinnung. Die modernen Wissenschaften gehen davon aus, dass Messresultate die eigentlichen Tatsachen aufzeigen. Nun ist es aber so, dass diese Messungen einem an die Phänomene herangetragenen Maßstab gehorchen, der durch Konventionen festgelegt ist. Es gibt jedoch noch einen anderen Begriff von Maß und der findet sich in dem erwähnten platonischen Dialog (vom Politiker). Dort ist die Rede davon, dass es ein Maß gebe, mit dem man nicht an etwas herantritt, sondern das etwas in sich selbst hat – es ist das *Angemessene.* Das Angemessene ist nichts, das sich nachmessen lässt, und es hat seinen wahren Bedeutungssinn gerade darin, dass es etwas meint, das man nicht definieren kann. Das ganze System der natürlichen Ausgleichsprozesse des Organismus und der eigenen sozialen Welt des Menschen hat etwas von Angemessenheit. Der universale Begriff von Methode, mit dem wir den neuzeitlichen Begriff von Wissenschaft verbinden, wirkt sich als konstruktive Denkweise im Vorrang des *Messens* aus. Letztlich ist es die Methode, die den Gegenstand des Wissens überhaupt erst konstituiert. Die Unterscheidung von *Metron (Maß)* und *Metrion (Gemessenes)* einerseits und dem *Angemessenen* andererseits bildet ab, in welcher Abstraktion sich die Vergegenständlichung durch die Messmethoden der modernen Wissenschaft bewegt. *Max Planck* hat gesagt, Tatsache sei das, was man messen kann. Eine solche Begrifflichkeit von Maß und Methode hängt offensichtlich mit der Vorzugsstellung des Selbstbewusstseins im modernen Denken zusammen. *Aristoteles* dagegen hat einen viel größeren Horizont: Für ihn ist ein solches „Selbst-gegenwärtig-Sein" immer nur ein „Mit-dabei"-Sein, er fügt dem Gegenwärtigen gleichsam das Selbst-gegenwärtige hinzu [81] (S. 168).

Hans-Georg Gadamer wendet sich auch den notwendigen Grenzen jeder objektivierenden Erfahrung zu. Dabei soll die Sprache helfen, die uns als Beispiel im Deutschen die schöne Doppelung der Ausdrücke *Körper* und *Leib* anbietet. Leib mit seiner Assoziation zu *life – Leben.* Leib und Leben ist etwas anderes als das, was man messen kann, dagegen entzieht sich Körper dem Messbaren durchaus nicht, was man durch Objektivierung feststellen kann. Das *Unmessbare* negiert die Verwissenschaftlichung der Interpretation der Phänomene und gesteht als Wort die eigene Grenze ein. *Angemessen* dagegen verweist auf eine selbstständige Richtigkeit.

Hans-Georg Gadamer kommt nun zu einem Punkt, der ihn im Alter zunehmend beschäftigte, nämlich die Erkenntnis, dass die psychosomatischen Einsichten mehr noch als für den Arzt vor allem für den *Patienten* zu beherzigen sind. Die Menschen müssen wieder lernen, dass alle gesundheitlichen Störungen, „Wehwehchen" und selbst Infektionen in Wahrheit Winke sind, das Angemessene, die Balance des Gleichgewichts, wiederzugewinnen. Am Ende gehört beides zusammen: Störung und ihre Überwindung – das macht das Wesen des Lebens aus. Und von hier aus erhält der Begriff der Behandlung seine kritische innere Begrenzung.

Das *ärztliche Gespräch* im Kontext von Krankheit und Leiden scheint für Hans-Georg Gadamer absolut zentral. Ein gutes Gespräch zwischen Arzt und Patient zu führen, könne erst wirklich gelingen, wenn es demjenigen ähnlich sei, welches wir auch sonst im Alltag und Zusammenleben kennen, namentlich ein Gespräch, das *uns* führt. Eine innere Aktivität soll geweckt werden, die der Arzt das „Mitmachen" nennt. Auch bei *Sokrates* ist es so: Der andere soll durch ein solches Gespräch zum eigenen Sehen geführt werden. Er moniert zudem, dass es eine fragwürdige Entwicklung sei, wenn immer mehr technologische Denkformen in das Sprachgebaren eindringen und man Sprache als Regelbefolgung verstehen wolle. Liege doch das eigentliche Wunder der Sprache darin, dass es (vielleicht gegen alle Vorschriften) einem gelingt, das rechte Wort zu finden – und das ist dann das Richtige. Im Gespräch zwischen Arzt und Patient sei Wachsamkeit gefordert, und es brauche die Kompetenz, die Situation des Augenblicks der Begegnung zu nutzen, dem begegnenden Menschen zu entsprechen – nur so verstehe man, was ein Heilgespräch ist.

Das *Geheimnis der Gesundheit bleibt verborgen* und zur Bewahrung der Gesundheit gehört die Verborgenheit, die im Vergessen besteht. Es ist eine der großen Heilkräfte des Lebens, dass wir jeden Abend dem Heilschlaf des Vergessens verfallen. Nicht vergessen zu können sei ein schweres Leiden, Vergessen dagegen eine Kunst, die es zu schätzen gelte.
Abschließend weist Hans-Georg Gadamer auf die *Grenzen des Wissens und Könnens* hin. Beide sind Macht und geben die Möglichkeit des Beherrschens. So muss sich der Mensch auch gegen die Natur durchsetzen. „Das ist die einmalige Situation des Menschen, dass er sich durch sein eigenes bewusstes Wählen durchsetzen muss." [81] Unsere Natur ist, dass wir uns auch gegen die Natur durchsetzen müssen, soweit wir können. „Aber erst recht ist es in der Natur des Menschen, sich – in allem Wissen und Können – in Übereinstimmung mit der Natur zu halten. Das ist eine alte stoische Weisheit. Gilt sie nur für den Philosophen? Ich [Hans-Georg Gadamer] denke nein. Ich fühle mich niemals wohl, wenn jemand dem Denkenden die Anmaßung zuschiebt, dass er wisse, was sonst keiner weiß ... Ich glaube, philosophisches Denken besteht nur darin, dass man das um eine Stufe bewusster macht, was alle wissen." [81]

(4) Christoph Quarch – „Das Gespräch der Seele mit sich selbst. Philosophische Betrachtungen zum Heilsgeschehen"

Als nächster Beitrag in der Rubrik *Die Stimme der Philosophen* folgt ein Vortrag, welcher der *Philosoph Christoph Quarch* an der Evangelischen Akademie Tutzing im Januar 2010 gehalten hat [183]. Ich habe diesen Vortrag auch ausgewählt, weil sich Christoph Quarch ebenfalls auf *Hans-Georg Gadamer* bezieht und sich mit dessen (hier vorgestelltem) Beitrag „Behandlung und Gespräch" gründlich auseinandersetzt. Dieser Text wird aber auch deshalb gefallen, weil er sich mit dem ärztlichen Denken und Handeln einer längst vergangenen Kultur befasst: Er skizziert das antike griechische Verständnis einer *beseelten Heilkunst.*
Christoph Quarch beginnt seinen Vortrag, indem er die zwei unterschiedlichen Konzepte der Medizin, dasjenige der Heilkunst und das der Wissenschaft, einander gegenüberstellt. Beide haben für sich ihre Gültigkeit und Relevanz, müssen miteinander kooperieren und dürfen sich nicht konkurrieren. Und weiter, nun *Hans-Georg Gadamer zitierend,* verstehe sich die medizinische Wissenschaft als Zweig einer neuzeitlichen Naturwissenschaft, deren markantestes Kennzeichen darin bestehe, „dass sie ihr Wissen als ein Machenkönnen" definiere. Und hier liege laut Hans-Georg Gadamer das Problem. „Die mathematisch-quantitative Erfassung der Gesetzlichkeiten des Naturgeschehens ist auf eine Isolierung von Ursache- und Wirkungszusammenhängen gerichtet, die dem menschlichen Handeln Eingriffsmöglichkeiten in nachprüfbarer Genauigkeit gestatten. [...] Das Machenkönnen macht sich gleichsam selbständig." [80] Als solches sei das Machenkönnen kein Heilen, sondern ein Bewirken (Machen). Die moderne Medizin folge damit einer inneren Logik des Herstellens, einer Logik der Machbarkeit. Die Kriterien würden demnach der Maßgabe messbarer Normwerte folgen, deren Abweichungen als Krankheit verstanden werden. Die Medizin trete mit dem Anspruch auf, es besser als die Natur zu machen – beziehungsweise deren Fehler zu beheben. Das sei, immer noch Hans-Georg Gadamer zufolge, bei der Heilkunst anders: „Ihr Herstellen ist ein Wiederherstellen" und zwar ein Wiederherstellen des Natürlichen des Lebens. Hier wehe ein ganz anderer Wind als in der medizinischen Wissenschaft, ein Geist mit einem anderen Naturverständnis. Denn die Natur, mit der es die Heilkunst zu tun hat, ist nicht dasjenige, was durch medizinische Wissen-

schaft beherrscht werden kann, sondern ein lebendiges, dynamisches Geschehen, „das sich gleichsam selbst und von selbst in seinen Bahnen hält". Und weiter: „Setzen wir diesen Naturgedanken voraus, dann ist ärztliches Eingreifen als ein Versuch zu bestimmen, gestörtes Gleichgewicht wiederherzustellen". Das sei, so *Hans-Georg Gadamer* weiter, ein Grund, „warum das Eingreifen des Arztes nicht eigentlich als Machen oder Bewirken von etwas zu verstehen ist, sondern in erster Linie als Stärken der das Gleichgewicht bildenden Faktoren", will sagen: der Selbstheilungskräfte, die in jedem Menschen angelegt sind [183].

Hier positioniert sich nun *Christoph Quarch.* Für ihn mag Hans-Georg Gadamers disparates Verständnis von Heilkunst und medizinischer Wissenschaft zwar einleuchtend sein, allerdings ist er der Meinung, dass dies wohl kaum der herrschenden Wirklichkeit im Gesundheitswesen entspricht. Denn in der ärztlichen Praxis würden oft weder Zeit noch Kenntnis ausreichen, um sich ein umfassendes Bild der Lebenswirklichkeit des Patienten zu verschaffen. Um gute Strategien zu entwickeln, wie das verlorene Gleichgewicht des Organismus wiedergewonnen werden kann, sei ein solches aber zwingend. Statt den Patienten in seiner Individualität wahrzunehmen, werde der Patient in der Regel zum ‚Fall'. „So aber bleibt ärztliches Tun an der Oberfläche, wohingegen eine recht verstandene Heilkunst in die Tiefe des menschlichen Lebens zielt. Sie bescheidet sich nicht damit, die körperlichen Symptome zu kurieren, sondern sie will die Seele darin unterstützen, sich in Ordnung zu bringen." Eine solche *beseelte Heilkunst* fehle uns. Gäbe es sie, wäre unser Unbehagen gegenüber der Schulmedizin geringer. Und wir könnten „eine *integrale Heilkunst* entwickeln, in der die wissenschaftliche Modizin im doppelten Sinn aufgehoben wäre – sie verlöre zwar ihr Monopol auf das ärztliche Tun, gewänne dafür aber einen Kontext, in dem sie ihre Qualitäten in einem umfassenderen Sinn heilsam entfalten dürfte", meint *Christoph Quarch* [183].

Hier tauchen Begriffe auf wie *beseelte Heilkunst* und *integrale Heilkunst.* Zum besseren Verständnis dieser beiden Termini greift Christoph Quarch nun zurück auf die griechische Antike. Ausgerechnet von dem medizinischen Denken einer längst vergangenen Kultur sollen wir die notwendigen Impulse für unser neuzeitliches Medizinverständnis erwarten dürfen? Ja, meint Christoph Quarch, weil nämlich die griechische Philosophie, zumindest bis zu Aristoteles, vorwissenschaftlich denkt. Die voraristotelische Philosophie orientiert sich an der Leitmetapher der *physis* – hier übersetzt mit *Natur.* Heilkunst heißt, das Ganze zu verstehen (Sokrates). Und so nimmt der Philosoph den Leser mit auf eine Reise in die Vergangenheit und skizziert das antike griechische Verständnis einer beseelten Heilkunst. Abschließend versucht er, die Weisheit der Alten in eine zeitgemäße, integrale Heilkunst zu übersetzen.

Ausgehend von *Platons Dialog Phaidros,* in dem es um die Frage nach einer menschendienlichen Redekunst geht, finden sich hier neben bedeutenden Ausführungen über das Wesen des Eros und der Seele auch Ausführungen über die Heilkunst. *Sokrates:* „Wir halten es mit der Redekunst wie mit der Heilkunst ... in beiden muss man die Natur auseinanderlegen, die des Leibes und die der Seele ... Und glaubst du denn, die Natur der Seele richtig begreifen zu können, ohne die Natur des Ganzen zu kennen?" Der griechische Geist (Sokrates) unterscheidet zwischen medizinischem Wissen und medizinischer Erfahrung. Im Ergebnis mag der Unterschied beider Verfahren nicht groß sein, in der Nachhaltigkeit aber schon: Der wissende Heilkundler kann erläutern, was zu den Krankheitssymptomen geführt hat, der erfahrene Praktiker hingegen kann die Symptome erfolgreich bekämpfen, ohne sie in einem übergeordneten Zusammenhang zu kennen. Genau das aber ist es, worin sich medizinisches Wissen bewährt:

die Kenntnis der Natur des Ganzen. Diese wird sowohl für die Heilkunst als auch für die Redekunst als wesentliches Qualitätsmerkmal genannt und um die Kenntnis der *Natur des Ganzen* zu erwerben, braucht es die Philosophie. Sie ist die Mutter aller Heilkunst. Von *Platon* wurde die Philosophie *das Gespräch der Seele mit sich selbst* genannt. Dies, weil Philosophie den Arzt oder Heilkünstler mit Wissen um die Natur des Ganzen ausstattet, ohne das er den Anspruch auf Wissenschaftlichkeit nicht einlösen kann.

Was ist nun aber die *Natur des Ganzen* oder das *Ganze der Natur*? – mit dieser Frage tritt *Christoph Quarch* in das Allerheiligste der alten Philosophie ein. Dazu *Platons Dialog* in den *Gesetzen:* Die Seele ist die Ursache von allem Guten und ebenso von allem Schlechten, Schönen, Hässlichen, Gerechten und Ungerechten – sie ist die Ursache von allem. Und um das zu verstehen – wirklich zu verstehen – ist die Kenntnis der *Natur des Ganzen,* die Sokrates als Conditio sine qua non der wissenden Heilkunst ins Spiel gebracht hat, unentbehrlich [183].

Doch was nun aber ist die Seele? Was ist das Ganze und was ist die Natur? Natur ist die *Physis* – und meint damit etwas anderes als das, was wir assoziieren. *Physis* ist nicht ein von Menschenhand geschaffener Gegenstandsbereich, sondern, wie *Wolfgang Schadewaldt* es formuliert: „... ein ganz umfassendes Walten und Wesen im Sinne eines Hervortreibens und Wachsenlassens“ [202] (S. 203). Und *Martin Heidegger:* Die Natur ist die „wunderbar Allgegenwärtige“, die „zuvor schon allem Wirklichen die Lichtung verschenkt, in deren Offenes hinein erst alles zu erscheinen vermag, was ein Wirkliches ist“ [108]. Das Wort *Natur* bezeichnet das ins Licht kommende Sich-Entfalten einer Pflanze: das Zum-Vorschein-Kommen aus dem Dunkel des Erdreichs in die Helle des Erscheinens. *Physis* ist das Wesen des Erscheinenden. Deshalb ist die *Physis des Ganzen* und das *Ganze der Physis* am Ende dasselbe.

Ein Heilkundiger muss somit das Verständnis davon haben was für *In-Erscheinung-Treten* wesentlich ist. Dazu muss er die Philosophie als integralen Bestandteil seiner Heilkunst anerkennen, denn nur sie kann Antworten geben auf die Frage: Warum ist überhaupt etwas und nicht vielmehr nichts? *Platons* Antwort auf diese Frage lautet: *Seele, psyché.* Auch bei *psyché* habe man sich von allen gängigen Assoziationen fernzuhalten, schreibt *Christoph Quarch* weiter. „Griechisch verstanden ist *psyché* in erster Linie: Lebendigkeit. Und zwar Lebendigkeit im Sinne dessen, was das Leben lebendig macht. Kraft der *psyché* ist ein Lebewesen lebendig und sie ist dasjenige, kraft dessen sich etwas zeigen und in Erscheinung treten kann.“ Kurz: die *psyché* ist Grund und Ursache von *physis.* „Sie ist [laut Platon] Kraft, die alle *physis* – also das In-Erscheinung-Treten von allem – trägt und erhält.“ Und in diesem Sinne kann *Platon* in den *Gesetzen* sagen, die Seele „durchwaltet und bewohnt alles, das in Bewegung ist“. Oder noch prägnanter im *Phaidros:* „Seele im Ganzen waltet über alles Unbeseelte, indem sie sich in verschiedentlichen Gestalten zeigt.“ Und Christoph Quarch kommentiert weiter: So gesehen ist Seele der Grund des Werdens und die Ursache alles Gewordenen. Gäbe es *psyché* nicht, sagt Sokrates in Phaidros, dann „müssten der ganze Himmel und die ganze Schöpfung in sich zusammenfallen und stillstehen – und es gäbe nichts, wodurch bewegt sie neuerlich entstehen könnten.“ *Psyché* ist im griechischen Denken primär ein kosmologischer Begriff und erst sekundär ein metaphysischer, der das benennt, was Grund, Prinzip, Quelle und Ursprung alles Werdens und jedes gewordenen Seienden ist.

Die alten Griechen verstanden sich demzufolge als Teil einer lebendigen Weltordnung, eines *Kosmos,* der durch und durch beseelt ist. Der Kosmos verdankt sein Sein der Seele und ihr verdankt er auch die Dynamik des Werdens und des Geworden-Seins. „Alles, was dieser Kosmos in Vollzug von *physis* entstehen lässt, tut dies vermöge der in ihm wirksamen *psyché*." Wer heilend in das Wachstum, in das Sein und Werden des Menschen eingreifen wolle, der muss erst einmal die *Psyché* verstehen.

Hier schließt die nächste Etappe der Reise in die alte Philosophie an. Der Arzt *Eryximachos* meint anlässlich einer Feier im Hause des *Tragödiendichters Agathon,* bei der jeder Gast eine *Lobrede auf den Eros* zu halten hat: „Die Heilkunde ist, mit einem Wort, das Wissen um die Liebesleidenschaften des Körpers in Bezug auf Einnehmen und Ausscheiden. Wer im Blick darauf die schöne Liebesleidenschaft von der schlechten zu unterscheiden weiß, der ist im höchsten Maße heilkundig. Und wer einen Wandel herbeizuführen vermag, sodass statt einer schlechten dem Körper eine gute Liebesleidenschaft innewohnt oder innenwohnen sollte – wer die gute Leidenschaft dem Körper einzuverleiben und die schlechte ihm zu nehmen wüsste, der wäre ein wahrhaft guter Heilkünstler."[74] Denn immer (in der Gymnastik, Musik, im Landbau) gehe es um den Einklang des Widerstrebenden, die Balance des Vielen, die Übereinstimmung des Getrennten, um die *harmonia*. Harmonie ist für Platon Einklang, Übereinstimmung (*homologia*) und ein Zustand, der erst dann erreicht ist, wenn eine Mannigfaltigkeit von Teilen so aufeinander abgestimmt ist, dass ein *Ganzes* dabei entsteht, bei dem jedes einzelne Element seiner selbst gerecht werden und seine Funktion ausüben kann, ohne die anderen Elemente dabei zu blockieren. Die *Seele* des Menschen vergleicht er mit einem *zweispännigen Wagen,* bei dem ein Pferd für unsere Triebe und Affekte stehe, das zweite für unsere Leidenschaft und Beherztheit. Der Wagenlenker symbolisiert unseren Intellekt. Die *Lebenskunst* besteht nun darin, das Gespann so aufeinander abzustimmen, dass beide Pferde dem Wagenlenker ihre Energie zur Verfügung stellen. Ein solches Dasein wäre in sich stimmig, kraftvoll und gesund – und es wäre in sich so strukturiert, dass es stimmt. Der wirkliche Heilkünstler müsse demzufolge genau wissen, was zu geschehen hat, dass *es stimmt* – damit das Gleichgewicht, die Harmonie, der innere Einklang des Leibes wiederhergestellt werde. Weil alles, was lebt, darauf angelegt ist, mit sich und seiner Umwelt in Einklang zu sein – das erste und ehernste Gesetz der *Physis des Kosmos* als des umfassenden beseelten Lebewesens, das es nach griechischem Verständnis ist.

Im Vollzug von *Physis* kann nur deshalb etwas entstehen, weil jedes Entstehen und Gedeihen einer Logik der *Psyché* – der Seele folgt. Und die Logik der *Psyché* besteht darin, Mannigfaltigkeit der *Physis* in Einheit zu fügen. Die Natur des Ganzen zu verstehen, setzt die Einsicht voraus, dass die Seele (die *Psyché*) alles durchwaltet und hält, weil sie alles, was ist, so ordnet und strukturiert, dass in sich Stimmiges dabei herauskommt. Oder anders gesagt: „*Psyché* bewährt sich als diejenige intelligente Energie, die ein komplexes, lebendiges System innerlich ausbalanciert und somit dessen Gesundheit durch alle äußeren Störungen und Turbulenzen hindurch aus sich heraus stets neu zu generieren weiß." [183] Der Heilkundige ist somit nicht ein Macher der Gesundheit, sondern ein Diener der Seele. Heilkunst setzt das Wissen um das Ganze voraus. Für den Mediziner bedeutet das: Das Leben eines jeden individuellen Menschen ist ein systemisch strukturiertes Wesen, das auf innere Balance, Harmonie und Gleichgewicht ausgerichtet ist. Heilen heißt, die systemische Logik von *Psyché* zu kennen und deren harmonisierende, selbstheilende Tendenz zu stärken und zu fördern.

74 Aus Platon: Symposiom (Das Gastmahl), (Symp 186c+d). Hier wird von einem denkwürdigen Gastmahl erzählt, an welchem die Teilnehmer der Reihe nach eine Rede über die Erotik (Eros) halten mussten, so auch der Arzt Eryximachos.

Die griechisch verstandene Heilkunst zeigt uns demnach eine Wissenschaft, die von drei Gewissheiten ausgeht:

- Die Wirklichkeit ist ein Prozess kontinuierlichen, lebendigen Wachstums *(Physis).*
- Dieser Prozess lebendigen Wachstums ist gegründet in der systembildenden und systemerhaltenden Energie der Seele *(Psyché).*
- Und die Energie der Seele hält alles, was ist, in einem stimmigen Gleichgewicht *(Harmonia).*

Christoph Quarch geht nun auf *Hans-Georg Gadamers* Begriff des *Angemessenen* ein. Wie wir bereits in dessen Beitrag „Behandlung und Gespräch" festgestellt haben, gibt es „ein Maß, mit dem man nicht an etwas herantritt, sondern das etwas in sich selbst hat". Es gibt nicht nur das durch ein angelegtes Maß Gemessene, sondern auch das Angemessene, das jedoch nichts ist, das sich nachmessen lässt. „Das ganze System der natürlichen Ausgleichsprozesse des Organismus und der eigenen sozialen Umwelt des Menschen hat etwas von Angemessenheit." Alle beseelten systemischen Wesen – soziale wie individuelle – seien darauf angelegt, so wiederum *Christoph Quarch,* die ihnen verbundene Mannigfaltigkeit in ein harmonisches Ganzes zu fügen – immer gegründet in dem einen Gleichgewichtspunkt, in dem es stimmt. Platon nennt dies „das Entstehen des Angemessenen". Es ist das innere Maß, nach dessen Maßgabe etwas stimmt oder nicht stimmt. „Und es ist dieses innere Maß, an dem maßzunehmen hat, wer als Kunstfertiger seine Sache gut machen möchte – andernfalls wird sein Tun vermessen, maßlos oder anmaßend sein." [183] Für den Mediziner wiederum heißt das, seinen Blick dahin zu lenken, *wo das innere Maß seines Patienten liegt,* um nach Maßgabe dieses inneren Maßstabs zu erwägen, was ihm fehlt. Aus der Sicht der antiken Heilkunst liegt das Problem der modernen medizinischen Wissenschaft genau dort, wo die Wissenschaft suggeriert, Gesundheit ließe sich nach Maßgabe empirisch verifizierbarer Normwerte generieren – nach Maßgabe äußerer, statt innerer Kriterien, wie dem Gleichgewicht, der Harmonie und der Angemessenheit. „Weil nämlich Leben bedeutet, in einem fortwährenden Prozess des Wachstums *(physis)* zu werden; immer durch die intelligente Systemsteuerung der Seele *(psyché)* darauf ausgelegt, das innere Maß der Harmonie zu treffen, bei der ein individuelles Wesen mit sich im Einklang ist." Dies geht jedoch nur durch wirkliches Verstehen, was genau diese *physis,* was *psyché,* was *harmonia* ist, und was das *innere Maß* ist. Dazu braucht es den Sinn für die Wirklichkeit der Seele, den Sinn für das Gleichgewicht und ein Taktgefühl. Und *wie* man das macht, sagt uns *Platon* mit *Diotima,* einer Frau von Mantineia, die früher bereits Athen von der Pest befreit haben soll.

Im Dialog *Symposium* thematisiert Platon die *Heilkraft der Liebe.* Sokrates gibt dort zum Besten, was er von Diotima, dieser Frau und Heilerin, über den Eros gelernt habe. Die Liebe sei diejenige Kraft des Lebens, die dafür sorgt, dass „das Ganze mit sich selbst verbunden ist".[75] Denn Eros gleiche aus, schaffe Einklang und sorge dafür, dass das Leben zu sich selbst komme. In diesem Sinn sei Eros ein Arzt und Helfer der menschlichen *Physis.* Die Liebe als heilende Kraft. In ihr bewährt sich *Psyché* als tragendes und erhaltendes Prinzip des Lebens. So gesehen ist Liebe die heilende Kraft par excellence.

Diotima sagt, dass Eros die Augen für die Schönheit in allem öffne. Was wir mit den Augen der Liebe ansehen, wird schön und wir können es annehmen und bejahen. Die Liebe sei gleichsam ein Transformator, kraft dessen wir ein positives Verhältnis gewinnen – auch zu einem

75 Platon. Symposion (Symp 202a).

Schmerz, zu einem Leiden. Wo Liebe waltet, werden wir nicht gegen unsere Gebrechen kämpfen, wir nehmen sie an. Im Verhältnis Arzt-Patient ist bekannt, dass oft bereits die liebevolle Zuwendung Heilung in Gang setzt. Das alles lässt sich jedoch nicht einfach erlernen, so wie man sich das theoretische Wissen der medizinischen Wissenschaft aneignet, kommentiert *Christoph Quarch:* Die Wirklichkeit der Seele erschließe sich in erster Linie dort, wo wir das Leben mit den Augen der Liebe sehen. Als fundamentales Prinzip unseres Lebens sei sie aber dem theoretischen Zugriff und auch jeglicher empirischen Messung entzogen. Heilkunst ist ein Liebesdienst. „Ihr Wissen ist nicht das theoretisch-kognitive Wissen der Wissenschaft, sondern das Wissen der Liebe, [...] das erfühlte Wissen um das innere Gleichgewicht jenes komplexen, individuellen Geschehens, das die Griechen *psyché* nannten." [183] Das Wissen der Wissenschaft müsse integriert sein in das viel tiefere, seelische Wissen.

Christoph Quarch fasst am Ende seiner Ausführungen nochmals zusammen, was *die von Hans-Georg Gadamer propagierte Heilkunst* im griechischen Sinne des Wortes meint:

- Heilkunst versteht sich als Ausbalancierung und Harmonisierung eines lebendigen Organismus.
- Der Heilkundige weiß, dass Heilung am Ende nie sein eigenes Werk ist. Die Seele heilt, nicht der Arzt.
- Der Heilkundige versteht sich deshalb bloß als Unterstützer des natürlichen Selbstheilungsprozesses der Seele.
- Er handelt dabei nach Maßgabe des individuellen, inneren Maßes des Patienten.
- Das innere Maß des Patienten erschließt er sich vermöge seiner liebevollen Zuwendung und seines Gleichgewichtssinns.
- Diese Zuwendung selbst ist integraler Bestandteil des Heilungsgeschehens.

Damit ist die Rubrik *Die Stimme der Philosophen* abgeschlossen.

18.1 Modelle integrierter Medizin

Integrale Heilkunst: Ausgehend von den eben besprochenen Texten (Die Stimme der Philosophen: Hans-Georg Gadamer und Christoph Quarch) kann nun thematisch folgerichtig zu diesem Kapitel „Auf der Suche nach der genuinen Medizin" übergegangen werden. Dabei wird weiterhin Bezug genommen auf *Christoph Quarchs* „Gespräch der Seele mit sich selbst. Philosophische Betrachtungen zum Heilsgeschehen". Der Philosoph und Theologe fordert von einer integralen Heilkunst, den Patienten in zweifacher Weise zu erfassen: auf der Ebene der modernen Medizin mit ihren aktuell zur Verfügung stehenden Möglichkeiten und auf der Ebene der Antike mit ihrer heute noch geltenden Weisheit [183]. Eine integrale Heilkunst baue auf die natürlichen Selbstheilungskräfte des Menschen. Dies setze voraus, die Natur als beseelt zu verstehen und sie als ein dynamisch-systemisches Geschehen zu betrachten. Die integrale Heilkunst habe zur Aufgabe, eine Behandlung nach Maßgabe des *inneren Maßes* mit einer Behandlung nach Maßgabe des *äußeren Maßes* zu verbinden – dies mit dem Ziel, die Selbstheilungskräfte zu aktivieren und das innere Gleichgewicht wiederherzustellen. Der Erkrankte sei dabei immer als erkrankter Mensch in all seinen *vier Dimensionen des menschlichen Daseins* zu verstehen:

- Der Erkrankte ist ein beseeltes Wesen mit seiner individuellen Geschichte, seinen Überzeugungen und Einsichten, Gewohnheiten und Dispositionen. Dieses beseelte Wesen muss verstanden werden als ein lebendiges Gefüge unterschiedlicher Energien und Funktionen, die darauf bedacht sind, sich stets im Gleichgewicht zu halten. Zuständig für diese Dimension sind die Psychologie und die Spiritualität.

- Der Erkrankte als beseeltes Wesen muss zugleich verstanden werden als Gegenstand empirischer Forschung. Er unterliegt verifizierbaren Gesetzen und Prozessen, deren Störungen durch ärztliches Eingreifen behoben werden können. Zuständig für diese Dimension sind die Schulmedizin und die Komplementärmedizin.
- Der Erkrankte muss verstanden werden als ein Wesen, das sich selbst in kommunikativen Beziehungen und systemischen Verbindungen erlebt. Zuständig für diese Dimension ist die systemische Psychologie.[76]
- Und er muss letztlich verstanden werden als ein Wesen, das in beobachtbaren und erforschbaren kommunikativen Prozessen in seine Um- und Mitwelt eingebunden ist: Zuständig für diese Dimension sind die Sozialmedizin und die Umweltmedizin [183] (S. 17).

Das ärztliche Gespräch: Eine *integrale Medizin* muss all diesen Dimensionen genügen. Dazu braucht es zwingend das ärztliche Gespräch. *Christoph Quarch* und *Hans-Georg Gadamer* geht es darum, auf die enorme Bedeutung und Unverzichtbarkeit des ärztlichen Gesprächs aufmerksam zu machen. Dieses müsse offen sein und ein echtes Interesse am anderen zeigen. Es sei ein Geschehen, bei welchem die Seele des anderen zum Sprechen komme. Und nochmals Hans-Georg Gadamer: „als ob die Seele im Dialog mit dem Arzt zuletzt mit sich selber gesprochen hat“ [81] (zitiert nach [183] S. 19ff).

76 Systemische Psychologie: Unter diesem Begriff wird innerhalb des Fachbereichs der Psychologie die Auffassung verstanden, dass psychische Störungen in erster Linie im sozialen Kontext begründet sind und immer aus den Interaktionen der Familienmitglieder und der sozialen Umwelt hervorgehen.

18.1.1 Thure von Uexküll

Integrierte Medizin: Thure von Uexküll kann als Begründer der integralen Medizin betrachtet werden. Der Kern seines Medizinverständnisses bestand darin, den kranken Menschen als Ganzes zu erfassen und ihm als Ganzes zu begegnen. Indem er sich nicht bloß für die Krankheit selbst, sondern ebenso für das Leben und Krankheitserleben des Kranken interessiert, integrierte er die individuellen *Krankheitsbedingungen* in das Krankheitsgeschehen. Erst deren Einbezug macht die Krankheit zu dem, was zu behandeln ist. Der *kranke Mensch* rückt ins Zentrum des Interesses. Dem Medizinverständnis von Thure von Uexküll entsprechend sollte die von der Interaktion zwischen Psyche und Soma (Körper) ausgehende Psychosomatik zu einem integralen Bestandteil aller praktischen Fächer der Medizin werden. Als Pionier und Kämpfer für seine *integrierte psychosomatische Medizin* hatte er bereits nach kurzer Zeit viele Anhänger: Seine Maxime: Die integrierte Medizin darf nicht nur rühmliche Ausnahme bleiben. Sie muss zum selbstverständlichen Normalfall in der medizinischen Versorgung werden. Im Jahre 1992 gründeten er und seine Mitstreiter *Viktor von Weizsäcker* und *Georg Groddeck* die Akademie für integrierte Medizin (AIM).

Technik der reflektierten Kasuistik: *Thure von Uexküll* entwickelte die Technik der reflektierten Kasuistik, eine Methode für die Arbeit an einem Krankheitsfall. Diese basiert auf seinem *semiotisch-(zeichentheoretisch-)konstruktivistischen Modell* und der Aufgliederung der Arbeit an einem Krankheitsfall in *drei Geschichten:*

- „Die Geschichte einer Krankheit“,
- „Die Geschichte eines kranken Menschen“ und

- „Die Geschichte einer Arzt-Patienten-Beziehung“.

Im Folgenden soll das *Modell für eine integrierte, nicht dualistische Medizin* von Thure von Uexküll vorgestellt werden. Es fand im Laufe der letzten Jahre allgemeine Anerkennung und regte zu breiter Nachahmung an [247].

18.1.2 Das Modell von Thure von Uexküll

Ausgangspunkt der Überlegungen von Thure von Uexküll ist die bis anfangs des 20. Jahrhunderts vorherrschende Meinung, nach welcher lebende Organismen einer Natur kausalmechanischer Abläufe gegenüberstehen, denen sie sich anpassen oder aber zugrunde gehen. - *Gregory Bateson* kritisiert diese Auffassung als „ein Scenario eines permanenten Krieges zwischen den Organismen verschiedener Spezies und einer feindlichen Natur“ [247] (S. 10). Und *Thure von Uexküll* ergänzt: Diese Ideen blockieren die Möglichkeit, uns eine Gegenseitigkeit von Natur und Leben in Form von „Einheiten des Überlebens aus Organismus *plus* Umwelt“ vorzustellen [247] (S. 11). Diese Idee sei deshalb gefährlich, weil wir aufgrund ihrer Effektivität kaum auf sie verzichten könnten. Sie sei jedoch kein Welt-Erklärungsprinzip. Und *Gregory Bateson* befürchtet, dass die Vorstellung, Stammbäume von Organismen einer feindlichen Natur gegenüberzustellen, die Einheit des Lebens zerreiße. Zum besseren Verständnis von Thure von Uexkülls Modell seiner integrierten Medizin sind Grundkenntnisse über die *Philosophie des Konstruktivismus* zwingend. In seinem Buch „Integrierte Medizin: Neue Modelle für Psychosomatik und Psychiatrie“ führt er den Leser in diese Thematik ein. Auch hier soll dies kurz geschehen.

Künstliche Trennung zwischen Organismus und Umwelt: Als *außenstehende Beobachter* (Außenperspektive) gehen wir davon aus, dass das diffizile Gleichgewicht zwischen Organismus und Umwelt und ihre gegenseitige Abhängigkeit die Folge und das Ergebnis einer Millionen Jahre dauernden Assimilation ist. Zudem argumentieren wir, dass diese ständige Anpassung in der Natur auf physikalischen und chemischen Prozessen beruhe. Für den *Organismus selbst* (Innenperspektive) hingegen gibt es in seiner Umwelt kaum Vorgänge oder Gegenstände, die *nicht* zu seinen verschiedenen Bedürfnissen passen. Alles, was der Beobachter um sich herum ausgebreitet sieht, existiert für den Organismus gar nicht. Oder anders gesagt: Das Bewusstsein eines Beobachters schafft eine künstliche Trennung zwischen Organismus und Umwelt, eine Trennung, die der Organismus so gar nicht kennt. „Dieser Unterschied zwischen dem Organismus als *Beobachter erster Ordnung* seiner Umwelt und dem Menschen, der als *Beobachter zweiter Ordnung* den Organismus beobachtet, hat die Biologie in die Irre geführt, solange sie glaubte, der Mensch würde die ‚Realität der Natur‘ beobachten. Seit der *konstruktivistischen Wende (Ernst von Glasersfeld, 1996)* hat die Biologie einsehen müssen, dass niemand diese Realität beobachten kann, sondern dass wir unsere Realität genauso konstruieren müssen, wie jedes Leben seine Umwelt als seine biologische Realität konstruieren muss. Diese Einsicht deckt den erkenntnistheoretischen Fehler auf, dessen gefährliche Konsequenzen *Gregory Bateson* beschreibt.“ [247] (S. 11).

Konstruieren einer gemeinsamen Realität: Die *Konstruktivisten* gehen davon aus, dass der von ihnen erkannte Gegenstand durch den Vorgang des Erkennens vom Beobachter selbst konstruiert wird. Die Realität muss demnach aus dem, was die Sinnesorgane uns zeigen, nämlich die Gegenstände und die Vorgänge der Wirklichkeit, konstruiert werden. Dabei müssen sich die Konstruktionen vor zwei verschiedenen Realitätskriterien verantworten:

- das *pragmatische* Realitätskriterium – es ist die Forderung, dass sich unsere Handlungen bewähren müssen, und
- das *kommunikative* Realitätskriterium – es ist die Forderung, dass die Wirklichkeitskonstruktionen der Partner von Gemeinschaftshandlungen so weit übereinstimmen, dass der Erfolg der Handlungen gesichert ist.

Um aber das kommunikative Realitätskriterium zu verstehen, müssen wir zunächst wissen, was wir unter „Konstruieren einer Realität" verstehen. Die Konsequenz der konstruktivistischen Wende besteht darin, dass der Beobachter aus seinen Sinneseindrücken eine *solipsistische Wirklichkeit* (nach Leibnitz eine Monade ohne Fenster) konstruiert, bei der er nur das eigene Ich mit seinen Bewusstseinsinhalten als das einzig wirkliche gelten lässt. Die Realität eines anderen Lebewesens aber, dessen Sinneseindrücke er nicht kennt, ist ihm nicht zugänglich. Ebenso unzugänglich ist ihm die Realität eines anderen Menschen. Die Medizin kennt diese Problematik, denn weder der Arzt noch der Patient wissen, wie die Wirklichkeit des anderen Menschen aussieht. Um sich zu verstehen, müssen sie eine begrenzte gemeinsame Wirklichkeit aufbauen, in welcher die Worte des anderen richtig interpretiert werden. Lebende Systeme sind demnach füreinander geschlossene Systeme, und es muss zwingend geklärt werden, wie Kommunikation zwischen geschlossenen Systemen überhaupt möglich ist.

Dreigliedrige Zeichenprozesse: Die Konstruktivitsten gehen davon aus, dass unsere Beziehung zur Außenwelt nicht nur aus zweigliedrigen Kausalprozessen aus Ursachen und Wirkungen oder aus Reizen und Reaktionen besteht, sondern aus dreigliedrigen Zeichenprozessen. Aus *Zeichen, Bezeichnetem* und einem *Interpreten als Verbindungsglied.* Die konstruktivistische Wende bedeutet die Wiederentdeckung der *Zeichenlehre.* Farben, Töne, Wärme und Härte sind Zeichen, aus denen unsere Wahrnehmung die Eigenschaften von Vorgängen und Gegenständen der Welt konstruiert, mit der wir umgehen. Bei diesen Konstruktionen spielen unsere *Bedürfnisse* die *Rolle der Interpretanten* (die sich um die Interpretation bemühen), denn sie entscheiden, welche Bedeutung diese Zeichen für die Dinge und Vorgänge haben, die wir in unserer Umwelt und individuellen Wirklichkeit erleben. Da aber keiner die Bedürfnisse des anderen kennt, sind lebende Systeme geschlossene Systeme. Für die Kommunikation bedeutet das, „dass lebende Systeme sich über ihre Interpretanten verständigen resp. gemeinsame Interpretanten aushandeln müssen" [247] (S. 13). Wir lernen daraus, dass wir für *unsere Realität* nur persönliche Modelle besitzen, die keine Ab- oder Nachbildungen eines Originals sind (s. Exkurs).

Exkurs

Konstruktion gemeinsamer Wirklichkeiten

Als Beispiel für die Konstruktion gemeinsamer Wirklichkeiten wird oft die Vis-à-vis-Situation erwähnt. Der Tonfall der Stimme und die Mimik informieren die beiden Gesprächspartner über deren Interpretanten. Sie dienen ihnen als Medium, um den *gemeinsamen Interpretanten* auszuhandeln, der die Konstruktion gemeinsamer Wirklichkeiten ermöglicht. Ein anschauliches Modell ist das Bild der gemeinsamen Arbeit von zwei Partnern an einer zweigriffigen Baumsäge, bei welchen sich die *gemeinsame Wirklichkeit* unerwartet und plötzlich, quasi als Überraschung, einstellt: Aus dem mühsamen und unkoordinierten Bewegen der Säge entsteht plötzlich ein koordiniertes Tun, das als freies Verfügen-Können über die eigenen Kräfte erlebt wird [247] (S. 19).

Gemeinsame Interpretanten: Somit sind gemeinsame Interpretanten die Voraussetzung, um eine *gemeinsame Wirklichkeit und Kommunikation* zu schaffen. Letztere beschreiben die biologischen Bedingungen für das Entstehen von komplexen Systemen aus Subsystemen wie Zellen, Organen und Organismen in unterschiedlichen Integrationsebenen, zwischen denen Auf- und Abwärts-Effekte die Einheit des Ganzen erhalten. Diese Selbstentwicklung lebender Systeme wurde erst mit der Überarbeitung der klassischen Zeichentheorie durch den Logiker und Philologen *Charles Sanders Peirce* (1839–1914) zeichentheoretisch nachvollziehbar. Seine Zeichenlehre wird heute noch als das Fundament der *allgemeinen Zeichentheorie* anerkannt. Der Kern seiner Überarbeitung besteht in der Kondensierung der 10–12 Kategorien von Aristoteles bis Immanuel Kant auf nur noch *drei Universalkategorien* nach Charles Sanders Peirce [174]. Ihre Bedeutung für die Biologie und speziell für die Medizin beruht auf der Möglichkeit, die menschliche Ontogenese (also die Entwicklung des Individuums von der Eizelle zum geschlechtsreifen Zustand), aber auch die Entwicklungspsychologie differenzierter zu verstehen (s. Exkurs).

Modell der Entwicklung des Individuums: Dieses *Modell von Charles Sanders Peirce* ist laut Thure von Uexküll für die Medizin von grundsätzlicher Bedeutung. Als *Einheit des Erlebens* ist der Mensch, der seine individuelle Wirklichkeit ständig neu konstruieren muss, ein hochsensibles Gebilde. „Das Gewicht seiner ikonischen und indexikalischen Vergangenheit schlägt sich in der narrativen Einheit seiner Lebensgeschichte nieder, die seiner Vorstellung einen *Raum in der Zeit eröffnet,* in der er aus seiner Gegenwart in seine Vergangenheit zurückgehen und sich dabei von seinem Therapeuten begleiten lassen kann." [247] (S. 17). Im Rahmen eines Traumas (Unfall, Krankheit, Schicksalsschlag) kann sich die Gewichtung der ikonischen und indexikalischen Anteile verschieben, im Extremfall bis zum Rückzug auf eine vorikonische Ebene vegetativer Zeichen im Koma als letzte Möglichkeit des Überlebens.

Und hier sind wir wiederum bei *Gregory Bateson* und bei seiner Kritik an der Medizin, bei dieser gefährlichen Idee, die er als *Zerreißen*

Exkurs

Universalkategorien

Die drei von Charles Sanders Peirce genannten Universalkategorien sind: *Die Erstheit* (Erste Universalkategorie) ist dasjenige, dessen Sein einfach in sich selbst besteht, welches weder auf etwas verweist noch hinter einem anderen steht. Beispielsweise das Bewusstsein eines Geruchs, eines Schmerzes. Zu dieser Kategorie gehört die Zeichenklasse des *Ikons* (das Quali-Zeichen). Es verweist mit dem dazugehörigen Interpretanten allein durch seine Ähnlichkeit auf sein Objekt. *Die Zweiheit* (Zweite Universalkategorie) ist das Sein in Bezug auf ein Zweites. Dazu gehört die Zeichenklasse des *Indexes*. Es ist diejenige Kategorie, die auf das andere hinweist. Beispielsweise räumliche, zeitliche und kausale Zusammenhänge, Anstrengung und Widerstand, Rauch und Feuer. *Die Drittheit* (Dritte Universalkategorie) meint die Beziehung zwischen einem Ersten und einem Zweiten. Es ist die Kategorie des Allgemeinen, der Gesetzmäßigkeit. Ihre Zeichenklasse ist *das Symbol, die Sprache*. Sie beruht auf sozialer Übereinkunft. Unter dem Aspekt des ikonischen Gehalts der Sprache kann man Gespräche als Konversation oder als Kommunikation unterscheiden. Die stammesgeschichtliche Entwicklung im Verlauf von Jahrmillionen weist auf eine Zunahme und Differenzierung zunächst *ikonischer* und dann auch *indexikalischer Zeichen*, wobei nur der Mensch die *symbolischen Zeichen* erreicht hat. Die Zeichenprozesse dieser drei stammesgeschichtlichen Epochen bilden die biologischen Programme für Organismen zur Konstruktion ihrer Umwelten. Sie lassen sich beschreiben als

- Modell des *Regelkreises für vegetative Organismen*
- Modell des *Funktionskreises für animalische Organismen* und als
- Modell des *Situationskreises für Menschen*

der Einheit des Überlebens beschrieben hat. Dazu äußert sich *Thure von Uexküll* wie folgt: „Die These, dass im Organismus keine anderen Kräfte wirksam sind als die gemeinen physikalischen-chemischen, unterschlägt die Tatsache, dass diese Kräfte im Organismus auch als Vehikel für Zeichen dienen, mit denen sich Zellen und Organe im Organismus verständigen; denn Zeichen bestehen aus zwei unentbehrlichen Hälften. Von ihnen lässt sich die eine Hälfte als die Einwirkung auf die Rezeptoren lebender Systeme definieren, die dort Veränderungen (Perturbationen) bewirken. Die andere Hälfte ist die Bedeutung, welche diese Veränderungen als Vehikel für Zeichen zum Transport ihres Nachrichtengehaltes verwendet." [247] (S. 17).

Das Modell der Entwicklung des Individuums von Charles Sanders Peirce und die dazugehörigen Kommentare von Thure von Uexküll kommen hier gewollt sehr komprimiert zur Darstellung, sind jedoch bei Bedarf jederzeit in der zitierten Literatur nachzuschlagen. Ich wollte auf die in diesem Kontext relevanten Gedanken weder ganz verzichten noch ihnen zu viel Raum zubilligen.

Der Begriff des Ganzen: Für *Thure von Uexküll* ist sein Modell für eine integrierte Medizin eng mit dem Begriff des Ganzen verbunden. Dieser Begriff des Ganzen *fehlt* in der Medizin und/oder ist mit dem Makel der Unwissenschaftlichkeit behaftet. Dazu folgende Feststellung: *Fehlen,* die scheinbar banale Feststellung, dass etwas fehlt, setzt ein Ganzes voraus, dem etwas fehlen kann. Das gilt auch für die Begriffe Gesundheit und Leben: Solange jemandem etwas fehlen kann, ist er noch gesund und noch am Leben. Die Begriffe Phylogenese und Ontogenese setzen die Vorstellung eines Ganzen voraus, das sich, wie Kant es formuliert, durch *inneres Wachstum* und nicht durch *äußere Zutaten* entwickelt. In diesem Zusammenhang ist darauf hinzuweisen, dass bereits der Entwicklungspsychologe *Jean Piaget* feststellte, dass der Säugling und seine Umgebung von Beginn an eine Einheit bilden, die aber die Dynamik eines momentan unvollendeten Ganzen aufweist, das nach Vollendung trachtet, eine Einheit, die immer wieder aus der Vollendung in den Zustand vorübergehenden Unvollendetseins gerät. Diesen Wandel erleben wir als Wechsel von Bedürfnis und Befriedigung, dem im Körper eine *Organisation mit wechselndem Gleichgewicht* entspricht [176].

18.1.3
Gedanken zum bio-psycho-sozialen Postulat

Bereits 1797 forderte der deutsche Arzt und Volkserzieher *Christoph Wilhelm Hufeland,* die Krankheit möglichst zu generalisieren, aber den Kranken aufs Genaueste und Schärfste zu individualisieren, und meinte damit, dass Ärzte Kranke behandeln müssen und nicht etwa Krankheiten.

Die moderne Medizin ist eine Medizin von Spezialisten, welche ihr Wissen und Können auf ein kleines Teilgebiet fokussieren und deshalb ihr Augenmerk nur selten auch aufs Ganze richten. *Gerald Ulrich* widmet sich diesem Thema [248]. Er moniert, dass die Spezialisten in ihrer Summe heute das Ganze dominieren und damit sogar „mehr" als das Ganze seien. „Dies ist wider die Natur, denn in der Natur sind die Teile dem Ganzen untergeordnet." [248] (S. 24). Heute dominieren die Teile über das Ganze. Der Arzt interessiere sich heute weniger für die Not und Leiden des Hilfesuchenden, stattdessen sei er ein technisch hochversierter Gesundheitsingenieur und verkörpere derart die moderne Medizin. Gerald Ulrich ortet die Ursache der Problematik vor allem in den Universitätskliniken, da diese das Ausbildungsmonopol besitzen und der ärztliche Nachwuchs damit eine Art der Patientenversorgung vermittelt bekomme, die er als die einzig mögliche, weil als wissenschaftlich ausgegebene, erachte und diese entsprechend verinnerliche. Bei der überwiegenden Zahl der Menschen, die ärztlichen Beistand suchen, sei mit ingenieurwissenschaftlichen Techniken allein nicht Abhilfe zu schaffen. „Dies geht schon daraus hervor, dass die Patienten sich oft nur gewaltsam in das verordnete *Prokrustesbett* einer *ICD-Diagnose* zwängen lassen", in ein Schema, in welches sie eigentlich gar nicht hineinpassen.[77] Viel wichtiger sei dagegen, die Patienten primär als Person wahrzunehmen und sich darum zu bemühen, rasch eine zwischenmenschliche Beziehung zu dieser aufzubauen. Denn nur so sei die Voraussetzung für eine rationale und patientengerechte Planung aller weiteren Maßnahmen gegeben. Für Gerald Ulrich beginnen die Schwierigkeiten bereits bei der Ausbildung, indem in den sogenannten Grundlagenfächern wie Anatomie und Pathologie, Physiologie und Pathophysiologie, Biochemie bis hinunter zu den Molekülen, die Devise gelte: je kleiner und isolierbarer, desto grundlegender. „Gegen diese sich noch immer weiter öffnende Schere zwischen Entfernung von der Person des Patienten und Annäherung an seine Moleküle ist weit und breit kein Korrektiv in Sicht." [248] (S. 25). Hier müssten die Leistungsempfänger, also die Versicherten, an die über 200 Jahre alte Forderung *Christoph Wilhelm Hufelands* erinnern (s. oben), doch als medizinische Laien vermögen diese deren Erfordernisse kaum zu erkennen. Trotzdem, so Gerald Ulrich, sei an allen Ecken und Enden ein „dumpfes Grummeln der Unzufriedenheit" zu vernehmen. Der Ansehensverlust der Ärzteschaft sei ein starkes Indiz dafür – dies ungeachtet „der allesbeherrschenden, naiven Fortschrittsgläubigkeit sowohl auf Seiten der Laien wie auch der Mediziner" [248] (S. 25).

Beschreibungskomplementarität: Unsere seit jeher frustranen Bemühungen, die Medizin auf dem „schmalen Grat zwischen der *Skylla* der Verabsolutierung des ganzheitlich-synthetischen Aspekts und der *Charybdis* der Verabsolutierung des zergliedernd-analytischen Aspekts zu halten" [248] (S. 26), genügten nicht, um hier etwas faktisch und nachhaltig zu verändern. *Gerald Ulrich* fordert deshalb eine Beschreibungskomplementarität: Die einem lebenden System, wie etwa einem kranken Menschen, angemessene Art der Beschreibung müsse stets eine *doppelseitige* sein. Dabei muss einerseits ein einheitlich Ganzes in dessen Bezug mit anderen Ganzheiten und der Umwelt beschrieben werden; andererseits aber auch eine aus Teilen zusammengesetzte Einheit, bei der ausschließlich die Art und Weise des Zusammenwirkens der Teile interessiert. Beide sind weder aufeinander reduzierbar, noch stehen sie in einer linearen Kausalbeziehung zueinander. Andernfalls treten Paradoxien auf. Daraus folgt, „dass Aussagen, die über Teile gemacht werden, immer zu ergänzen sind durch Aussagen, die das kollektive Verhalten der Teile in der dynamischen Gesamtstruktur beschreiben. Denn nur so gewinnen die Aussagen über die Teile einen Sinn." [248] (S. 26). Eine sich als Naturwissenschaft verstehende Medizin hat implizit die Tendenz zur Verabsolutierung der zergliedernd-analytischen Perspektive, da Aussagen über die Teile methodisch einfacher und unangreifbarer sind, als solche über komplex strukturierte Ganzheiten.

BPS-Modell: Bereits 1980 versuchte der Psychiater *Georg Engel* mit seiner bekannten Formulierung vom *bio-psycho-sozialen Modell (BPS)* die Entwicklung der Medizin in eine andere Richtung zu lenken. Er weist darauf hin, dass es sich bei diesem BPS-Modell um ein systemisches, der Natur lebender Systeme entsprechendes Modell handelt. Ungeachtet der allgemeinen Würdigung dieses BPS-Modells habe sich dieses in der medizinischen Praxis jedoch kaum wirklich durchsetzen können. Die analytische Desintegration habe im Gegenteil und allen Beschönigungen und Bekenntnissen zum Trotz nur noch weiter zugenommen, so Gerald

77 ICD-Diagnose: Die Internationale statistische Klassifikation der Krankheiten und verwandter Gesundheitsprobleme ist das wichtigste, weltweit anerkannte Klassifikationssystem für medizinische Diagnosen ([248] S. 24).

Ulrich. Zudem warnt dieser, dass der im BPS-Modell enthaltene Biologiebegriff irreführend sei, da mit Biologie heute doch eigentlich *Somatologie* in Gegenüberstellung zu *Psychologie* gemeint sei. Man sollte sich deshalb angewöhnen, stets zu prüfen, ob wirklich *biologisch* im eigentlichen Wortsinn gemeint sei oder eben, was weit häufiger der Fall sei, im Sinn von *somatologisch*. Dieser irreführende Sprachgebrauch sei gefährlich, weil die Begriffe unser Denken bestimmen und damit die Lösung des Problems, mit welchem unsere Medizin heute kämpft, nur noch erschwere. „Um wie viel klarer würden wir sehen, wenn man anstatt vom BPS-Modell vom *Biologischen Modell* spräche und dieses alle BPS-Perspektiven umfassende Modell dem *Ingenieurwissenschaftlichen Modell,* wie es ja nur technischen, also von Menschen erzeugten Systemen angemessen ist, gegenüberstellte?" [248] (S. 27). Damit würde sich der letztlich überflüssige, weil missverständliche Begriff des BPS-Modells erübrigen.

Spaltung der Medizin: Das Selbstverständnis der Medizin, so Gerald Ulrich, werde zu stark geprägt durch die medizinischen Fakultäten, durch Forschung, Lehre und Krankenversorgung, welche eng aufeinander abgestimmt seien und ein sich selbst stabilisierendes System konstituierten. Dieses verstehe sich als ein *biomedizinisches System,* welches zwar sehr erfolgreich, der dafür entrichtete Preis bedauerlicherweise aber sehr hoch sei. Gleichzeitig habe sich dieses System auch als reformierungsresistent erwiesen. Die rational fundierte und vom Glanz ihres Erfolges geblendete Medizin habe sich immer mehr als *Ingenieurwissenschaft* missverstanden, was sich beispielsweise darin äußerte, dass eine Form der Heilkunde sich „in dialektischem Gegensatz zur mechanistischen Sicht, ausschließlich dem psychischen Aspekt verschrieb" [248] (S. 28), sich von dieser Medizin abspaltete und zunehmend verselbständigte. Ausdruck dieser Entwicklung sei das erkennbar werden eines *Methodendualismus,* „der bedauerlicherweise ganz undialektisch als unaufhebbarer Gegensatz gesehen, in eine institutionalisierte Spaltung der Medizin führen musste" [248] (S. 29). So spricht auch *Thure von Uexküll* von zwei Arten von Medizin, von einer für *seelenlose Körper* und einer anderen für *körperlose Seelen.* Es ist ein Unterschied, ob man beispielsweise von *Koronarsklerose* oder von *Angina pectoris* spricht. Bei der ersten Diagnose, der Koronarsklerose, steht die Koronararterienverengung, die es umgehend zu beheben gilt, im Vordergrund. Hier gibt es nichts zu verstehen im Sinne eines Sich-hinein-Versetzens, umso mehr aber eine ganze Menge zu *erklären,* und zwar in ätiologischer und pathophysiologischer Hinsicht. Bei der zweiten Diagnose, bei der Angina pectoris hingegen, gibt es nichts zu erklären, wohl aber zu *verstehen,* was es für den Patienten bedeutet, wenn er von Schmerz und Angst gezeichnet über ein plötzliches Engegefühl in der Herzgegend berichtet. Das Prinzip des Verstehens erfordert zwingend die Einbeziehung des biografischen und sozialen Kontexts, namentlich das Primat der Person des Kranken *vor* der Krankheit.

Aufbau einer Arzt-Patienten-Beziehung: *Gerald Ulrich* fordert mehr Sorgfalt, wenn es um den Aufbau einer tragfähigen Arzt-Patienten-Beziehung geht. Aufgrund der unvermeidlichen Asymmetrie der Beziehung ist zunächst einmal der Arzt in der Pflicht. Dazu braucht es, gemäß *Christoph Wilhelm Hufeland,* ein artistisches Talent, heute eher als Sozialkompetenz bezeichnet (social skills) und nicht Detailwissen über molekulare Pathomechanismen. Als Grundlagenfach seien deshalb nicht instrumentelle Fächer wie Anatomie und Pathologie, Physiologie und Pathophysiologie oder Biochemie im Zentrum, sondern die Vermittlung von Fähigkeiten zum Aufbau einer starken Arzt-Patienten-Beziehung. Dies würde dazu führen, dass neben all den Spezialisten auch und gerade Generalisten ausgebildet würden. Diese verfügen über die Fähigkeit, „dem Kranken zuzuhören, die relevanten

Fragen zu formulieren, zunächst zusammenhanglos im Raume stehende Einzelbefunde aus ganz unterschiedlichen Bereichen in einen Zusammenhang zu bringen und auf dieser Grundlage sowie auch in enger Abstimmung mit dem Kranken das für dessen Wohlergehen Sinnvolle zu veranlassen" [248] (S. 30). Und er fragt sich, wer überhaupt noch im Stande ist, den hier skizzierten Generalisten auszubilden. „Etwa der Professor für ‚molekulare Pädiatrie', wie er vor kurzem per Inserat gesucht wurde?" [248] (S. 30). Natürlich können und dürfen wir das „sog. Exakte" nicht außer Acht lassen. Aber wir sollten ebenso die Metaphysik hinter der exakten, mathematischen Physiologie suchen – das Ganze, das in allen Teilen ist bzw. wirkt.

18.2 Das erweiterte bio-psycho-soziale Modell

Theorie der Gehirn-Geist-Einheit: Jedes geistig-seelische Phänomen ist immer zugleich auch ein physikalisch-chemisches Ereignis. Von dieser Annahme geht *Josef W. Egger* aus, der unter dem Titel „Das Phänomen der Emergenz im Verständnis von Gesundheit und Krankheit" in der Zeitschrift *Psychologische Medizin* darüber publiziert hat [56]. Er geht dabei von der aktuellen Theorie der Gehirn-Geist-Einheit aus, einem erweiterten bio-psycho-sozialen Modell. Diese Theorie postuliert, dass die Natur auf einem Kontinuum gleichsam hierarchisch geordnet ist, wobei weniger komplexe, kleinere Einheiten jeweils komplexeren, größeren Einheiten untergeordnet sind. Das heißt, die Natur wird beschrieben als ein Modell hierarchisch geordneter Systeme mit steigender Komplexität. Jedes Niveau in dieser Hierarchie repräsentiert ein *organisiertes dynamisches System* mit für dieses Niveau typischen Qualitäten und Beziehungen. Diese Ebenen mit ihren organisierten dynamischen Systemen finden sich überall, vom Mikrokosmos (Superstrings, subatomare Teilchen, Atome, Moleküle, Zellen) über den Mesokosmos (Gewebe, Organe, Person, Familie, Gemeinde) bis hin zum Makrokosmos (Völker, Erde, Milchstraße, Galaxien, Supercluster, Universum). Gemäß diesem Modell sind alle Ebenen miteinander verbunden, sodass Änderungen auf einer Systemebene stets Änderungen in den angrenzenden unteren und oberen Ebenen bewirken. Bei dieser *horizontalen und vertikalen Vernetzung* spielen sich Ereignisse praktisch gleichzeitig auf verschiedenen Dimensionen ab. Einige dieser Ereignisse und deren Auswirkungen werden dabei sofort wahrgenommen, wie das beispielsweise bei einer Hautverbrennung der Fall ist, bei welcher der physikalisch-biologische Schaden der Haut praktisch gleichzeitig mit dem subjektiven, mentalen Schmerzerlebnis auftritt. Andere werden dagegen erst viel später wahrgenommen. Josef W. Egger erinnert hier an die lange Vorlaufzeit für die Schädigung der Bronchien durch Zigarettenrauchen, bei welcher die Schadhaftigkeit des Rauchens in Form eines auftretenden Bronchuskarzinoms erst viel später auftritt.

18.2.1 Emergenz als Bedingung für das erweiterte bio-psycho-soziale Modell

Der Begriff Emergenz: Mit Emergenz im Kontext eines erweiterten bio-psycho-sozialen Modells meint Josef W. Egger das Hervorbringen von Phänomenen, die auf der darunterliegenden Systemebene noch nicht vorhanden sind und deshalb dort noch nicht als Erklärungsgrundlagen zur Verfügung stehen. Demnach sind im erweiterten bio-psycho-sozialen Modell mentale Phänomene (wie der Gedanke) relativ zum Nervensystem *emergent*, „d.h. sie sind zwar bestimmt durch und auch erzeugt von physiologischen und physikalisch-chemischen Ereignissen, sie sind aber charakterisiert durch *emergente* Eigenschaften, welche unterscheidbar sind von neurobiologischen Eigenschaften und welche auch nicht reduzierbar sind auf neurophysiologische Tatbestände.“ [56] (S. 11). Philosophisch handelt es sich hier um die *materialistisch, monistische Position,* nach welcher Gedanken, Gefühle und Willensakte zerebrale Prozesse sind, welchen eine materielle Basis zugrunde liegt und die als biologisches Geschehen zu begreifen sind. Auf der Ebene des Mentalen *entstehen* Phänomene, die auf der physikalisch-chemischen Ebene *nicht* entstehen können. Auf dieser tieferen Ebene lassen sich elektrophysische und elektrochemische Reaktionen und Stoffwechselvorgänge beschreiben, auf der höheren mentalen Ebene dagegen subjektives Erleben und individuelle Empfindungen. Diese höhere Ebene ist der Ort des subjektiven Empfindens, Spürens, Erkennens und der individuellen Kreativität. Diese Prozesse laufen parallel zu den auf den tiefer liegenden Ebenen sich abspielenden physiologischen Prozessen. Zwischen der höheren und tieferen Ebene gibt es permanent Rückkoppelungen, sodass mentale Phänomene auf physiologische – und umgekehrt auch physiologische Phänomene auf mentale – einwirken und diese mitbestimmen. Das bedeutet, dass diese Vorgänge auf den unterschiedlichen Systemebenen als parallel verschaltete zu verstehen sind, direkt oder indirekt voneinander abhängig sind und auf diese Weise in permanenter gegenseitiger Wechselwirkung stehen. Das hat zur Folge, dass, auch wenn auf jeweils einer Systemebene die Bestandteile und Beziehungen untereinander bekannt sind, trotzdem unbekannt bleibt, was auf der nächsthöheren Ebene der Systemhierarchie geschieht. Anders gesagt: Auch wenn neurologisch und biochemisch alles bekannt wäre, bleiben die Phänomene des individuellen Erlebens und Verhaltens weiterhin unbekannt. Demzufolge gilt aus prinzipiellen Gründen dasselbe auch konträr. *Josef W. Egger* schließt daraus: „Die gegenseitige Geringschätzung – der Hard-Core-Onkologe läuft Gefahr, die psychologische Wirkebene abzulehnen, der Psycho-Onkologe überschätzt die Potenz psychischer Wirkmechanismen oder verhält sich geringschätzig gegenüber den somatischen Einflussgrößen – ist auf dem Hintergrund dieser Überlegungen, die auf den Prinzipien der allgemeinen Systemtheorie beruhen, wissenschaftlich obsolet.“ [56] (S. 14).

Anderes Gesundheits- und Krankheitsverständnis: Dieses erweiterte bio-psycho-soziale Modell hat ganz wesentliche Konsequenzen für die Medizin, da hier das Gesundheits- und Krankheitsverständnis ein anderes ist: *Gesundheit* wird als ausreichende Kompetenz des „Systems“ Mensch verstanden, Störungen auf beliebigen Systemebenen autoregulativ zu bewältigen. Zum Beispiel die Fähigkeit, pathogene Faktoren wirksam zu kontrollieren. Dementsprechend ist *Krankheit* eine Folge ungenügender autoregulativer Kompetenz zur Bewältigung von Störungen. Es geht also nicht mehr um das Vorhandensein/Nichtvorhandensein pathogener Keime oder um die Existenz/Nichtexistenz von Störungen auf der physikalisch-chemischen oder psychosozialen Ebene, sondern um die *individuelle Kompetenz zur Bewältigung* der auftretenden Störungen. „Gesundheit und Krankheit erscheinen folgerichtig nicht als ein Zustand, sondern als ein dynamisches Geschehen. Und es spielt auch keine Rolle, auf welcher Ebene eine Störung generiert oder augenscheinlich wird, sondern welchen Schaden diese auf der jeweiligen Systemebene zu bewirken imstande ist.“ [56] (S. 12).

18.2.2 Dem Ganzen auf der Spur?

Vielleicht kommt das Modell von Josef W. Egger dem *Ganzen* tatsächlich etwas näher. Jedes Ereignis und jeder Prozess, der sich an der Ätiologie, der Pathogenese, der symptomatischen Manifestation und der Behandlung von Störungen beteiligt, ist immer gleichzeitig ein biologischer und ein psychologischer Prozess. Aus diesem Grund ist bei diesem erweiterten bio-psycho-sozialen Modell für die Detailauflösung stets *dimensional* vorzugehen, entsprechend einer Art von Beschränkung auf diejenigen Wirklichkeitsausschnitte, wo ich gerade Experte bin. Dort kann ich innerhalb dieses Subsystems Daten (Informationen) sammeln, auswerten, interpretieren und allenfalls sinnvoll einwirken. Die *Realität,* das Ganze einer Krankheit oder der Gesundheit, inklusive aller betroffenen relevanten Systemebenen, ist nie als solches (er)fassbar. Hingegen ist es möglich, innerhalb der Systemebenen exakte und überprüfbare Detailauflösungen anzustreben und diese wie Puzzlesteine in einem mehrdimensionalen Raster zu verwenden. Dies mit dem Ziel, auf diese Weise der Wirklichkeit etwas näherzukommen.

Subjektive und objektive Welt: Ausgehend von der *Idee der Leib-Seele-Identität,* nach welcher reine psychophysische Ereignisse postuliert werden, können Aspekte dieser Wirklichkeit aus zwei Perspektiven erfahren werden: aus der des *Beobachters* und aus der des *erlebenden Subjekts.*[78] Der *Beobachter* kann ein rein psychophysisches Ereignis bloß als physikalische, chemische und/oder als physiologische Daten bzw. Informationen zur Kenntnis nehmen. Diese sind grundsätzlich messbar, verifizierbar, intersubjektiv austauschbar und damit wissenschaftlich nutzbar. Das *erlebende Subjekt* dagegen erfährt dasselbe Ereignis als eine bewusste, phänomenale Wahrnehmung, als ein nur ihm zugängliches Erlebnis in einer eigenen, nur ihm zugänglichen Welt. Und auch die Reaktionen des Subjekts auf ein bestimmtes Ereignis sind für dieses charakteristisch, denn sie sind an die Person gebunden. Die Unterscheidung zwischen subjektiver und objektiver Welt ist eine Frage des Standorts. Für die Wissenschaft, Forschung und die medizinische Praxis gilt, dass sehr wohl einfache kausale Beziehungen postuliert und überprüft werden können. „Wir müssen uns nur stets vor Augen halten, dass es sich bei diesen Wenn-Dann-Beziehungen um stark reduktionistische Verstehensmodelle handelt, die nur Ausschnitte des gesamten ablaufenden Prozesses abbilden." [56] (S. 13).

Körper-Seele-Einheit: Gerade weil sämtliche Krankheitsprozesse in unterschiedlichster Weise ablaufen und weil bei der Entwicklung eines Krankheitsbildes immer hemmende und fördernde Prozesse mit einzubeziehen sind, ist diese Theorie der Körper-Seele-Einheit (bzw. das Modell der *Gehirn-Geist-Einheit*) für Josef W. Egger so attraktiv. Sie zwingt uns zu einem komplexen, stark vernetzten Denken mit multidimensionalen und gegenseitigen Wechselwirkungen. Und sie zwingt zudem zur Einsicht, dass psychologische und physiologische Interventionen prinzipiell gleichermaßen in der Lage sind, (Ver-)Änderungen im Organismus zu erzeugen – was im Praxisalltag auch zu beobachten ist. Physisches lässt sich in körperlichen *und* mentalen Begrifflichkeiten beschreiben, so wie umgekehrt auch Psychisches sich in mentalen *und* körperlichen Begrifflichkeiten beschreiben lässt. Zudem verhilft diese Theorie zur Einsicht, dass die Vorgänge in der Natur *nichtlinearer Art* und damit *potenziell chaotischer Art* sind. Die vielen an einem Prozess beteiligten Variablen machen ein Geschehen undurchschaubar und deshalb ist das Ergebnis nie sicher voraussehbar. Auch wenn Unsicherheiten weiter reduziert werden, es wird immer eine Restunschärfe bleiben. „Das nichtlineare (chaotische) System Mensch – eingebunden in seine über- und untergeordneten Netzwerke – wird mit linearen Wenn-Dann-Beziehungen nie ganz zu verstehen sein." [56] (S. 15). Doch bevor Josef W. Egger seine Betrachtungen über das Phänomen der Emergenz im Verständnis von Gesundheit und Krankheit ganz abschließt, zitiert er den Neurobiologen *Gerhard Roth:* „Nervenzellen und ihre Membranen denken nicht, fühlen nicht, hoffen nicht und wollen

78 Das entspricht erkenntnistheoretisch *der Wirklichkeit an sich,* von der gilt, dass sie als solche prinzipiell nicht fassbar ist.

nicht – dies kann nur der Gesamtorganismus; aber diese mental-psychischen Zustände beruhen allesamt auf der Aktivität und Veränderung zellulär-molekularer Strukturen und Prozesse. Lernen ist nur dann erfolgreich, wenn es zu Veränderungen in der synaptischen Kopplung von Gedächtnis-Netzwerken führt; ein Lob kann seine motivierende Wirkung nur dann erfüllen, wenn es zu einer erhöhten Ausschüttung von Dopamin und endogenen Opiaten im mesolimbischen System führt; ein angstlösendes Mittel erhält seine Wirkung dadurch, dass es bestimmte Rezeptoren (z. B. die Benzodiazepin-Rezeptoren von GABA-Neuronen) beeinflusst. Alle Wirkungen der Umwelt auf das Gehirn, auch das psychotherapeutische Gespräch, müssen diese letzte Wegstrecke zurücklegen." [191]

18.3 Die Perspektive des Patienten und die Rehabilitierung des Subjektiven

Das Bild, das sich der Patient *selbst* von der Medizin macht, genauer zu kennen, müsste das Ziel eines jeden Arztes und Pflegenden sein. Denn nur so kann verstanden werden, was eine Medizin *für* den Menschen eigentlich meint, wenn sie sich für die Anliegen des Patienten einsetzt. Zudem ist der bloße Einblick in die Rolle des Patienten ungenügend. Es bräuchte mehr: selbst krank sein, selbst Patient sein, selbst untersucht und selbst behandelt werden. Jeder Arzt und jeder Pflegende, der einmal in der Rolle des Patienten war, hat all denen, die selbst gar nie in dieser Rolle waren, ganz Wesentliches voraus.

Fragmentierung von Abklärung und Behandlung: Das Problem der Fragmentierung der Abklärungs- und Behandlungswege in der Medizin ist ein sehr praktisches Beispiel dafür, wo unsere moderne Medizin Korrekturen anbringen müsste. Unter dem Titel „Sehen Sie mal, was ich sehe" monieren *Peter Berchtold* und *Urs Zanoni* in der *Schweizerischen Ärztezeitung* mehr Patientensicht und mehr Integration: „Soll die Behandlung wirklich patientenzentriert sein, ist die Versorgung viel stärker als bisher durch die Augen der Patienten zu sehen und zu planen." [20]. Heute stehen viel mehr Behandlungsoptionen zur Wahl als früher. Das hat selbstverständlich große Vorteile, denn es können mehr Krankheiten erfolgreich behandelt werden. Es hat aber auch Nachteile, denn dieses Mehr an Wissen, Mehr an Können und die Praxis für noch unvertraute manuelle und technische Fertigkeiten verteilen sich auf mehr Fachpersonen. Diese Fragmentierung von Kompetenz und Zuständigkeit wirkt sich unmittelbar auf die Arbeitsweise und damit auf den Patienten aus. Es führt beispielsweise dazu, dass Abklärungs- und Behandlungswege sich in immer kleinere Abschnitte zergliedern und damit ein erhöhtes Risiko von Qualitätslücken besteht. Und es hat zur Folge, dass eine wachsende Zahl von spezialisierten Fachpersonen für den Patienten eingesetzt wird, deren Aufgabe und Rolle aber für den Patienten und dessen Angehörige oft wenig transparent sind. Der Patient und all die an der Abklärung, Behandlung und Pflege beteiligten Fachpersonen kennen und verstehen sich immer weniger und bleiben einander sogar fremd, was insbesondere bei komplexen Krankheitsbildern und bei polymorbiden Kranken eine wirklich patientengerechte Betreuung massiv erschwert. Nur dem Patienten und dessen Angehörigen widerfährt diese Form von Fragmentierung von Abklärung und Behandlung, denn nur sie machen diese Erfahrungen direkt und selbst – ein alltägliches Problem, das jeder kennt.

Patientenzentrierung: Eine *integrative Medizin* achtet auf eine viel engere Verzahnung von Patienten- und Arztperspektive innerhalb sämtlicher Abklärungs-, Behandlungs- und Betreuungsprozesse. Sie fordert eine patientenzentrierte Versorgung nach dem Grundsatz „no decision about me, without me", um den Patienten im Sinne eines *Shared Decision Making* direkt und unmittelbar in die Behandlung einzubinden. Für die Betroffenen sind Unklarheiten und Fragen rund um die Koordination und Versorgungskontinuität an der Tagesordnung und für viele sind sie Anlass für Verunsicherung und Sorge, gelegentlich gar Angst. Die Autoren konstatieren lakonisch: „Der Patient steht im Zentrum und darum im Weg." Zur Lösung dieses Problems orten sie demnach *vier Dimensionen der Patientenzentrierung*:

- eine verständliche Information des Patienten über den ganzen Abklärungs- und Behandlungsprozess,
- der Einbezug des Patienten in die Entscheidungsfindung nach adäquater Besprechung der Behandlungsalternativen,
- die Koordination und Kontinuität der Behandlung und Betreuung sowie
- die kohärente Kommunikation zwischen den Leistungserbringenden unter sich und zwischen den Leistungserbringenden und dem Patienten.

18.3.1 Subjektivität und Objektivität

Was genau ist die *Perspektive des Patienten?* Ist es die *Vorstellung* des Patienten von dem, was ist, und von dem, was alles noch kommt? Oder ist es dessen Sicht der Dinge aufgrund seines *subjektiven Erlebens* dieser Dinge? Sicher geht es um den Aspekt der Subjektivität, der aufgrund der irrigen Vorstellung, dass die Objektivität allein der Wirklichkeit verpflichtet sei, für die heutige Medizin bestenfalls noch von marginaler Bedeutung ist. Dies trotz Kenntnis der Tatsache, dass jede Objektivierung grundsätzlich das Messbare im Auge hat und damit immer auch reduktionistisch ist. Und dass die Medizin sich eines Modells bedient, nach welchem *alles* nach den Gesetzen der Naturwissenschaften und den Regeln der Logik geschieht. Auch wenn bekannt ist, dass in der Medizin dieses *alles* sich stets auf den Menschen in seiner Krankheit bezieht, auf einen Kranken mit all seinen Sorgen und Ängsten, in einem nur ihm eigenen sozialen Umfeld? Oder handelt es sich gar um eine Subjektivität, die kaum noch jemanden interessiert und den Behandlungsprozess grundsätzlich stört?

Ein ausgewogenes Verhältnis finden: Bei der *integrierten Medizin* geht es tatsächlich um Subjektivität, aber eben nicht nur – so wie es eben bei der modernen, naturwissenschaftlichen Medizin nicht nur um Objektivität gehen darf. Es gilt, die Subjektivität per se wiederzuentdecken, sie gleichsam zu rehabilitieren und dabei in ein ausgewogenes Verhältnis zur Objektivität zu setzen. Ziel ist es, Subjektivität und Objektivität in der Medizin derart zu gewichten, dass dem subjektiven Krankheitserleben adäquat Beachtung und Respekt beigemessen wird und dass gleichzeitig der nie bestrittenen Forderung nach Fakten und objektivierenden Daten bei jedem medizinischen Abklärungs- und Behandlungsprozess entsprochen wird. Nur so kann die Medizin den Anliegen und Ansprüchen eines kranken Menschen genügen. Was es demnach braucht, ist das *Bewahren des Objektiven* und die *Rehabilitierung des Subjektiven.*

Das Subjektive wieder schätzen lernen: *Thomas Schweizer* hat sich zu dieser Thematik in der *Schweizerischen Ärztezeitung* unter dem Titel „Zur Rehabilitierung des Subjektiven" geäußert [222]. „Wenn ihr's nicht fühlt, ihr werdet's nicht erjagen." Mit diesem Zitat aus *Goethes Faust I* beginnt Thomas Schweizer seine Argumentation zugunsten der Subjektivität. Das subjektive Erleben der Patienten sei für uns Ärzte die wichtigste Informationsquelle, die Subjektivität der Ärzte aber stehe seltsamerweise unter dem Verdacht, eine verzerrte Wahrnehmung zu generieren. Letzteres stimme so nicht, denn in ihrer reinsten Form sei auch die ärztliche Wahrnehmung zunächst einmal absichtslos – ein empathischer Blick auf den Menschen und seine Not. Eine solche Wahrnehmung sei dann wegleitend für alle weiteren diagnostischen und therapeutischen Schritte. Wahrnehmung helfe, wenn es um die Interpretation von Messresultaten gehe, ansonsten bestehe die Gefahr, dass das Objektive selbst handlungsleitend sei, bis hin zum Begehen sinnloser Handlungen aus fragwürdigen oder schlechten Gründen.

Gemäß Thomas Schweizer wurzelt die Subjektivität in einem ganz ursprünglichen, tiefen Daseinsgefühl, in einer Art Daseinsvergessenheit, die allem Leben zugrunde liegt. Aus der Begegnung mit den anderen entwickelt sich die Intersubjektivität und erst aus dieser dann die Objektivität als Mittel gegenseitiger Übereinkunft und verlässlicher Kommunikation. Objektivität als normierende Bezeichnung von Wahrnehmung, als strenge Sachlichkeit und Reduktion des Erlebten auf das Mess- und Überprüfbare, wurzelt in der Welt des Primären, des Subjektiven, und sei damit nicht unvereinbar, sondern dazu komplementär. Laufend wechseln wir hin und her zwischen Erleben und Benennen, Wahrnehmen und Messen, subjektivem Empfinden und Objektivierung. Das hat auch im medizinischen Alltag so zu geschehen. Die Patienten sind zwar beeindruckt von all den medizintechnischen Möglichkeiten und Erfolgen, aber ihre Ambivalenz ist nicht zu übersehen, denn sie wollen auch von ihrer Subjektivität her verstanden werden. Angesichts der Wucht des Wissenschaftlichen wagen sie es oft nicht mehr, dieser Subjektivität das erhoffte und für sie passende Gewicht zu verleihen. Das kann in einem trotzigen und aus ihrer Sicht unerfüllbaren Doppelanspruch enden: Ihr sollt meinen Körper erforschen und kennen, und dennoch ist er anders.

Die Einheit von Psyche und Soma, von Gefühl und Verstand, schreibt Thomas Schweizer weiter, werde durch die moderne Medizin gewaltsam aufgebrochen und die Subjektivität zunehmend an die Wand gedrängt, während die Objektivität ihren Siegeszug feiert. Diese Einheit könne weder durch eine bio-psycho-soziale Medizin noch durch die Behauptung, dass der Patient im Zentrum stehe, wiederhergestellt werden. Sie könne nur im Subjekt selbst wiederentdeckt werden. Das aber bedinge, dass auch die sog. „medical professionals“ das Vertrauen in ihre eigene Subjektivität, in ihre Fähigkeit zu einer absichtslosen Wahrnehmung zurückgewinnen würden. Denn eine solche Wahrnehmung ist unverzichtbarer Bestandteil von Kompetenz.

18.3.2 Die Verschränkung von Subjektivität und Objektivität als emergentes Geschehen?

Phänomenologie der Wahrnehmung: Dass die von *Thomas Schweizer* geforderte Rehabilitierung des Subjektiven und die als komplementär verstandene Beziehung zwischen dem Subjektiven und Objektiven auch aus philosophischer Sicht Sinn macht, zeigt sich beispielsweise am Modell der Phänomenologie der Wahrnehmung. Es waren die beiden Phänomenologen *Franz Brentano* und *Edmund Husserl,* welche sich der Phänomenologie der Wahrnehmung beim Menschen annahmen.[79] Ausgehend von der Leitfrage „Wie bietet sich unserer Betrachtung unser eigenes Bewusstseinserlebnis dar?“ kommen sie zum Schluss, dass die *Bedeutung* nicht einem äußeren Gegenstand abzulesen, sondern eine Leistung unseres Bewusstseins, unseres Denkens, sei. Laut *Peter Prechtl,* welcher sich in „Edmund Husserl, zur Einführung“ ausführlich mit dessen Philosophie auseinandergesetzt hat, war es *Franz Brentano,* der sich vorweg der *Wesensbestimmung der psychischen Phänomene* widmete [182]. Er beschrieb deren Wesen dadurch, dass sie immer in Beziehung zu einem Inhalt stehen, immer auf ein Objekt gerichtet sind. Bewusstsein ist immer Bewusstsein von etwas *(Bedeutungsintention).* Für *Edmund Husserl* ist die *Intentionalität* ein Wesenszug des psychischen Lebens.

79 Zur Phänomenologie siehe auch Kap. 10 „Die Leiblichkeit in der Philosophie und Medizin“.

Am Beispiel der *Wahrnehmung* lässt sich die deskriptive Wesensanalyse am besten darstellen. Der Bezugspunkt einer Wahrnehmung, namentlich das anschaulich gegenwärtig Gegebene, befindet sich außerhalb des wahrnehmenden Bewusstseins, ist also nicht erlebt. In phänomenologischem Sinn erlebt werden ganz bestimmte Sinneseindrücke und der durch sie vermittelte „bewusste Inhalt". Von Erlebnis ist allenfalls in dem Sinn die Rede, dass die sensitiven Eindrücke als etwas *aufgefasst* werden. Visuelle Sinneseindrücke von Farbe (blau) und Form (rechteckig) fasse ich als Sinneserfahrung auf, beispielsweise als ein blaues Buch, im Sinn einer objektivierenden Auffassung. Mithilfe des Wahrnehmungsbeispiels lassen sich demnach zwei Momente festhalten die *Empfindungskomplexion (Sinneseindrücke)* und die *objektivierende Auffassung*. Beide werden zu den reellen Bewusstseinsinhalten des Wahrnehmungsaktes gerechnet.

Verschränkung von Subjektivität und Objektivität: Hier sind wir wieder beim Thema Subjektivität und Objektivität: Die *Phänomenologie* geht von der Vorstellung aus, dass bereits auf der Stufe der menschlichen Wahrnehmung eine Verschränkung von Subjektivität und Objektivität stattfindet. Die Empfindungskomplexion als *subjektiver* Beitrag zur Wahrnehmung und das auf etwas anschaulich Gegebenes gerichtete Bewusstsein als *objektivierende* Auffassung machen erst in ihrer Gesamtheit die menschliche Wahrnehmung aus.

Hervorbringen neuer Phänomene: Diese Verschränkung aber ist mehr als eine simple Komplementierung zweier Perspektiven, mehr als die Summe zweier Teile. Denn ihr ist das Hervorbringen von Phänomenen zuzuschreiben, welche auf der darunterliegenden Systemebene (noch) nicht vorhanden sind. Diese neuen mentalen Phänomene sind bestimmt und werden erzeugt durch erstens die *Sinneseindrücke* (physiologische und physikalisch-chemische Ereignisse) und zweitens durch die *objektivierende Auffassung* (ebenfalls physiologische und physikalisch-chemische Ereignisse). Erst durch die Verschränkung dieser beiden Quellen gewinnen und besitzen sie unverkennbar *emergente* Eigenschaften. Also Qualitäten, die sich *neu* auftun und nicht reduzierbar sind auf die neurophysiologischen Tatbestände auf der darunterliegenden Systemebene. Es handelt sich dabei um mentale Phänomene, welche durch den Prozess der Verschränkung der Sinneseindrücke mit der objektivierenden Auffassung entstehen und zu einem Ergebnis führen, das als *Akt der menschlichen Wahrnehmung* zu verstehen ist. Das Wahrgenommene ist die Integration von Subjektivität und Objektivität und steht bereit zur Reflexion.

Ist *integrierte Medizin* nicht einfach das Extrapolieren der Phänomenologie der Wahrnehmung in die medizinische Praxis? Geht es bei der integrierten Medizin nicht hauptsächlich darum, das Subjektive und das Objektive derart miteinander zu verschränken, dass das Ergebnis emergente Qualitäten besitzt, welche den hohen Anforderungen eines kranken Menschen erst gerecht werden? Oder anders gesagt: Erst die Verschränkung von Subjektivität (Erlebnis als Qualifizierung) und Objektivität (Messung zur Quantifizierung) ist die Bedingung der Möglichkeit für Emergenz, welche Komplettierung und Vollständigkeit zulässt. Womit auch in der Medizin der Schritt zum Ganzen erst möglich wird.

18.4 Der Begriff des Ganzen im umfassenderen Sinn

Der holistische Blick auf den kranken Menschen: Wenn in der *Medizin* vom Ganzen gesprochen wird, dann soll es auch um das *Ganze* in der Medizin gehen. Doch was ist das Ganze? Gemeint damit ist der holistische Blick auf den kranken Menschen, eine Art von Betrachtung, welche selbstverständlich und unaufgefordert biologische, kulturelle und anthropologische Aspekte ins Blickfeld rückt. Doch die Wahrnehmung allein reicht nicht aus: Es braucht zusätzlich eine ernsthafte Reflexion und eine adäquate Handlung (oder Unterlassung), welche all diesen Aspekten in der Alltagspraxis gerecht wird. Eine Art von Sorge, die den Vorstellungen und Erfordernissen des Erkrankten im Rahmen des Möglichen nachkommt. Krankheit ist ein individuelles Geschehen, welches von Arzt und Pflege erst in all seinen Facetten erkannt und verstanden werden muss – einer Fremdsprache gleich, die es zu erlernen gilt. Dazu braucht es den Willen, sich darauf einzulassen, auch dann, wenn dies oft kompliziert und anstrengend ist. Es gibt bekanntlich unterschiedliche Modelle integrierter Medizin: der bio-psycho-soziale, der erweiterte bio-psycho-soziale oder der bio-psycho-sozio-spirituelle Ansatz. Sie alle sind bestrebt, in ihrer Weise diesem Ganzen auf die Spur zu kommen und den hohen Anforderungen zu genügen.

Was meint nun aber die Gesellschaft dazu, wenn in einer integrierten Medizin immer nur und ausschließlich vom Individuum und dessen grenzenlosen Ansprüchen die Rede ist? Solches Reden mag gut sein, aber doch nur für das Individuum selbst! Denn, wird die Medizin tatsächlich so verstanden, wird der kranke Mensch zur *allein maßgebenden Instanz.* Nur er hat die Definitionsmacht von richtig und falsch, von gut und schlecht. Die Welt hat sich nach ihm zu richten, denn sein Diktat ist verpflichtend. Gleichsam solipsistisch: Der Kranke lässt nur sein eigenes Ich und nur seine eigenen Bewusstseinsinhalte als Wirklichkeit und einzige Wahrheit zu. Alles andere ist für ihn bedeutungslos. Das kranke Individuum steht nicht nur im Zentrum der Medizin, sondern im Zentrum der Gesellschaft. Und zudem wird der Kranke in seiner egozentrischen Haltung durch den Arzt noch unterstützt, da dieser den Anliegen einer integrierten Medizin tunlichst gerecht werden will. Doch wohin führt das denn? Mit dieser absichtlich überzeichneten Umschreibung, zu was ein *ad absurdum führender* Ganzheitsanspruch in der Medizin führen kann, soll zur nächsten Thematik übergeleitet werden.

Das Ganze im umfassenderen Sinn: Es geht um die Frage, ob diese grenzenlose Fürsorglichkeit, Unterstützung und Protektion, diese Exklusivität des Kranken, überhaupt richtig, realistisch und gerecht ist. Müssten nicht auch die *anderen,* also die Familie des Erkrankten, der Freundeskreis und die Gesellschaft, aber auch der behandelnde Arzt und die Pflege, die sich direkt um den Kranken sorgen, vermehrt dem realen und tatsächlich *alles umfassenden Ganzen* zugerechnet werden? Haben diese anderen wirklich nur Pflichten und nicht auch Rechte, die ihnen nicht nur zustehen, sondern auf die sie sich auch berufen dürfen – oder müssen? Ist das hier anzuvisierende und immer wieder geforderte Ziel des *Ganzen in der Medizin,* bei dem es einzig um das Wohl des kranken Individuums gehen soll und das diese *anderen* dabei gleichsam ausgrenzt, nicht ebenfalls reduktionistisch? Eine Art von Reduktionismus, der – auf einem Auge blind – sich nur dem einen Teil des Ganzen widmet, nämlich dem Patienten. Und damit dem Reduktionismus sehr ähnlich ist, welcher der modernen, naturwissenschaftlichen Medizin immer wieder und nicht zu Unrecht vorgehalten wird. Der kranke Mensch selbst, seine Familie, sein Freundeskreis, die Gesellschaft, aber auch die Ärzte und die Pflegenden, sie alle sind Teile des Ganzen, eines *Ganzen im umfassenderen Sinn.* Nicht selten ist auch ihre Position schwierig, ihre Interessen sind oft ganz unterschiedlich – und ihr Mitleiden ist gelegentlich nicht zu übersehen.

Wenn vom Ganzen im umfassenderen Sinn die Rede ist, dann sind neben den Interessen und Ansprüchen des Patienten auch diejenigen seines Umfelds gemeint. Es handelt sich dabei um den riesigen und komplexen *anderen Teil des Ganzen* im umfassenden Sinn, zu welchem einerseits die Interessen und Ansprüche all der hier beteiligten Akteure gehören. Andererseits ist aber auch das grundsätzlich Gegebene und kaum Veränderbare innerhalb der Medizin und des Gesundheitswesens mit einzubeziehen. Miteingeschlossen sind sämtliche herkömmlichen und eingeschliffenen Denk- und Handlungsweisen, Ansichten und Vorstellungen, aber auch die faktisch gegebene Infrastruktur, die finanziellen und fachspezifischen Ressourcen. Nur wenn die Bedeutung und Gewichtung all dieser Faktoren hinreichend erkannt und in unser Denken und Handeln eingebunden werden, kann wirklich von einem *Ganzen im umfassenderen Sinn* gesprochen werden. So ist diese Art vom Ganzen in der Medizin wesentlich umfangreicher und anspruchsvoller zu verstehen, als sich dies gewisse Vertreter „ganzheitlicher" Vorstellungen und „solipsistischer" Ansprüche an unsere moderne Medizin vormachen. Wenn es um die Zufriedenstellung dieses *Ganzen im umfassenderen Sinn* geht, wird alles noch wesentlich komplizierter und strittiger. Denn es geht nicht nur darum, eine Medizin *für* den Menschen anzubieten, die dem *Ganzen* verpflichtet ist, sondern dieses Ganze muss sich zwingend als *Ganzes im umfassenderen Sinn* realisieren lassen. Hier liegt die Schwierigkeit, die Quadratur des Zirkels, das klassische Problem der Geometrie, welches darin besteht, aus einem gegebenen Kreis ein flächengleiches Quadrat zu konstruieren. Eine (schier) unlösbare Aufgabe? Gelegentlich schon, aber nicht immer. Denn es ist viel besser, sich an der Suche nach Lösungen schwieriger Aufgaben zu beteiligen, als voreilig Ergebnisse zu präsentieren, welche sehr rasch als fehlerhaft oder falsch erkannt und verworfen werden müssen.

Das *Ganze im umfassenderen Sinn* impliziert unterschiedlichste Bereiche, beispielsweise die Ressourcen- und Machbarkeitsfragen, die berechtigten Ansprüche und Wünsche der im Gesundheitswesen tätigen Akteure, aber auch den Einbezug verschiedenster kultureller Gegebenheiten und ethischer Argumentationen. Die Medizin, als Theorie und als Praxis, ist *angewandte Ethik*. Dazu gehören Themen wie Verantwortlichkeit, Gerechtigkeit, Allokation (Zuordnung beschränkter Mittel) und Solidarität, aber auch die Beachtung gender- und globalmedizinischer Fragen. Und ganz besonders auch das stets diffizile Verhältnis zwischen Medizin, Berufsethos und Markt. Die hier zur Sprache gekommenen Themen sollen zum Nachdenken anregen und zu weiteren Diskussionen führen. Ein Anspruch auf Vollständigkeit besteht nicht und auch abschließende Wahrheiten sind hier keine zu finden. Auch wurde bereits mehrfach darauf hingewiesen, dass die sehr anspruchsvolle und auf Lösungen drängende *Thematik der ökonomischen Aspekte* der heutigen Medizin in diesem Buch *absichtlich* ausgeblendet wird. Mein Entschluss, die Ökonomie zu ignorieren und komplett außer Acht zu lassen, kann und darf selbstverständlich kritisiert werden. Denn ständig über das Ganze in der Medizin zu sprechen, ohne sich dabei Gedanken über die damit verbundenen *Kosten* zu machen, kann als wirklichkeitsfremd und unzulässig missbilligt werden. Dazu Hansueli Schläpfer: „Der Ausschluss der Ökonomie und der ökonomischen Verantwortung macht die Medizin sogleich zu einer ‚transzendentalen' Praxis jenseits ihrer Kosten, was unter anderem für die überhöhten Preise verantwortlich ist."[80] Besser kann die Problematik dieser Unterlassung wohl nicht formuliert werden. Es ist absolut unbestritten, dass, wenn es ums *Ganze* in der Medizin geht, auch der Kostenfrage eine sehr hohe Priorität zu attestieren ist – nicht aber das Primat zu überlassen! Die Idee, die hinter diesem Buch steckt, besteht nun gerade darin, *ausschließlich* medizinphilosophische Fragen rund um den Menschen in seiner Krankheit zu überdenken und zu debattieren – und dies losgelöst von der Kostenfrage. Ich denke, dass es ratsam ist, sich vorerst diesen allein schon ambitiösen Themen zuzuwenden. Denn was hier grundsätzlich interessiert, ist all das, was in Bezug auf

80 Schläpfer, Hansueli. Zitat aus einer Stellungnahme (E-Mail) aus dem Forum für Medizin & Philosophie. 2017.

Gesundheit, Krankheit und Medizin überhaupt *ist,* was *nicht ist,* was wir *wollen* und was wir *nicht wollen.* Erst dann haben wir uns den damit verbundenen Kosten zuzuwenden.

19 Eine Medizin für den Menschen

Einführende Bemerkungen

- Einleitend wird nochmals auf den *Begriff der „Medizin für den Menschen"* eingegangen (Kap. 19.1), der sich vom Begriff der „Medizin *des* Menschen", vom Begriff der „faktisch praktizierten Medizin", in typischer Weise abgrenzt. Hier sollen diese Begrifflichkeiten nochmals dargestellt werden, denn diese Unterscheidungen könnten für den medizinischen Alltag sehr hilfreich und praktisch sein.
- Um eine Medizin *für* den Menschen zu gestalten, ist es wichtig, sich der *Perspektiventriade* bewusst zu werden (Kap. 19.2). Was damit gemeint ist, wird hier thematisiert.
- Auch der *Begriff der Heilung* hat in einer Medizin *für* den Menschen eine besondere Bedeutung, darauf soll weiter eigegangen werden (Kap. 19.3).
- Krankheitsgeschichten sind wie *Dramen,* in welchen alle Menschen, ob gesund oder krank ihre verschiedenen Rollen spielen ...! Und ein *Rollentausch* ist nicht nur vorgesehen, ihm ist nicht zu entkommen (Kap. 19.4).
- Abschließend geht es um Kompetenzen: Es geht um den *kompetenten Arzt* (Kap. 19.5) – gibt es diesen überhaupt? – und um den *kompetenten Patienten* (Kap. 19.6) – den gibt es schon! Es existiert bereits eine *Stiftung für Patientenkompetenz.* Der Grundgedanke dabei ist, den Erkrankten zum Wechsel von einer passiven in eine aktive Rolle zu motivieren.

Wir haben die Medizin, die *wir* gestalten und hervorbringen. Die Verantwortung dafür liegt allein bei *uns*. Wenn wir bereit sind, uns den zentralen Fragen betreffend Gesundheit, Krankheit und Medizin zu stellen, und uns dabei der philosophischen Hilfestellung nicht verschliessen, dann haben wir die Möglichkeit, unsere Medizin zu einer *Medizin für den Menschen* auszubauen.

Wir wissen nun auch, warum die Medizin die Philosophie braucht. Die Erfahrung zeigt, dass die Medizin sich offensichtlich nur ungenügend mit Sinnfragen in Zusammenhang mit ihren Aufgaben und Zielen auseinandersetzt. Nicht, dass sie das nie versucht hätte oder ihr das nie gelungen wäre. Natürlich gibt es unter all den in den Gesundheitsberufen tätigen Menschen sehr viele, die sich in ihrem Arbeitsbereich durch verantwortungsvolles und engagiertes Denken und Handeln auszeichnen – ihnen sind wir zu grossem Dank verpflichtet. Doch sind diese Anstrengungen allein nicht genügend, um die dringend notwendige Kursänderung unserer heutigen Medizin auf breiter Ebene und anhaltend zu bewerkstelligen. Was es nebst dem rein naturwissenschaftlichen, technischen und ökonomischen Zugang braucht, ist ein philosophischer Zugang, gleichsam ein kluges und weises Nachdenken jedes Einzelnen: sei dies als Gesunder oder Kranker, als Arzt oder Pflegender, als Krankenhausverwalter oder Gesundheitspolitiker.

19.1 Was ist eine Medizin *für* den Menschen?

Medizin: Der Begriff *Medizin* ist vielschichtig und was wirklich damit gemeint ist, bleibt oft unklar. Darüber wurde bereits ausführlich im Kap. 3 „Gesundheit, Krankheit, Medizin und Medikalisierung" berichtet. Insbesondere besteht keine wirklich exakte Vorstellung in Bezug auf deren Aufgaben und Ziele, nicht zuletzt auch deshalb, weil solche immer abhängig sind von fachspezifischen, technischen und finanziellen Ressourcen. Auch kulturelle Gegebenheiten bestimmen mit, was genau unter Medizin zu verstehen ist und in welcher Art und Weise sie zum Einsatz kommen soll – und darf. Zudem werden unter dem Begriff Medizin verschiedenste Teilbereiche subsumiert, wie Abklärung, Behandlung und Pflege in all ihren Formen, Methoden und Absichten. Oft ist mit dem Begriff Medizin auch das ganze System des Gesundheitswesens in Politik und Gesellschaft gemeint. Trotz dieser offensichtlichen Begriffsunschärfe ist im praktischen Alltag auf den Ausdruck Medizin selbstverständlich nicht zu verzichten.

Medizin für den Menschen: Um die Krux der vagen Begrifflichkeit von Medizin etwas zu entschärfen, wäre Folgendes zu tun: Es müsste dringend unterschieden werden zwischen

- der Medizin, die wir faktisch praktizieren und
- der Medizin, die der Patient optimalerweise braucht.

Dass das oft überhaupt nicht dasselbe ist, zeigt uns der Praxisalltag in eindrücklicher Weise. Nun fehlt aber ein geeigneter Begriff für diese zweite, optimale Medizin, wo doch eine unmissverständliche Benennung für diese anzustrebende optimale Medizin im Alltagsgespräch sehr praktisch wäre. Sie ist als eine Medizin *für* den Menschen zu verstehen und ich schlage vor, sie auch so zu benennen: „Eine *Medizin für den Menschen*". Dieser Begriff ist klar und eindeutig, und er umschreibt die Aufgaben, Ziele und Praxis in ihrem genuinen und unverfälschten Sinn. Zudem ist er selbsterklärend. Dieser Begriff expliziert und impliziert, dass diese Medizin *für* den Menschen nicht bloß eine Medizin *des* Menschen ist. Sie ist genau diejenige Medizin, die wir uns alle zukommen lassen möchten. Eben: eine Medizin für *uns,* in einer bestimmten Situation und zu einer bestimmten Zeit. Sie bringt *diesem* kranken Menschen das Notwendige und das für *ihn* Richtige und hilft ihm dabei, möglichst frei von körperlichen und seelischen Leiden auch in seiner Krankheit ein sinnerfülltes Leben zu leben. Die Medizin *für* den Menschen muss auch nicht zwingend den gängigen Guidelines folgen und dem aktuellen Stand der heutigen Medizin entsprechen, aber häufig tut sie es natürlich. Sie kann durchaus einmal, im Sinne des Patienten, etwas ganz anderes oder überhaupt nichts tun. Hauptsache ist, dass sie den Ansprüchen und dem Wohl des Patienten im Wesentlichen entspricht. Sie dient als *Leitbild,* als Richtschnur, als Kompassnadel, die zeigt, wo es lang geht, ohne Gewähr zu leisten, das angestrebte Ziel in jedem Fall zu erreichen. Die Medizin *für* den Menschen ist jedoch nie zu überzeichnen und sie darf nicht verstanden werden als eine Utopie, als eine Illusion, denn sie findet im Bereich des Machbaren statt und ist mit den zur Verfügung stehenden Mitteln zu realisieren. Eine Medizin *für* den Menschen ist nicht eine Fiktion, sondern ein hoch gestecktes Ziel, das mit den vorhandenen Mitteln grundsätzlich erreichbar ist.

Faktisch praktizierte Medizin: Die *Medizin für den Menschen* hebt sich ab von der *faktisch praktizierten Medizin,* der Medizin *des* Menschen, die zwar Ergebnis unseres medizinischen Wissens und Könnens, sehr oft aber auch Produkt der treibenden Kräfte, Automatismen, Abhängigkeiten ist. Denn sie ist die Medizin unseres Praxisalltags, mit all ihren Stärken und Schwächen. Sie ergibt sich durch die Art und Weise, wie Ärzte und Pflegende ihre Profession jeweils verstehen und ausüben. Ihre Theorie und ihre Praxis sind durch ständige Veränderungen gekennzeichnet und bleiben immer Ergebnis menschlicher (ärztlicher) Mäßigkeit und Unzulänglichkeit (was natürlich auch für die Medizin *für* den Menschen gilt). Sie ist die *reale, faktisch praktizierte Medizin* und liegt gegebenenfalls weit weg von der für einen bestimmten Patienten *optimalen* Medizin. Auch dann, wenn sie Ergebnis gut gemeinter menschlicher und ärztlicher Anstrengungen ist. Ihr großes Problem liegt darin, dass sie oft nur bedingt (oder überhaupt nicht) Sinn macht. Zum Beispiel dann, wenn Abklärungen und Behandlungen durchgeführt werden, die dem Patienten keinen Nutzen bringen. Dies ganz im Gegensatz zur Medizin *für* den Menschen, die sich ja gerade über Sinnhaftigkeit und Sinngebung definiert. Die Kritik an unserer *realen, faktisch praktizierten Medizin* ist als eine konstruktive Selbstkritik zu verstehen. Sie darf nicht als anmassend oder gar respektlos missverstanden werden und ist keine „Kollegenschelte“, sondern sie verleiht bloss der Tatsache Ausdruck, dass wir Mediziner unsere berufliche Tätigkeit noch deutlich verbessern könnten. Selbstverständlich ist auch die *faktisch praktizierte Medizin* sehr oft eine gut gelungene und sinnvolle Medizin und in mancher Hinsicht auch eine Medizin *für* den Menschen.

Klarheit im medizinischen Diskurs: Diese Differenzierung zwischen *faktisch praktizierter Medizin* und Medizin *für* den Menschen gibt die Möglichkeit, mit zwei einfachen Begriffen das beim Patienten bis anhin *medizinisch Realisierte* von dem für diesen Patienten *medizinisch Optimalen* abzugrenzen. Ziel der Schaffung und Etablierung dieser beiden Begriffe ist es, mehr Klarheit in den medizinischen Diskurs zu bringen: Jeder weiß nun, was gemeint ist, wenn von *faktisch praktizierter Medizin* und wenn von einer *Medizin für den Menschen* die Rede ist. Und es geht auch darum, mithilfe dieser klaren Begriffe stets daran zu erinnern, dass nicht jede faktisch praktizierte Medizin immer auch eine Medizin *für* den Menschen ist.

19.2 Die Betrachtung der Medizin aus drei unterschiedlichen Perspektiven

Die Medizin ist aus dreifacher Perspektive heraus zu betrachten, will man sie nur annähernd verstehen. Diese *Perspektiventriade* setzt sich zusammen

- erstens aus der Blickrichtung des behandelten Patienten,
- zweitens aus der des behandelnden Arztes und der Pflege und
- drittens aus dem Blickwinkel der Gesellschaft.

Einerseits geht es also um den Betroffenen, der die Krankheit zu erleiden und die ihm zuteilwerdende Medizin zu erdulden hat und dessen Position dahingehend als eine *passiv hinnehmende* beschrieben werden kann. Andererseits geht es um den Arzt, die Pflege und das medizinische Fachpersonal, die als gesunde Nichtbetroffene den Kranken behandeln im Dienst der Medizin, für deren Qualität sie verantwortlich sind, und deren Position als eine *aktiv begleitende, mitwirkende* beschrieben werden kann. Und letztlich betrifft es die Gesellschaft in der Rolle der Beobachterin, die gleichsam als Zeugin des Geschehens auch die Rahmenbedingungen für die Medizin zu bestimmen hat. Jedes Individuum in dieser Gesellschaft muss sich dabei im Klaren sein, dass es früher oder später selbst in die Rolle des Patienten schlüpfen wird. Doch selbst diese Perspektiventriade ist nicht vollständig, sieht man dabei beispielsweise von der Perspektive der *nächsten Angehörigen* ab. Diese stimmt überhaupt nicht immer mit derjenigen des Arztes oder des Patienten selbst überein. Aber auch wenn wir die Perspektive der Angehörigen mit einbeziehen und gleichsam zu einer Perspektiventetrade erweitern, wäre auch diese nicht vollständig. Auch in der Medizin gibt es oft ganz unterschiedliche Blickwinkel, wenn es darum geht, irgendeinen Sachverhalt zu analysieren und zu beurteilen. Bleiben wir also der Einfachheit wegen bei der Perspektiventriade.

Berücksichtigung aller Positionen: Die *Perspektiventriade* zeigt, dass es sich hier um drei ganz unterschiedliche Sichtweisen auf die Medizin handelt, die es grundsätzlich zu erkennen und zu beachten gibt. Es zeigt sich, dass aus diesen drei unterschiedlichen Positionen heraus das Erlebnis, die Erfahrung und die Interpretation eines und desselben Geschehens völlig anders sind. Wenn aus einer dieser drei Positionen heraus argumentiert wird (beispielsweise aus der des Betroffenen), dann steht diese Position (Perspektive) nie allein und isoliert da. Denn es existieren für das gleiche Geschehen zusätzlich noch zwei weitere Positionen. Alle drei Positionen (Perspektiven) hängen in komplexer Weise voneinander ab, sind aber als eigenständige, spezifische Betrachtungs- und Erfahrungsweisen eines und desselben Geschehens (die Krankheit eines Menschen) zu erkennen und zu respektieren. Damit eine Medizin *für* den Menschen gelingen kann, ist es unerlässlich, *alle* drei Positionen adäquat in die Gestaltung des Abklärungs- und Behandlungsprozesses einzubinden. Denn auch eine Medizin *für* den Menschen darf sich nicht ausschließlich nach den Ansprüchen und dem Wohl des Patienten allein richten. Sie muss auch die beiden anderen Positionen im Auge behalten. Darauf wurde bereits in Kap. 18.4 „Der Begriff des Ganzen im umfassenderen Sinn" hingewiesen. Dieser Begriff des *Ganzen im umfassenden Sinn* verlangt, dass auch der kranke Mensch keinesfalls zur allein machenden Instanz erklärt werden darf.

19.3 Der Begriff der Heilung

Heilung und Genesung: Über den Begriff *Heilung* wurde bereits kurz gesprochen. Dabei wurde daran erinnert, dass dessen Verwendung im medizinischen Kontext nicht unbedenklich ist. Trotzdem soll abschliessend dem Begriff der Heilung nochmals kurz nachgegangen werden, da die Beschäftigung mit diesem immer auch eine Reflexion über Sinn, Aufgabe und Ziel der Medizin per se erfordert. Anstelle von Heilung ist der Begriff der *Genesung* vorzuziehen, denn er beschreibt und umfasst genau das, was unter dem Begriff einer Medizin *für* den Menschen zu verstehen ist. Er setzt sich ab von einem rein mechanistisch-funktionalistischen Heilungsverständnis, ist nicht zwingend als *vollständig* und *komplett* zu verstehen und lässt somit auch eine Defektheilung zu. Das heißt, er weist darauf hin, dass ein *Ganzes* auch dann vorliegen kann, wenn ein Teil davon fehlt – selbst wenn dies etwas paradox klingen mag. Entsprechend dem Grundsatz „Ich fühle mich gesund, selbst wenn ich es gar nicht bin."

Akzeptanz eines Defizits: Der französische Arzt und Philosoph *Georges Canguilhem* hat sich über die beiden Begrifflichkeiten *heilen* und *Heilung* Gedanken gemacht: Wenn man nach der Etymologie des französischen Wortes *guérir* geht,[81] dann ist heilen als *verteidigen,* als sich gleichsam militärisch gegen einen Angriff *zur Wehr setzen* oder *sich rüsten* gemeint [44] (S. 67). Heilung im Sinn eines defensiven Gegenangriffs, einer Gegenreaktion auf einen Einbruch in den Körper oder einer Störung der Gesundheit. So erklärt das Wort *heilen* die zuweilen falsche Vorstellung, dass nach dem Willen des Patienten die Behandlung immer und unverzüglich in Angriff genommen werden muss. Dem Gedanken, dass dem überhaupt nicht immer so ist, wurde be-

81 „guérir" leitet sich ab vom altfranzösischen *garir,* sich wehren.

reits durch *Dominique Raymond,* 1757, in seiner Schrift „Traité des maladies qu'il est dangeureux de guérir" (Krankheiten, die man besser nicht heilt) und später in „De l'expectation en médecin" des Neurologen und Psychiater *Jean-Martin Charcot,* 1857, nachgekommen [45]. Die Begriffe „wiederherstellen" und „seine Gesundheit wieder erlangen" gehen von der Annahme aus, dass Heilung gewissermaßen die Umkehrbarkeit der Phänomene ist, aufgrund deren Aufeinanderfolge die Krankheit entstanden ist. Die Wiederherstellung des früheren körperlichen Zustandes und ihre Bestätigung durch entsprechende Testverfahren sind jedoch keine notwendigen Bedingungen für die Lösung aller medizinischen Probleme. Denn das bloße Faktum, dass jemand sich einfach *nicht mehr krank fühlt,* kommt hier nicht zum Ausdruck. Diese Feststellung ist absolut zentral, denn sie weist auf genau das hin, was den täglichen Erfahrungen in der medizinischen Praxis in hohem Maß entspricht. Die Akzeptanz eines annehmbaren Defizits nach Abschluss des Genesungsprozesses ist bei vielen Menschen viel größer, als dies in der Regel angenommen wird. Sehr oft gibt sich der Patient auch mit einer Funktionseinbuße (Defektheilung) zufrieden, vor allem dann, wenn er spürt, dass diese keine für ihn *wesentlichen* Nachteile – wie Beeinträchtigung, Einschränkung oder Behinderung – bringt. Der Arzt muss verstehen, dass der Patient oft nichts Weiteres anstrebt, als die Erhaltung einer gewissen Lebensqualität und sich kaum darüber Gedanken macht, ob seine Heilung in exakter und vollständiger Übereinstimmung mit den objektiven Testverfahren steht. Der Patient tut dies kund, wenn er sagt: „Ich kann sehr gut damit leben ..."

Es gehört zu den Aufgaben des Arztes, dem Kranken klar zu machen, „dass es normal ist, krank zu werden, wenn man lebendig ist, und dass es normal ist, gesund zu werden, ob mit oder ohne ärztlichen Beistand, [und] dass Krankheiten und Heilung in die Grenzen und Möglichkeiten biologischer Regulation fallen" [44] (S. 80). Der Arzt muss wissen, dass das Fundament der Beziehung zu seinem Patienten nicht allein auf kausal-gesetzlicher Erkenntnis beruht, sondern in erster Linie auf einer vielschichtigen und permanenten Begegnung. Zudem hat der Arzt strikt zu beachten, dass er nicht seine Wissenschaft für die allein richtige Sprache hält, „... der gegenüber, der Patient ein Kauderwelsch von sich gibt" [44] (S. 74).

Heilung ist keine Rückkehr: Wenn es überhaupt eine Pädagogik des Heilens gibt, so *Georges Canguilhem,* müsste sie etwas von dem enthalten, was *Sigmund Freud* mit dem Begriff *Realitätsprüfung* meinte. Sie sollte den Menschen erkennen lassen, „dass ihm keine Technik, keine Institution heute oder künftig den Vollbesitz seiner Kräfte im Verhältnis zu den Mitmenschen und Dingen gewährleisten kann. Individuelles Leben ist von Anfang an Abbau der Lebenskräfte." Und später: „Die Gesundheit, die sich nach der Krankheit einstellt, ist nicht die frühere. Das klare Bewusstsein, dass Heilung keine Rückkehr ist, kann für den Kranken bei der Suche nach einem Zustand geringstmöglichen Verzichts hilfreich sein, indem es ihn von der Fixierung auf den früheren Zustand befreit." [44] (S. 88ff). Diese Formulierung ist gleichsam Ausdruck der Verabschiedung vom mechanistischen Denken und der grenzenlosen Machbarkeit in der Medizin, denn sie lässt eine Lösung zu, bei welcher Gesundheit nicht bloß als Abwesenheit von Krankheit zu verstehen ist.

19.4 Über Dramen und Rollentausch

Aus der Perspektive der Medizin gleicht das Leben des Menschen und dessen Schicksal der Aufführung sich *endlos wiederholender Dramen,* gespielt auf einer zeitlosen Bühne.

Die Rollen: In den beiden Hauptrollen spielt einerseits der *Mensch in seiner Krankheit,* andererseits der für den Kranken zuständige *behandelnde Arzt*. Aber auch die *Gesellschaft* spielt mit, vorerst noch als Zuschauerin auf der Tribüne, das Geschehen betrachtend und kommentierend – teils noch kaum, doch zusehends sichtlich betroffen, nicht selten auch irritiert. Für einige ist nur schon die Rolle des Zuschauers eine unerträgliche, sie schauen weg, ertragen das Geschehen auf der Bühne kaum noch. Diese Dramen mit dem stets gleichlautenden, vielsagenden Titel „Jeder kommt mal dran" spielen auf der Bühne unseres Daseins und immer ist es der Kranke, der in der *ersten Hauptrolle* spielt. Dem Kranken geht es schlecht, er leidet und hofft auf den „Heilkundigen", dass dieser – dank dessen Medizin – ihm bald wieder zu Gesundheit und alten Kräften verhelfen wird.

Der „Heilkundige", der Arzt in Weiß also, spielt in diesen Dramen die *zweite Hauptrolle*. Aufgrund seiner Kompetenzen und großen Erfahrung fühlt sich dieser imstande, seinem Patienten in dieser Sache dienlich zu sein.

Neben den beiden Hauptrollen gesellen sich noch weitere Akteure zur Truppe und sie tun dies in ganz unterschiedlichen Rollen. So gibt es auf der Seite des Kranken noch die Rollen des Partners, der Familie, der Freunde – und auf der Seite des Arztes die Rollen der Spezialisten, der Pflegenden, der medizintechnischen Dienste, der Krankenhausseelsorge und des Krankenhauses. Es ist unsere Lebenswelt, die gleichsam die Bühne bereitstellt, auf welcher sich diese unermesslichen Dramen immer wiederkehrend und ohne Unterbruch abspielen. Gelegentlich in einer etwas anderen Form, im Kern der Sache aber doch ganz schön ähnlich. Und es sind die Gesellschaft, die Politik und die im Gesundheitswesen zuständigen Institutionen, die im Wesentlichen für die geltenden Rahmenbedingungen zuständig und verantwortlich sind. Sie sind viel mehr als bloß Statisten und Kulissen, denn auch sie spielen in entscheidenden Rollen mit. Ihre Einflussnahme auf das Geschehen ist beachtlich, ihre Bedeutung nicht zu unterschätzen. Der Gang der Dinge in diesen Dramen, welche alle Krankheit, Leid und Tod zum Inhalt haben, und der Ausgang des Geschehens, bleiben für lange offen. Doch auf einmal wir es klar und jeder wird es erfahren – jeder auf seine Weise.

Rollentausch: Auch sind alle in ihren unterschiedlichsten Haupt- und Nebenrollen nie nur Akteure, sie sind immer auch Zuschauer. Diese *Noch*-Gesunden beziehen ihre Plätze *vor* der Bühne, einige in genügendem Abstand, andere in unmittelbarer Nähe des Geschehens. Sie sitzen auf ihren bequemen gepolsterten Sesseln im Zuschauerraum und harren der Dinge, die da kommen werden ... Doch auch sie werden irgendwann einmal und in irgendeiner Form auf die Bühne gerufen, um im nächsten Drama ihre neue Rolle zu spielen. Und irgendwann einmal wird auch ihnen die erste Hauptrolle zugeteilt. Denn ein Rollentausch ist nicht nur möglich, er ist unabdingbar und für alle vorgesehen.

Jeder kommt mal dran: Der Titel dieser Dramen, der bleibt immer der gleiche: „Jeder kommt mal dran". Ebenso der Inhalt: Krankheit und Medizin sind hier zugleich Stoff, Handlung und Drehbuch dieser Dramen, in welchen Patienten und Patientinnen, Ärzte und Ärztinnen, Kranke und Gesunde, Betroffene und Nichtbetroffene ihre *stets austauschbaren Rollen* spielen. Immer geht es um die gleichen Themen – um Angst, Schmerzen und Leiden, um den Kampf des Kranken mit seiner Krankheit, um Abklärung und Behandlung von Krankheiten, um die Konfrontation des Kranken mit der Medizin und um dessen Erfahrungen, um Erfolg und Misserfolg der Medizin und letztlich ums Sterben, um den Tod.

Wer nun im nächsten Drama in welcher Rolle spielen wird, *wann* genau und *wie* es enden wird – das wissen wir alle nicht. Sicher ist nur, dass *jeder* mal drankommt – irgendwann einmal. Sich dies vor Augen zu führen ist wichtig und ratsam.

Zudem: Sind es wirklich immer Dramen? Ist nicht alles möglich – von der Komödie bis hin zur Tragödie, vielleicht bis hin zur Tragik-Komödie? Wir wissen es nicht – denn an einer Krankheit zu leiden, ist im Wesentlichen Zufall und Unglück, sie aber irgendwann zu überwinden, bedeutet Glück und Leben in Gesundheit (s. Exkurs). Es wird deshalb auch nie möglich sein, wirklich verbindliche *Drehbücher* zu schreiben. Die Zukunft ist nicht voraussehbar.

Exkurs

Der Krankheitsbegriff

An dieser Stelle ist abschließend noch einmal an die in Kap. 3.1.3 diskutierte Definition von Krankheit zu erinnern. Die *Krankheit,* die wir meinen und von der wir sprechen, ist die Krankheit des Menschen. Sie ist mehr als eine bloß biologische Krankheit, denn der Krankheit des Menschen sind immer auch anthropologische und kulturelle Werte implizit. Ohne diese Werte würde der Begriff unserer Krankheit nicht annähernd erfasst. Mit körperlichen und seelischen Leiden zu leben und in diesem Leben oft einen Sinn zu vermissen – das ist die Krankheit des Menschen. An ihr zu leiden ist im Wesentlichen Zufall und Unglück, sie aber irgendwann zu überwinden, bedeutet Glück und Leben in Gesundheit.

19.5 Der kompetente Arzt

Gefordert wird ein kompetenter Arzt mit fundiertem Fachwissen. Das ist und bleibt eine Conditio sine qua non, eine Bedingung, ohne die es nicht geht. Das setzt eine qualitativ hochstehende medizinische, naturwissenschaftliche *und* geisteswissenschaftliche Ausbildung voraus. Dieser muss eine Fort- und Weiterbildung in angepasster Form folgen, da die Medizin sich rasch weiterentwickelt und einem steten Wandel unterworfen ist. Für einen wirklich kompetenten Arzt braucht es jedoch noch mehr, nämlich die Bereitschaft, sich auf die individuellen und vielfältigen Nöte und Ängste des Patienten einzulassen. Dazu gehört im Speziellen auch die im Krankheitsfall oft vom Patienten geklagte *Ungewissheit* hinsichtlich all dessen, was da noch kommen kann und kommen wird. Diese Unsicherheit in Bezug auf die Zukunft ist es denn auch, die dem Betroffenen *Angst* macht und mit welcher sich der Arzt zu befassen hat. Eine Ungewissheit, welche die Krankheit oft erst zu dem Leiden macht, das der Patient zu ertragen hat. Bei einer Medizin *für* den Menschen geht es darum, nach Möglichkeit diese Ungewissheit von ihrer Angst zu befreien. Dem Patienten ist in einer verständlichen Sprache in Erinnerung zu rufen, dass gerade im Fall von Ungewissheit sich immer auch neue Möglichkeiten und Wege öffnen – und dass, so *Iona Heath,* „Ungewissheit und Kontingenz die düstere Vorhersagbarkeit eines linearen Determinismus aufbrechen und genau das sind, was das Leben lebenswert macht“ [107]. Das hat auch Geltung für ein Leben in Krankheit.

Die Suche nach dem passenden Weg: Den für den Patienten möglichst passenden Weg in seinem Leiden aufzusuchen und ihm diesen aufzuzeigen, ist eine der vordringlichsten und entscheidenden Aufgabe beider, des Patienten *und* des behandelnden Arztes. Es geht darum, von Beginn an und andauernd die Kompassnadel im Auge zu halten. Sie gibt die Richtung vor und an sie haben sich Abklärungen, Behandlungen und Pflege zu halten. Denn ähnlich wie eine Kompassnadel sich anhand des Erdmagnetfeldes orientiert, die Nordrichtung vorgibt und sich daraus alle anderen Himmelsrichtungen bestimmen lassen, so muss in einer Medizin *für* den Menschen das *Wohl des Patienten* die Richtung vorgeben. Zudem ist daran zu erinnern, dass auch umgekehrt mit einer solchen nicht bloß die richtige, sondern ebenso die falsche Richtung zu erkennen ist: Was nicht dem Wohl des Kranken zugutekommt, ist in der Medizin tunlichst zu vermeiden. Insbesondere sind sinnlose und belastende Vereinnahmungen durch die Medizin vom Patienten fernzuhalten, denn die

Lösung eines bestimmten Problems besteht auch in der Medizin nicht darin, sich dem Aktivismus, dem *Sedativum der Dynamik* hinzugeben. Eine Medizin *für* den Menschen wird ihrem genuinen Heilauftrag nie durch endlose diagnostische und/oder therapeutische Interventionen gerecht.

19.6 Der kompetente Patient

Die Fähigkeit, mit und trotz der Krankheit ein normales Leben zu führen, wird mit dem Begriff der *Patientenkompetenz* (oder *the expert patient*) umschrieben. Ein Patient wird dann als kompetent bezeichnet, wenn seine Bemühungen es ihm erlauben, seine neue, krankheitsbedingte Realität zu akzeptieren, sein Leben nach dieser auszurichten und seine neue Lebenssituation mittels eigener Ressourcen adäquat zu gestalten. Der Beitrag des Patienten an eine gelingende Genesung seiner Krankheit wird dabei nicht als Konkurrenz zu den Leistungen der Medizin verstanden, sondern als eine unentbehrliche, in der Natur des Genesungsprozesses liegende Ergänzung. Mit seiner These „Die Kraft des Arztes liegt im Patienten" hat *Paracelsus* (1493–1541), selbst Arzt, Alchemist, Mystiker und Philosoph, bereits vor vielen Jahren diese fundamentale Erkenntnis auf den Punkt gebracht. Paracelsus ist von der Einsicht ausgegangen, dass nur durch eine *dyadische Beziehung* (Zweiersystem) zwischen Arzt und Patient eine erfolgreiche Genesung gelingen kann.

Das Modell der zwei Ärzte: In diesem Zusammenhang wird oft auf das *Modell der zwei Ärzte* verwiesen, nach welchem es für die Krankheitsbewältigung immer zwei Ärzte brauche – gemäß dem Grundsatz: *Medicus curat, natura sanat (der Arzt behandelt, die Natur heilt)*. Der *äußere Arzt* ist der Mediziner, der behandelt; der *innere Arzt* ist die Natur des Menschen, die heilt (in diesem Kontext scheint mir der Begriff „heilen" angebracht). Damit sind das Selbstheilungspotenzial des Patienten und dessen Ressourcen gemeint. Es kommen immer beide zum Zuge, der innere und der äußere Arzt, und beide komplettieren sich gegenseitig. Der *innere Arzt* greift zurück auf unterschiedlichste Quellen und bedient sich der Mittel aus einer Vielzahl körperlicher, geistiger, psychischer und spiritueller Ebenen, mit denen der Erkrankte versucht, sich gegen die Belastung der Krise zu wehren. Er aktiviert das *intrinsische und gesundheitszentrierte* Potenzial: Dazu gehören die Komponenten und Kompetenzen wie Abwehr, Selbstheilung, Ich-Selbst, natürliche Heilkräfte, Lebenswille, Glaubensstärke usw., auf die bereits mehrfach hingewiesen wurde.

Interessant ist, dass besonders in der westlichen Medizin das medizinische Handeln stark auf die Entdeckung, Abklärung und Behandlung von Krankheit ausgerichtet ist und diese entsprechend das *extrinsische, krankheitszentrierte* Potenzial der klassischen Medizin ausschöpft (der *äußere Arzt,* der Mediziner). Dies im Gegensatz zur fernöstlichen Medizin, welche wesentlich auf das *intrinsische, gesundheitszentrierte* Potenzial des Erkrankten selbst zurückgreift (der *innere Arzt,* die Natur des Menschen). Entscheidend ist, dass der Arzt bestrebt ist, den Erkrankten an die Existenz seines *inneren Arztes* zu erinnern und in der Praxis sich konkret auf diesen zu beziehen. Ein solches Anliegen ist substanzieller Bestandteil einer Medizin *für* den Menschen.

Patientenkompetenz: Zur Patientenkompetenz gehören unterschiedliche Aspekte, wie die Fähigkeit, trotz der Krankheit eigene Bedürfnisse und Zielvorstellungen zu formulieren und zu verfolgen; sich auf eigene und fremde Ressourcen der Krankheitsbewältigung zu besinnen und diese zu nutzen; aber auch ungeachtet der krankheitsbedingten Einschränkungen ausreichend Autonomie zu bewahren. Patientenkompetenz meint die Bereitschaft, sein Schicksal im Rahmen des Möglichen zu akzeptieren und mit der völlig neuen, oft bedrohlichen Lebenssituation adäquat und gekonnt umzugehen. Kompetente Patienten greifen nur bedingt in die extrinsischen ärztlichen Angelegenheiten und Entscheidungen ein, umso mehr aber in die eigenen. Sie wollen nicht medizinische Experten sein, hingegen fragen sie nach den eigenen, den persönlichen Ressourcen: „Was kann ich selbst für mich tun?“ Es geht um eine Art *Spurensuche,* eine Suche nach den individuellen Kompetenzen, wobei Fähigkeiten gefragt sind, bei welchen Genesung immer als ein Prozess verstanden wird und nicht als ein Zustand, der möglichst rasch eintreten soll. Seine Motivation liegt im Streben, die Krankheit zu bewältigen und nicht umgekehrt.

Self-Empowerment: Mit dem Begriff (Self-)Empowerment wird der Lernprozess bezeichnet, sich selbst eine angemessene Patientenkompetenz zu verschaffen. Es geht um das Erlernen der Fähigkeit, die eigenen gesundmachenden Kräfte kennenzulernen und diese bewusst und konsequent in der Bewältigung der Krankheit einzusetzen. Es geht um eine Erweiterung des Aufgabenbereichs des Patienten, indem dieser nicht nur nach seinem Verhalten in Bezug auf die ihm zukommende Medizin fragt, sondern ebenfalls und vor allem auch nach *seinem* Verhalten in Bezug auf sich selbst: Was sind seine Möglichkeiten, Chancen, Aufgaben und was kann er in seiner Krankheit selbst gestalten? Das extrinsische Potenzial wird erweitert durch das intrinsische. Die Suche nach den eigenen Ressourcen, in welchem Maße diese auch immer vorhanden und gestaltet sind, wird zur zentralen Aufgabe des Patienten selbst.

Auswirkungen auf den Krankheitsverlauf: *Patientenkompetenz* und *Empowerment* wirken sich auf die körpereigenen Abwehrvorgänge und den Krankheitsverlauf aus. Es wird davon ausgegangen, dass soziale, psychologische, neurologische, endokrine und immunologische Faktoren dabei eine Rolle spielen und dass diese, in ihrer komplexen gegenseitigen Beziehung und Abhängigkeit, direkt oder indirekt die Lebensqualität und den Heilungsprozess günstig beeinflussen. So wäre es denkbar, dass positiv-mentale Gedanken und Handlungen gewisse Stressoren hemmen, insbesondere bestimmte Stresshormone senken, was sich bekanntlich auf das Immunsystem positiv auswirkt. Die *prognostische Relevanz* der Patientenkompetenz ist zurzeit auch Gegenstand der Forschung.

Der Wechsel in die aktive Rolle: Was genau unter dem Begriff der Patientenkompetenz zu verstehen ist, dazu hat sich anlässlich eines *Patientenkompetenz-Workshops der Stiftung Patientenkompetenz* ein Patient sehr treffend geäußert:

> „Als kompetenter Patient zeige ich meinem Arzt, dass er kein Einzelkämpfer ist.
> Er hat in mir einen Verbündeten. Es kann auf alle Arten etwas gut gehen. Und es kann auf alle Arten etwas schiefgehen. Da hat immer auch der Patient seinen Teil.
> Das stehen wir zusammen durch.“ [240]

Ich habe mir erlaubt, diesen Patienten hier im Wortlaut zu zitieren. Sein Verständnis von Patientenkompetenz ist auf der Homepage der *Stiftung Patientenkompetenz* allen zugänglich. Als kompetenter Patient hat er sicher nichts dagegen.

Ich denke, dieses Zitat ist bestens geeignet, meine philosophischen Gedanken über Gesundheit, Krankheit und Medizin hier abzuschließen. Es beinhaltet genau das, was Patientenkompetenz ausmacht: der Wechsel des Erkrankten von der passiven in die aktive Rolle. Aber dieses Zitat beinhaltet noch viel mehr. Es verdichtet sehr viele und wesentliche Dinge aus diesem Buch in sechs kurzen Sätzen: Hut ab! Sicher ist ihm das noch besser gelungen als mir!

Über den Autor

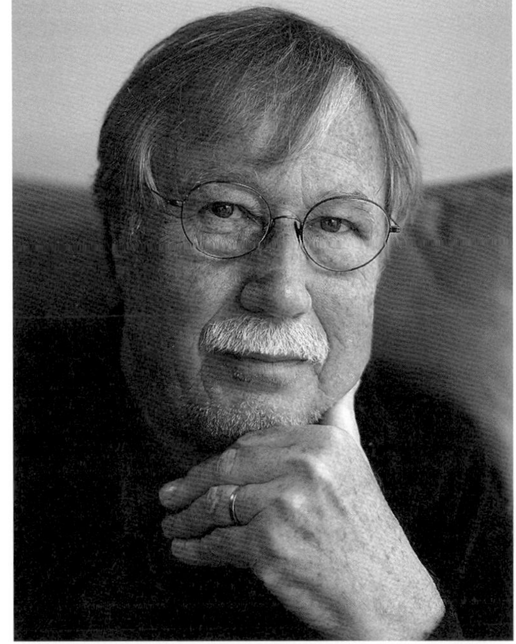

Beat Gerber, geboren 1951 in Bern (Schweiz). Studium der Humanmedizin an der medizinischen Fakultät der Universität Bern. Promotion 1978, Dissertation 1983. Berufliche Tätigkeit an diversen Spitälern auf den Gebieten Anästhesie und Intensivmedizin, Chirurgie, Innere Medizin, Onkologie, Radiologie und Gynäkologie mit Ausbildung zum Facharzt für Allgemeine Innere Medizin FMH 1984. Während dreissig Jahren arbeitete Beat Gerber als niedergelassener Hausarzt in seiner eigenen Arztpraxis in Wattenwil, Kanton Bern. Ab 2011 absolvierte er einen berufsbegleitenden Weiterbildungsstudiengang in *Philosophie und Medizin* an der Universität Luzern, den er 2015 mit dem Mastertitel abschloss. Sein philosophisches Hauptinteresse ist ein praktisches: Die Rückführung der Philosophie in die Medizin. Verschiedene Arbeiten und Vorträge, mehrheitlich zum Thema „Situatives Nichts(s)tun in der Medizin". Gast bei Radio SRF 2, Kontext, 5/2014: „Indikation Nichtstun - wenn weniger mehr ist". Gründungsmitglied *Forum Medizin & Philosophie* seit 2012 (im Vorstand seit 2017).

Wohnhaft in Bern. Verheiratet, drei Kinder und vier Enkelkinder.

Literaturverzeichnis

[1] Achermann F. Selbstbestimmtes Sterben als Herausforderung an die Medizin. Protokoll. Forum Medizin und Philosophie. Frühjahrsretraite, Zürich, Schweiz; 31.05.2018.

[2] Adam B. Menschliche Vergänglichkeit und das Streben nach Unsterblichkeit. Tagung des Tutzinger Projekts „Ökologie der Zeit"; 2008.

[3] Adorno TW. Negative Dialektik. Frankfurt: Suhrkamp; 1966.

[4] Aebi-Müller RE, Dörr BS, Haussener S, Waldenmeyer C. Selbstbestimmung am Lebensende im Schweizer Recht: Eine kritische Auseinandersetzung mit der rechtlichen Pflicht, selber entscheiden zu müssen. Luzern: National Research Programme NRP 67; 2017.

[5] Agamben G. Homo Sacer. Die souveräne Macht und das nackte Leben. Frankfurt/Main: Suhrkamp; 2002.

[6] Angehrn E. Das Leiden und die Philosophie. In: Hühn L, Hrsg. Die Ethik Arthur Schopenhauers im Ausgang vom Deutschen Idealismus. Würzburg: Econ; 2006.

[7] Antonovsky A. Die salutogenetische Perspektive: Zu einer neuen Sicht von Gesundheit und Krankheit. Meducs 1989;2:51–7.

[8] Antonovsky A. Health, Stress and Coping. New perspectives on mental and physical well-being. San Francisco, Calif.: Jossey-Bass; 1979.

[9] Arendt H. Macht und Gewalt. München: Piper; 1993.

[10] Aristoteles: Nikomachische Ethik. Buch 1. 6. 1098 a-b. Berlin: Hofenberg. 2016.

[11] Badenoch B. Gehirn und Psyche. Interpersonelle Neurobiologie als Grundlage einer erfolgreichen therapeutischen Praxis. Freiburg: Arbor-Verlag; 2010.

[12] Bartens W. Den richtigen Ton treffen. Künstlerisch interessierte Ärzte verstehen laut einer Studie ihre Patienten besser. Bern: Der Bund. 31.01.2018.

[13] Bateson G. Krankheiten der Erkenntnistheorie. Ökologie des Geistes. Berlin: Suhrkamp Taschenbuch Wissenschaft; 1985.

[14] Baumann Z. Modernity and the Holocaust. Cambridge: Polity Press; 1989.

[15] Baumann Z; zitiert in Maio G.: Medizin ohne Maß? Stuttgart: Trias; 2014.

[16] Becker M. Mythen der Prävention. Wer krank wird, ist selber schuld? Deutschlandfunk Kultur. Zeitfragen - Archiv. 25.07.2016 [Internet]. Abgerufen am 19.06.2019, verfügbar unter: https://www.deutschlandfunkkultur.de/mythen-der-praevention-wer-krank-wird-ist-selber-schuld.976.de.html?dram:article_id=360894

[17] Benatar D. Better Never to Have Been: The Harm of Coming Into Existence. Oxford: Oxford University Press; 2006.

[18] Benedetti F. Plazeboeffekt: mehr nutzen. med & move 2015;01:8–10.

[19] Bengel J, Strittmatter R, Willmann H im Auftrag der Bundeszentrale für gesundheitliche Aufklärung (BZgA). Was erhält Menschen gesund? Antonovskys Modell der Salutogenese - Diskussionsstand und Stellenwert. Forschung und Praxis der Gesundheitsförderung. Band 6. Köln: BZgA; 2001.

[20] Berchtold P, Zanoni U. Schweizer Forum für Integrierte Versorgung. „Sehen Sie mal, was ich sehe!", Mehr Patientensicht, mehr Integration. Schweiz Ärzteztg 2015;96(14–15):520–521.

[21] Betzler M. Der Wert der Empathie. Eine unterschätzte Fähigkeit in herausfordernden Zeiten. Vortrag Philosophie-extra. Universität Luzern; 20.10.2016.

[22] Biber P. Indikation Nichtstun - wenn weniger Medizin mehr ist. Interview mit Beat Gerber. Radio SRF 2. Kontext; 14.05.2014.

[23] Bieri P. Das Handwerk der Freiheit. München: Hanser; 2001.

[24] Bieri P. Wie wollen wir leben? München: dtv; 2014.

[25] Birnbacher D. Bioethik zwischen Natur und Interesse. Frankfurt: Suhrkamp; 2006.
[26] Birnbacher D. Tun und Unterlassen. Aschaffenburg: Alibri Verlag; 2015.
[27] Blech J. Die Krankheitserfinder. Wie wir zu Patienten gemacht werden. Frankfurt: S. Fischer; 2004.
[28] Bleuler E. Das autistisch-undisziplinierte Denken in der Medizin und seine Überwindung. Saarbrücken: Verlag Classic Edition; 1919.
[29] Bloch E. Das Prinzip Hoffnung. Berlin: Suhrkamp; 1985.
[30] Bobbert M. Patientenautonomie in der beruflichen Pflege. Begründung und Anwendung eines moralischen Rechts. Frankfurt: Campus; 2002.
[31] Boethius. Trost der Philosophie. Consolatio philosophiae. Berlin: De Gruyter; 1993.
[32] Bonss W. (Un)Sicherheit in der Moderne. In: Zoche P, Kaufmann S, Haverkamp R, Hrsg. Zivile Sicherheit. Gesellschaftliche Dimensionen gegenwärtiger Sicherheitspolitik. Bielefeld: Transcript; 2011.
[33] Borasio GD. Spiritual Care: Eine Aufgabe für den Arzt? In: Noth I, Kohli Reichenbach C, Hrsg. Palliative und Spiritual Care. Theologischer Verlag Zürich; 2014. S. 117–28.
[34] Bosshard G, Hurst SA, Puhan MA. Medizinische Entscheidungen am Lebensende sind häufig. Swiss Medical Forum. 2016;16(42):896–898.
[35] brainability® Developing human & Organizational Potentials [Internet]. Abgerufen am 12.06.2019, verfügbar unter: http://www.brainability.ch/brainability/
[36] Brand A. Personalisierte Medizin: Von der Vision zur Realität. Bulletin SAMW. 2012;3:1–4
[37] Brasser M. Selbstbestimmtes Sterben als Herausforderung an die Medizin. Protokoll. Forum Medizin und Philosophie. Frühjahrsretraite, Zürich, Schweiz; 31.05.2018.
[38] Brentano F. Psychologie vom empirischen Standpunkt. Herausgegeben von Oskar Kraus. Band 1–3. Hamburg: Felix Meiner; 1971, 1973, 1974.
[39] Bruckner P. Ich leide, also bin ich – die Krankheit der Moderne. Eine Streitschrift. Frankfurt: Büchergilde Gutenberg; 1997.
[40] Bundesamt für Gesundheit, Schweizerische Eidgenossenschaft. Gesundheit 2020. Eoine umfassende Strategie für das Gesundheitswesen [Internet]. Abgerufen am 12.06.2019, verfügbar unter: https://www.bag.admin.ch/bag/de/home/strategie-und-politik/gesundheit-2020.html
[41] Bundesärztekammer. Placebo in der Medizin. Köln: Deutscher Ärzte-Verlag; 2011.
[42] Burger W. Der Beitrag der Neuen Phänomenologie zum Verständnis chronischer Krankheit. Universität Rostock: Rostocker Phaenomenologische Manuskripte, Band 15. Herausgegeben von Michael Großheim. 2012.
[43] Camus A. Der Mythos des Sisyphos. Ein Versuch über das Absurde. Hamburg: Rowohlt; 2004.
[44] Canguilhem G. Schriften zur Medizin. Franz. Originalausgabe: Editions du Seuil; 2002. Übersetzung ins Deutsche: Zürich: Diaphanes; 2013.
[45] Canguilhem G. Zitat von Raymond, Dominique. Traité des maladies qu'il est dangereux de guérir. Erstausgabe Avignon 1757. Neuausgabe: Paris 1808.
[46] Cohen D. Finding a Joyful Life in the Heart of Pain. Boston: Shambhala; 2000.
[47] Comte-Sponville A. Woran glaubt ein Atheist? Spiritualität ohne Gott. Zürich: Diogenes; 2009.
[48] Conradi E, Vosman F. Einleitung – Schlüsselbegriffe der Care-Ethik. In: Conradi E, Vosman F, Hrsg. Praxis der Achtsamkeit. Schlüsselbegriffe der Care-Ethik. Frankfurt: Campus; 2016. S. 14.
[49] Constant, Benjamin (1767–1830). Die Unsicherheit im menschlichen Denken. 2009 [Internet]. Abgerufen am 12.06.2019, verfügbar unter: www.libinst.ch/presentationen/LI-Essay-Schaedler.pdf
[50] De Botton A. Trost der Philosophie. Eine Gebrauchsanweisung. Frankfurt: Fischer; 2001.
[51] Di Falco D. Wie aus dem Sterben ein Projekt wurde. Bern: Schweizerischer Nationalfonds – Akademien Schweiz: Horizonte Nr. 112; 2017.
[52] Dieckmann A, Gigerenzer G. Macht Halbwissen klug? Berliner Ärzte. 2005;42(7):16–19
[53] Dobelli R. Die Kunst des klugen Handelns. München: dtv; 2014. S. 51.
[54] Donabedian A. A founder of quality assesment encounters a troubled system firsthand: interview by Fitzhugh Mullan. Health Aff (Millwood). 2001 Jan-Feb;20(1):137–41.
[55] Dörner K. Der gute Arzt. Lehrbuch der ärztlichen Grundhaltung. Stuttgart: Schattauer; 2001.
[56] Egger JW. Das Phänomen der Emergenz im Verständnis von Gesundheit und Krankheit. Psychologische Medizin. 2009;20(4):10–6.
[57] Eychmüller S, Grossenbacher-Gschwend B. Betreuung sterbender Menschen und ihrer Angehörigen. Swiss Medical Forum. 2017;17(3031):624–29.
[58] Eychmüller S. Vorbereitung des Lebensendes als sinnvolle Aufgabe der Gemeinde. Vortrag. 04.11.2015.
[59] Faber J. Der Gedankenstreuner: Freiburger Philosoph Günter Figal erforscht Bedeutung des Nichtstuns. Badische Zeitung. 29.03.2014.
[60] Faust V. Arbeitsgemeinschaft Psychosoziale Gesundheit. Nocebo – Wissenschaftlich gesehen [Internet]. Abgerufen am 12.06.2019, verfügbar unter: http://www.psychosoziale-gesundheit.net/pdf/Int.1-Nocebo.pdf
[61] Faust V. Die Angst in unserer Zeit. Psychosoziale Gesundheit [Internet]. Abgerufen am 12.06.2019, verfügbar unter: http://www.psychosoziale-gesundheit.net
[62] Faust V. Psychiatrie heute. Seelische Störungen erkennen, verstehen, verhindern, behandeln. Grü-

beln – wissenschaftlich gesehen [Internet]. Abgerufen am 27.06.2019, verfügbar unter: http://www.psychosoziale-gesundheit.net/pdf/Int.1-Grubeln_wissenschaftlich_gesehen.pdf

[63] Fenner D. Das gute Leben. Berlin: De Gruyter; 2007.

[64] Feuerbach L. Die Unsterblichkeitsfrage vom Standpunkt der Anthropologie. In: Ludwig Feuerbach. Gesammelte Werke: Kleinere Schriften III (1846–1850). 3. Aufl. Berlin: De Gruyter Akademie Forschung; 1990.

[65] Fischer J, Gruden S, Imhof E, Strub JD. Grundkurs Ethik. Grundbegriffe philosophischer und theologischer Ethik. Stuttgart: Kohlhammer; 2007.

[66] Fischer J. Ethische Aspekte der Medikalisierung. Bioethica Forum. 2012;5(2):69–72

[67] Fischer J. Krankheit und Spiritualität. Schweiz Ärzteztg. 2012;93(45):1672–5.

[68] Fischer J. Weshalb hat die Medizin Probleme? Schweiz Ärzteztg. 2001;82(4):114–9.

[69] Fischer J. Zur Relevanz güterethischer Ansätze in der Medizinalthechnik. In: Reuter HR, Meireis T, Hrsg. Das Gute und die Güter. Studien zur Güterethik. Münster: Lit Verlag; 2007. S. 112–28

[70] Forman MB. The letters of John Keats. Oxford: Oxford University Press; 1931.

[71] Foucault M. In Verteidigung der Gesellschaft. Vorlesungen am Collège de France. Frankfurt: Suhrkamp; 1999.

[72] Foucault M. Sexualität und Wahrheit: Erster Band: Der Wille zum Wissen. Frankfurt: Suhrkamp; 1977.

[73] Frankfurt HG. Gründe der Liebe. Frankfurt: Suhrkamp; 2005.

[74] Frankl VE. Das Leiden am sinnlosen Leben. Psychotherapie für heute. Freiburg: Herder; 2013. S. 11f.

[75] Frankl VE. Das Leiden am sinnlosen Leben. Freiburg: Kreuz Verlag. 2015. S. 18.

[76] Frankl VE. Der Wille zum Sinn. Ausgewählte Vorträge über Logotherapie. München: Piper; 1997. S. 117.

[77] Freud S. Essay. Der Moses des Michelangelo. 1914.

[78] Fröhlich-Gildhoff K, Rönnau-Böse M. Resilienz. München: Reinhardt; 2009. S. 43ff.

[79] Gabriel M. Interview mit taz: Philosoph über Hoffnung „Ich will anders, und es soll toll sein". taz vom 23.12.2014 [Internet]. Abgerufen am 12.06.2019, verfügbar unter: http://www.taz.de/Philosoph-ueber-Hoffnung/!5025433/

[80] Gadamer HG. Apologie der Heilkunst. In: Über die Verborgenheit der Gesundheit. Aufsätze und Vorträge. Frankfurt: Suhrkamp; 1993. S. 50–64.

[81] Gadamer HG. Behandlung und Gespräch. In: Über die Verborgenheit der Gesundheit. Aufsätze und Vorträge. Frankfurt: Suhrkamp; 1993. 159–75.

[82] Geigges W. Krankheit als Passungsverlust. In: Hontschik B, Bertram W, Geigges W, Hrsg. Auf der Suche nach der verlorenen Kunst des Heilens. Bausteine der Integrierten Medizin. Stuttgart: Schattauer; 2013.

[83] Gerber B. „Nichtstun" in der Medizin. Ist „situatives Nichtstun" in der ärztlichen Praxis eine Alternative zum permanenten Aktivismus in der heutigen Medizin? [Erste Qualifikationsarbeit CAS Philosophie und Medizin, Nachdiplomstudium in Philosophie und Medizin] Luzern: Universität Luzern; 2012.

[84] Gerber B. Die praktischen Implikationen des „situativen Nichtstuns" in der ärztlichen Praxis [Zweite Qualifikationsarbeit CAS Philosophie und Medizin, Nachdiplomstudium in Philosophie und Medizin] Luzern: Universität Luzern; 2014.

[85] Gerber B. Die argumentative Grundlegung für „situatives Nichtstun" in der ärztlichen Praxis [Masterarbeit. MAS, Nachdiplomstudium in Philosophie und Medizin]. Luzern: Universität Luzern; 2015.

[86] Gerber B. Nichtstun in der Medizin. Schweiz Ärzteztg. 2014;95(1–2):35–7.

[87] Gesundheitsberichterstattung des Bundes. Statistisches Bundesamt. Gesundheitsbericht für Deutschland 1998. Stuttgart: Metzler-Poeschel; 1998.

[88] Gigerenzer G. Risiko. Wie man die richtigen Entscheidungen trifft. München: btb; 2013.

[89] Ginzburg C. Spurensicherungen. Über verborgene Geschichte, Kunst und soziales Gedächtnis. Berlin: Wagenbach; 1983.

[90] Glatz K. Selbstvermessen – Selbstvergessen. Eine philosophische Kritik der Vermessbarkeit des Menschen am Beispiel der Quantified Self-Bewegung [Zertifikatsarbeit zum CAS „Philosophie für Fachleute aus Medizin und Psychotherapie"]. Basel: Universität Basel. 08.03.2015.

[91] Gloy K, Neuser W, Reisinger P, Hrsg. Systemtheorie. Philosophische Betrachtung ihrer Anwendungen. Bonn: Bouvier Verlag; 1998.

[92] Goergen K. Körper und Moral. Medizinethische Positionen im Überblick. Stuttgart: Raabe-Verlag (RAAbits); 2009.

[93] Graber H. Die beste Medizin kann Nichtstun sein. Zentralschweiz am Sonntag. Interview mit Beat Gerber. 16.03.2014.

[94] Gronemeyer R. Sterben in Deutschland. Frankfurt: Fischer. 2007.

[95] Groß S. Arthur Schopenhauer – Die Welt als Wille und Vorstellung (I). Tabula rasa, Zeitung für Gesellschaft und Kultur. 1/1998; Nr. 14.

[96] Grossman P. Achtsamkeit: Gewahrsein als verkörperte Ethik. Aufsatz [Internet]. Abgerufen am 12.06.2019, verfügbar unter: https://docplayer.org/22246917-Achtsamkeit-gewahrsein-als-verkoerperte-ethik.html

[97] Grossman P. Über die Achtsamkeit! Basler Zeitung, Ausgabe vom 12.09.2013.

[98] Guht C. Die Krux mit dem Placeboeffekt. Tagesanzeiger vom 29.12.2015 [Internet]. Abgerufen am 12.06.2019, verfügbar unter: https://www.tagesanzeiger.ch/wissen/medizin-und-psychologie/die-krux-mit-dem-placeboeffekt/story/14177242

[99] Gundert-Remy U, Thürmann P, Gundert D et al. Krankheitsspezifische Ausprägung von Placebo-Effekten. Ergebnisse aus klinischen Studien der Phase III und der Literatur. Bericht 2013 [Internet]. Abgerufen am 12.06.2019, verfügbar unter: https://www.bundesaerztekammer.de/fileadmin/user_upload/downloads/Placeboeffekte_Gundert-Remy.pdf

[100] Gysling E. Irrationale Therapie. pharma-kritik. 2014;36(9):35–6.

[101] Gysling E. Pseudoplacebos. Pharma-kritik. 1988; 10(16):63–4.

[102] Habermas J. Die Zukunft der menschlichen Natur. Auf dem Weg zu einer liberalen Eugenik? Berlin: Suhrkamp; 2005.

[103] Hartle JF. Gründe und Abgründe der Liebe. Harry Frankfurts Überlegungen zur Theorie des besonders guten Lebens. 2006 [Internet]. Abgerufen am 12.06.2019, verfügbar unter: https://literaturkritik.de/id/9030

[104] Hartmann M. Macht [MAS Philosophie und Medizin]. Luzern: Universität Luzern; 2014.

[105] Hastings Center Report. The Goals of Medicine. Setting New Priorities. Hastings Cent Rep. 1996 Nov-Dec;26(6):S1–27.

[106] Hawlik A, Grön G, Gahr M. Das psychopathologische Phänomen Grübeln. Nervenheilkunde. 2016;35(9):559–569.

[107] Heath I. Überdiagnose und Übertherapie – Essay von Iona Heath. Berliner Ärzte. 2015; April 4:27–30.

[108] Heidegger M. Erläuterungen zu Hölderlins Dichtung. Frankfurt: Klostermann; 1985.

[109] Heidegger M. Gelassenheit. Pfullingen: Neske. 1959. S. 24.

[110] Heidegger M. Sein und Zeit. Tübingen: Max Niemeyer Verlag; 2006.

[111] Henk M. Alles Zufall? Die Zeit. Dossier. Nr. 1/2017.

[112] Höfling W. Transplantationsmedizin und dead donor rule. MedR 2013;31:407. https://doi.org/10.1007/s00350-013-3450-0.

[113] Honerkamp J. Blog: Die Natur der Naturwissenschaft: Der Zufall. 2011. SciLogs [Internet]. Abgerufen am 12.06.2019, verfügbar unter: https://scilogs.spektrum.de/die-natur-der-naturwissenschaft/der-zufall/

[114] Hurst S. „Wir sollten erst einmal die Tatsachen erfassen". Interview: Bruno Kesseli. Schweiz Ärzteztg. 2017;98(14):429–30.

[115] Hurst S. Unsere Kinder. Schweiz Ärzteztg. 2016; 97(45):1584.

[116] Husserl E. Husserliana. Husserls Gesammelte Werke. Berlin: Springer; 2008.

[117] Institut für Demoskopie Allensbach. Naturheilmittel 2002. Wichtigste Erkenntnisse aus Allensbacher Trendstudien [Internet]. Abgerufen am 12.07.2019, verfügbar unter: https://www.ifd-allensbach.de/uploads/tx_studies/6326_Naturheilmittel_2002.pdf

[118] Jonas H. Das Prinzip Verantwortung. Versuch einer Ethik für die technologische Gesellschaft. Frankfurt: Suhrkamp; 1984.

[119] Kabat-Zinn J. Im Alltag Ruhe finden. München: Droemer Knaur; 2015.

[120] Kabat-Zinn J. In: Sternstunde Philosophie. SRF 1. Achtsamkeit – die neue Glücksformel? Jon Kabat-Zinn; 14.02.2016.

[121] Kaegi D. Medizinethik II [CAS Philosophie und Medizin]. Luzern: Universität Luzern; 2012.

[122] Kahl J. „Spiritualität ohne Religion". Atheistische Spiritualität. Rede in Berlin am 23.06.2013.

[123] Kalisch R. In: Mainzer Wissenschaftler entwickeln neuen Theorierahmen für künftige Resilienzstudien. 17.12.2014. Johannes Gutenberg Universität Mainz. Kommunikation und Presse [Internet]. Abgerufen am 21.06.2019, verfügbar unter: http://www.uni-mainz.de/presse/63517.php

[124] Kamlah W. Meditatio mortis. Kann man den Tod „verstehen", und gibt es ein „Recht auf den eigenen Tod"? Stuttgart: Klett; 1976.

[125] Karle I. Perspektiven der Krankenhausseelsorge. Eine Auseinandersetzung mit dem Konzept der Spiritual Care. Wege zum Menschen. 2010; 62(6):537–55.

[126] Kissling B. Die quartäre Prävention: primum nil nocere – aktueller denn je! Swiss Med Forum. 2010;10(51):896–8.

[127] Knoblauch H. Berichte aus dem Jenseits. Mythos und Realität der Nahtod-Erfahrungen. Freiburg: Herder; 1999.

[128] Kollek R. Präimplantationsdiagnostik. Embryonenselektion, weibliche Autonomie und Recht. Tübingen: Francke; 2000.

[129] Körtner U. Die bioethische Herausforderung. Vortrag auf der Fachtagung „Bioethik-Leben in Menschenhand?!" Schloß Hofen/Vorarlberg. 31.03.2006.

[130] Kreikenbaum E. Was tun mit Schmerz? Eine phänomenologische Analyse. Universität Rostock: Rostocker Phaenomenologische Manuskripte, Band 18. Herausgegeben von Michael Großheim. 2013.

[131] Krummenacher P, Kossowsky J, Schwarz C, Brugger P, Kelley JM, Meyer AH et al. Expectancy-Induced Placebo Analgesia in Children and the Role of Magical Thinking. J Pain. 2014;15(12): 1282–93.

[132] Kuhn TS. Die Struktur der wissenschaftlichen Revolution. Frankfurt: Suhrkamp Taschenbuch; 1962.
[133] Langewitz W. Das Leibkonzept in der Psychosomatik – aus der Sicht der Neuen Phänomenologie. Vortrag, 2013 [Internet]. Abgerufen am 12.06.2019, verfügbar unter: https://www.integrativetherapie-schweiz.ch/uploads/Texte/Texte_Vortraege_W_Langewitz_2012.pdf
[134] Langewitz W. Placebo – Nocebo. In: Adler RH, Herzog W, Joraschky P, Köhle K, Langewitz W, Söllner W, Wesiack W, Hrsg. Uexküll – Psychosomatische Medizin. 7. Aufl. München: Urban & Fischer/Elsevier; 2010. S. 493–98
[135] Laotse, Tao Te King. Das Buch vom Sinn des Lebens. Kreuzlingen/München: Heinrich Hugendubel; 2004.
[136] Lazarus RS, Launier R. Stressbezogene Transaktionen zwischen Person und Umwelt. In: Nitsch JR, Hrsg. Stress. Theorien, Untersuchungen, Massnahmen. Bern: Huber; 1981.
[137] Les trois princes de Serendip, Ms. Bibliothèque Nationale, Paris. Zitiert im Magazin der Basler Zeitung vom 23.06.2001.
[138] Leuenberger P, Longchamp C. Was erwartet die Bevölkerung von der Medizin? Eine Studie durch das GfS-Forschungsinstitut im Auftrag der Schweizerischen Akademie der Medizinischen Wissenschaften (SAMW). 2002.
[139] Lukrez. Über die Natur der Dinge. In deutsche Prosa übertragen und kommentiert von Klaus Binder. Berlin: Galiani; 2015.
[140] Lutz R. Der hoffende Mensch. Anthropologie und Ethik menschlicher Sinnsuche. Bern: Francke; 2012.
[141] Maier E, Ziegler E. Nudging im Gesundheitswesen. Clinicum. 2015;3:76–81.
[142] Maio G. Den kranken Menschen verstehen. Für eine Medizin der Zuwendung. Freiburg: Herder; 2015.
[143] Maio G. Geschäftsmodell Gesundheit. Wie der Markt die Heilkunst abschafft. Berlin: Suhrkamp; Berlin. 2014.
[144] Maio G. Gesundsein heißt, einen kreativen Umgang mit den Grenzen des Könnens zu entwickeln. Interview. Magazin Info3 – Anthroposophie im Dialog. Ausgabe Januar 2015. S. 26–8.
[145] Maio G. Medizin ohne Maß? Stuttgart: Trias; 2014.
[146] Marcel G. Sein und Haben. Paderborn: Schöningh; 1954.
[147] Marchant J. Heilung von innen. Die neue Medizin der Selbstheilungskräfte. Hamburg: Rowohlt; 2016.
[148] Marquard O. Abschied vom Prinzipiellen. Ditzingen: Reclam; 1981.
[149] Mathwig F. Worum sorgt sich Spiritual Care? Bemerkungen und Anfragen aus theologisch-ethischer Sicht. In: Noth I, Kohli Reichenbach C, Hrsg. Palliative und Spiritual Care. Aktuelle Perspektiven in Medizin und Theologie. Theologischer Verlag Zürich; 2014. S. 23–41.
[151] Mazenauer B. Ich sehe was, was du nicht siehst. Serendipity auf der Spur. 2001 [Internet]. Abgerufen am 12.06.2019, verfügbar unter: http://www.beatmazenauer.ch/docs/Serendipity_Netzversion.pdf
[152] Meister Eckhart. Werke. 2 Bde., herausgegeben von Niklaus Largier. Frankfurt: Deutscher Klassiker Verlag; 1993.
[153] Merton RK. Soziologische Theorie und soziale Kultur. Berlin: De Gruyter; 1995.
[154] Metzinger T. Der Ego-Tunnel: Eine neue Philosophie des Selbst. Von der Hirnforschung zur Bewusstseinsethik. München: Piper; 2014.
[155] MindfulnessSwiss MBSR-Verband Schweiz. Was ist Achtsamkeit? [Internet]. Abgerufen am 12.06.2019, verfügbar unter: https://www.mindfulness.swiss/achtsamkeit/achtsamkeit/
[156] Modehn C. André Comte-Sponville. Atheistische Spiritualität. Religionsphilosophischer Salon. 2009 [Internet]. Abgerufen am 12.06.2019, verfügbar unter: https://religionsphilosophischer-salon.de/66_andre-comte-sponville-atheistische-spiritualitat_mystik-und-atheismus
[157] Montaigne, Michel de. Essais, Bd. 1, Flammarion, Paris; 1969.
[158] Mösli P, Eychmüller S. Chancen der interdisziplinären Zusammenarbeit aus medizinischer und seelsorgerischer Sicht. In: Noth I, Kohli Reichenbach C, Hrsg. Palliative und Spiritual Care. Theologischer Verlag Zürich; 2014. S. 129–54.
[159] Naunyn B. „Medizin muss Wissenschaft sein, oder sie wird nicht sein." Mitteilungen aus den Grenzgebieten der Medizin und Chirurgie. Jena: Gustav Fischer; 1886.
[160] Neitzke G. Globalität ärztlicher Ethik: Bedingungen und Möglichkeiten. Wien Med Wschr. 2001; 151(9/10):208–12.
[161] Neue Zürcher Zeitung. Im Kerker des Ich. 16.10.2012 [Internet]. Abgerufen am 12.06.2019, verfügbar unter: http://www.nzz.ch/im-kerker-des-ich-1.17683411
[162] Niederer A. Self-Tracking gehört zur Medizin von morgen. Neue Zürcher Zeitung NZZ, 20.04.2018.
[163] Nietzsche F. „Morgenröte". Zitiert nach Mazenauer B. Essay. Ich sehe was, was du nicht siehst. Serendipity auf der Spur. „Die Serendipity-Galaxis". Aus: Magazin der Basler Zeitung, 23.06.2001.
[164] Nietzsche F. Ecce homo. In: Sämtliche Werke. Bd. 6. Berlin: De Gruyter; 2005.
[165] Nietzsche F. Menschliches, Allzumenschliches I, II, Nr. 50 [Internet]. Abgerufen am 12.06.2019, verfügbar unter: http://www.textlog.de/21623.htm

[166] Nietzsche F. Menschliches, Allzumenschliches. Ein Buch für freie Geister. Erster Band. Köln: Anaconda; 2006.
[167] Noerreklit L. Das gute Leben – der Gute Mensch. MoMo Berlin – Philosophischer Arbeitskreis; 2014.
[168] Noth I. Seelsorge und Spiritual Care. In: Noth I, Kohli Reichenbach C, Hrsg. Palliative und Spiritual Care. Aktuelle Perspektiven in Medizin und Theologie. Theologischer Verlag Zürich; 2014. S. 103–16.
[169] O'Boyle C. Zitiert in: Seelsorge und Spiritual Care in interkultureller Perspektive. Noth I, Schweizer E, Wenz G, Hrsg. Göttingen: Vandenhoeck & Ruprecht. 2017. S. 86.
[170] Obrecht Lösch S. Bericht zum Workshop Medical Humanities IV. Swiss Academies Communications. 2014.
[171] Ottmann H. Negative Ethik. Weimar: Parerga; 2005.
[172] Parens E. Enhancing Human Traits. Ethical ans Social Implications. Washington D.C.: Georgetown University Press; 1998.
[173] Paul NW. Wissen und Handeln in der Medizin. In: Schulz S, Steigleder K, Fangerau H, Paul NW, Hrsg. Geschichte, Theorie und Ethik der Medizin. Berlin: Suhrkamp; 2006. S. 60–6.
[174] Peirce CS. Vorlesungen über Pragmatismus. Hamburg: Felix Meiner; 1991.
[175] philosophie.ch. Swiss portal for philosophy. Philosophisches Themendossier Gutes Leben, S. 12–13. 2014 [Internet]. Abgerufen am 19.06.2019, verfügbar unter: https://www.philosophie.ch/philosophie/themendossiers/themendossier-gutes-leben
[176] Piaget J. Das Erwachen der Intelligenz beim Kinde. Stuttgart: Klett; 1969.
[177] Pilgrim U. Medikalisierung – ist immer mehr immer besser? Schweizerische Akademie der Medizinischen Wissenschaften (SAMW) Bulletin 4/2012. S. 1–4.
[178] Plessner H. Die Frage nach der Conditio humana. Berlin: Suhrkamp; 1976.
[179] Plügge H. Wohlbefinden und Missempfinden. Tübingen: Niemeyer; 1962.
[180] Popitz H. Phänomene der Macht. Tübingen: J.C.B. Mohr (Paul Siebeck); 1986.
[181] Prainsack B. Prävention und Partizipation im Zeitalter des „digitalen Zwillings". Biannual Lectures „Critical Reflections on Medicine" der Universität Bern (Vortrag). 28.03.2019.
[182] Prechtl P. Edmund Husserl, zur Einführung. Hamburg: Junius; 1998.
[183] Quarch C. Das Gespräch der Seele mit sich selbst. Philosophische Betrachtungen zum Heilsgeschehen. Vortrag Evang. Akademie Tutzing. 13.01.2010.
[184] Raabe W. zitiert nach „Zitate und Sprichwörter", Birgitt Krohn [Internet]. Abgerufen am 11.07.2019, verfügbar unter:http://www.bk-luebeck.eu/zitate-raabe.html
[185] Reich J. Viel Text, wenig Sinn. Das entzifferte menschliche Genom bietet keinen Anlass für Stolz und Allmachtsfantasie. Die Zeit. Nr. 8, 15.02.2001.
[186] Ricoeur P. Hermeneutik und Psychoanalyse. Der Konflikt der Interpretationen II. München: Kösel; 1984.
[187] Riesen E. Lob der Müdigkeit. Vielleicht sollten wir manchmal besser einfach dasitzen und warten? Prim Hosp Care (de). 2016;16(08):159–60.
[188] Ritter J, Gründer K, Gabriel G, Hrsg. Historisches Wörterbuch der Philosophie, HWPh. Basel: Schwabe; 2010.
[189] Rose N. Die Politik des Lebens selbst. In: Folkers A, Lemke T, Hrsg. Biopolitik. Ein Reader. Berlin: Suhrkamp; 2014. S. 420–67.
[190] Roser T. Innovation Spiritual Care. Eine praktisch-theologische Perspektive. In: Frick E, Roser T, Hrsg. Spiritualität und Medizin, Gemeinsame Sorge für den kranken Menschen. Stuttgart: Kohlhammer; 2011.
[191] Roth G. Vorwort. In: Kandel ER, Hrsg. Psychiatrie, Psychoanalyse und die neue Biologie des Geistes. Berlin: Suhrkamp; 2008.
[192] Rousseau JJ. Abhandlung über den Ursprung und die Grundlagen der Ungleichheit unter den Menschen. In: Schriften, Bd. 1 (herausgegeben von Ritter H). Frankfurt: Fischer; 1988.
[193] Rudolph E, Bachmann M. Wer definiert die Medizin? Schweiz Ärzteztg. 2010;91(35):1353–54.
[194] Rudolph E. Lebenssinn durch Fristverlängerung? Die Spielräume des Arztes innerhalb der Grenzen blossen Lebens. Vortrag in Engelberg; 2016.
[195] Rudolph E. Medizin und Philosophie – ein neues Team? Luzern: anlässlich der Gründungsversammlung des Forums für Medizin und Philosophie am 28.06.2012.
[196] Russell B. Warum ich kein Christ bin. Berlin: Matthes & Seitz; 2017.
[197] Russell B. „Wofür ich gelebt habe". Vorwort zu seiner Autobiographie. Ex Libris. 1967.
[198] Sacksofsky U. Ihr Kinderlein kommet – Bevölkerungspolitik als Staatsaufgabe. Frankfurt am Main: Goethe Universität. 28.01.2016 [Internet]. Abgerufen am 19.06.2019, verfügbar unter: http://publikationen.ub.uni-frankfurt.de/frontdoor/index/index/docId/39021
[199] Saner H. Die Grenze des Ertragbaren. Zur Phaenomenologie chronischer Schmerzen. In: Saner H. Macht und Ohnmacht der Symbole. Lenos Pocket 51. Basel: Lenos; 1999.
[200] Sartre JP. Das Sein und das Nichts. Versuch einer phänomenologischen Ontologie. Hamburg: Rowohlt; 1993.
[201] Schaber P. Menschenwürde und das Instrumentalisierungsverbot. In: Stoecker R, Neuhäuser C,

Raters ML, Hrsg. Handbuch Angewandte Ethik. Stuttgart: J. B. Metzler; 2011. S. 331ff.

[202] Schadewaldt W. Die Anfänge der Philosophie bei den Griechen. Frankfurt: Suhrkamp; 1979.

[203] Scheffler S. Der Tod und das Leben danach. Berlin: Suhrkamp; 2015.

[204] Schildknecht C. Was kann die Philosophie zur Medizin beitragen. Auf der Suche nach dem Ganzen in der Medizin - der Beitrag der Philosophie. Swiss Academies Communications. 2016;11(1):17–21.

[205] Schläpfer H. Bericht der Arbeitsgruppe „Kritik der medizinischen Qualität". Forum Medizin und Philosophie. 12.03.2015.

[206] Schläpfer H. Protokoll der 7. Sitzung der Arbeitsgruppe „Kritik der medizinischen Qualität". Forum Medizin und Philosophie. 2016.

[207] Schläpfer H. Protokoll der 9. Sitzung der Arbeitsgruppe „Kritik der medizinischen Qualität". Forum Medizin und Philosophie. 2016.

[208] Schmacke N. Kein politisches Sonderleben zulässig [Internet]. 28.09.2016. Abgerufen am 12.06.2019, verfügbar unter: http://www.nzz.ch/meinung/kommentare/komplementaermedizin-kein-politisches-sonderleben-zulaessig-ld.1190 11

[209] Schmid W. Mit sich selbst befreundet sein. Von der Lebenskunst im Umgang mit sich selbst. Berlin: Suhrkamp; 2007.

[210] Schmitz H. Brief an die Verfasser, 12.06.2011.

[211] Schmitz H. Jenseits des Naturalismus. Freiburg: Verlag Karl Alber; 2010.

[212] Schmitz H. Kurze Einführung in die Neue Phänomenologie. Freiburg: Verlag Karl Alber; 2012.

[213] Schmitz H. Leib und Gefühl. Materialien zu einer philosophischen Therapeutik (herausgegeben von Gausebeck H, Risch G als Bd. 48 der Reihe: Innovative Psychotherapie und Humanwissenschaften, herausgegeben von Petzold H). 2. Aufl. Paderborn: Junfermann; 1992.

[214] Schmitz H. System der Philosophie, Band I. Die Gegenwart. Studienausgabe 2005. Bonn: Bouvier; 2005.

[215] Schönbächler G. Placebo. Schweiz Med Forum 2007;7(8):205–10.

[216] Schöne-Seifert B. Grundlagen der Medizinethik, Stuttgart: Alfred Kröner; 2007.

[217] Schopenhauer A. Die Welt als Wille und Vorstellung. Köln: Anaconda; 2009.

[218] Schopenhauer A. Über die Grundlage der Moral. Bd. 3. Preisschrift. Frankfurt: Suhrkamp; 1986.

[219] Schwarzenbach JP. Medizin-Entfremdung. Schweiz Ärzteztg. 2017;98(14):458–9.

[220] Schweizer T. Die grosse Gesundheit. Schweiz Ärzteztg. 2012;93(40)1473–4.

[221] Schweizer T. Phänomenologie und Qualität. Arbeitspapier der Arbeitsgruppe Kritik der medizinischen Qualität; 2016.

[222] Schweizer T. Zur Rehabilitierung des Subjektiven. Schweiz Ärzteztg. 2016;97(33):1121–3.

[223] Schweizerische Akademie der Geistes- und Sozialwissenschaften (SAGW). Bericht zum ersten Workshop „Lebensqualität definieren" vom 20.05.2016 in der Reihe „Lebensqualität definieren, messen und fördern". 2016.

[224] Schweizerische Akademie der Geistes- und Sozialwissenschaften (SAGW). Bericht zum zweiten Workshop „Lebensqualität messen" vom 16.09.2016 in der Reihe „Lebensqualität definieren, messen und fördern". 2016; S. 1–4.

[225] Schweizerische Akademie der Medizinischen Wissenschaften (SAMW). Projekt „Zukunft Medizin Schweiz". Ziele und Aufgaben der Medizin zu Beginn des 21. Jahrhunderts. Bericht einer ExpertInnengruppe der Schweizerischen Akademie der Medizinischen Wissenschaften (SAMW), der Verbindung der Schweizer Ärztinnen und Ärzte (FMH) sowie der fünf Medizinischen Fakultäten. Basel: SAMW; 2004.

[226] Schweizerische Gesellschaft für Palliative Care. Informationen zu Palliative Care [Internet]. Abgerufen am 12.06.2019, verfügbar unter: www.palliative.ch

[227] Schweizerische Gesellschaft für Palliative Medizin, Pflege und Begleitung. BIGORIO 2008. Empfehlungen zu Palliative Care und Spiritualität [Internet]. Abgerufen am 12.06.2019, verfügbar unter: https://www.palliative.ch/fileadmin/user_upload/palliative/fachwelt/E_Standards/E_12_1_bigorio_2008_Spiritualitaet_de.pdf

[228] Scott JD, Pawson T. High Fidelity in der Zelle. Spektrum Wissenschaft. 2000;10:60–7.

[229] Sen A. Health: perception versus observation. BMJ. 2002;324(7342):860–1.

[230] Seneca LA. An Lucilius. Briefe über Ethik. In: Philosophische Schriften, herausgegeben von Rosenbach M. Darmstadt: Wissenschaftliche Buchgesellschaft; 1999.

[231] Simpkin AL, Schwartzstein RM. Tolerating Uncertainty - The Next Medical Revolution? N Engl J Med. 2016 Nov 3;375(18):1713–15.

[232] Slaby J. Gefühl und Weltbezug. Eine Strukturskizze der menschlichen Affektivität. Universität Rostock: Rostocker Phaenomenologische Manuskripte. Heft 8. Herausgegeben von Michael Großheim. 2010.

[233] Smith R. In search of „non-disease". BMJ 2002; 324(7342):883–5.

[234] Sofsky W. Traktat über „das Prinzip Sicherheit". Frankfurt: S. Fischer; 2005.

[235] Sommer AU. Negativ-ethische Handreichungen zur Gelassenheit. In: Ottmann H, Saracino S, Seyferth P, Hrsg. Gelassenheit - Und andere Versuche zur negativen Ethik. Münster: Lit Verlag; 2014. S. 31–43.

[236] Sontag S. Illness as metaphor. In: The New York Review of Books, Vol. XXIV, Nos. 21 & 22 (January 26, 1978). New York: Farrar, Straus and Giroux; 1978.

[237] Spaemann R. Nebenwirkungen als moralisches Problem. In: Spaemann R. Zur Kritik der politischen Utopie. Stuttgart: Klett-Cotta; 1977. S. 173f. (zitiert nach Ottmann, Negative Ethik).

[238] SRF. Komplementäre Medizin. Humbug oder Heilungschance? 2017 [Internet]. Abgerufen am 12.06.2019, verfügbar unter: www.srf.ch/news/panorama/humbug-oder-heilungschance

[239] Stangl W. Stichwort: „Resilienz". Online Lexikon für Psychologie und Pädagogik. 21.06.2019 [Internet]. Abgerufen am 21.06.2019, verfügbar unter: https://lexikon.stangl.eu/593/resilienz/

[240] Stiftung Patientenkompetenz. Die Kraft des Arztes liegt im Patienten [Internet]. Abgerufen am 17.07.2019, verfügbar unter: https://patientenkompetenz.ch/die-kraft-des-arztes-liegt-im-patienten

[241] Strässle T. Gelassenheit, Über eine andere Haltung zur Welt. München: Carl Hanser; 2013.

[242] Stulz P. Die Medizin und ihre Paradigmen im Wandel der Gesellschaft. In: Stulz P, Kaegi D, Rudolph E, Hrsg. Philosophie und Medizin. Medizin im interdisziplinären Dialog. Zürich: Chronos; 2006.

[243] Stulz P. Philosophie in der Medizin. Plädoyer für die Einführung eines „Philosophikums" im Medizinstudium. VSH-Bulletin Nr. 4 (Vereinigung der Schweizerischen Hochschul-Dozenten), November 2004.

[244] Teichert D. Einfühlung. In: Mittelstraß J, Hrsg. Enzyklopädie Philosophie und Wissenschaftstheorie II. Stuttgart: J.B. Metzler; 2005.

[245] Theodorakopoulos J. Die Hauptprobleme der Platonischen Philosophie. Heidelberger Vorlesung 1969. Den Haag: Martinus Nijhoff; 1972.

[246] Türcke C. Kassensturz. Zur Lage der Theologie. Lüneburg: zu Klampen; 1997.

[247] Uexküll von T. Ein Modell für eine nicht-dualistische Heilkunde. In: In: Plassmann R, Schütz M, von Uexküll T, Hrsg. Integrierte Medizin: Neue Modelle für Psychosomatik und Psychiatrie. Gießen: Psychosozial-Verlag. 2002. S. 9–22.

[248] Ulrich G. Das bio-psycho-soziale Postulat des Psychiaters Georg Engel und die Realität der „Biologischen Psychiatrie". In: Plassmann R, Schütz M, von Uexküll T, Hrsg. Integrierte Medizin: Neue Modelle für Psychosomatik und Psychiatrie. Gießen: Psychosozial-Verlag. 2002. S. 23–36.

[249] Universität Zürich. Workshop: Was ist Medizin? Perspektiven aus den Medical Humanities. 2015 [Internet]. Abgerufen am 12.06.2019, verfügbar unter: https://www.ibme.uzh.ch/en/cmh/News-/Was-ist-Medizin-Perspektiven-aus-den-Medical-Humanities0.html

[250] Urban T. Die Entdeckung des Unsterblichkeitsenzyms. Fastbook publishing; 2010.

[251] van Spijk P. Krankheit, Gesundheit, Religion und Spiritualität. Schweiz Ärzteztg. 2013;94(6):224–5.

[252] van Spijk P. Was ist Gesundheit? Anthropologische Grundlagen der Medizin. Freiburg: Verlag Karl Alber; 2011. S. 260ff.

[253] Vildé B. Trost der Philosophie. Tagebuch und Briefe aus der Haft. Herausgegeben von Ingold FP. Berlin: Matthes und Seitz; 2012.

[254] Weber B. Der Wellness-Wahnsinn. Zürich: Sonntagszeitung vom 12.11.2017 [Internet]. Abgerufen am 19.06.2019, verfügbar unter: https://www.tagesanzeiger.ch/sonntagszeitung/der-wellnesswahnsinn/story/31192699

[255] Weber M. Wirtschaft und Gesellschaft. Tübingen: Mohr Siebeck; 2002.

[256] Weischedel W. Skeptische Ethik. Berlin: Suhrkamp; 1976. (zitiert nach Ottmann H. Negative Ethik).

[257] Weischedel W. Von der Gelassenheit. In: Philosophische Grenzgänge. Vorträge und Essays. Stuttgart: Kohlhammer; 1967.

[258] Weiterdenken. Hoffnung – Philosophische Einführung. 27.08.2010 [Internet]. Abgerufen am 12.06.2019, verfügbar unter: https://weiterdenken.ch/2010/08/27/philosophische-einfuhrung-was-ist-hoffnung/

[259] Weizsäcker von V. Gesammelte Schriften, Band 4. Frankfurt: Suhrkamp; 1979

[260] Welsch W. Die Kunst, mit Unsicherheit zu leben. Interdisziplinäres Symposium „Die Zukunft des Menschen – Selbstbestimmung oder Selbstzerstörung?". Saarbrücken: Stiftung Demokratie; 1998.

[261] Wenger S. Der persönlichste Entscheid von allen. Bern: Schweizerischer Nationalfonds – Akademien Schweiz: Horizonte Nr. 112; 2017.

[262] Wenzel UJ. Die eigene Stimme und die Kultur der Stille. NZZ, Neue Zürcher Zeitung. 29.10.2011.

[263] Wiesing U. Wer heilt, hat Recht? Über Pragmatik und Pluralität in der Medizin. Stuttgart: Schattauer; 2004.

[264] Williams B. Die Sache Makropulos: Reflexionen über die Langeweile der Unsterblichkeit. In: Williams B. Probleme des Selbst. Stuttgart: Reclam; 1978.

[265] Winkler U. Spitalseelsorge und „Evidence based health care". Schweizerische Kirchenzeitung SKZ. 2008.

[266] Wirz C. Nudging. Wie uns der Staat zu Spiessern erzieht. Neue Zürcher Zeitung vom 10.03.2014 [Internet]. Abgerufen am 19.06.2019, verfügbar unter: https://www.nzz.ch/wissenschaft/bildung/wie-uns-der-staat-zu-spiessern-erzieht-1.18259326

[267] Wittgenstein L. Vermischte Bemerkungen. In: Wittgenstein L. Werkausgabe. Band 8. Berlin: Suhrkamp; 1984.

[268] Wittwer H. Der Sinn der Frage nach dem Sinn des Lebens [MAS 01, Philosophie und Medizin]. Luzern: Universität Luzern; 2015.
[269] Wittwer H. Modul Leben, Tod und Sterblichkeit [MAS 01, Philosophie und Medizin]. Luzern: Universität Luzern; 2015.
[270] Wittwer H. Philosophie des Todes. Ditzingen: Reclam; 2009.
[271] Wittwer H. Sterben und Tod als Themen der Philosophie. EthikJournal. 2014; 2. Jg., 2. Ausgabe.
[272] Wohlrab-Sahr M, Karstein U, Schaumburg C. „Ich würd' mir das offenlassen": Agnostische Spiritualität als Annäherung an die „große Transzendenz" eines Lebens nach dem Tode. Zeitschrift für Religionswissenschaft 2005;13:153-73.
[273] Wolf U. Die Philosophie und die Frage nach dem guten Leben. Hamburg: Rowohlt; 1999. S. 44.
[274] Wuchterl K. Kontingenz oder das Andere der Vernunft. Zum Verhältnis von Philosophie, Naturwissenschaft und Religion. Stuttgart: Franz Steiner; 2011.
[276] Zehnpfennig B. Platon: Phaidon. Griechisch-Deutsch. Hamburg: Felix Meiner Verlag; 1991.
[277] Zizek S. Liberal multiculturism masks an old barbarism with a human face. The Guardian. 03.10.2010 [Internet]. Abgerufen am 12.06.2019, verfügbar unter: https://www.theguardian.com/commentisfree/2010/oct/03/immigration-policy-roma-rightwing-europe

Personenverzeichnis

Sachwortverzeichnis

L

Q

R

Y

Z